临床常用护理技术

主编◎李　慧　郑文娟　冯美堂

王金娣　张红丽　于　红

黑龙江科学技术出版社
HEILONGJIANG SCIENCE AND TECHNOLOGY PRESS

图书在版编目（CIP）数据

临床常用护理技术 / 李慧等主编. -- 哈尔滨：黑
龙江科学技术出版社，2022.11
ISBN 978-7-5719-1691-6

Ⅰ.①临… Ⅱ.①李… Ⅲ.①护理学 Ⅳ.①R47

中国版本图书馆CIP数据核字(2022)第206337号

临床常用护理技术
LINCHUANG CHANGYONG HULI JISHU

作　　者	李　慧　郑文娟　冯美堂　王金娣　张红丽　于　红	
责任编辑	单　迪	
封面设计	邓姗姗	
出　　版	黑龙江科学技术出版社	
	地址：哈尔滨市南岗区公安街70-2号　邮编：150007	
	电话：（0451）53642106　传真：（0451）53642143	
	网址：www.lkcbs.cn	
发　　行	全国新华书店	
印　　刷	山东道克图文快印有限公司	
开　　本	787mm×1092mm　1/16	
印　　张	29.75	
字　　数	704千字	
版　　次	2022年11月第1版	
印　　次	2022年11月第1次印刷	
书　　号	ISBN 978-7-5719-1691-6	
定　　价	128.00元	

《临床常用护理技术》
编委会

前　言

随着我国医学科学的飞速发展,护理工作者面临新的挑战,人们对护理工作者的要求也越来越高。近年来,现代新理论在医学领域里不断渗透,先进的科学技术、设备在临床诊治中广泛应用,为适应医学模式的转变和社会发展过程中人们对医疗保健需求的变化,护理工作者的理论水平应该进一步提高,知识结构也应该相应完善。我们把多年来积累的临床经验和知识总结下来,同时翻阅了大量临床护理学方面的相关书籍和文献,收集最新有关护理方面的知识,编写了本书,旨在为临床护理工作者获得系统的知识提供一些有益的帮助。

本书针对临床常用的护理技术特点和问题,同时为了更好地适应现代医学的模式,体现安全护理和科学护理的内涵,从基础护理,内、外科常见疾病的护理,儿科护理,妇产科护理,眼科护理操作等方面进行阐述,内容较全面与丰富。在本书编写的过程中,充分结合了临床操作实际,广泛征求了各级医院护理管理和临床护理工作人员的意见,力求体现实用性,深入浅出,简明扼要,通俗易懂,希望本书能够给各级医院的护理人员提供有效的帮助。

临床护理操作规范需要在临床实践中不断完善,才能形成科学的护理操作规范体系。由于参编人员较多,文笔不尽一致,同时学术观点又在不断发展,在医学知识日新月异的今天,书中恐有不妥之处,望专家和广大读者批评指正。

编　者

目　　录

第一篇　基础护理

第一章　心肺复苏术 ………………………………………………………（3）
第一节　循环骤停的原因及诊断 ……………………………………（3）

第二节　基础生命支持 ………………………………………………（5）

第三节　进一步生命支持 ……………………………………………（10）

第四节　心肺复苏后的一般管理 ……………………………………（19）

第五节　缺血后再灌注损伤的临床意义 ……………………………（22）

第二章　隔离技术 …………………………………………………………（26）
第一节　隔离技术概述 ………………………………………………（26）

第二节　隔离技术操作法 ……………………………………………（29）

第三章　临床常用治疗、护理技术 ……………………………………………（33）
第一节　常用急救技术 ………………………………………………（33）

第二节　基本护理技术 ………………………………………………（44）

第三节　常用穿刺技术 ………………………………………………（61）

第四节　常用小手术 …………………………………………………（68）

第二篇　内科常见疾病护理

第四章　呼吸内科常见疾病的护理 ……………………………………………（75）
第一节　急性呼吸道感染 ……………………………………………（75）

第二节　支气管哮喘 …………………………………………………（78）

第三节　支气管扩张 …………………………………………………（83）

第四节　肺炎 …………………………………………………………（87）

第五节　肺脓肿 ………………………………………………………（93）

第五章　循环内科常见疾病的护理 ……………………………………………（96）
第一节　心律失常 ……………………………………………………（96）

第二节　冠状动脉粥样硬化性心脏病 ………………………………（101）

第三节　心脏瓣膜病 …………………………………………………（109）

第四节　心肌病 ………………………………………………………（113）

第五节　心肌炎 …………………………………………………… (116)

第六节　急性心包炎 ………………………………………………… (120)

第七节　感染性心内膜炎 …………………………………………… (122)

第八节　心力衰竭 …………………………………………………… (126)

第六章　消化内科常见疾病的护理 ………………………………… (133)

第一节　胃炎 ………………………………………………………… (133)

第二节　消化性溃疡 ………………………………………………… (136)

第三节　胃癌 ………………………………………………………… (141)

第四节　炎症性肠病 ………………………………………………… (145)

第七章　泌尿内科常见疾病的护理 ………………………………… (150)

第一节　尿路感染 …………………………………………………… (150)

第二节　肾盂肾炎 …………………………………………………… (154)

第三节　急性肾小球肾炎 …………………………………………… (157)

第四节　慢性肾小球肾炎 …………………………………………… (160)

第五节　肾病综合征 ………………………………………………… (167)

第六节　急性肾衰竭 ………………………………………………… (177)

第七节　慢性肾衰竭 ………………………………………………… (181)

第三篇　外科常见疾病护理

第八章　肠胃外科常见疾病的护理 ………………………………… (188)

第一节　胃十二指肠溃疡 …………………………………………… (188)

第二节　胃癌 ………………………………………………………… (197)

第三节　肠梗阻 ……………………………………………………… (203)

第四节　肠瘘 ………………………………………………………… (209)

第九章　肝胆外科常见疾病的护理 ………………………………… (215)

第一节　肝脓肿 ……………………………………………………… (215)

第二节　肝癌 ………………………………………………………… (221)

第三节　胆石症 ……………………………………………………… (230)

第四节　胆道感染 …………………………………………………… (239)

第十章　骨外科常见疾病的护理 …………………………………… (246)

第一节　骨折 ………………………………………………………… (246)

第二节　关节脱位 …………………………………………………… (248)

第三节　骨肿瘤 ……………………………………………………… (252)

第四篇　儿科护理

第十一章　新生儿疾病的护理 ……………………………………… (260)

第一节　新生儿高胆红素血症 ……………………………………… (260)

第二节　新生儿窒息与复苏……………………………………………………(262)

第三节　新生儿缺氧缺血性脑病…………………………………………………(264)

第四节　新生儿颅内出血…………………………………………………………(267)

第五节　新生儿肺炎………………………………………………………………(270)

第六节　新生儿化脓性脑膜炎……………………………………………………(274)

第七节　新生儿脐炎………………………………………………………………(277)

第八节　新生儿红细胞增多症……………………………………………………(277)

第九节　早产儿呼吸暂停…………………………………………………………(281)

第十节　新生儿湿肺………………………………………………………………(285)

第十二章　儿科常见疾病的护理……………………………………………………(287)

第一节　急性上呼吸道感染………………………………………………………(287)

第二节　急性感染性喉炎…………………………………………………………(288)

第三节　急性支气管炎……………………………………………………………(290)

第四节　毛细支气管炎……………………………………………………………(292)

第五节　支气管哮喘………………………………………………………………(294)

第六节　支气管肺炎/重症肺炎……………………………………………………(296)

第七节　溶血性贫血………………………………………………………………(299)

第八节　特发性血小板减少性紫癜………………………………………………(302)

第九节　急性白血病………………………………………………………………(304)

第五篇　妇产科护理

第十三章　妇科常见疾病的护理……………………………………………………(312)

第一节　外阴部炎症………………………………………………………………(312)

第二节　阴道炎症…………………………………………………………………(314)

第三节　子宫颈炎症………………………………………………………………(320)

第四节　盆腔炎症…………………………………………………………………(323)

第五节　宫颈癌……………………………………………………………………(328)

第六节　子宫肌瘤…………………………………………………………………(332)

第七节　子宫内膜癌………………………………………………………………(336)

第八节　卵巢肿瘤…………………………………………………………………(340)

第十四章　产科常见疾病的护理……………………………………………………(346)

第一节　流产………………………………………………………………………(346)

第二节　异位妊娠…………………………………………………………………(350)

第三节　前置胎盘…………………………………………………………………(354)

第四节　胎盘早剥…………………………………………………………………(358)

第五节　妊娠期高血压病…………………………………………………………(361)

第六节　羊水量异常………………………………………………………………(364)

第七节　早产………………………………………………………………………(368)

第八节 多胎妊娠……………………………………………………………（369）

第九节 过期妊娠……………………………………………………………（371）

第十节 胎膜早破……………………………………………………………（373）

第十一节 产后出血…………………………………………………………（376）

第十二节 子宫破裂…………………………………………………………（381）

第十三节 羊水栓塞…………………………………………………………（384）

第十四节 胎儿窘迫…………………………………………………………（387）

第六篇 眼科护理

第十五章 眼睑疾病的护理……………………………………………（393）

第一节 眼睑皮肤病…………………………………………………………（393）

第二节 睑缘炎………………………………………………………………（396）

第三节 睑腺病………………………………………………………………（397）

第四节 睑与睫毛位置异常…………………………………………………（399）

第五节 眼睑闭合不全………………………………………………………（402）

第六节 上睑下垂……………………………………………………………（403）

第七节 眼睑先天异常………………………………………………………（405）

第十六章 结膜病的护理…………………………………………………（406）

第一节 结膜炎概述…………………………………………………………（406）

第二节 细菌性结膜炎………………………………………………………（407）

第三节 病毒性结膜炎………………………………………………………（411）

第四节 衣原体性结膜炎……………………………………………………（413）

第五节 变态反应性结膜炎…………………………………………………（417）

第六节 结膜变性……………………………………………………………（420）

第七节 结膜干燥症…………………………………………………………（422）

第十七章 角膜病的护理…………………………………………………（426）

第一节 角膜软化症…………………………………………………………（426）

第二节 角膜变性……………………………………………………………（427）

第三节 角膜先天异常………………………………………………………（430）

第十八章 青光眼的护理…………………………………………………（431）

第一节 概述…………………………………………………………………（431）

第二节 原发性青光眼………………………………………………………（432）

第三节 继发性青光眼………………………………………………………（440）

第四节 先天性青光眼………………………………………………………（441）

第五节 青光眼的护理………………………………………………………（442）

第十九章 泪器病的护理…………………………………………………（447）

第一节 溢泪症………………………………………………………………（447）

第二节 慢性泪囊炎…………………………………………………………（448）

第三节　急性泪囊炎 ……………………………………………………（450）

第二十章　葡萄膜疾病的护理 ………………………………………（452）

第一节　葡萄膜炎总论 ……………………………………………………（452）

第二节　葡萄膜炎的临床表现与治疗 ……………………………………（454）

第三节　葡萄膜炎的并发症与治疗 ………………………………………（457）

第四节　几种常见的特殊类型葡萄膜炎 …………………………………（458）

第五节　葡萄膜炎的护理 …………………………………………………（460）

第六节　葡萄膜的先天异常 ………………………………………………（461）

参考文献 ……………………………………………………………………（463）

第一篇　基础护理

第一章 代谢概述

第一章　心肺复苏术

由于某种原因,心脏有效收缩和排血功能突然衰竭,以致全身血液供应中断,导致组织缺血和缺氧,代谢障碍,这种紧急状态称循环骤停,又叫心搏骤停。在循环骤停时所采用的一切抢救措施,均称为复苏术;其中又以人工重建循环和人工呼吸为主,称为心肺复苏。

循环骤停有三种主要类型。①心脏完全停搏:心跳完全停止,处于静止状态,无心电波,完全不收缩;②心室纤维颤动(简称室颤):心室肌肉呈不规则蠕动,心电图振幅、波形、节律均无规律。此时心室毫无排血功能,有效循环停止,体内各组织器官无血液供应;③心电机械分离:心搏无力,呈微弱缓慢的心室自主节律,心缩无力,亦无排血功能。这三种类型只能借助于心电图或开胸直视才能鉴别,然而临床处理原则相同。

第一节　循环骤停的原因及诊断

一、手术室中发生循环骤停的原因

(一)神经反射因素

在缺氧、二氧化碳潴留的基础上,神经反射往往是导致循环骤停的直接原因。如在颈胸区刺激传出迷走神经引起反射;也有刺激传入神经引起传出迷走神经反射,如扩张肛门、刺激咽喉及气管隆突、刺激骨膜及牵拉内脏等,均可能发生反射性循环骤停。

(二)血液化学改变及麻醉药过量

严重缺氧、高二氧化碳血症,或两者兼有,均可能继发循环骤停,或为反射性循环骤停的因素。肾上腺分泌过多、全麻加深、椎管内麻醉阻滞范围过广、应用过量血管扩张药及麻醉操作失误均可导致循环骤停。

(三)物理及生物因素

如先天性心脏畸形、膈疝、心脏压塞、心脏或附近大血管受压或牵拉扭曲、患者体位的急剧变动,尤其在全麻下由仰卧位突然翻身或侧卧位等引起急骤的血流动力学改变,术前低血容量、高热患者等均可能促进循环骤停。

(四)手术因素

手术的部位对循环骤停有很大的影响,如胸腔、腹腔内及颅内手术均较其他部位容易发生心跳停止。长时间复杂大手术及失血量较大的手术更容易诱发循环骤停。

二、手术室外引起循环骤停的原因

(一)意外事件

如电击伤、雷击伤、严重创伤、溺水、窒息等。

(二)器质性心脏病

如各种类型心脏病、心肌炎、心肌病等。

(三)休克

如心源性休克、感染性休克等。

(四)电解质及酸碱平衡紊乱

如高钾血症、低钾血症、严重的酸中毒等。

(五)药物中毒

如锑剂、洋地黄、依米丁、氯喹、灭虫丁、奎尼丁中毒等。

三、引起循环骤停的发病机制

无论手术室内还是手术室外引起循环骤停的发病原理甚为复杂,在多数情况下常为数种因素共同作用的结果。归纳起来,主要有下列几点:

(一)迷走神经张力增高

临床观察与动物实验证明,刺激迷走神经使其兴奋,可引起窦房结和其他室上起搏点的抑制,并使传导系统的功能发生障碍,可出现心动过缓、心律失常,甚至心跳停止。引起迷走神经张力增高最常见的原因有机械性刺激咽喉、气管、支气管、膈肌、眼球、肠系膜、主动脉弓、颈动脉窦及其小体等;此外,缺氧、二氧化碳潴留、代谢性酸中毒、某些药物中毒等亦可导致迷走神经张力增高。

(二)心肌局部电位差及氧合差的改变

这种情况常见于器质性心脏病,尤其心肌梗死者。变性或坏死部分的心肌与正常部分的心肌之间常有明显的电位差和氧合的改变。这种改变有时常可导致心律失常、心室颤动,甚至心跳停止。

(三)心肌凝固或断裂

此种情况多见电击伤及雷击伤。由于电流的直接损伤作用,使心肌变性、凝固甚至心肌纤维断裂而发生心跳停止。

(四)血流动力学的急剧变化

不论何种原因引起的血压急剧下降,特别是原有高血压动脉硬化者,可在数分钟内导致心缩无力、心室颤动、心跳停止。它与血压骤降导致的心肌急剧缺血有关。

四、循环骤停的诊断

准确及时地作出循环骤停的判断,是恢复循环的关键,如果未及时发现或者较长时间不能作出判断,则治疗效果差。现将循环骤停的几种特征叙述如下:

(1)意识突然丧失。

(2)大动脉搏动消失。

(3)呼吸、心音、脉搏、血压消失:这些也是心跳停止的表现。凡在手术中发生上述变化,并伴有创口不出血,即可确诊并立即进行处理。

(4)瞳孔散大:心跳停搏后,脑组织缺氧,瞳孔完全散大,对光反射消失,可作为间接判断循环骤停的参考,尤其在心音或血压测定不确切的情况下更应观察瞳孔变化。但对瞳孔的变化应作具体分析。老年人或使用阿片类药物者瞳孔可不变大;但在麻醉下,使用神经节阻滞剂、阿托品类扩瞳药或大量使用升压药的患者,心跳未停瞳孔也会散大。

(5)突然皮肤黏膜苍白,手术创面血色变紫时也应想到循环骤停。

对循环骤停的诊断必须迅速、果断,处理更需争分夺秒。切勿只求为了确诊而反复测血压、听心音、摸脉搏,甚至等待心电图,以致延误了抢救时机。

第二节 基础生命支持

初期复苏又称基础生命支持法(BLS),多用于现场抢救。循环骤停是骤然发生的,能否准确、迅速地开始抢救,在很大程度上决定了患者生命的存亡。

脑组织血流停止后 5～11 秒患者即意识丧失,因此判断意识是否存在,是实施初期复苏关键的一步。

为了使心肺复苏操作有效地进行,必须使患者仰卧在坚硬的平面上。如果患者是俯卧的,抢救者在给患者翻身时,要注意保持其头、颈、背及四肢的生理位置,应先将压在躯干下面的上肢向头部方向伸直,以免翻身时肩关节脱臼。其次将离抢救者远侧的小腿放在近侧的小腿上,再用一只手托住患者远侧的腋下,将患者的头、颈、肩和躯干作为一个整体同时翻转成仰卧位。再将患者的两臂放回身旁两侧。应注意的是头部不可高于胸部。

初期复苏应争取在 4 分钟内开始,通常包括三个步骤:开放气道;人工通气;建立人工循环。现分述如下。

一、开放气道

循环骤停后,由于意识丧失,全身肌肉松弛,使下颌后退及舌根后坠,导致气道堵塞,所以初期复苏必须首先开放气道,维持呼吸道通畅。

(一)舌根后坠的处理

舌根附着于下颌,将下颌前推,使舌根离开咽后壁,气道即可开放,方法如下:

1.仰头托下颌法

抢救者在患者的头侧,用双示指置于患者下颌角处,将下颌前推,同时使头后仰。双拇指轻推下唇使口微张。行口对口人工通气时,抢救者可用颊部堵塞患者的鼻孔。疑有颈椎病变时,头不后仰,单纯托起下颌即可。此法的缺点是操作稍难,抢救者腕部易感疲劳。

2.仰头抬颏法

抢救者在患者头侧,一只手的四指置于患者颏下,将颏向前向上抬起,并使患者头后仰,拇指轻轻拉下唇,使口微张,另一手置于前额协助头后仰。若进行口对口人工通气,用置于前额手的拇指和示指捏闭鼻孔。抬颏法效果确实,抢救者不易疲劳。

3.仰头抬颈法

抢救者以一手置于患者颈下,使颈部抬升;另一手置于患者前额,使头后仰,如需口对口人工通气,则用置于前额手的拇指和示指捏紧鼻孔。抬颈法并无抬起下颌的功能。开放气道的功效不够完善,抢救者的手臂易感疲劳。

(二)异物阻塞气道的处理

异物阻塞在呼吸道不通畅中占相当大的比例,常见处理异物阻塞气道的方法有:

1.指取异物

遇有口咽部异物,应用抬颏法使舌根脱离咽后壁和异物,再将示指沿患者颊内侧向咽部深入,直达会厌背侧,屈指掏出异物。

2.击背法

如采用口对口人工通气不能吹进气体,怀疑有异物阻塞气道时,可将患者侧转,用手掌猛力、迅速和连续多次拍击患者背部和肩胛骨之间的部位,以诱发呼气气流,逐出气道内异物。

3.推压法

腹部推压时,抢救者的一只手置于患者上腹部(或从背部双手从上腹部抱住患者)向膈肌方向快速猛烈连续推压,使肺组织受压,通气增加,气道压力增加,呼气中排出异物。有人测试,当采用此法时,气道压力由 2.4kPa(18mmHg)上升到 5.3kPa(40mmHg),平均气流约 205L/min。坐位、立位、仰卧位均可采用此法,此法常见并发症有肋骨骨折和胃破裂。下胸部推压法也常用于急救。下胸部推压时,抢救者双手置于患者两胸外侧,连续按压胸部,注意在胸部按压时不要推压肋缘,以免发生肋骨骨折和内脏破裂。胸部推压法较腹部推压法对气流量、气道压力的影响明显,对晚期妊娠和高度肥胖者,以推压下胸部为宜。

4.交替进行击背和推压

击背和推压作用不一致,两者结合,效果可能更好。击背法在瞬间可产生较高的压力,有助于松动异物;推压法产生的气道压和气流加速的脉冲时间较长,能提供更大的能量而推出异物。

5.器械取异物

上述各项操作的关键是"快",同时应注意行口对口人工通气。如有条件应在纤维咽喉镜或纤维气管镜直视下取出异物。上呼吸道梗阻时,也可行气管环膜造口术。

二、人工通气

(一)口对口人工呼吸法

在判定患者无呼吸或呼吸的深度和速度不够时,必须开始人工通气。健康人呼出气的氧浓度约为 16%,二氧化碳浓度约为深吸气后可使氧浓度增至 18%,二氧化碳浓度降至 2%。若人工通气量为正常潮气量的两倍时,不仅动脉血二氧化碳分压($PaCO_2$)不至升高,亦可产生约 10.7kPa(80mmHg)的肺泡气分压,如果没有严重的肺泡、动脉血氧差加大,则动脉血氧分压可接近正常。

口对口人工通气,要求抢救者每次吹气,都能使患者获得足够的充气。抢救者深吸一口气后,对准患者的口部用力吹入,致使患者的胸部抬起为度。每次吹气的时间应足够(1.0~1.5秒),吹气量要充分,大多数成人应为 800mL,充分吹气一般不要超过 1200mL。吹气过多过快时可使咽部压力超过食管开放所需的压力,而使空气吹入胃内,引起胃扩张。吹气停止后开放鼻孔,观察胸部的起伏,倾听呼吸音。如果对患者开始的吹气无效,可调整头部位置后再吹气。通气困难的最常见原因是颈部和头部的位置不当。如果调整患者头部位置后仍不能通气,则需清除气道异物。

(二)口对鼻吹气

在某些病例,口对鼻吹气比口对口吹气更有效。口对鼻吹气适用于不能通过患者口腔吹气时,如牙关紧闭、口腔严重外伤等。抢救者用一只手放在患者前额,用另一只手托起患者下颌,使头部后仰并使口闭合。抢救者深吸一口气后,双唇包绕紧贴患者鼻部,从鼻孔吹进气体,直到肺部充分膨胀为止。然后抢救者挪开口,让患者被动地呼出气体。由于呼吸时软腭可使鼻咽部阻塞,可用手打开患者的口腔或把口唇扒开,让空气排出。

　　长时间口对口呼吸及心脏按压,不可避免地引起组织缺氧缺血,导致代谢性酸血症。口对口人工通气可致胃膨胀,常见于小儿、气道不通畅和吹气过度的患者。为此,首先应保持气道通畅,减少吹气量。如能改行气管插管人工通气,并放置胃管减压则更为稳妥。压迫上腹部以逐出胃内胀气易致返流和误吸,一般不宜采用。

三、建立人工循环

(一)胸外心脏按压术

　　心脏按压术是指有节律地按压心脏,以维持人工血液循环。除在开胸过程中发生循环骤停时可采用直接按压心脏外,皆应首先采用胸外按压术。一般认为胸外心脏按压术是否成功,与抢救者行胸外心脏按压的部位、抢救者所处的位置及按压的深度和速度有关。

　　操作方法:患者仰卧在硬板上,头部不要高于心脏平面,否则因重力关系,脑血流将会减少。双下肢抬高15°,以利于下肢静脉回流和增加心排血量,急救者位于患者一侧,以一手掌根部置于胸骨中下 1/3 交界处,手掌与患者胸骨纵轴平行以免直接按压肋骨,另一手掌交叉重叠在该手背上。双手平行,手指可以并拢,也可以互相握持。肘关节伸直,借术者双臂和体重的力量垂直下压 3～5cm。按压后立即放松,使胸骨自行弹回,便于心脏舒张,心室得到血液充盈。按压速度为 60 次/min,每次按压的间歇时间应为 0.5 秒,按压时手掌应与患者胸壁紧密接触,间歇时也不离开,以免形成拍打胸壁及移动位置,如此反复进行,每分钟约 60～80 次;两人抢救每按压 5 次,口对口呼吸一次,若只有一人操作,则每按压 15 次,再口对口呼吸 2 次。

　　循环骤停后,冠状血管张力极低,心肌血流量取决于灌注压。主动脉压－右房压在胸外心脏按压的按压期,主动脉压与右房压同时增高,几乎相等,不产生冠状血流灌注。只在"舒张期"时,右房压才迅速降低,可形成 2.7kPa(20mmHg)以下的灌注压。据测定,室颤时,维持心肌活性的最低血流量为正常的 30% 以上(大于 20mL/100g·min)。

　　临床上胸外心脏按压术的有效指标:①扪及颈动脉及大动脉搏动;②可测到血压;③皮肤口唇颜色转红;④眼睑反射恢复;⑤瞳孔逐渐变小;⑥自主呼吸恢复;⑦下颌、四肢等处肌张力恢复。

　　胸外心脏按压术的并发症包括胃内容物返流误吸入呼吸道内、肋骨骨折、胸骨骨折、气胸、心包积血、心脏压塞、肝脾破裂、脂肪栓塞。偶然发生心肌撕裂,支气管动脉－肺动脉瘘和胃穿孔。按压位置不当,如压剑突和胸骨柄,按压时用力过猛或偏向一侧都可使并发症增加。

　　传统的胸外心脏按压术时血流形成理论是由 Kouwenkover 提出的。认为胸外心脏按压的机制在于心室处于胸骨和胸椎之间,间断地受下陷胸骨的压迫和舒张,从而发生血液的射出和回流,形成人工循环,即所谓的心泵机制。

　　近年来临床上发现,在心导管室患者发生心室纤颤,在其保持清醒状态时,令患者做持续的咳嗽动作,间断地增高和降低胸膜腔内压,引起肺血管床被压缩和充盈,患者仍可维持循环血流。说明胸腔内压力的增减也可发挥心脏被按压的作用,称为咳嗽心肺复苏。Criley 等将咳嗽法用于冠脉成形术的清醒患者,咳嗽 3 秒后主动脉压可明显升高,研究表明,胸外心脏按压术时,人工循环的动力约 80% 来自胸腔内压和胸内血管压的变化,因而提出了"胸泵机制"。该理论认为,心肺复苏时血流形成是由于胸外按压导致胸腔内负压增加的结果。1983 年 Bircher 将历年来支持"胸泵机制"的实验和临床证据总结如下:

(1)"收缩期"各心腔内压力及胸腔内压力升高的程度相等。

(2)循环骤停或严重心动过缓患者,如用力咳嗽,可导致血液从心脏流向胸外动脉,并可触及颈动脉搏动,此时并未进行胸外心脏按压,故引起血液流动的原因不可能是"心泵机制",而是胸腔内压力变化所致。

(3)"收缩期"心脏大小无明显变化。

(4)"收缩期"二尖瓣和主动脉瓣依然开放,心脏只起到"管道"作用。

(5)压胸时,胸内压力增加也使胸内动脉压力增加,并向胸外动脉传导,如颈动脉压增加。相反,由于静脉瓣的存在,阻止了血液的返流,所以形成了中心动脉－外周静脉压力梯度,使血液向前流动。当放松按压时,胸内压力低于胸外,又产生胸内外的静脉压力梯度,使血液返回心脏。

(6)在未进行胸外按压术的条件下,对于心室纤维颤动进行高压肺通气及腹部加压(增加胸腔内压力),即可测出颈动脉血流及观察到主动脉压力升高。

基于"胸泵机制",有人在标准心肺复苏的基础上,附加了某些可以增加胸腔内压力的方法,但作为常规用于临床尚不成熟,应持审慎态度。这些方法有:

1.延长按压期法

操作方法与标准心肺复苏大致相同,其不同点即按压时间延长。据美国心肺学会 1987 年报道:按压时间应占按压－放松时间的 50%,频率应为 60 次/min。实验证实,血液量与按压频率(40~120 次/min)无关,若按压时间从心脏按压周期的 40% 延长到 50% 和 60% 时,则心排出量分别增加 34% 和 85%。按压时间短于按压周期的 40% 或超过 60%,心排出量都将减少。较长时间的按压,还有助于减低周围血管阻力,加速毛细血管的血流速度。

2.同时按压/通气法

早在 60 年代即有人发现这种方法可增加胸腔内压力和颈动脉血流量。使用时应注意提高吸氧浓度和应用高压通气,虽然持续终末正压通气能增加胸内压力,但持续正压反而使血液减少。

3.插入式腹部加压法

在标准的心肺复苏心脏按压"舒张期"用手或器械按压腹部。临床证实,此法可使舒张压增高,并增加重要器官的血液灌注。

4.腹带法

许多研究证实在进行标准心肺复苏的同时,如在腹部绑扎腹带,防止膈肌被动移动,可增加胸腔内压力,从而增加血液量。此外,绑扎腹带还可以增加腹主动脉内压力,有助于血液重新分配,增加心、脑等重要脏器的血流量。

5.心前区捶击法

先使患者头部后仰以畅通气道,抢救者用拳头的小鱼际部位,从离胸骨中点上方约 20~

30cm 处,迅速有力地一次捶击胸骨中部,如果不立即生效,马上开始心肺复苏术。

心前区捶击,使心脏产生一个小的电刺激,可使传导阻滞引起的心室停搏恢复搏动。在某些传导阻滞的病例中,心前区连续节律性捶击,能起到起搏器的作用,能使心律维持相当长一段时间。

心前区捶击法,快速、简便、易行,对于现场目击的心脏停搏、心电监护或已知有房室传导阻滞使用起搏器的成年的无脉患者,可在心肺复苏前试用。

对于缺氧引起的心脏停搏、缺血心脏的电机械分离、正在提供充分循环的室性心动过速均不适用,因为对仍在跳动而缺氧的心脏,低电压刺激可引起心室纤维颤动。

(二)胸内心脏按压术

适合于禁忌胸外心脏按压者,及胸外心脏按压无效者。在有条件开胸按压时,应采取胸内心脏按压术。

有人在实验动物(犬)中进行了胸外、胸内及直接心室辅助器三种方法复苏效果的比较,结果表明:开胸法的各项指标均优于胸外心脏按压术。另对比观察了狗在人工室颤 4 分钟后不同复苏方法的效果,结果用开胸心脏按压进行复苏(30 分钟)的动物 24 小时后全部存活,而行标准心肺复苏的动物 24 小时后全部死亡。实验及临床证实,胸内心脏按压法确能增加心脏指数、每搏指数及平均动脉压和脑灌注压。尽管开胸心脏按压在复苏中已取得了明显优于标准心肺复苏的成果,但大多数学者都告诫,在临床工作中,应权衡本法可能造成的创伤、感染等不利因素,审慎全面考虑后再作决定。

胸内心脏按压术指开胸直接用手挤捏心脏,重建血液循环。要求争取时间,并尽可能做到无菌操作。操作时应尽量切开心包,以便直接观察心跳停止的类型及心肌情况,并根据心肌张力和氧合状态,确切选择心内用药以及电击除颤,从而提高复苏效果。

操作方法:迅速切开左侧第四肋间,自胸骨旁 2.5cm 至左腋前线作弧形切口。如切口出血,说明循环尚未停止,应中止开胸。反之,则迅速切开肋间肌、胸膜,打开胸腔,切开心包膜,手伸入挤捏心脏。同时助手可继续扩大切口,并放入胸腔牵张器以扩大心脏暴露范围。挤捏心脏的方法是将四指并拢放在心室后壁,拇指和手掌大鱼际部放在心室前壁,使心脏托于掌心,有节律地向室间隔按压心室。小儿切口小,可将拇指放在胸骨前,四指并拢置于心脏后壁向胸骨部按压心脏。如心脏过大,可用双手按压法,将双手并拢的四指分别置于左、右心室壁,同时间室间隔做有节律的按压。按压时,手指应平展,用力应均匀,不应指尖用力;按压频率为60~70 次/min;打开心包时应注意勿损伤隔神经。心脏复跳后应继续观察心肌是否正常,并严密止血,同时用生理盐水反复冲洗胸腔,消毒皮肤,胸腔内放抗生素,并在左腋中线平第 8 肋间置胸腔引流管连接水封瓶,至少观察半个小时,若无异常变化者可关闭胸腔。

胸内心脏按压术必须有气管插管及人工呼吸管理,同时术者有开胸经验才能进行。

第三节　进一步生命支持

后续复苏又称进一步生命支持法（ACLS），是初期复苏的延续。根据美国心脏病学会对于医院外循环骤停患者复苏成功率的分析表明：4 分钟内开始初期复苏、8 分钟内开始后续复苏者，存活率达 43％；而 8～16 分钟开始后续复苏者，存活率仅为 10％。若 8～12 分钟内才开始初期复苏，16 分钟内开始后续复苏，复苏的成功关键在于：①初期复苏的操作及时、准确；②后续复苏越早开始，其效果越好；③抢救的各环节要紧密衔接，不得中断施行心肺复苏 5 秒钟以上。

一、器械控制气道及施行人工通气

（一）通气管或气管插管的应用

初期复苏时多采用徒手法开放气道，虽能保持呼吸道通畅，但耗费体力，难以持久，效果不够确切，也不能防止胃内容物返流误吸。故须尽量借助器械控制气道，气管插管对保持呼吸道通畅及防止误吸最为理想，但操作不熟练时，不如采用口咽或鼻咽通气管、食管阻塞通气管等易掌握的操作方法。

1.口咽或鼻咽通气管

口咽通气管的放置方法是将通气管插入口腔至舌根时，再旋转 180°至适当位置或用压舌板将舌推开，然后插入。插入时应注意勿将舌体推向咽后部，以免加重通气管阻塞；患者维持适当的头后仰位。口咽通气管只能用于意识丧失的患者。鼻咽通气管插入鼻腔后靠近中线或贴鼻孔下壁，沿舌根深入至咽后壁。插管时导管外涂布润滑油以防鼻出血。

2.食管阻塞通气管

为前端封闭的盲管，盲端近侧有一套囊，插入食管后吹张套囊可堵塞食管，预防胃扩张和胃内容物返流误吸。在导管近口腔端周围有许多侧孔，上面用面罩盖住口部，吹气时气体即进入气管，吹张肺脏，并防止胃内进气。食管阻塞通气管使用方便，易于普及，且不需要在直视下即可插入，缺点是往往很难保持面罩与面部的密封，易发生通气不足和高二氧化碳血症。此法的并发症有：误入气管致窒息和胃膨胀；套囊未放松前拔管可引起食管撕裂伤；在呼吸道反射尚未恢复的患者，拔管后可能发生胃内容物返流，对此类患者拔管前宜先做气管插管。

3.食管胃管通气管

该装置是由食管阻塞通气管改装的，也称食管阻塞及胃管吸引通气面罩。其前端不封闭，可插入胃管抽取胃液，并与面罩上专门的开孔相通。吹张套囊即可闭塞食管进行胃内减压，并可减少返流和误吸的发生。

4.气管内插管

在复苏过程中，应尽快由受过专门训练的人进行气管插管，这样，气管内导管的气囊充气后，可把气道隔开，保持气管通畅，预防误吸，并可抽吸气管内分泌物，保证给肺部高浓度氧，并提供了一条给药途径。气管插管后宜与简易人工呼吸器、麻醉机或通气机相连接，可进行间歇正压人工通气。气管插管适用于昏迷患者，并且需要长时间人工通气者。

导管插入后应立即明确是否确实在气管内而非误入食管,以免发生严重的危险。因此在插管后应尽快做胸部听诊以确定肺部是否通气,并在上腹部听诊以进一步确定。如果胸部听不到呼吸音,而在上腹部听到咯咯声,应立即拔出插管,重新插入。插管也可能过深,越过气管隆嵴,而进入一侧总支气管,这样只有一侧肺通气,胸部听诊时两侧呼吸音不均匀,应调整导管插入的合适深度。气管导管留置的时间,不应超过 48~72 小时,以防拔管后产生喉头声带水肿。如需长期通气,可改用气管切开。

5.气管切开

在心肺复苏的紧急开始阶段和早期,一般不适宜作气管切开,以免耽误时间影响复苏效果。

(1)气管切开的适应证:①上呼吸道阻塞需要保留气管切开套管时间超过 24 小时者;②气管及支气管内分泌物不能排出者;③气管内插管超过 72 小时需改行气管切开以保持充分通气者。

(2)气管切开的优点:①便于清除呼吸道分泌物,使呼吸道保持通畅;②减少呼吸道无效腔约 70mL,以增加有效的通气量;③减少呼吸道阻力;④便于局部用药;⑤便于加压给氧等。

(3)气管切开的缺点:①失去了上呼吸道对气体的湿润加温作用及过滤作用,易造成气道分泌物干燥和气道感染;②可发生肺出血、肺不张、伤口感染、气管狭窄等并发症;③术后需严密护理等。

(二)给氧及人工通气

口对口人工通气,抢救者易疲劳,且吹入气中含氧量偏低,易发生低氧血症,要尽早使用能提供高浓度氧的人工通气法。

1.简易呼吸器的应用

最简便的现场急救用具是带有单向活瓣的简易自张呼吸器。可用于无氧气供应的抢救现场,也可接上输氧管给高浓度的氧。该呼吸器携带方便,操作者可凭挤压气囊的阻力大小,感觉肺顺应性的高低。

2.专用呼吸机的应用

专用呼吸机都是结构精密的自动机械通气装置,可根据患者的情况调节气道内压力、通气量、通气时间和呼吸频率等,多用于较长时间的人工呼吸。

3.给氧

对循环骤停和呼吸停止的患者,在维持气道通畅等基础复苏实施后,应尽可能给予最大浓度的氧气(100%)。如果维持着通气,氧能提高动脉血的氧张力和血红蛋白的氧饱和度;维持着血液循环,可改善组织的充氧。凡是一切疑有低氧血症的患者,不管何种原因,都应给氧。

二、开放静脉及安装监测仪器

后续复苏处理,不可避免地需要静脉给药及输入液体和电解质,以补充血容量,纠正酸中毒。因此,在改善人工呼吸及心脏按压的条件后。应保证静脉通道通畅,同时应开始各种监测。

(一)开放静脉

周围静脉(上肢静脉、下肢静脉、颈外静脉)或中心静脉(股静脉、颈内静脉、锁骨下静脉)插管比心内注射更为可取。如心脏停搏时已有一条颈内中心静脉或锁骨下中心静脉的输液线，心肺复苏时就可用它来给药。如心脏停搏前未做静脉插管，肘前静脉插管是首选部位，若选择颈静脉或锁骨下静脉就会中断心肺复苏操作，而肘前静脉可插一长管到中心静脉给药。

最近的研究说明，心肺复苏时从周围静脉给药，即便进行有效的胸部按压，药物到达心脏也较缓慢，从周围静脉给最高浓度的药物，也比从中心静脉给药的浓度低；从周围静脉给药，到达中心静脉需要 1~2 分钟。中心静脉途径的优点是，药物迅速到达其所作用的部位，即使周围灌注不良时，也能放置中心静脉输液线。自周围静脉插管操作简便，并发症较少，而且不干扰心肺复苏操作。

在静脉通路建立后，必要时可给患者输血或输入 5% 的葡萄糖溶液，以增加血管张力，对于失血引起的循环骤停更有效果。所用液体除注意扩容外，还应重视补充具有携氧能力和维持胶体渗透压的液体，因此，在应用平衡盐液的同时注意补充蛋白或全血。

(二)安装监测仪器

后续复苏时进行心电图监测，可及时指导复苏及心律失常的增疗。如有条件可应用动脉穿刺直接监测血压、$PaCO_2$、PaO_2、血酸碱分析、电解质、尿素氮、肌酐、渗透压等。留置导尿管监测尿量可间接地反映脏器的灌注量。

三、药物治疗

药物治疗是后续复苏中不可缺少的部分。由于心脏停搏后引起的缺氧、酸中毒、电解质紊乱导致心脏除颤及复跳困难，多需用药物纠正。所用的药物包括：①激发心脏复跳并增加心肌收缩力、外周血管阻力和心脏灌注压的药物，如肾上腺素、甲氧明、氯化钙等；②抑制心室异位节律、纠正心律失常、提高心室纤颤阈值，如利多卡因；③纠正酸碱失衡、电解质紊乱，如碳酸氢钠、氯化钾预防脑水肿及利尿。

(一)给药途径

心肺复苏时常见的给药途径有三种：静脉注射、气管内给药、心内注射。药代动力学和临床观察证实，这三种给药途径起效时间无明显差异，可根据不同的情况采用不同的方法。

静脉给药操作简单、快速、安全、可靠，为首选给药途径，以肘前静脉插管给药效果为好。

气管内给药后要立即进行正压通气，以便药物弥散到两侧支气管系统。药物经气管和支气管黏膜的毛细血管吸收后直接流入左心，不经体循环，很快能达到血液高峰浓度。

由于黏膜不断吸收药物，故维持作用时间较长，但由于黏膜分泌物的稀释作用，需要药量也较大。碳酸氢钠和去甲肾上腺素不宜气管给药。

心内注射药物需暂停心脏按压，且并发症多而严重，如张力性气胸、心脏压塞、损伤冠状动脉、药物注入心肌致顽固性室颤。所以只有当上述两种途径无法进行或开胸时才便于采用。

(二)常用药物

1.肾上腺素

早在 1906 年 Crile 证明肾上腺素可以提高心肺复苏的成功率，并认为这一效果的取得与肾上腺素可使胸外按压时舒张压达 4.0~5.3kPa(30~40mmHg) 有关。实验提示：心肺复苏的动脉舒张压数值极为重要，大于 5.3kPa(40mmHg) 的实验动物可以全部恢复自主循环；小于 5.3kPa(40mmHg) 者均不能存活。故心肺复苏时舒张压似具有"存活阀"的意义。后来的研究证明,在阻断肾上腺受体兴奋功能后,完全失去恢复循环的作用;相反,在阻断 β 受体作用后,肾上腺素的复苏效果不受影响。

在人体复苏晚期分别用肾上腺素 1.0、3.0、5.0mg,主动脉舒张压在 5.0mg 时增加量大;用 0.2mg/kg 肾上腺素可使心肌灌注压增加,而用"标准剂量"0.02mg/kg 则影响甚微。

肾上腺素是恢复心跳的首选药物。主要兴奋 α 受体。可使心肌血流量达正常的 3 倍,脑血流量恢复至正常水平,肾上腺血流量也显著增加。临床观察表明,其兴奋 β 受体的作用在室颤时可使低振幅的细颤变成高振幅的粗颤,易于用电击除颤。此外,可加快心率、增加心肌自律性和增强心肌收缩力。但是实验表明肾上腺素本身不能提高心肌除颤的成功率,也不能降低除颤电能。

近年来,肾上腺素作为心肺复苏的首选药物的应用价值受到争议,争论的焦点是肾上腺素增加心肌供氧量是否能满足心肌耗氧量的增加。研究证明,进行心肺复苏时使用肾上腺素可使心肌血流量增加 3 倍,但和对照组一样,心肌乳酸含量升高,ATP 含量降低。复苏分为恢复自主循环阶段及心脏恢复自主泵血功能后尚需得到的支持阶段,这两个阶段的用药有着本质的不同。认为肾上腺素的 α 受体兴奋作用在恢复自主循环阶段的作用极为重要,因而凡具备血管收缩作用的药物在自主循环恢复中都可能有相同的效果。

肾上腺素用量每次 0.5～1mg,因其半减期短分钟后可重复一次。气管内给药每次为 1～2mg。

2.甲氧明

为纯 $α_1$ 受体兴奋药,在增高平均动脉压的同时,通过加压反射减慢心率。恢复心跳的成功率与肾上腺素相仿,不增加心肌氧耗量,不引起心律失常,并有防止心律失常的作用。在室颤时,亦可提高电击除颤的成功率。其缺点是长时间的血管收缩作用可能引起严重的代谢性酸中毒,是否因此影响长期生存率目前尚在研究中。用量为每次 20mg。

3.去甲肾上腺素

去甲肾上腺素主要作用于 α 受体,是一种强效血管收缩药。去甲肾上腺素使心排出量增加或减少,取决于血管阻力、左室的功能状态和对反射的反应。去甲肾上腺素通常使胃和肠系膜的血管收缩,适用于严重的低血压和全身周围血管阻力降低的患者。当大剂量的去甲肾上腺素应用时,普通的血压测量法可能为假性低血压,需要用动脉内插管法进行血压监测,以判定药效。去甲肾上腺素禁忌用于低血容量的患者。因该药能增加心肌耗氧量,缺血性心脏病患者应慎用。注射时外渗能引起周围组织的坏死和腐烂。用法每次为 0.5～1mg。

4.多巴胺

多巴胺是去甲肾上腺素的化学前体,有兴奋 α 和 β 两种受体的作用,而且还能作用于多巴胺受体。小剂量多巴胺能扩张肾和肠系膜血管,不增加心率也不增加血压。剂量增大时,可使周围血管收缩和肺动脉楔压明显升高。多巴胺只能静脉给药,每次用量为 20～40mg 或 5μg/kg·min。

5.多巴酚丁胺

多巴酚丁胺是一种合成的儿茶酚胺,有强效的心肌收缩作用,对治疗心力衰竭有效。该药有显著的兴奋 β 受体作用,能增加心肌收缩力,常引起反射性周围血管扩张,可与硝普钠合用而起协同作用。用量通常为 2.5～10μg/kg·min。

6.异丙基肾上腺素

异丙基肾上腺素为一种β受体兴奋剂,具有增强心肌收缩力、增加心排血量、兴奋心脏高位起搏点及加强心脏传导功能。适用于心肌松弛之心脏停搏者,与肾上腺素联用可加强其效应。然而异丙基肾上腺素能加重心肌缺血和引起心律失常,大剂量应用时可引起心动过速和心室纤颤。用量为每次在安装起搏器前可作为一种临时措施。

7.氨力农

氨力农是一种非肾上腺素能的强心药。氨力农增强心脏功能和扩张血管的机制不明,但其血流动力学作用与多巴酚丁胺相似。用量为每次 40mg 或 5～10mg/kg·min。

8.钙剂

常用氯化钙($CaCl_2$)。钙对维持心脏搏动有重要意义,研究认为,高浓度钙可引起心肌收缩,并可刺激心肌细胞自行激动。同时也发现钙过多进入心肌细胞,可引起酷似大剂量儿茶酚胺所致的心肌坏死。钙内流失控可能是缺血和缺氧性心肌坏死的潜在原因。临床研究也证实,钙剂能增强心肌收缩力,提高心室自律性,曾经认为对电机械分离和心搏恢复后心肌松弛无力的患者可能有效,但是钙离子浓度增高,使心肌和血管平滑肌过度收缩,是心肌缺血缺氧和心肌梗死的直接原因。对洋地黄化患者,更有促使洋地黄中毒的危险。近年来研究证明,在缺血和再灌注期间,大剂量的钙离子聚集在细胞内,增加了 ATP 的消耗,并减少线粒体对 ATP 的产生。钙能激活蛋白酶和磷脂酶,破坏细胞膜并释放出前列腺素、血栓素等进入细胞内,使细胞发生不可逆的死亡。在各种类型心搏停止中,钙剂皆无益作用,除非有高钾血症和钙通道阻滞剂中毒存在时,一般不宜用钙剂。对电机械分离者,使用应慎重,一次用量不应超过 5～7mg/kg。异丙基肾上腺素或肾上腺素与氯化钙伍用时可加重钙对心肌的有害作用,引起更加严重的心肌损伤,应避免并用。

9.利多卡因

利多卡因是处理室性异位搏动,包括室性心动过速和心室纤颤的首选药物。许多研究证明,利多卡因的疗效和安全性不次于其他药物,且显效快、维持时间短(8min)、毒性低。利多卡因减慢心肌动作电位 4 期自动除极速度,使心室的自律性降低,可抑制异位起搏点发出的冲动,对急性心肌梗死区有局部麻醉作用。利多卡因选择性地进一步抑制已受抑制的细胞,使这一部分抑制细胞在缺血区内形成的折返路径不能传出冲动,从而终止折返性室性心律失常。急性心肌缺血时,兴奋性恢复的离散程度增大,容易产生心室纤颤,利多卡因减少这种离散程度,因而使心室纤颤阈值升高。

标准给药方法是首先静脉推注 1mg/kg,继之静脉滴注 1～4μg/min。首次推注后,如室性异位节律依然存在。可在 10 分钟后再推注 0.5μg/kg。对充血性心力衰竭、休克和严重肝脏疾病患者用量应减半。

10.溴苄胺

溴苄胺是一种季胺化合物,对治疗顽固性室性心动过速和心室纤颤有效。溴苄胺对心血管的作用复杂,呈双相性。注射后先释放儿茶酚胺,使血压和心率暂时升高;随后有节后肾上腺素能阻滞作用,使血压和心率都降低,常引起低血压。溴苄胺能提高心室纤颤阈值,延长正常心室肌和浦肯野氏纤维的动作电位间期和有效不应期,并有预防室颤复发,降低低温下室颤发生的温度阈值,对抗高钾诱发的室颤作用,尤其对电击除颤和利多卡困难以逆转的室颤可能有效。溴苄胺对梗死区本来已经异常延长的动作电位间期几乎无影响,这使正常区和梗死区之间的动作电位间期和不应期的差异减少,这种作用可能有助于消除折返兴奋而具有抗心律失常的作用。

对顽固性室性心动过速或室颤可静脉推注 5～10mg/kg 或在 8～10 分钟内静脉注射 10～30mg/kg,然后配合电击除颤,必要时重复同一剂量。因为溴苄胺具肾上腺素能神经节后阻滞作用,易发生直立性低血压,所以用药可以取头低位为宜,有时用小剂量升压药纠正。

11.阿托品

阿托品是一种抗副交感神经药,能降低迷走神经紧张度,加快窦房结发出冲动的频率,并促进房室传导。阿托品的适应证有:窦性心动过缓伴血流动力学障碍(如低血压)或周围灌注不足的体征(如意识、模糊)伴频发室性异位搏动;对发生在房室结的房室传导阻滞和室性停搏也可能有效。在用阿托品治疗心脏停搏的患者中发现,阿托品可以提高心脏复跳的成功率,但存活率未能提高。

用法和剂量:心室停搏时可用阿托品 1mg 静脉注射,如无效 5 分钟后可重复给一次。心动过缓时的剂量为 0.5～1.0mg 静脉注射,每 5 分钟一次,总量为阿托品经气管内给药也吸收良好。

在急性心肌缺血或梗死时,阿托品应慎用,因心率过快,可加重缺血或扩大梗死区,偶见静脉注射阿托品后出现心室纤颤和室性心动过速者。

12.维拉帕米

维拉帕米是具有电生理特征的一种钙通道阻滞剂。它能减慢房室结内的传导,并延长其不应期。对于阵发性室上性心动过速而心电图 QRS 波群不增宽者特别有效。该药有扩张血管作用,可使血压下降,通过阻断钙流入心肌和血管平滑肌内,有效地抑制快速房室结传导,还能有效地减少缺血后冠脉再灌注引起的室性心律失常。故被列入治疗室上速的首选药物。无效时还可立即施行电复律而无顾虑,但是用于房颤和房扑时,虽可使室率减慢,但转为窦性心律者较少。对预激综合征并发的房颤无效。窦缓或病窦者禁用。

用量:首次静脉注射 5mg,如无效,对首剂又无不良反应,可于 15～30 分钟后再给 10mg。

13.碳酸氢钠

循环骤停后,缺氧引起代谢性酸中毒;呼吸停止引起呼吸性酸中毒。在心脏按压过程中,低灌注状态使代谢性酸中毒进一步加剧。酸中毒使室颤阈值降低,心肌收缩力减弱,只有纠正酸中毒,才有利于除颤成功。碳酸氢钠为常用的抗酸药,补充碳酸氢钠,随着血浆碳酸氢根浓度的提高,也产生二氧化碳。因此必须加强通气,保持 $PaCO_2$ 在 4.0～4.7kPa(30～35mmHg),以利于血液和脑脊液 pH 恢复正常。

碳酸氢钠首量用 1mmol/kg;或按公式:碳酸氢钠用量(mmol)＝循环骤停时间(min)×体重(kg)×0.1,以后根据动脉血的酸碱度决定进一步的用量,但每次给药不超过首次剂量的一半。碳酸氢钠的常用浓度为 4.2% 和 5%,渗透浓度分别为 1000mOsm/kg H_2O 和 1190mOsm/kg H_2O,快速输入可能引起致死性高钠血症和高渗综合征。为此,一次静脉注射量不应超过 5% 75mL,或维持血渗透量不超过 340mOsm/kg H_2O。

目前关于碳酸氢钠的应用,证明有如下特点:①并不能改善实验动物的除颤能力或存活率;②使氧合血红蛋白饱和曲线左移,抑制氧的释放;③可造成血液高渗和高钠血症,而引起肺水肿;④由于产生二氧化碳,引起自相矛盾的酸中毒,二氧化碳自由扩散入心肌细胞和脑细胞,可抑制其功能,特别是缺血的心肌;⑤由于细胞外碱中毒引起有害作用;⑥引起中心静脉酸中毒,进一步抑制心肌收缩力;⑦可使儿茶酚胺类药物失活。所以只有在除颤、心脏按压、支持通气和药物治疗后才用碳酸氢钠,同时有血氧监测进行指导。

四、心室纤颤和电击除颤

(一)心室纤颤

心室纤颤是循环骤停的一种常见类型,且在心肺复苏过程中较为常见。心室纤颤时,虽然心室纤维仍有收缩,但却是没有规律性的各有收缩,不能协同一致,使心脏不产生有效的心排血量。临床上,如不通过心电图或开胸观察,与心室停搏无法鉴别,心室纤颤可能是循环骤停的原因,也可能是循环骤停后心肌缺血缺氧所续发,所以与初期处理无差别。

心室纤颤可分为细颤和粗颤。细颤心肌颜色发绀,心脏扩张松弛,心肌张力差,心肌表面有许多细小的蠕动波纹,心电图呈现不规则的心室纤颤波,波幅低而频率慢,多在心肌缺血缺氧时间较长时发生。粗颤可见心肌颜色红润,心肌张力强,表面呈许多"蚯蚓"状蠕动,心电图呈现较高电压的室颤波,波幅高而频率快。细颤时应用电击除颤很少有成功的希望,必须先改善心肌缺氧、增加心肌张力。为了使细颤变为粗颤,可注射交感胺类升压药以增加心肌张力,并用局麻药以降低心肌应激性,如注入利多卡因(气管内)。粗颤时应用利多卡因、阿托品或异丙基肾上腺素,以降低心肌兴奋灶,并兴奋窦房结。

(二)电击除颤

电击除颤就是以适当的电流在短时间内通过心脏,使所有心肌纤维去极化,从而清除异位兴奋灶。只要窦房结无病变,则会在短时间内由窦房结重新发出冲动,重建窦性心律,这就是电击除颤的基本原理。

按电流的性质,电击除颤可分为直流电和交流电除颤两种床上以直流电击除颤最为常用。这是因为:①直流电击除颤时间极短,故所耗的总电能小,体内产热较少,对心肌损伤也小,适用于反复电击除颤的病例;②直流电主要兴奋副交感神经(而交流电主要兴奋交感神经),电击后很少出现室性心动过速或室性扑动等心律失常;③直流电可进行同步电复律,而交流电则不能。直流电除颤前需先"充电",即把所需使用的电能[电能=电压×电流×时间,以焦耳(J)或瓦秒(WS)为单位]储存于除颤器的电容器内,然后将此电能通过电极板向患者心脏放电除颤。

对有心搏停止前兆或正在进行心肺复苏的患者,应尽量进行心电监测,判断心律情况。一旦发生心室纤颤,应在 2 分钟内用直流电除颤;如已发生室颤,则应先行基础或后续复苏 2 分钟,使心肌获得氧合血供应后,再行电击除颤。

按除颤部位,电击除颤可分为胸外和胸内除颤两种形式。一般使用胸外法,首次胸外除颤的电能为 200~300 焦耳(瓦秒)。首次电击后,跨胸电阻抗降低,再次除颤时电能不必增加。如果仍朱成功,可继续施行复苏术,然后再次进行电击。电能最大以不超过 360 焦耳为宜。复发性室颤的除颤电能可无须增加,对反复发作的室颤可给予利多卡因、溴苄胺以帮助除颤。室颤纠正后可持续静脉滴注利多卡因以防复发。胸外电击除颤时,应有心电监测较为安全确切。

胸内电击除颤应切开心包。除颤能量一般从低能量开始,并尽量采取最小电量,以免损伤心肌。成人使用电能为 25～40 焦耳,小儿为 1～10 焦耳,从最小开始,逐渐增加。电击除颤失败时,不宜无限地增加电能,应纠正其他因素,如心肌张力差、心肌缺氧、低血钾、心脏温度过低、高二氧化碳血症等。

室颤时电击除颤是否成功,依赖于心肌状态以及心肌能否获得适当的除颤电能。通常影响除颤的因素如下:

1.室颤时间

室颤的时间越长,无氧代谢产物在心肌细胞内潴留也就越多,除颤时所需的电能就高而成功率却低。有资料报道:室颤 2 分钟内,用 100～150 焦耳的电能除颤成功率约 95%,3 分钟的成功率约 75%;4 分钟以上者则需 200～300 焦耳以上的电能。国内报告的心室除颤首次电能均较高,在 200 焦耳以上。

2.心肌状况

心肌缺血缺氧越重,除颤越不宜成功。在 28℃ 以下的低温状态或洋地黄中毒时,除颤亦难成功。因此,在心肺复苏时先注意改善心肌供血供氧,加强胸外按压,以利于除颤成功。

3.酸碱度

在 2 分钟内除颤,其酸碱失衡和低氧血症还不至于影响除颤阈值;但室颤时间过长,pH 过低使室颤阈下降,就较难除颤。

4.电解质浓度

低钾血症可提高室颤阈,若不纠正,则不易除颤;高钾血症虽降低室颤阈,但抑制心肌收缩力,也不利于除颤。

5.心脏大小和体重

心脏愈大,所需电能也愈大。体重的影响尚不肯定,但临床发现,100kg 以上的过度肥胖者,需要的电能较高。

6.经胸电阻

经胸阻抗的大小决定了除颤时经过心脏电流的大小,直接影响除颤成功率。影响经胸电阻大小的因素有:①电极板表面必须清洁,若被金属氧化膜覆盖,则影响预定的电流释放;②电极板越大,电阻越小,但电极板太大时放出的电流密度减低,除颤的效果下降;③电极板与皮肤之间接触时若电极板裸露,则电阻很大,包上盐水浸泡的纱布垫时,电阻减少,并使电极板边缘的电流减少,分布均匀,电极板和皮肤之间涂布导电胶,也可减少局部电阻,利于除颤;④吸气时除颤电阻加大,呼气时除颤成功率大增;⑤电极板的压力为 10kg 时,阻抗减少 25% 以上。这是因为,电极板紧靠胸壁,不仅电极板和皮肤接触好,且将空气压出胸部,使更多的电流击中心脏;⑥电极板间距离过大增加电阻。

7.电极板的位置

胸外除颤电极板的标准置放法是一块电极板放在胸骨上部或右侧锁骨下,另一块电极板放在左侧第四、五肋间的腋前线区;另一种放法是一块电极板放在心前区胸壁上,另一块放在心脏背面,但此法不适宜紧急状态下使用。

8.药物利弊

多卡因和奎尼丁提高除颤阈,但对除颤效果无显著影响。交感神经节阻滞药溴苄胺可降低除颤阈,应用时应权衡其降低除颤阈和抑制血流动力学之间的利弊而决定。

9.心脏手术患者

左室减压后易于除颤成功。右心排血受阻,如肺动脉栓塞则除颤困难。

10.除颤电能

对电能的争议较多,但据实验和临床证实,电流量过大,可造成心肌损伤。心律失常发生率增大,甚至心肌坏死。且动物实验证实,一次大电量除颤造成的心肌损害,大于累计量相同的两次电击。

11.胸内除颤

胸内除颤时将盐水纱布包好的电极板,分别紧压在左右心室壁上进行。除颤能量以2.5焦耳开始,逐渐增大,以不超过40焦耳为宜。

电击除颤引起的心肌坏死:心肌电击后损伤的程度直接与电击的能量有关。直流电较交流电轻。直流电400焦耳电击时,心电图可出现短暂的ST段改变,少数出现肺水肿,谷草转氨酶与肌酸磷酸激酶增高;每次240焦耳电击时,连续10次后可出现心律失常和心肌损伤,病灶主要位于心外膜下。电击能量小于除颤阈值的2倍时,无明显心肌损伤,但用2.3或5.5倍除颤阈值电击时,有显著的透壁性坏死灶。心肌损害还与累计能量、电极板的大小和电击的时间间隔有关。累计电击能量超过425焦耳时,可产生心肌同工酶增高和心肌坏死。相同能量用较大电极板不产生心肌损害,而较小的则产生心肌损害。电击间隔时间越长(3分钟)不易产生心肌损害。

五、人工心脏起搏术

近年来,电子仪器在临床医学上广泛应用,用起搏器使心脏起搏并维持生命,使病死率大大地降低。在紧急状态下,临床上常用的临时起搏器有三种类型:经胸壁起搏、经胸壁插入起搏、经静脉导管起搏法。

(一)经胸壁起搏

经胸壁起搏法是Zoll在1952年首先提出的,在紧急情况下应用,当经静脉电极尚未插入时用。用小的电极板或皮下注射针头两个,一个插在皮下组织内(相当于阴、极),贴近心尖部位时,心脏搏动最强;另一个相当于阳极,插到胸骨左侧第三、四肋间隙。起搏电压至少从50伏开始,观察有无起搏信号,如无则继续增加电压,最多可达150伏。用单相脉冲,宽度为2~3ms,频率为70~80Hz。起搏时观察心电图示波仪。这种起搏方法往往使心电图不易辨认,最好注意动脉搏动及一般情况。

该起搏法的优点是:方法简便、操作迅速。但缺点严重,它不但激动心脏,而且引起胸壁肌肉收缩,因而引起强烈胸痛,使患者不安并影响呼吸。在用于急性心肌梗死的患者发生循环骤停时,往往出现心肌无反应,所以起搏无效。此外,由于患者胸壁抽动而心脏并未复跳,易使抢救者产生错觉,而失去采用其他抢救方法的良机。

60年代提出用不锈钢丝插入心肌行心脏骤停的起搏,只用10mv便成功。缺点是手术盲目,易发生心脏压塞、感染等。

(二)经胸壁插入起搏法

将导管电极用穿刺引导针经胸壁插入右心室腔心内膜处,操作熟练者 2 分钟内即可完成。电极导管插入的途径有:①剑突下插入法:导管针经剑突与左肋缘形成的角处下左 1cm 刺入,并与腹壁成 30°角,针尖朝左上方推进,导针进入 10cm 左右即可达心室腔内。抽出针芯,用注射器抽吸到血后迅速插入导管电极至心内膜,连接起搏器,即发出脉冲波使心肌发生节律性收缩。此法可避免误伤肺脏。②经胸骨左缘插入法:如同心室腔内注射心脏复苏药一样,经胸骨左缘第四肋间隙插入心室腔。起搏电压 3V,一般以每分钟 75 次为宜。

(三)经静脉导管起搏法

将带有电极的导管经正中静脉、颈内静脉、锁骨下静脉、股静脉等插入右心室腔内心内膜进行起搏。该法效果比较确切,但操作复杂,所需时间长,不利于抢救。目前多用于预防性起搏或经胸壁插入起搏法成功后继续起搏之用。

第四节　心肺复苏后的一般管理

心肺复苏后仍应继续坚持抢救,不能松懈,而且复苏后的工作更为细致。心搏恢复后的处理,取决于循环骤停前患者的全身情况、缺氧时间以及复苏过程中的病理生理变化。因为缺氧后所发生的病理改变,并不都随着心搏的恢复而立即好转使是短暂的循环骤停(如触电、造影剂过敏反应),也应给予加强治疗与监护。除常规测定体温、脉搏、呼吸和血压外,还应进行心电监测、动脉血酸碱度和血气分析、血电解质、血糖、尿素氮、肌酐和血渗透压等测定。

复苏后可能发生中枢神经系统、循环、呼吸、泌尿等一个或多个系统功能障碍,是复苏后处理的重点,尤其是复苏后应及时处理因缺氧引起的脑水肿、脑损害,继续维持循环与呼吸功能,纠正酸中毒及水电解质紊乱,防治急性肾功能衰竭和感染,才能提高复苏效果。

一、维持循环功能

心肺复苏后常出现低血压、休克或心律失常、血容量不足、电解质紊乱、酸碱失衡、微循环障碍、心脏压塞(心脏按压和心内注射所致)、张力性气胸以及内出血、肺水肿等。

血压不稳定或呈低血压状态的原因有:①有效循环血容量不足;②心肌收缩无力;③酸碱失衡及电解质紊乱;④心肺复苏过程中的并发症未能纠正。

输血、输液维持有效血容量是恢复血压的基本条件,为避免过量或不足,输液应在中心静脉压监测下进行,若有条件应同时监测肺毛细血管楔压。对持续低血压的患者,可置入 Swan-Ganz 漂浮导管测定心排血量,据此来调节心脏前、后负荷及收缩压,有利于临床处理。

心肌收缩无力引起的低血压,氧疗可改善心功能,必要时选用多巴胺、间羟胺、肾上腺素等作为暂时性过渡措施。同时使用肾上腺皮质激素,有增加升压药物的作用。

同样,复苏后也应防止突然的高血压,尤其平均动脉压不能超过 17.3~20.0kPa(130~150mmHg)。若血压过高可用硝普钠或硝酸甘油静脉滴入降压。另外还应注意及时纠正心律失常,如有频发的室性心律失常,多用利多卡因静脉点滴控制心律,有Ⅱ度以上的房室传导阻滞者还需用阿托品或异丙基肾上腺素静脉维持。

为避免发生肺水肿,一般应保持肺毛细血管楔压低于 2.3kPa(17mmHg),中心静脉压不超过 0.98~1.18kPa(10~12cmH$_2$O),尿量不少于 30mL/h。动脉压必须维持正常或稍高于正常,一般以平均动脉压维持在 12.0~13.3kPa(90~100mmHg)为宜,可维持适当的大脑灌注和脑血流。根据脑复苏的要求,心脏复跳后,用血管收缩药先将血压升至 7~21.3kPa(140~160mmHg),进行高压脑灌注,可疏通脑微循环,增加脑血供应,有利于脑功能的恢复但需注意不能突然升高。

循环骤停时间较长的患者,复苏后随微循环的改善,组织内潴留的酸性代谢产物不断带入血液循环,造成"洗出性酸中毒";由于长时间的持续低血压,代谢性酸中毒仍可继续发展。代谢性酸中毒又使钾离子向细胞外转移,使血钾升高。因此应纠正酸中毒和电解质紊乱。但应根据动脉血酸碱度结果,以决定碳酸氢钠的用量。

二、呼吸管理

循环停止后,呼吸中枢对缺氧的耐受性远远大于大脑皮层对缺氧的耐受性。如果呼吸中枢无明显损害,心搏恢复后,自主呼吸大约在半小时至 2 小时内即可恢复,严重者可延迟至数小时之久。

呼吸未恢复之前,或者复苏过程中,均需持续人工呼吸,充分给氧,迅速纠正缺氧时的二氧化碳蓄积,以保证大脑皮层和心肌对氧的需要,并及时清除呼吸道和口腔内分泌物。即使自主呼吸恢复,也不应过早拔除气管内导管,以维持呼吸道通畅,保证足够的通气量。必要时行气管切开为了防止胃扩张和呕吐、误吸,应作胃肠减压。

如果呼吸迟迟不能恢复,可采用针刺疗法,强刺激人中、十宣、涌泉等穴位,以诱发自主呼吸。但呼吸长期不恢复,多系脑水肿波及延髓呼吸中枢或脑细胞发生缺氧性器质性损害所致。故早期应用脱水药物,以解除呼吸中枢水肿。如果在 1~2 小时以上呼吸仍未恢复,可适当应用中枢呼吸兴奋药,如洛贝林 3~6mg、二甲弗林 8mg、哌甲酯 20mg、咖啡因 0.25g 等。但是呼吸中枢兴奋药应慎重使用,尤其在早期不宜使用强烈的呼吸兴奋药,以免达不到兴奋呼吸的效果,加重脑缺氧性损害甚至导致惊厥。

呼吸系统最常见的并发症是肺炎、肺水肿和急性呼吸衰竭,发生率达 10%~30%。部分心脏病和心肌梗死患者发生的肺水肿,多因左心衰竭所致,但大多数原来无心脏疾患的患者发生的急性呼吸衰竭,属于急性呼吸窘迫综合征(ARDS)类型。

发生呼吸窘迫综合征(ARDS)的诱因有:①胸外心脏按压时,压力均衡地作用于四个心室,肺动脉压明显升高。胸外按压时间较长,肺毛细血管压力持续增高,易致肺水肿;②缺氧和酸中毒使肺血管阻力增大,毛细血管通透性增大,可促发血管内凝血;③气管内分泌物、异物存留,导致肺不张;④心搏停止时内源性儿茶酚胺释放和使用外源性儿茶酚胺;⑤液体量负荷过大;⑥吸入性肺炎;⑦胸外心脏按压导致胸骨、肋骨骨折,导致脂肪栓塞;⑧颅脑损伤、严重胸部损伤、败血症和休克所致循环骤停。复苏中对发生呼吸窘迫综合征的患者,应进行机械通气治疗。

在通气形式的选择上,有人提出应首先采用间歇正压通气(IPPV)。因为在氧合良好的前提下,务必使平均气道压尽可能较低,以免阻碍静脉回流,加重脑水肿。呼气终末正压通气

(PEEF)虽能提高二氧化碳分压,但是随着气道平均压和胸膜腔内压增高,肺毛细血管阻力加大,右心后负荷加重,而左心前负荷不足。前者有升高中心静脉压和颅内压的作用,二者又导致心排血量减少,发生淤滞性缺氧。若呼吸窘迫综合征较严重,且脑水肿和脑缺氧成为主要矛盾时,可采用呼气终末正压通气,但呼吸终末正压通气应用于间歇正压通气不能纠正低氧血症时。必须使用较高呼气末正压时,最好在间歇指令通气(LMV)的基础上实施,对循环功能的弊端较小。

在通气过程每隔 1～2 小时,应在无菌操作条件下吸除气管内分泌物,每天 1～2 次进行被动吸引排痰。即变动体位,叩背,向气管内注入 5～10mL 灭菌生理盐水,用简易呼吸器加压吸气,迅速放松,反复数次,再用灭菌吸痰管彻底吸除痰液,并作痰液细菌培养。机械通气吸入的氧浓度(FIO_2)应为 0.5 以下,以免长期吸入纯氧发生肺萎陷或氧中毒机械通气后 20 分钟应取动脉血测血气和 pH,以便及时调整呼吸器各项参数。应尽量使氧分压维持在 13.3kPa(100mmHg)以上,二氧化碳分压维持在 3.3～4.7kPa(25～35mmHg),pH 接近正常为好,这样可使脑血管有所收缩,防止脑肿胀。

三、肾功能监测及防治肾功能衰竭

复苏后常规插入无菌导尿管,每小时测尿量及比重,并取血测定血中非蛋白氮、尿素氮。

急性肾功能衰竭常见于复苏迟缓、复苏后循环功能不良或低血压、休克持续时间较久的患者。在这些情况下肾血流灌注剧减,发生肾小管缺氧性坏死,最后可导致急性肾功能衰竭。

尿量大于 30～50mL/h,比重大 1015 时,表示肾功能良好。当尿量小于 30mL/h、24 小时尿量少于 400mL 或多于 2000mL,尿比重固定在 1010,且非蛋白氮持续上升,则表示已有急性肾功能衰竭。

一旦发生少尿或无尿,则需要检查下列项目:①血和尿的尿素氮和血尿肌酐浓度;②血和尿渗量;③血和尿电解质浓度;④血清蛋白总量和白蛋白。综合上述检查,对肾前性、肾后性和肾性肾功能衰竭作出鉴别诊断和处理。维持有效循环功能,合理使用血管活性药物,纠正酸中毒,正确应用脱水剂等,是保护肾功能的必要措施。

急性肾功能衰竭一经确诊,应及时应用强利尿药,如呋塞米,剂量为 0.5mg/kg 静脉注入,观察半小时,如仍无尿,可反复加倍剂量静脉注入,直至排尿。用药总量为 2000mg,仍无效时,可应用腹膜透析或血液透析进行治疗。

四、防治消化道应激性溃疡和出血

应激性溃疡和出血是复苏后胃肠道的主要并发症。肠鸣音未恢复的患者宜插入胃管,行胃肠减压并监测胃液 pH,为防止应激性溃疡的发生,应保持胃液 pH 高于 4.5。据最近的研究证明,应激性溃疡的发生与消化道微循环障碍有关,可通过改善微循环进行预防。采用药物预防的方法有:每小时灌注抗酸药物或氢氧化铝明胶,每 6 小时静脉注射西咪替丁 300mg。

如发生应激性溃疡出血,可通过胃管排空胃内容物,再用冰冷盐水洗胃,排出血凝块,促进止血和减少胃酸分泌。洗胃后每 4 小时给一次抗酸药或胃管注入西咪替丁。也可以用去甲肾上腺素 8mg 溶于冰冷盐水 100mL 中作胃内注射,也有止血作用。

五、抑制抽搐和寒战

阻滞外周刺激向中枢神经系统传导,可控制抽搐和寒战。常用药有:小剂量硫喷妥钠、安定、苯妥英钠或吩噻嗪类药。

六、继续纠正酸中毒及水、电解质紊乱

无论复苏过程中还是复苏后的酸中毒,均为混合型。因此,除了应用碱性药物外,妥善的呼吸管理是必要的。

循环停止时,急性缺氧使钾从细胞内移至间质和血液中,导致高血钾。高钾对心脏复苏不利,可用钙剂拮抗。尿少合并高血钾的患者,应用葡萄糖和胰岛素后,可以暂时降低血钾含量。对于水电解质的补充,一般经静脉输入葡萄糖、氨基酸、脂肪乳剂及维生素、生理盐水或平衡液等,一般应将动脉血氢离子浓度(pH)调节到7.3左右,不宜过高。

七、防治感染

复苏后的患者,由于机体长期缺氧,免疫功能下降;气管插管和气管切开、开胸、导尿等均可发生相应部位的感染。因此,除应注意无菌操作外,还应根据分泌物和血、尿的细菌培养和对药物的敏感试验,合理使用抗生素。

八、方治缺氧性脑损害和脑水肿

复苏后对脑水肿的预防和对缺氧性脑损害的处理,是关系到复苏是否成功的关键。因此,应积极进行脑复苏。

第五节　缺血后再灌注损伤的临床意义

缺血会引起组织细胞的损伤,这已是公认的事实。长期以来,对于缺血器官组织的治疗措施都是积极恢复血液供应,使其得到血液再灌注。习惯认为,缺血的器官组织在尚未发生不可逆损伤以前,得到再灌注则可存活并恢复。但近几年发现,情况并不是这样简单,往往经过一定时间缺血缺氧的组织、器官,并未出现明显功能结构障碍,而在得到血液再灌注后,才出现明显的障碍,发生不可逆的损伤性改变;有时细胞已经发生了严重的缺血性损伤,但再灌注并不使其损伤减轻或恢复,而是加速了细胞的死亡。这些现象首先是在心肌缺血(梗死)—再灌注时发现的,之后也在脑及其他器官中观察到。人们开始意识到,再灌注不一定使缺血损伤的细胞得到恢复,反而在一定的条件下加重了损伤,使可逆损伤转向不可逆损伤。因此,逐渐提出了再灌注损伤这一概念。

一、心肌缺血再灌注损伤

(一)心肌再灌注损伤的表现

1.超微结构的损伤性变化

表现为心肌细胞的突发性水肿、质膜破坏,线粒体肿胀、破裂,肌纤维收缩带坏死。相反,未灌注的梗死区只见苍白松弛的肌纤维,细胞结构仍保留。

2.钙离子超载

再灌注后很快能在电镜下观察到钙盐沉着的致密小体,也可测出细胞内钙离子含量明显增加。

3.出血

在人冠脉内溶栓术或搭桥术后可见到梗死区出血现象。对于狗的实验中显示,在结扎冠状动脉后1～4小时内行再灌注常见梗死区出血。

4.心肌酶的漏出

再灌注时,冠状静脉窦及体静脉血中肌酸磷酸激酶(CPK)、乳酸脱氢酶(LDH)均增高。

5.心律失常

再灌注时,尤其在再灌注30分钟内,常出现室性心律失常。缺血期心律失常的机制可能主要是由于折返,基于缺血区传导时间延长,不应期缩短及不同步除极所致。再灌注期的心律失常,则与自律性增高有关,其机制可能与受体介导的细胞内 Cl^+ 增高从而激发心律失常,也可能与再灌注时细胞外 K^+ 减少(被冲失)有关。

6.无再流现象

在再灌区常见部分小血管内皮细胞的肿胀及白细胞的堵塞,而呈不再流状态。

(二)再灌注损伤的机制

关于再灌注损伤的机制有过很多假说和报道,归纳起来主要与下面两个因素有关:

1.细胞内钙离子超载

近年来关于 Ca^{2+} 与细胞功能的研究报道很多,认为细胞内 Ca^{2+} 超载是细胞死亡的最后的共同通道。心肌缺血再灌注时,有心肌细胞内的 Ca^{2+} 超载现象,这一事实是肯定的。但机制尚不清楚。可能是缺血期 $Na^+—K^+—ATP$ 酶活性降低,造成细胞内 Ca^+ 超载,后者激活细胞膜的 $Ca^+—Ca^{2+}$ 交换蛋白,因而再灌注时随着 Ca^+ 移向细胞外,大量的 Ca^{2+} 进入细胞内,形成细胞内 Ca^{2+} 超载现象。

细胞内钙超载可引起一系列的障碍,如:①膜磷脂分解过程中产生的溶血磷脂,进入线粒体内,抑制三磷酸腺苷(ATP)的合成,而 Ca^{2+} 又激活 ATP 酶,促进 ATP 分解,故能量急剧减少;② Ca^{2+} 增多,引起肌纤维挛缩,这一系列变化促进细胞损伤,甚至死亡。

2.氧自由基(OFR)的产生

目前广泛接受的观点是,再灌注引起大量的氧自由基产生,而导致细胞损伤。正常情况下,在线粒体内电子传递过程中形成小剂量的氧自由基,而细胞内有自由基清除剂超氧化物歧化酶(SOD),使氧自由基转变为 H_2O_2,后者又通过触酶及谷胱甘肽过氧化物酶的作用,还原为水和分子氧。故小剂量的自由基不造成损害。急性心肌梗死时,改变了这一平衡,细胞内超氧化物歧化酶减少,所以再灌注产生的大量氧自由基不能被清除,从而造成细胞的损伤。

再灌注时为何有大量的自由基产生?目前的认识如下:缺血时三磷酸腺苷(ATP)大量分解,依次产生一磷酸腺苷(AMP)→腺苷→次黄嘌呤→黄嘌呤。黄嘌呤的进一步分解是通过黄嘌呤脱氢酶的作用,而非氧化途径(NAD→NADH)生成尿酸和 H^+。再灌时,由于细胞内 Ca^{2+} 增多,Ca^{2+} 激活蛋白酶,后者使黄嘌呤脱氢酶转变为黄嘌呤氧化酶,这时由于再灌注又增加了氧的供应,黄嘌呤便在氧化酶的作用下,通过有氧氧化的途径形成尿酸,同时生成大量氧自由基。

氧自由基的化学活性很高,与细胞膜上的不饱和脂肪酸反应,发生脂质过氧化,造成膜的损伤,导致白细胞在毛细血管内贴壁,并释放出多种氧化剂及蛋白酶,进一步促进内皮细胞及微血管的损伤,白细胞在局部停滞形成不再流现象,加重了组织和细胞的损伤。

二、脑的再灌注损伤

有学者用沙土鼠实验,已证实脑再灌注时造成的损伤比单纯缺血更严重。脑再灌注损伤的临床表现主要是脑细胞内水肿及其后遗症。动物实验也证实其发生机制与再灌注时细胞内 Ca^{2+} 超负荷及氧自由基的产生有关。Ca^{2+} 沉积不仅见于神经元细胞内,也见于胶质细胞内及毛细血管内皮细胞。这些因素导致细胞质膜破坏、细胞内水肿、细胞骨架破坏,造成不可逆损伤。

三、肾的再灌注损伤

缺血性急性肾功能衰竭的发病机制长期以来尚未最终阐明。曾经认为主要是由于缺血引起交感神经兴奋,肾小血管收缩,导致肾小管缺血坏死,从而引起缺血性急性肾功能衰竭。但有事实说明,在去除神经的移植肾脏,也可发生急性肾功能衰竭。应用 α-交感受体阻滞剂,如酚苄明也不能增加肾血流量和改善急性肾功能衰竭的发展。故近年来对急性肾功能衰竭的交感兴奋-小血管收缩学说渐趋肯定。

从理论上讲,对缺血后的肾脏给予再灌注时,应能使之恢复,但事实相反,再灌注后使肾实质细胞损伤加重。肾缺血 60 分钟,未见脂质过氧化物产生增多,而缺血 60 分钟后再给 15 分钟再灌注,则可见脂质过氧化物明显增多,并引起细胞膜结构破坏、细胞损坏、甚至致死。其机制也与再灌注时细胞内 Ca^{2+} 超载以及黄嘌呤脱氢酶转变为黄嘌呤氧化酶时生成的大量氧自由基有关。应用黄嘌呤氧化酶抑制剂、别嘌呤醇以及自由基清除剂超氧化物歧化酶与触酶均有一定保护作用。体内外实验也证实,肾缺血前给予 Ca^{2+} 拮抗剂对狗的去甲肾上腺素引起的急性肾功能衰竭有保护作用,在大鼠试验中也有相同的结果。

四、缺血-再灌注损伤的防治原则

基本原则是在使缺血组织恢复血流供应,即在得到再灌注时,要考虑细胞保护,防止再灌注损伤的发生。首要的是使器官、组织缺血、缺氧持续的时间愈短愈好,也即再灌注进行的愈早愈好。短时间的缺血,再灌注不会引起损伤。对经过一定缺血时间,即缺血时间较久的组织、器官再灌时,要注意灌注压应适度(不过高)、灌注速度要适度(不过快),以减轻再灌注损伤。关于这方面的研究目前认为下面几个方面可以防治缺血-再灌注损伤。

(一)自由基清除剂的应用

1.超氧化物歧化酶(SOD)

超氧化物歧化酶是氧自由基清除剂,在动物实验中有效,但它是一个大分子的酶蛋白,不易通过细胞膜,还有一个排异问题,故目前还不能应用于临床。

2.触酶

能使氧自由基还原成氧和水分子。

3.维生素 E

谷胱甘肽等有一定的自由基清除作用,是目前公认的抗氧自由基药物。

(二)钙拮抗剂的应用

Ca^{2+} 拮抗剂在再灌注前或灌注同时应用,可抑制细胞内钙离子的超载从而防止或减轻再灌注损伤;据研究表明:Na^+—Ca^{2+} 交换抑制剂对防止 Ca^{2+} 的超载效果更好;山莨菪碱

(654－2)有一定的抑制 $Na^+—Ca^{2+}$ 交换作用。

(三)黄嘌呤氧化酶抑制剂的应用

如别嘌呤醇,可以减少自由基的产生。

(四)稳膜剂的应用

使用细胞膜稳定剂或补充膜磷脂成分,以利于细胞膜的修复或减轻膜的损伤。

(五)代谢底物的应用

应用一些代谢底物,促进机体的无氧代谢,以增加能量。如应用1,6.2磷酸果糖即能起到这一作用。

最后仍需强调,根据再灌注损伤的发生机制考虑,一切防治缺血－再灌注损伤的措施均须与再灌注同时进行,于再灌注前进行则更好,若在再灌注后进行,则无有效的防治效果。

第二章 隔离技术

为了使患者早日恢复健康,同时有效地控制医院内感染,提高人类的健康水平,近年来卫生部门对医院内可能感染的每一步骤都作出严格规定,并要求严格实施每一项能够控制医院内感染的医疗护理措施。控制医院内感染的措施包括隔离技术的应用。

第一节 隔离技术概述

一、基本概念

隔离可分为传染病隔离和保护性隔离两大类。传染病隔离是指将处于传染期的传染患者、可疑传染患者及病原携带者控制在特定区域,与一般人群暂时分离,缩小污染范围,减少传染病传播机会,同时也便于污染物的集中消毒及处理;保护性隔离是指将免疫功能极度低下的少数易感者置于基本无菌的环境中,使其免受感染。

隔离是将传染病患者、高度易感人群安置在指定的地方,暂时避免和周围人群接触。对传染患者采取传染源隔离,其目的是控制传染源,切断传染途径,对易感人群采取保护性隔离。

二、隔离技术操作原则

1.悬挂标志,采取措施

根据隔离的种类,应在病房、病室门前或病床前悬挂隔离标志,并采取相应的隔离措施,即门口放置用消毒液浸湿的脚垫。门外设立隔离衣悬挂架(柜或壁橱),备消毒液、清水各一盆及手刷、毛巾、避污纸。

2.按规定穿戴、活动、消毒

工作人员进入隔离室疬按规定戴口罩、帽子、穿隔离衣,必要时戴无菌手套,只能在规定范围内活动。一切操作要严格遵守隔离规程,接触患者成污染物品后必须消毒双手。

3.周密计划,集中实施

穿隔离衣前,必须将所需的物品备齐,各种护理操作应备计划并集中执行以减少穿脱隔离衣的次数和刷手的频率。

4.严格处置患者物品

凡患者接触过的物品或落地的物品应视为污染,消毒后方可给他人使用;患者的衣物、信件、钱币等经消毒后才能交家人带回;患者的排泄物、分泌物、呕吐物须经消毒处理后方可排入公共下水道;需送出病区处理的物品,置污物袋内,袋外有明显标记。

5.严格消毒环境

病室每日进行空气消毒,可用紫外线照射或消毒液喷雾;每日晨间护理后,用消毒液擦拭床及床旁桌椅。

6.注意患者心理反应

在严格执行隔离要求的同时,要对患者热情、关心,了解患者的心理情况,尽量解除患者因隔离而产生的恐惧、孤独、自卑等心理反应,并向患者及家属解释隔离的重要性,以取得信任和配合。

7.按规定解除隔离

传染性分泌物二次培养结果均为阴性或已渡过隔离期,遵医嘱可解除隔离。

8.终末消毒处理

终末消毒是指对出院、转科或死亡患者及其用物、所住病室、医疗器械等进行的消毒处理。

(1)患者的终末处理:患者出院或转科前应沐浴、换上清洁衣服,个人用物须消毒后一并带出。如患者死亡,须用消毒液作尸体护理,并用浸透消毒液的棉球填塞口、鼻、耳、阴道、肛门等孔道,然后用一次性尸单包裹尸体。

(2)病室的终末处理:被服放入污物袋,消毒后再清洗;将棉被摊开,床垫、枕芯竖放;打开抽屉、柜门、关闭病室门窗,用消毒液熏蒸或用紫外线照射;然后打开门窗,用消毒液擦拭家具、地面;体温计用消毒液浸泡,血压计及听诊器送熏蒸箱消毒;被服类消毒处理后再清洗;床垫、棉被和枕芯可用日光暴晒处理或用紫外线消毒。

三、隔离病区的划分

(一)清洁区

未被病原微生物污染的区域。如医护办公室、治疗室、配餐室、更衣室、值班室等场所,以及病区以外的地区,如食堂、药房、营养室等。

隔离要求:患者及患者接触过的物品不得进入清洁区;工作人员接触患者后需刷手、脱去隔离衣及鞋后方可进入清洁区。

(二)半污染区

有可能被病原微生物污染的区域。如走廊、检验室、消毒室等。

隔离要求:患者或穿了隔离衣的工作人员通过走廊时,不得接触墙壁、家具等;各类检验标本有一定的存放盘和存放架,检验完的标本及容器等应严格按要求分别处理。

(三)污染区

患者直接或间接接触的区域。如病房、患者洗手间等。

隔离要求:污染区的物品未经消毒处理,不得带到他处;工作人员进入污染区时,务必穿隔离衣、戴口罩、帽子。必要时换隔离鞋;离开前脱隔离衣、鞋,并消毒双手。

四、隔离的种类及措施

隔离种类按传播途径不同分以下几种,并以切断传播途径为制定医疗护理措施的依据。

(一)严密隔离

严密隔离适用于飞沫、分泌物、排泄物直接或间接传播的烈性传染病,如霍乱、鼠疫等。凡传染性强、病死率高的传染病均需采取严密隔离。其隔离的主要措施有:

(1)患者应住单间病室,通向过道的门窗须关闭。室内用具力求简单、耐消毒,室外挂有明显的标志。禁止患者出病室,并禁止探视与陪护。

(2)接触患者时,必须戴好口罩和帽子,穿隔离衣和隔离鞋,必要时戴手套,消毒设施必须严格。

(3)患者的分泌物、吐物和排泄物应严格消毒处理。

(4)污染敷料装袋标记后送焚烧处理。

(5)室内空气及地面用消毒液喷洒或紫外线照射消毒,每天1次。

(二)呼吸道隔离

呼吸道隔离主要用于防止通过空气中的飞沫传播的感染性疾病,如肺结核、流脑、百日咳等。其隔离的主要措施有:

(1)同一病原菌感染者可同住一室,有条件时尽量使隔离病室远离其他病室。

(2)通向走道的门窗须关闭,患者离开病室需戴口罩。

(3)工作人员进入病室需戴口罩,并保持口罩干燥,必要时穿隔离衣。

(4)为患者准备专用的痰杯,口鼻分泌物需经消毒处理后方可丢弃。

(5)室内空气用紫外线照射或消毒液喷洒,每天1次。

(三)肠道隔离

肠道隔离用于由患者的排泄物直接或间接污染了食物或水源而引起传播的疾病,如伤寒、细菌性痢疾、甲型肝炎等。通过隔离可切断粪口传播途径,主要措施有:

(1)不同病种患者最好能分室居住,如同居一室,须做好床边隔离,每一病床应加隔离标记,患者不得互相交换物品。

(2)接触不同病种患者时需分别穿隔离衣,接触污染物时戴手套。

(3)病室应有防蝇设备,并做到无蟑螂、无鼠。

(4)患者的餐具、便器各专用,严格消毒,剩余的食物或排泄物均应消毒处理后才能倒掉。

(5)被粪便污染的物品要随时装袋,做好标记后送消毒或焚烧处理。

(四)接触隔离

接触隔离适用于经体表或伤口直接或间接接触而感染的疾病,如破伤风、气性坏疽等。其隔离的主要措施有:

(1)患者应住单间病室,不许接触他人。

(2)接触患者时需戴口罩、帽子、手套,穿隔离衣;工作人员的手或皮肤有破损者应避免接触患者,必要时戴手套。

(3)凡患者接触过的一切物品,如被单、衣物、换药器械均应先灭菌,然后再进行清洁、消毒、灭菌。

(4)被患者污染的敷料应装袋标记后送焚烧处理。

(五)血液-体液隔离

血液-体液隔离主要用于预防直接或间接接触传染性血液或体液的传染性疾病。如乙型肝炎、艾滋病,梅毒等。其隔离的主要措施有:

(1)同种病原体感染者可同室隔离,必要时单人隔离。

(2)若血液或体液可能污染工作服时需穿隔离衣。

(3)接触血液或体液时应戴手套。

(4)注意洗手,严防被注射针头等利器刺破,若手被血液、体液污染或可能污染,应立即用消毒液洗手,护理另一个患者前也应洗手。

(5)被血液或体液污染的物品,应装袋标记后送消毒或焚烧;患者用过的针头应放入防水、防刺破并有标记的容器内,直接送焚烧处理。

(6)被血液或体液污染的室内表面物品,立即用消毒液擦拭或喷洒。

(7)探陪人员应采取相应的隔离措施。

(六)昆虫隔离

昆虫隔离适用于以昆虫为媒介而传播的疾病,如乙型脑炎、流行性出血热、疟疾、斑疹伤寒等。

根据昆虫类型来确定隔离措施。如疟疾及乙型脑炎主要由蚊子传播,病室应有蚊帐及其他防蚊设施;而斑疹伤寒患者入院时,应经灭虱处理后,才能住进同种病室。

(七)保护性隔离

保护性隔离也称反向隔离,适用于抵抗力低或极易感染的患者,如严重烧伤、早产儿、血病、脏器移植及免疫缺陷患者等。其隔离的主要措施有:

(1)设专用隔离室,患者住单间病室隔离。

(2)凡进入病室内应穿戴灭菌后的隔离衣、帽子、口罩、手套及拖鞋。

(3)接触患者前、后及护理另一位患者前均应洗手。

(4)凡患呼吸道疾病者或咽部带菌者,包括工作人员均应避免接触患者。

(5)未经消毒处理的物品不可带入隔离区。

(6)病室内空气、地面、家具等均应严格消毒并通风换气。

(7)探视者应采取相应的隔离措施。

第二节　隔离技术操作法

一、口罩、帽子使用法
(一)目的

(1)保护患者和工作人员。

(2)防止飞沫污染无菌物品或清洁物品。

(3)帽子可防止工作人员的头屑飘落、头发散落或被污染

(二)准备

(1)用物准备口罩、帽子、纱布、污物袋。

(2)环境准备清洁、宽敞。

(三)操作步骤及要点说明

(1)洗手,戴清洁口罩、帽子。

(2)口罩用后,及时取下并将污染面向内折叠,放入小塑料袋内再放入胸前小口袋。

(3)离开污染区前将口罩、帽子放入特定污物袋内,以便集中处理。

(4)戴上口罩后,不可用污染的手触摸口罩。

(四)注意事项

(1)口罩应盖住口鼻,帽子应遮住全部头发。

(2)不能将口罩挂在胸前,手不可接触口罩的污染面。

(3)帽子、口罩应勤换洗,保持清洁。

(4)纱布口罩使用2~4h应更换;口罩潮湿应立即更换;每次接触严密隔离患者后应立即更换口罩;使用一次性口罩不超过4h。

二、刷手及消毒手

(一)目的

(1)避免感染和交叉感染的发生。

(2)避免污染无菌物品和清洁物品。

(二)准备

1.用物准备

(1)洗手池设备(如无洗手池设备,另备有消毒水和清水各一盆)。

(2)治疗盘内盛:已消毒的手刷、洗手液、清洁干燥小毛巾(若有自动干手器,不备清洁干燥小毛巾),避污纸。

(3)污物桶。

2.环境准备

环境清洁、宽敞。

(三)操作步骤及要点说明

1.操作步骤

(1)进行护理操作前,取下手表,卷袖过肘,合理准备用物。

(2)操作完毕,采用刷手法或浸泡消毒法进行手的消毒。

1)打开水龙头,润湿双手。

2)用刷子蘸洗手液,按前臂、腕部、手背、手指、指缝、指甲顺序彻底刷洗。

3)刷30s,用流水冲净泡沫,使污水从前臂流向指尖,换刷另一手,反复两次(共刷2mim)。

将双手浸泡于盛消毒液的盆中,用小毛巾或手刷反复擦洗2min,再在清水盆内洗净,用小毛巾擦干。

2.要点说明

(1)刷洗范围应超过被污染的范围。

(2)流水洗手时,腕部要低于肘部,使污水从前臂流向指尖;勿使水流入衣袖内。

(3)消毒液要浸没肘部以下。

(4)擦洗时间一定要足够。

(四)注意事项

(1)如用肥皂液,应每日更换一次。

(2)手刷应每日消毒。

(3)刷手时身体勿近水池,以免隔离衣污染水池或水溅到身上。

(4)操作中应保持水龙头清洁。

(5)浸泡消毒手时,一般选用 5000mg/L 氯己定乙醇(70%)溶液,5000mg/L 葡萄糖酸盐氯己定溶液,碘附或 75%酒精。

三、避污纸的使用方法

避污纸是备用的清洁纸片,做简单隔离操作时,可使用避污纸保持双手或物品不被污染,以省略消毒手续。取避污纸时,从页面抓取,不可掀开撕取。将用过的避污纸随即丢入污物桶,集中焚烧处理。在使用过程中,注意保持避污纸清洁以防交叉感染。

四、穿、脱隔离衣法

(一)目的

(1)防止病原微生物播散。

(2)保护工作人员和患者,避免交叉感染。

(二)准备

1.用物准备

隔离衣 1 件,衣架 1 个,刷手及泡手设备,消毒手用物 1 套。

2.环境准备

环境清洁、宽敞。

(三)操作步骤及要点说明

1.操作步骤

(1)穿隔离衣。

1)工作服、帽子穿戴整齐,取下手表,洗手,根据操作目的准备用物,卷袖过肘。

2)手持衣领取下隔离衣(衣领和隔离衣内面为清洁面)。

3)将隔离衣污染面向外,双手将衣领两端内外折,对齐肩缝,露出衣袖内口,使清洁面向着操作者。

4)右手持衣领,左手伸入袖内,举起手臂,将衣袖穿上,换为左手持衣领,依上法穿好右袖。

5)两手持衣领,由前后理顺领边,扣上领扣。

6)扣好袖口或系上袖带。需要时套上橡皮圈束紧袖口。

7)从腰部自一侧衣缝向下约 5cm 处将隔离衣沿身向前拉,触到衣边则捏住。

8)两手在背后将边缘对齐,向一侧折叠,按住折叠处。

9)将腰带在背后交叉,回到前面打一活结,系好。

10)系好后缝下扣。

(2)脱隔离衣。

1)解开腰带,在前面打一活结。

2)解开袖口,在肘部将部分衣袖塞入工作衣袖内。

3)刷手、消毒双手,擦干。

4)解开领扣,右手伸入左侧袖口内,拉下左侧衣袖(用清洁手拉袖口内的清洁面),再用衣袖遮性左手在外面拉下衣袖。

5)解开腰带,两手在袖内使袖子对齐,双臂逐渐退出。

6)双手持领,将隔离衣两边对齐,挂在衣钩上。

7)不再穿的隔离衣。脱下后清洁面向外,卷好投入污物袋中。

2.要点说明

(1)取隔离衣时确定清洁面或隔离面。

(2)手不能触及隔离衣的污染面。

(3)系领子时污染的袖口不可触及衣袖、面部和帽子。

(4)捏住衣边的外面,手不可触及清洁面。

(5)后侧边缘需对齐,勿使一边压住另一边折叠处不能松散。

(6)穿好隔离衣后,双臂保持在腰部以上,视线范围内。

(7)翻起袖口,避免袖口边污染隔离衣的清洁面。

(8)注意保持衣领清洁。

(9)衣袖不可污染手及手臂。

(四)注意事项

(1)隔离衣长短合适,须全部遮盖操作者的工作服。如有破洞,应及时缝补后再穿。

(2)穿脱隔离衣过程中避免污染衣领和清洁面,要始终保持衣领清洁。

(3)穿好隔离衣后,双臂保持在腰部以上,视线范围内。不得进入清洁区,避免接触清洁物品。

(4)在刷手时不能沾湿隔离衣,隔离衣不能污染水池,也不能触及其他物品。

(5)脱下隔离衣后,若挂在半污染区,应清洁面向外;若挂在污染区,则应污染面向外。

(6)每日更换隔离衣,如有潮湿或污染,应立即更换。

第三章　临床常用治疗、护理技术

第一节　常用急救技术

一、气管切开术

(一)适应证

(1)咽、喉或气管上段病变引起明显呼吸困难,如喉水肿、喉异物、喉痉挛、双侧喉返神经麻痹,咽喉部大量血块堵塞或破伤风患者喉痉挛引起的急性喉阻塞,颈部巨大肿物压迫气管;甲状腺术后出血或气管萎陷,下咽部巨大肿瘤或脓肿,颈部的严重损伤、感染或呼吸道灼伤。

(2)严重脑外伤,胸部外伤,肺部感染,昏迷或胸部大手术后,咳嗽反射受抑制或消失,下呼吸道分泌物排出困难。

(3)预防性切开:颌面、口腔或咽喉部大手术时或术后。

(二)操作步骤

(1)患者仰卧,垫肩,保持头后仰及正中位。如病情不允许,也可取半卧位。

(2)常规消毒、铺巾,局麻后,于环状软骨水平向下作4～5cm长的正中切口。亦可在胸骨上两横指处,沿皮纹作4～5cm长的横切口。切开皮肤,皮下组织及颈阔肌,于其下潜行向上分离皮瓣约3cm。

(3)沿正中白线切开颈前筋膜,向两侧分开甲状腺前肌群,显露甲状腺峡部及其下方的气管。

(4)将峡部上推或切断,准备好吸引器,以尖刀纵行切开第三、四气管软骨环,立即吸除血液和分泌物,成人可剪除部分气管壁,使切口呈梭形。

(5)将气管切口撑开,插入合适的金属气管套管(预先拔去内套管,置入管芯),立即拔出管芯,换置内套管。

(6)缝合切口皮肤,以布带将套管绑于颈后固定,松紧度以能容一指为度。套管周敷凡士林纱条,外以敷料覆盖。

(三)注意事项

(1)窒息垂危而需紧急切开的患者,可不必消毒、麻醉,沿正中线一次纵行切开,直达气管前。

(2)彻底止血。勿误伤颈总动脉。

(3)勿在胸骨上缘分离过多,以免撕破胸膜顶。

(4)气管切口不得高于第二气管环或低于第五气管环。切开气管时,尖刀不要过深,以防损伤气管后壁。

(5)气管套管须确认已插入气管内,切勿使气管切口两缘内卷。

(6)气管套管要固定牢靠,以防滑出导致窒息或致皮下气肿。

(四)术后处理

(1)套管口覆盖 1~2 层无菌湿纱布,以保持呼吸道内一定的湿度。

(2)每 2~4 小时向套管内滴入含有抗生素、糜蛋白酶(0.5mg/mL)或 1%~2% $NaCO_3$ 的溶液数滴(亦可作蒸气吸入),以防气管黏膜炎症及分泌物过于黏稠。

(3)经常吸痰,注意无菌操作。

(4)内套管每 10 天取出清洗一次,煮沸消毒后再置入,以保持清洁和通畅。外套管 10 天后每周更换一次。套管外有充气的气囊者,若病情允许,每 4 小时放气 15 分钟,再重新充气。

(5)拔管时间至少在术后 3 天以上,通常在一周后。当病情缓解,呼吸道分泌物减少,感染控制,即可试行塞管(用塞子先半堵,后全堵套管各 24 小时)。如患者无气急,能平卧安睡则可拔管,创口可用蝶形胶布牵拉,不必缝合。拔管后若又出现呼吸困难,应即重插气管套管。

二、气管内插管术

(一)适应证

(1)气管内麻醉。

(2)抢救心跳呼吸骤停、严重呼吸衰竭、窒息和呼吸道阻塞。

(二)禁忌证

非急症患者。有急性上呼吸道感染者。

(三)操作步骤

(1)一般采取经口插管法。检查插管用具及患者力无活动的牙齿,取下活动的假牙。

(2)患者仰卧,垫肩,头后仰,术者右手拇指推开其下唇及下颌,左手持直接喉镜沿右侧口角置入口内,将舌向左推开,显露腭垂后,再向前推进,显露会厌。

(3)将弯型窥视片前端置于会厌软骨前并轻轻上提,显露声门,若用直型窥视片,则将前端置于会厌软骨下并将其轻轻挑起,显露声门。

(4)用喷雾器向喉头、声门处喷布表面麻醉剂(昏迷患者可免)。

(5)右手将置有管芯的气管轻巧地插入声门,取出管芯,将导管旋转式插入气管。插入深度成人为 4~6cm,儿童为 2~3cm。

(6)置入口塞,退镜,试听两肺呼吸音均清晰,胸廓呼吸运动两侧对称,证实导管无误入食管或支气管内,用胶布将口塞、导管一并固定于口旁。

(7)向导管前端的气囊内注入空气 3~5mL,然后夹紧,避免漏气。

(三)注意事项

(1)凡肥胖、颈短、颈椎畸形,下颌关节强直、颈胸粘连,口内巨大肿瘤的患者,声门暴露较难,应做好充分准备,预定多种方案。

(2)动作宜轻柔、快捷和准确,勿使缺氧时间过长而导致反射性心跳呼吸骤停。主动脉瘤患者插管时,应避免呛咳,以防瘤体破裂。

(3)勿使牙垫及导管滑出,以防发生窒息。

(4)吸痰必须严格无菌操作,每次吸痰时间不应超过半分钟。吸氧必须湿化。

(5)留管时间一般不超过 48~72 小时,以免引起喉头损伤和水肿。

(6)拔管应待通气量和咳嗽反射恢复正常后,将口腔气管内的分泌物吸净,将气囊内空气抽空,然后拔管。拔管后仍应有无注意缺氧和喉痉挛。

三、静脉切开术

(一)适应证

(1)急需静脉输液、输血、注药或需较长期输液而静脉穿刺失败者。

(2)某些特殊检查,如心导管检查,中心静脉压测定等。

(二)操作方法

(1)常选大隐、小隐、正中、贵要、头、颈外等浅静脉。以内踝前方大隐静脉切开最常见,现以此为例说明操作步骤。

(2)患者仰卧,手术侧下肢稍外旋,局部以碘酊,酒精消毒后,铺无菌巾。

(3)于内踝前上方 1cm 处,用 0.5‰～1‰普鲁卡因 2～3mL 浸润麻醉后,取纵切或横切口,切开静脉表面皮肤约 1.5cm(静脉不明显者,以横切口为宜)。

(4)用小弯钳在皮下大隐静脉周围作钝性分离,游离约 1.5cm 长的一段静脉,在其下方穿过两条 4 号丝线。

(5)结扎静脉远端,线暂不剪断,左手将此线轻轻向下牵引,使静脉固定,在结扎的近心端将静脉前壁全层剪一斜向近心端的"V"形小口,约占静脉周径的 1/3,用无齿镊夹起切口上唇,将静脉输液管或注射器连接于已充液驱气的导管,轻轻插入静脉管腔内约 5～6cm。

(6)检查静脉输液通畅否,局部无肿胀后,结扎近心端丝线,使静脉与导管固定。剪短远、近侧的结扎线。

(7)用丝线缝合皮肤,打结后,将靠近导管的线尾结扎于导管上加强固定,以防导管脱出。

(8)用无菌纱布覆盖切口,再用胶布固定导管于足背。

(三)注意事项

(1)严格无菌操作。

(2)切口不要太深,以免切断静脉。

(3)小儿静脉在切开前不需结扎,使静脉在充盈下便于切开插管。

(4)导管前端勿过于锐利(斜面不要太大),以免插入时刺破静脉。最好选用硅胶管。插入前将导管的消毒液冲洗干净。

(5)导管必须确实放入静脉腔内,不要误入静脉壁的夹层中。放入导管时,导管斜面应向静脉的后壁,同时勿用力过大,以免穿破静脉壁。

(6)术后保持局部干燥。经常检查导管有无阻塞,输液是否外溢,静脉血栓形成或静脉炎,如出现静脉炎,应即拔管,并给抗菌药物。

(7)塑料导管停留时间不超过 5 天,硅胶管可留置 10 天。留管时间过长易发生静脉炎或血栓形成。

(8)拔管时,先剪断固定导管的皮肤缝线。拔管后,局部按压片刻或轻压包扎,以防出血。

(9)皮肤缝线 7 天后拆除,切勿遗留。

四、胸腔闭式引流术

(一)适应证

(1)气胸、血胸、脓胸经穿刺抽吸无效或并发支气管胸膜瘘时,可用该术持续引出胸腔内的气体,血或脓液。

(2)胸腔手术时,为防止术后胸腔积液、积气或感染,可做该术。

(3)胸腔感染时,插管作冲洗用药。

(二)操作方法

该术有穿刺插管法,手术经肋间插管法和手术经肋床插管法三种,前两种常用,现就前两种介绍如下。

1.穿刺插管法

(1)患者体位及引流部位同胸腔穿刺。

(2)局麻后,用小尖刀在穿刺部位皮肤作一小切口以利进针。

(3)术者用左手:将切口固定于进针部位的肋间隙上,右手持套管针与皮肤垂直,经肋间隙刺入胸腔,针进入胸腔时,有阻力突然消失感。

(4)术者左手固定穿刺针不动,助手用血管钳夹闭导尿管尾端并将其前端插入套管针的侧管内,术者右手将针芯缓慢退出,当针芯尖端退过套管的侧管部位时稍停,待助手将导尿管插入套管的直管并进入胸腔后,再将针芯拔出。用 50mL 注射器接于导尿管尾端,放松血管钳,抽吸看导尿管确在胸腔内并留标本后,再钳闭导尿管,然后术者左手持导尿管保持不动,右手将套管缓慢退出皮肤,助手用另一把血管钳在套管前钳闭导尿管,松去导尿管尾端的血管钳,术者再捏住套管前的一段导尿管,将套管自导尿管上拉下。

(5)用胶布条缠绕导尿管,粘贴固定于皮肤后并用宽胶布加固之。以防导尿管从胸腔滑出(为固定牢靠,必要时可用丝线在皮肤上结扎固定导尿管)。

(6)用玻璃管和引流管将导尿管连接于床下水封瓶的长玻璃管上,松去导尿管上的血管钳,观察引流是否通畅,通畅时有血或脓液流于水封瓶的水面以下或有气泡自水面逸出,同时见长玻璃管水柱上升 8~10cm 并随呼吸上下移动。

2.经肋间隙手术插管法

(1)患者半卧或向健侧卧位,引流胸腔积血积液时,引流部位在腋中线与腋后线之间第6~8 肋间隙,引流胸腔气体时,可在锁骨中线第 2 肋间隙处。

(2)手术部位常规消毒后,术者戴无菌手套和套袖,铺无菌洞巾。

(3)局麻后,切开皮肤皮下组织及筋膜,用血管钳钝性分离肌层,直到血管钳进入胸腔后,用力撑开血管钳的两臂。

(4)用另一把血管钳夹持住胶管的有侧孔端,在张开的血管钳两臂间将胶管插入胸腔(用蕈形管时,将另一把血管钳的尖端插入蕈形管膨大的侧孔内,拉紧蕈形管,使其膨大部变细后,将该管插入胸腔内),将扩大创口的血管钳两臂放松取出并夹于引流管上,移去插管用的血管钳。

(5)缝合切口,并利用引流管两旁的缝线结扎固定引流管,用剪口纱布覆盖切口并用胶布将纱布固定好。

（6）将引流管连接于床下水封瓶的长玻璃管上，检查各连接部位是否严密不漏气，松去引流管上的血管钳，观察引流是否通畅。

(三)注意事项

（1）如在手术室操作，送患者回病房时，应钳闭引流管，以避免液体倒入胸腔。

（2）水封瓶的制备，要用大玻璃瓶，内放 5～6cm 深的无菌水，橡皮上有长短 2 个玻璃管，长管插入水面下 3～4cm，引流管与长管外端相连，短管插入瓶内即可，千万不要插的太深，以免影响排气。引流管只能与长管外端相连，千万不要连错。

（3）术毕一定要检查各连接部位是否严密牢靠。水封瓶外要做出水面的高低标记，以观察术后引流液体量的多少。

（4）要经常检查引流管是否通畅，发现玻璃管液柱不随呼吸上下移动时，说明引流管有堵塞。常见原因是黏液或血块堵塞管腔，或肋骨挤压引流管所致。可将引流管远端夹紧，挤压引流管数次，或调整患者体位即可使引流通畅。

（5）水封瓶内引流出的液量多时，应更换水封瓶或倒除瓶内液体另换无菌水，换水封瓶或倒除瓶内液体时，必须先夹闭引流管，以免空气进入胸膜腔。

（6）拔管时机：引流气胸时，水封瓶内无气泡溢出后 24 小时，引流胸腔积液时，24 小时引出液体量小于 50mL；胸部透视见肺膨胀良好，胸膜腔内积液积气不明显。

（7）拔管操作：解除创口纱布及固定引流管的胶布，消毒皮肤及引流管外壁（如缝线固定引流管者，此时剪断固定线）。术者左手托一块无菌纱布，上面放凡士林油纱布，将凡士林油纱布贴近引流管，嘱患者呼气后屏气，右手将引流管立即拔出，当管端脱离创口时，迅速将油纱堵创口，避免气体进入胸膜腔。压紧油纱布并用胶布牢固固定好。

五、双气囊三腔管压迫止血术

(一)适应证

适应于门静脉高压所引起的食管静脉、胃底静脉曲张破裂大出血患者。

(二)用物

治疗盘内：治疗碗（内放消毒的三腔管）、石蜡油棉球、血管钳 3 把、50mL 注射器，胶布，木架、滑轮及牵引物（0.5kg）。

(三)方法

1.用物准备

备齐用物，仔细检查双气囊三腔管是否有损坏，漏气或变形。

2.患者准备

（1）解释、取得合作。

（2）取坐位或卧位，昏迷取仰卧位。

（3）颌下铺治疗巾，湿棉签清洁鼻孔。

3.插管

（1）量管长度做标记，润滑管前端及气囊。

（2）由鼻孔轻轻插入 60～65cm。

证实管在胃内（证明方法同鼻饲法后），胶布暂时固定。

4.气囊充气、牵引

(1)向胃气囊充气 250～300mL,使压力维持在 8.0～9.3KPa,然后轻轻外拉管至有阻力感,血管钳夹紧管口,防漏气。

(2)宽胶布将管固定于面部。

(3)三腔管尾端前 10～20cm 处用绳扎住,尾端系绳连牵引物。

(4)若单气囊亢气仍有出血,向食管气囊充气 100～150mL,使压力维持在 4.5～5.3KPa。

(5)操作完毕后,整理用物及病床单元,使患者卧位舒适(一般取侧卧位)。

(四)注意事项及护理要点

1.严密观察

(1)气囊的安放位置及充气量要适宜,否则达不到止血目的。同时充气的气囊可能上移挤压心脏,引起胸骨下不适,恶心、前期收缩或引起窒息。

(2)严密观察患者呼吸、脉搏、血压等,如发现患者呼吸困难、窒息,应速将气囊气体放出。

(3)经常抽吸胃内容物,避免胃膨胀而引起呕吐。如为新鲜血液时应及时处理。

(4)定时检查气囊内压力,气量不足及时补充。

2.定时放气

三腔管放置 24 小时后,食管气囊应放气 15～30 分钟,同时放松牵引,将管向胃内送入小许,免食管胃底黏膜受压过久而缺血坏死。

3.保持鼻腔清洁、湿润

可局部用石蜡油,外日 2～3 次,滴入插管的鼻腔内,以减少管对黏膜刺激。

4.插管期间应做口腔护理

切忌由口进食,防食物误入气管引起吸入性肺炎。

5.出血

出血停止 24 小时后,可酌情从胃管注入流质或药物(必须证实为胃管腔后方可注入,以免误入气囊而发生意外)。

6.拔管

(1)置管 48～72 小时后,出血停止,可先抽出气囊气体,继续观察 12 小时,无出血,可考虑拔管。

(2)拔管前,让患者口服石蜡油 20～30mL,缓慢拔管。

(3)注意观察气囊壁上的血迹,以辅助出血部位之诊断。

六、心内注射术

心内注射术是心脏复苏术中不可缺少的抢救措施之一。通过注入心室腔内某种或某些药物使心脏起搏,并恢复自主节律。此法和心脏按压术配合进行,其复苏成功率比单纯心脏按压或单纯心内注射为高。

(一)适应证

各种原因引起心脏骤停的急救。如窒息,溺水,传染病,房室传导阻滞,药物中毒或手术意外等引起的心脏骤停。

（二）常用药物

目前临床上多采用"新三联"针（肾上腺素，阿托品各 1 毫克，利多卡因 100 毫克）进行心内注射。"新三联"针和"旧三联"针（肾上腺素，去甲肾上腺素及异丙基肾上腺素各 1 毫克）相比，具有心肌耗氧量低，且有除颤的效能，有助于窦性节律的恢复，对心肌的损害较轻等优点。

（三）用物

注封盘内除放一般注射用品外，另加消毒 7 号或 8 号心内注射针头（长约 6～10cm），5、10、20mL 的无菌注射器，各种复苏药物。

（四）操作方法

（1）患者仰卧位。

（2）用 7～8 号的普通针头吸取药液，换上心内穿刺针头，排净气。

（3）选择部位注射。

1）心前区：于胸骨左缘第 4 或第 5 肋间隙旁开 2cm 处，常规消毒皮肤及术者左手拇、示、中指，左手扶住针梗（未消毒手者可用酒精棉球扶住），右手持穿刺针，沿肋骨上缘垂直刺入右心室，或由第 4、第 5 肋间隙心浊音界稍内侧刺入左心室。一般刺入 4～5cm（小儿不超过 3cm）深，抽得回血后迅速注入药物。

2）剑突下区：于剑突下偏左肋弓下约 1cm 处，常规消毒皮肤及术者左手（方法同上）。右手持针进行穿刺，穿入皮下、组织后经肋骨下缘与腹前壁呈 15～30°角，针尖朝心底部直接刺入心室腔，抽得回血后迅速注入药物。

（4）注射毕，以 2% 碘酊棉签压迫针眼，迅速拔针。

（五）注意事项

（1）操作技术要熟练，分秒必争，以免耽误抢救时间。

（2）穿制部位要准确，避免造成气胸或损伤冠状血管。

（3）进针后，必须抽回血，方可注药，切勿注入心肌内，以免引起心律失常或心肌坏死。

（4）心内注射一般注入右心室，该处心室壁较薄，血管较少，穿刺时不易损伤血管（左心室壁血管多，易损伤血管）。注射针头达到心室后不要左右摆动，防止损伤心肌组织。

七、胸外心脏按压术

（一）适应证

各种创伤、电击、溺水、窒息、心脏疾病或药物过敏等引起的心搏骤停。

（二）操作方法

（1）患者仰卧于硬板床上（如系软床可在患者背部垫一宽木板）。

（2）术者立于患者一侧或骑跪在患者身两侧，一手掌根部按住患者胸骨下 1/3 处，另一手掌交叉压在该手手背上，两臂伸直，借术者双臂和躯干的力量有节律地，冲击式地向脊柱方向压迫，每次按压使胸骨下陷 3～4 厘米，压后立即放松，使心脏舒张充盈。小儿可用一手掌根按压，婴儿改用拇指或中指按压。

（3）按压速率，成年人 70～80 次/分，小儿 80～100 次/分。

（4）有效按摩指标是：能摸到颈动脉或股动脉搏动，收缩压可达 8KPa 以上，患者口唇发绀逐渐红润，散大的瞳孔开始缩小，出现自主呼吸，昏迷变浅出现反应或挣扎等。

(三)注意事项

(1)按摩部位要正确,不要太高或太低。

(2)用力要适当,不要过猛,以免发生肋骨骨折,胸腔器官损伤等。

(3)按摩放松时手掌不要离开胸骨。

(4)心脏按压必须与人工呼吸配合,其次数配合比是 5:1,小儿 3:1。

(5)自主心跳未恢复以前,应持续进行,如遇有必须暂停心脏按压进行其他操作时(如心内注射复苏药物、更换操作者等),动作应迅速,切不可使按压的时间中断过长(最多不超过 10～15 秒钟)。

(6)为避免心脏按压时呕吐物逆流至气管,患者头部应适当放低,并将面部偏向一侧,有可能最好放入鼻胃管减压。

(7)有广泛肋骨骨折、血气胸、心脏压塞、气栓或肝肺损伤者,禁用此法,应改用胸内心脏按压术。

(8)胸外心脏按压无效仍有复苏指征者,如有条件应及时改为胸内心脏按压。

八、人工呼吸

(一)适应证

患者呼吸骤停或受到严重抑制,心脏仍在搏动或心跳停止早期,都可适行人工呼吸。常用于呼吸肌麻痹、呼吸道阻塞、中毒、溺水、电击等导致的呼吸骤停。

(二)人工呼吸前准备

(1)迅速将患者安放在空气新鲜而流通的地方,解开衣扣和腰带,去枕平卧,使头部充分仰伸。

(2)如患者口腔内有分泌物,呕吐物,血液、痰液等应迅速予以清除。

(3)舌后坠阻塞喉时,应及时托起下颌,或用舌钳将舌拉出,并置入牙垫,以解除呼吸道梗阻和防止舌咬伤。

(三)操作方法

1.口对口人工呼吸法

为简便有效的一种人工呼吸法,尤其对新生儿窒息,可吸出阻塞呼吸道的分泌物,效果更好。

(1)患者仰卧,以两层纱布盖于口上。术者站在患者头一侧,一手托起颌,使头部后仰,一手捏住鼻孔以防气体由鼻孔漏出。

(2)术者深吸一口气,对准患者口内用力吹入气体,每次约 1000mL 以上,吹完松开鼻孔,让其呼出肺内残气,如此反复进行,成人每分钟 12～18 次,儿童每分钟 18～20 次,婴儿 30～40 次。

(3)口对口人工呼吸需与心脏按压同时进行。术者如有两人,可一人进行心脏按压,另一人以每分 12 次的频率进行人工呼吸,若一人,则两者交替进行,即两次人工呼吸后,做 15 次心脏按压,如此反复进行。

2.仰卧压胸人工呼吸法

患者仰卧,头转向一侧,背部垫枕,上肢放于体侧。术者骑跪于患者大腿两侧,面向患者头部。双手掌放于患者下胸部,拇指向内,其余四指向外。将体重支于两手,使身体向前,逐渐加压于胸部,使气体从肺中排出,2秒钟后放松两手,术者直跪使胸廓自行弹起,如此有节奏地反复施行,每分钟16～20次。

3.仰卧举臂压胸人工呼吸法

患者仰卧,腰背部垫一薄枕,头转向一侧,术者站或跪在患者头两侧,双手握住患者前臂近肘关节处,将臂上举拉直过头,使患者的胸廓被动扩张而形成吸气。待2～3秒钟后,再屈其两臂,将其肘部放回并压迫胸廓季肋部约2秒钟,此时胸廓缩小,形成呼气。如此反复进行,每分钟约14～16次。

4.简易人工呼吸法(面罩人工呼吸法)

患者仰卧,头后仰,托起下颌,口鼻部扣紧面罩,连接简易人工呼吸器,挤压呼吸气囊,空气进入肺内。放松气囊时,肺内气体经活瓣排出,一次挤压可有500～1000mL空气入肺。每分钟14～16次为宜。必要时可接上给氧装置,加压给氧。

5.气管内插管加压人工呼吸法

此法为最有效的人工呼吸法,常用于手术室和病房呼吸骤停的抢救,但术者必须具备熟练的气管内插管技术,必要时可使用正负压自动呼吸器,控制呼吸更为有利。

九、心脏起搏术

(一)目的与适应证

1.临时性起搏

(1)严重心律失常所致的阿—斯氏综合征发作是心脏起搏的主要指征。

(2)急性心肌梗死、急性心肌炎、洋地黄中毒等引起的暂时性高度或完全性房室传导阻滞。

(3)急性前壁心肌梗死合并二度Ⅱ型或完全性房室传导阻滞。

(4)顽固性室上性或室性心律失常用药及电复律治疗无效,可行超速抑制异位心律。

(5)心脏手术时或术后发生完全性窍室传导阻滞及严重的心律失常。

(5)为永久性起搏做过渡性应用。

2.永久性起搏

(1)预防阿—斯氏综合征的反复发作。

(2)完全性房室传导阻滞。

(3)严重的颈动脉窦昏厥。

3.诊断性应用

(1)诊断病态窦房结综合征,利用心房调搏试验,测试窦房结恢复时间与窦房传导时间。

(2)协助诊断冠心病,用心房调搏负荷试验,使心率增快,来诱发心绞痛及缺血型S－T段下移。

(3)协助诊断预激综合征。

(二)用品

静脉切开包,特需的静脉穿刺针、导管电极、按需型号的心脏起搏器,直流电除颤器,心肺复苏用品及药物,心电监护设备等。

(三)操作方法

1.术前准备

(1)做好患者的解释工作。术前应用镇静剂做青霉素和普鲁卡因实验,局部皮肤备皮。

(2)仔细检查仪器的功能。

(3)消毒电极,起搏器等。

(4)备好氧气、吸痰器及抢救药品。

2.临时性经静脉心内膜起搏

(1)静脉切开法:在X线透视和心电监护下,经右大隐静脉或左肘静脉将双电极导管送入右心室心尖部,电极接触心内膜,起搏器置于体外起搏。

(2)股静脉穿刺法:用特制的静脉穿刺针,将电极送入右心室心尖部,根据心腔内心电图判定电极位置。

3.永久性经静脉心内膜起搏

用单电极导管从头静脉,锁骨下静脉或颈外静脉送到右心室,电极接触心内膜。埋藏式起搏器置于胸大肌前皮下组织中或腹部。

4.判断心内膜电极位置是否合适

(1)拍摄正侧位X线胸片,侧位片电极尖端指向胸骨侧,正位片电极呈弧形,尖端接近膈肌。

(2)最初起搏阈值在1.0毫安或1.5伏以内。

(3)每一个脉冲信号后都出现起搏之"QRS"波群,在体表心电图上呈左束支阻滞图形。心腔内心电图呈rS型,S波深6~10毫伏,ST段抬高3~5毫伏。

(四)注意事项

1.电极移位

永久性起搏可产生电极移位,表现为起搏失灵,起搏阈值增高,电极或导线损坏。

2.心脏穿孔

永久性起搏产生心脏穿孔,可在X线透视下将电极退至右心室内,严密观察。心包积血多者可行心包穿刺,有心脏压塞症状者,应行紧急手术缝合穿孔。

3.血栓形成

永久性起搏右心室内电极周围易形成血栓,为防止肺栓塞,严重者需取出电极。

4.局部感染

感染不能控制者应取出电极。

5.心律失常

起搏器奔脱时,起搏以极快频率发放电脉冲,可致严重室性心律失常,要立即更换起搏器。

6.随访

每3个月随访一次。注意起搏器的起搏阈值、起搏功能,感知功能,电池耗竭和起搏电极的情况。

十、心脏电复律术

(一)目的

用较强的脉冲电流,通过心脏使大部分心肌纤维在瞬间降极,以消除异位性心律,使之窦性冲动重新控制心脏。

(二)心脏复律器装置

分同步与非同步除颤二种。同步除颤是利用患者心电图中 R 波来激发放电,放电发生在 R 波的降支,保证不落在易损期而诱发心室颤动。非同步是指除颤器在心动周期的任何时间都可以放电。

(三)用品

除颤器及附属导线全套,电源插板,木板床,气管插管,吸引器及急救药品。

(四)适应证

1.心室颤动

立即以 250～350 瓦秒(W.S)进行非同步除颤。

2.室性心动过速

行同步直流电转复。

3.室上性心动过速

经药物治疗无效,且心功能和血流动力学受影响者,可采取同步电转复。

4.心房扑动

采用同步直流电转复。

5.心房颤动

凡发生心房颤动在重年以内,经手术治疗仍有心房颤动者,冠心病,高心病,心肌病等并发房颤时,心功能在Ⅰ～Ⅱ级者,采取同步直流电转复心律。

6.预激综合征

伴各种室上性快速心律,特别是合并房颤时,用同步直流电复律。

(五)操作方法

1.术前准备

(1)备好各抢救药品、氧气、气管插管、心电图机及输液设备。

(2)向家属和患者做好解释工作,并向家属交代可能发生的意外。

(3)术前 24～48 小时停用洋地黄和利尿剂,补充钾盐。复律前 3 天开始服用奎尼丁,第一天口服 0.1 克,观察有无过敏反应,无过敏者,第二天服 0.2 克,每日 3～4 次。第三天晨再服 0.2 克准备电复律,如对奎尼丁过敏改用普鲁卡因酰胺 0.25～0.5 克,一日三次,普萘洛尔 10 毫克,一日三次。

2.同步电复律

(1)患者空腹,排空大小便,平卧硬板床上,测血压,心率,进行心电监护。将电极板涂导电糊或包以 5～6 层的盐水纱布,置于患者左肩胛角下及左心尖外侧,静脉注射安定 30 毫克或氯胺酮 0.5～1 毫克/公斤麻醉,待患者睫毛反射开始消失的深度,进行电击除颤。

(2)按充电揿钮充电到功率达需要的"W.S"时,停止充电。一般心房扑动需要功率

100W.S左右,心房颤动和室性心动过速需 100～200W.S,室性颤动需 200～400W.S。如心电图显示未转复为窦性心律,可增加电功率,再次电复律。

(3)术后处理:心律转复后,需密切观察患者的呼吸,心率和血压直到苏醒。并服奎尼丁 0.2 克,每日 3 次,预防再复转为异位心律。

3.非同步电复律

仅用于心室颤动,一旦发生,不需麻醉和准备,立即抢救,迅速充电,电击时按"非同步"按键,功率达 300W.S,转为窦性心律后,短期仍有再发室颤可能,必须严格观察,做好各种急救准备。

(六)禁忌证

(1)洋地黄中毒引起的房颤。

(2)对奎尼丁不能耐受者,电转复后不能用药长期维持者。

(3)病态窦房结综合征合并过缓性心律失常。

(4)病史多年,心脏增大明显,伴高度或完全性房室传导阻滞的房颤和心房扑动均不宜用本法复律。

(5)严重的电解质紊乱,活动性心肌炎,近三个月内有栓塞者,暂不易电复律。

(七)并发症

1.皮肤灼伤

放电部位皮肤出现红斑,可涂烫伤油膏等。

2.栓塞

一般主张有栓塞史者,电复律前三周开始用抗凝剂,术后再继续用 1～2 周。

3.心律失常

出现窦性心动过缓,交界性逸搏及房性前期收缩,与迷走神经张力增高或窦房结苏醒有关,不需处理,短时内可自行消失。发生室性心律失常少见,一旦发生按心肺复苏或相应除颤处理。

4.其他

前胸,四肢疼痛,发热,白细胞增高,血压下降等,一般不需特殊处理。

第二节　基本护理技术

一、护理常规

(一)一般护理常规

(1)患者进入病房后,根据病情由值班护士安置床位,作入院介绍。危重患者应安置在抢救室或病危室,并及时通知医生。

(2)病室应保持清洁,整齐、美观,安静、舒适,阳光充足,空气新鲜,温湿度适宜。

(3)测体温、脉搏、呼吸,每日二次,体温超过 37.5℃ 以上或危重患者,每 4 小时测量一次,体温较高或波动较大者,随时测量。

(4)严密观察患者的病情变化,如体温、脉搏,呼吸、血压,心率,心律以及神志改变等,出现异常及时通知医生。做好抢救记录和特别护理,并做好抢救药品器材的准备。

(5)按医嘱给予饮食,在遵循治疗膳食的前提下,鼓励患者按需要量进食,轻患者进食自理,危重患者喂饭或鼻饲。

(6)做好晨间护理及晚间护理,危重患者或长期卧床的患者,要加强口腔护理和皮肤护理。

(7)按病情需要准确记录出入量,做好各种标本采集。

(8)实行三级护理和内科疾病的分期护理,针对病情发展的不同阶段,做好患者的心理护理。

(9)认真执行交接班制度,做到书面交班和床头交班相结合。病室、办公室、治疗主要定期进行消声,避免医源性感染。

(10)患者出院时,根据不同病情,给予医疗和护理保健指导。

(二)呼吸系统疾病护理常规

(1)执行内科疾病一般护理常规。

(2)病室空气要新鲜,每日定时通风,但避免对流,防止受凉。每周空气消毒一次,防止交叉感染,可采用紫外线照射,过氧乙酸或巴氏消毒液喷洒等方法。

(3)给予高蛋白、高热量,多维生素易消化普通饮食,高热患者和危重患者可给予流质或半流质饮食。

(4)危重期患者应绝对卧床休息,减少肺脏呼吸次数,减少能量消耗,随病情缓解,可适当活动。

(5)严密观察病情,注意生命体征的变化。呼吸系统疾病多伴严重感染,且老年患者多,危重患者多,病情复杂,变化快,如出现高热,呼吸衰竭、意识丧失,休克等应及时报告医生,并积极配合抢救。

(6)保持呼吸道通畅,根据病情需要给予选择合适的体位。如呼吸道分泌物增多时,注意使患者头偏向一侧,协助患者翻身拍背,促进痰液排出,并备好吸痰器及时吸痰。

(7)做好卫生宣教工作和心理护理,指导患者进行体育锻炼,注意保暖,预防感冒,嗜烟者应劝告戒烟。

(三)循环系统疾病护理常规

(1)执行内科疾病一般护理常规。

(2)病室空气新鲜,阳光充足,安静,清洁,温湿度适宜,做好口腔护理,防止交叉感染。

(3)给予无盐或低盐饮食,严重水肿者应限制摄水量。少吃多餐,禁烟,酒,咖啡,浓茶及其他刺激性食物,多吃新鲜蔬菜,防止便秘,并适当给予缓泻剂,排便时切勿用力过大,以防心,脑血管发生意外。

(4)根据病情决定休息的时间长短和方式:心功能一级应运当休息,避免过重体力活动。心功能二级,体力活动稍受限制,注意休息。心功能三级,体力活动明显受限制,应以卧床休息为主。心功能四级,体力活动完全丧失,绝对卧床休息,并注意心理护理,避免精神上不良刺激。

(5)严密观察心率、心律、脉率、血压、呼吸、输出入量,尿量等,准确做好记录。

(6)做好卫生宣教工作,提高战胜疾病的信心,解除思想顾虑及恐惧心理,预防复发及出院后定期复查等。

(四)消化系统疾病护理常规

(1)执行内科疾病一般护理常规。

(2)危重患者应绝对卧床休息,如消化道大出血,肝硬化晚期、急性胰腺炎等。轻症或恢复期患者可适当活动。

(3)严格按各疾病特殊要求,指导并督促患者食用治疗膳食。切忌暴饮暴食、无规律饮食或生冷过硬饮食等。

(4)注意观察消化系统的临床表现,如厌食,恶心呕吐,腹痛腹泻,呕血、便血,黑便等。做好相应地护理,记录。同时亦应观察有无全身性或其他系统表现,做好对症护理、记录和危重时抢救。

(5)严格执行床边隔离制度,大小便器要定期消毒,正确留取各种检验标本,如血、粪便,脓液、腹腔积液,呕吐物等,按常规操作,容器清洁干燥、取样新鲜,送验及时。

(6)做好心理护理和卫生宣教工作,消化系统疾病大多呈慢性经过,病情不稳定、治疗效果不显著,应指导患者掌握发病规律,防止复发和出现并发症。

(五)泌尿系统疾病护理常规

(1)执行内科疾病一般护理常规。

(2)急性期及肾功能不全者应绝对卧床休息,直到症状消失、尿常规正常为止,若休息不当,可使病情恶化或转为慢性过程。恢复期可适当活动。

(3)一般给予高热量、高维生素、低盐饮食。肾动能良好者,可进高蛋白饮食,肾功能不全者,进低蛋白饮食。

(4)密切观察病情变化,按时测体温,脉搏,呼吸,血压,准确记录出入量。浮肿明显者应加强皮肤护理,如出现血压过高、意识不清,抽搐等高血压脑病表现或心力衰竭并发症应立即通知医生,并配合抢救。

(5)正确收集,留取各种尿标本,及时送验。对需做各种透析疗法的患者做好术前准备及术后护理。

(6)做好心理护理及卫生指导,注意防治感染,因肾脏患者抵抗力较低,治疗中常用免疫抑制剂,故患者易受感染,而感染后又会加重病情或复发,所以必须从生活,治疗两方面加强注意。严格掌握饮食,根据病情适当活动或锻炼,出院后要定期复查等。

二、无菌技术

无菌技术是医疗护理操作规程中为防止感染和交叉感染的一项基本功。必须按无菌技术操作规程实施无菌技术,如果违反无菌技术操作规程,将给患者带来不应有的痛苦,甚至危及患者的生命。所以医护人员必须严格遵守无菌技术操作规程,一丝不苟地做好这项工作。

(一)无菌概念

1.无菌技术

是指在执行医疗护理操作过程中,防止微生物侵入机体,避免污染无菌物品及无菌区域的操作方法。

2.无菌物品

凡经灭菌处理后,未被污染的物品,称为无菌物品。

3.无菌区域

几经灭菌处理后,未被污染的区域,称为无菌区域。

(二)无菌技术操作基本原则

(1)环境要清洁。进行无菌技术操作前半小时,须停止清扫工作,减少不必要的走动,防止尘埃飞扬。治疗室应每日用紫外线照射消毒一次。

(2)衣帽要整洁。操作前戴好帽子,口罩,洗手。

(3)无菌物品与非无菌物品必须分别放置。无菌物品必须存放在无菌包或无菌容器内,不可暴露在空气中。

(4)无菌容器应注明物品名称,无菌包需注明灭菌日期,放在固定处,并保持清洁干燥。无菌包在未污染的情况下可以保存 7~14 天,过期应重新灭菌。

(5)执行无菌操作的地方要宽阔,平坦,干燥,以防无菌物品被污染。

(6)取无菌物品时,必须用无菌持物钳(镊),凡未经消毒的手和物品不可接触无菌物品,操作时,手臂不可跨越无菌区。

(7)无菌物品从无菌容器内取出后,虽未使用,也不可放回无菌容器内。进行无菌操作时,如疑有污染或已被污染,则不可使用。

(8)一份无菌物品,只能供一个患者或一处伤口使用,以防交叉感染。

(三)无菌持物钳的使用法

(1)无菌持物钳(镊)应浸泡在盛有消毒溶液的大口容器内,容器的高度约为钳(镊)长的 3/5,容器底部垫以无菌纱布(如为新洁尔灭消毒液不宜垫纱布)。液面应浸过无菌持物钳轴节以上 2~3cm 或镊子的 1/2 处。

(2)每一无菌容器内只能放置一把无菌持物钳(镊)。

(3)取放无菌持物钳(镊)时,应将钳(镊)端闭合,不可触及容器口及消毒液面以上部分,使用时应保持钳(镊)端向下,不可倒转向上,以免消毒液倒流污染钳(镊)端。

(4)使用后,立即放回容器,不可到远处夹取物品,必要时可连同容器一并搬至取物处。

(5)无菌持物钳只能夹取无菌物品,不能触碰未经灭菌的物品,也不能用其换药或消毒皮肤以及夹取油纱布等。

(6)无菌持物钳(镊)及其浸泡容器,每周清洁,灭菌一次,并更换消毒液及纱布。使用较多的科室,如外科门诊换药室,应每天清洁、灭菌一次。

(四)无菌容器的使用法

根据物品的大小和便于取用及保持无菌选择容器,常用大、小无菌罐,盒、贮槽等盛放无菌物品。

(1)打开无菌容器时,须将盖的内面(无菌面)向上,放于稳妥处,手不可触及内面,用后即盖严,避免无菌物品在空气中暴露过久。

(2)从无菌容器中夹取物品时,无菌持物钳(镊)不可触碰容器的边缘。

(3)手持无菌容器时,应托住底部,不可触及容器边缘和内面。小的无菌容器可用单手托住底部,大的无菌容器可用双手托住底部。

(4)用无菌容器浸泡消毒器械时,应在容器盖上注明浸泡物品名称及浸泡时间,达无菌时间后方可使用。

(5)无菌容器应保持无菌,每周灭菌一次。

(五)无菌包的包扎法和打开法

1.无菌包的包扎法

选择大小适宜未脱脂的棉包布,将物品放在包布中央,包布的一角盖在物品上,然后折叠左右两角,最后一角包好系紧。注明物品名称、灭菌后备用。

2.无菌包的打开法

(1)取出无菌包查看物品名称,灭菌日期。

(2)将无菌包放在清洁干燥,平坦处,按包折顺序打开,手不可触及包布内面。用无菌持物钳夹取需用物品,放在预定区域内。如包内用物一次用不完,则按原折包好,并注明开包时间,24小时后仍未用完,须重新灭菌。

(3)无菌包内物品需一次取用完,可将包托在手中,另一手按包折顺序打开后捏住四角,使包内用物显露在包皮上,用托包手的拇指在包皮外捏住包内的用物,然后稳妥地将包内物品放入无菌容器或无菌区域内。

(4)如无菌包被湿或不慎将包内物品污染时,须重新灭菌方可使用。

(六)无菌盘的铺法

无菌盘是将无菌治疗巾铺在洁净的治疗盘内,使成一无菌区,其中放置无菌物品,以供治疗或护理操作使用。如各种穿刺盘,导尿盘等。

1.无菌治疗巾折叠法

将治疗巾横形对折,边缘对齐,再横扇形三折,然后纵扇形三折,边缘对齐,开口边在外。也可将治疗巾横形对折两次后再纵形对折两次,边缘对齐,开口边在内,包好灭菌。

2.无菌治疗盘的铺法

半铺半盖治疗盘的铺法:

(1)打开无菌治疗巾包,用无菌持物钳取出治疗巾放于清洁干燥的治疗盘内,双折铺在治疗盘上(内层为无菌面),用双手捏住上层两角的外面,扇形折到对侧,使无菌面向上,成一无菌区。按需要在无菌盘内放置无菌物品。

(2)放置无菌物品后,捏住无菌巾上层两角的外面拉平与底层边缘对齐盖好,将开口处向上翻折两次,两侧边缘向下翻折一次,以保持无菌。注明铺盘时间。

3.注意事项

(1)治疗盘须清洁干燥,避免无菌治疗巾潮湿。

(2)铺无菌巾时,衣袖前身应与无菌盘保持适当的距离,夹取无菌物品时,不可跨越无菌区。

(3)无菌盘铺好后,如超过4小时未用即为污染,不可再用。

(七)取用无菌溶液法

取用无菌溶液时先核对瓶签,检查瓶口有无松动。瓶子有无裂缝,溶液有无沉淀、混浊,变色,如无上述情况方可使用。

1.取用密封瓶装溶液法

(1)取下瓶口铝盖,消毒瓶塞边缘及瓶颈,再消毒两拇指及示指。

(2)用两拇指将橡胶塞向上推,然后用拇指和示指打开塞子,注意手不可触及瓶口及瓶塞内面。

(3)倒溶液时瓶签向上,先倒出少许冲洗瓶口,再由原处倒出所需溶液于容器中,随即塞好瓶口。

2.取用烧瓶或其他瓶装溶液法

(1)此种瓶是用耐高温的玻璃纸和数层纱布或纸包扎瓶口。盖布的内面为无菌区。

(2)开盖时,手持瓶口盖布外面,盖的内面向上,不可触及内面。

(3)倾倒溶液同密封瓶法。

3.注意事项

不可将无菌敷料直接伸入无菌溶液内蘸取,也不可将敷料堵塞瓶口倾倒溶液,以免污染瓶内溶液。

(八)戴、脱无菌手套法

进行某些无菌操作,需戴无菌手套。如各种穿刺、导尿、外科手术等。

(1)手套包布外应注明手套号码及灭菌日期。

(2)戴手套前,整理衣袖,修剪指甲,洗手擦干;核对手套号码、灭菌日期打开手套包布,取出滑石粉搓于手掌,手背,指间。

(3)以一手掀起袋的开口处,另手捏住手套翻折部分(手套内面),取出手套,将另一手伸入手套内对准戴上,再用戴好手套的手指插入另一手套翻边内面(手套外面),按上法戴好。

(4)戴好后,用无菌纱布或两手相互推擦手套使其与手贴合,不可强拉。

(5)操作毕,脱手套前先将手套上的污物洗净,然后由手套口往下翻转脱下,不可强拉手指部分,以免损坏。

注意事项:

(1)戴手套时。凡未戴手套的手不可触及手套外面(无菌面),戴手套的手不可触及未戴手套的手或手套的内面(非无菌面)。

(2)戴手套后,如发现手套破损或不慎污染,须另行更换使用。

三、注射技术

是将一定量的无菌药液,通过不同途径注入机体内的给药方法。其优点是吸收迅速、完全、剂量准确、疗效可靠。

(一)注射原则

(1)严格遵守无菌操作原则。注射前修剪指甲,洗手、戴好、帽子和口罩。

(2)认真执行查对制度,做好"三查七对"工作。仔细查看瓶签及药物,若发现瓶签模糊及药物变质、沉淀、混浊、过期,安瓿有裂痕等异常现象均不能使用。需同时注射数种药物时应注意配伍禁忌。

(3)消毒皮肤时以注射点为中心,由内向外呈螺旋形涂擦,不能有漏掉部分,直径在5cm

以上,待干后注射。

(4)根据注射途径、药物剂量及药物性质(黏稠度,刺激性等)选择合适的注射器及针头。注射器及针头衔接应紧密。

(5)选择合适的注射部位及姿势。防止损害神经及血管,不能在发炎,化脓感染,硬结、瘢痕或患皮肤病处注射。

(6)按执行时间稀释,溶解,抽吸药液,立即注射,不宜放置过久。

(7)注射前必须排尽注射器内空气,以防空气进入血液形成栓塞。注射时勿将针头刺入过深,以防折针。注射后应抽动活塞检查有无回血。皮下、肌内注射必须在无回血时方可注药,动脉、静脉注射时必须有回血,确定在血管内方可注药。

(8)熟练掌握无痛注射技术,注射时做到"两快一慢"即进,针快、拔针快、推药慢(小儿三快)。并注意分散患者的注意力。

(9)长期注射者,要有计划地更换注射部位。

(10)注意用药后的反应。

(二)药液抽吸法

1.自安瓿内吸药法

擦净安瓿上灰尘,将安瓿颈部液体弹至体部,用酒精棉签消毒安瓿颈部及砂轮,在安瓿颈部划一锯痕,再重新消毒,折断安瓿。必要时用无菌纱布包裹安瓿从颈部掰断。连接注射器及针头,将针尖斜面放于安瓿内的液面以下,紧贴安瓿壁,勿将针栓放入安瓿内,进行吸药。吸药时只能持活塞柄,不得用手握住活塞。抽毕即排气,其方法:先将注射器及针头垂直向上,把针梗内的药液全部抽回针筒内,将气泡集中在乳头根部一次排净气,排出药液1~2滴,将安瓿套在针头上,放在无菌盘内备用。

2.自密封瓶吸取药液法

除去铝盖中心部分,用碘酊及酒精消毒瓶塞,待干,向瓶内注入与所需药液等量的空气,以增加瓶内压力。倒转药瓶及注射器,使针尖斜面在液面以下,吸取药液至所需量,以示指固定针栓,拔下针头,然后依上法排净注射器内气体。

3.粉剂或结晶药物溶解及抽吸法

可用无菌等渗盐水或注射用水(或用溶媒)将药溶化,待充分溶解后再吸取。如系密封瓶,须于注入稀释液后再抽出与溶媒等量的空气,使瓶内外压力相等,否则不利再次吸药。

4.黏稠或油剂抽取法

先加温(遇热变质的药物除外)或将药瓶以两手对搓后再抽吸,如为混悬液应先摇匀再抽药。

(三)皮内注射术

将无菌药液注射于表皮与真皮之间的方法。

1.目的

(1)药物过敏实验。

(2)预防接种。

(3)做各种穿棘术进针前的局部麻醉。

2.用品准备

治疗盘(内有消毒用品),1mL 注射器及 4~5 号针头。

3.注射部位

过敏试验多选在前臂下 1/3 段掌侧面,预防接科多选在三角肌下缘;局麻则选在穿刺点。

4.操作方法

(1)用 70% 的酒精局部消毒皮肤,忌用碘酊。

(2)术者将吸有药液的注射器排尽空气。左手绷紧注射部位的皮肤,右手持注射器,使针头斜面向上,与皮肤 5~15°角刺入皮内。

(3)针头斜面完全进入皮内后,右手示,中指固定针管,拇指抵住针栓注药 0.1mL,局部见半球形皮丘,示注射成功。

(4)注射毕,快速拔出针头。

5.注意事项

(1)针头刺入勿过深,以免药液误注入皮下。

(2)拔针后注射部位不要按摩,否则会刺激局部皮肤引起充血、红肿,影响观察效果。

(四)皮下注射术

将少量无菌药液注入皮下组织的方法。

1.适应证

(1)不能口服或不易口服又要其较快发挥作用时,可作皮下注射。

(2)局部麻醉。

(3)某些预防接种(如卡介苗)可作皮下注射。

2.注射部位

上臂三角肌下缘,上臂外侧,腹部,大腿外侧等处。

3.用物

备有消毒用物的治疗盘,1 具 1~2mL 的注射器,5~6 号注射针头,按医嘱备好药液,核对无误携至患者处。

4.操作方法

(1)常规消毒皮肤,排净注射器内的空气。

(2)术者左手绷紧注射部位皮肤,右手持注射器,使针头斜面向上,与皮肤呈 30~40°迅速将针头刺入 2/3 后,固定针栓,放开左手,捻动活塞抽吸,无回血时即可将药液注入皮下(患者消瘦时,也可捏起局部皮肤刺入皮下)。

(3)注射毕,用干棉签轻压进针处,快速拔出针头。清理物品,放回原处。

5.注意事项

(1)刺入角不宜超过 45°,以免刺入肌层。

(2)避免用对皮肤有强烈刺激的药作皮下注射。

(3)经常注射者,应有计划地更换部位,以利药物吸收并防止硬结发炎。

(4)三角肌部注射时,应尽量偏外侧,以免药物刺激三角肌而影响臂部的抬起活动。

(五)肌肉注射术

将少量无菌药液注入肌肉组织的方法称肌肉注射。

1.适应证

主要用作全身给药,那些需迅速发挥作用而又因刺激性强,不宜或不能作皮下或静脉注射者,可做肌肉注射。

2.注射部位

应选择肌肉丰厚且远离大血管和神经的部位,如臀大肌,臀中,小肌,三角肌等处。

(1)臀大肌内注射法,注射时一定要避免损伤坐骨神经,注射点定位有两种方法:①象限法:从臀裂顶点引一水平线,再自髂嵴最高点作水平线的垂线,这样将臀部分为 4 个象限,其外上象限为注射区。②自髂前上棘与尾骨连线外 1/3 处。

(2)臀中、小肌部注射法:①术者将中、示指尽量分开示,中指尖分别置于髂前上棘和髂嵴下缘处,两指与髂嵴间形成的三角区为注射部位。②髂前上棘外侧 3 横指处。

(3)股外侧肌内注射法,注射部位在股部中段外侧,范围在膝上 10cm 与股骨大转子下 10cm 之间。前后宽度为 3～7cm 此处无重要血管,范围广,适于多次注射。

(4)上臂三角肌内注射法,注射部位在上臂外侧肩峰下 2～3 横指处。此处肌肉较臀部薄,注药容量易小。

3.注射体位

(1)侧卧位,此体位适于三角肌,臀肌、股外侧肌的注射。

(2)仰卧位,适于臀中,小肌内注射,用于不能翻身患者。

(3)俯卧位,头转向一侧俯卧,两手放于头下,两足尖对齐,足跟分开,适于臀大肌内注射。

(4)坐位,常用于门诊患者的各种肌肉注射。

4.用物准备

根据需要准备注射器,针头及药物,其他同皮下注射。

5.操作方法

(1)让患者摆好体位,使肌肉放松,露出注射部位皮肤。

(2)常规消毒注射部位皮肤,直径要大于 5cm。

(3)将吸有药液的注射器驱尽空气,术者左手拇,示指分开绷紧注射部位皮肤,右手拇、示、中三指持针管,用腕部和前臂的力量带动手,快速将针头与皮肤垂直刺入 2.5～3cm(瘦者及儿童深度酌减,肥胖者酌加)。左手固定针管,右手捻动活塞抽吸无回血时即可推注药液。

(4)注毕,左手持干棉签压针根处,快速拔针,清理用品归还原处。

6.注意事项

(1)勿将针头全部刺入皮下,以防折针后理于皮下不易取出。

(2)如需深部肌肉注射,可换长针头。

(3)多种药物同时注射,应注意配伍禁忌。

(4)婴幼儿臀大肌内注射有损伤坐骨神经的危险,因此不易做,可做臀中,小肌内注射。

(六)静脉注射术

将无菌药液注射于静脉血管的方法称静脉注射法。

1.适应证

(1)治疗给药:可大剂量,高浓度给药;可输血、输液、补充营养。

(2)诊断性给药:检查脏器排泄功能或分泌功能,有些药物需静脉注射。

(3)静脉抽血进行化验检查。

2.注射部位

全身的浅静脉皆可用作注射,必要时股静脉也可注射。常用的有头静脉,肘正中静脉、贵要静脉,或手背、足背静脉网,新生儿常用头皮静脉。

3.用品准备

备有消毒用品的治疗盘内另加注射器,7～9 号针头或头皮针,止血带,小枕垫。药物按医嘱备好,核对无误携至患者床边。

4.操作方法

(1)选择好欲穿刺的静脉,用手指探明其回流方向及深浅,在穿刺部位肢体下垫小枕,并在穿刺部位的近心段距穿刺点 6～10cm 处扎好止血带,常规消毒穿刺部位的皮肤,进针前使静脉充盈以显示清楚。

(2)驱尽针管内气体,术者左手拇指压住穿刺部较远侧皮肤拉紧使穿刺部静脉固定,右手持注射器,针尖斜面向上,使针头和皮肤呈 20°角,在静脉上方或侧方刺入皮下,而沿静脉潜行刺入静脉内。

(3)见回血时,证明针头已入静脉,可再顺静脉进针少许,松开止血带,嘱患者松拳,固定针头,缓慢注入药物。

(4)注药毕,用干棉签按压穿刺点迅速拔出针头,嘱患者继续用棉签按压片刻,以免出血。

5.注意事项

(1)注射中若发现局部胀痛、肿胀,应检查针头是否还在血管内,若不在,可考虑重新穿刺。

(2)对长期静脉给药者,为了保护静脉,应有计划的先小后大、由远端到近端的次序选择血管。

(3)根据病情及药液的性质,掌握注入药液的速度并听取患者的主诉和观察病情变化。

(4)对组织有强烈刺激的药物,应先用生理盐水证实穿刺针确在血管内后,再换上吸有药液的注射器。这样可防止药液注入血管外引起组织坏死。

(5)如需连续静脉给药和输液,可将注射针头或头皮针接于输液管上进行穿刺。

(6)危重患者静脉穿刺困难而又需连续静脉给药时,可行静脉切开术,单次注药或采血可作股静脉穿刺。

四、氧气吸入疗法

氧气吸入疗法是供给患者氧气,提高肺泡氧分压和动脉血氧饱和度,缓解机体缺氧状态,促进代谢,维持生命活动的一种治疗方法。

(一)适应证

(1)呼吸系统疾患而影响肺活量者。如哮喘、支气管肺炎等。

(2)心功能不全,致使肺部充血而呼吸困难者。如心力衰竭时出现呼吸困难。

(3)各种中毒引起的呼吸困难。如药物中毒、麻醉剂中毒、酸中毒等。

(4)昏迷患者。如脑血管意外。

(5)其他。严重贫血、休克、某些外科手术患者、产程过长或胎心音不良等。

(二)方法

1.鼻导管给氧法

除了有鼻感染和鼻阻塞者外均可应用,其方法有两种:

(1)单侧鼻导管法:将一橡胶导管插入患者鼻咽部,吸入氧气的方法。此法设备简单,使用方便,且节省氧气,故临床广泛采用。其缺点,长期使用,刺激鼻黏膜,患者不适。

用物:

治疗盘内放治疗碗2(一个碗内放鼻导管1～2条及纱布,另一碗内盛凉开水)、镊子、胶布、棉签、别针、弯盘、氧气装置一套、扳手、氧气记录卡,另备氧气筒,挂四防牌。

操作方法:

1)将备好的氧气筒推至患者床旁,使流量表开关向着便于操作的方向。

2)查对床号、姓名,清醒患者做好解释,取得合作,撕胶布置盘边。

3)用湿棉签擦净一侧鼻孔,连接鼻导管,开流量开关,调节氧气流量,试通气并湿润导管,测量长度(约为鼻尖至一侧耳垂长度的2/3),用镊子插入鼻导管,如无呛咳现象,即可用胶布将导管固定于鼻翼及面颊部。再用别针将导管固定于床基单上。

4)记录开始用氧的时间及流量。

5)停用氧时,拔出鼻导管,先关流量开关,再关总开关,重开流量开关放余气后关好。分离导管放弯盘内,擦净胶布痕迹,整理用物。

6)记录氧气停用时间。

(2)双侧鼻导管法:擦净患者鼻腔,将特制双侧鼻导管连接橡胶管,调节流量,将双侧鼻导管插入鼻孔内,深约1cm,用松紧带固定。此法患者无不适,便于长期使用。

2.鼻塞给氧法

将带有管腔的有机玻璃制成的鼻塞,塞于鼻孔以代替导管用氧的方法。鼻塞的大小根据患者鼻孔大小进行选择,用时将鼻塞与橡胶管相连,接通氧气,调节流量,擦净鼻孔,将鼻塞塞入鼻孔内,一般置鼻塞于吸氧者的鼻前庭部位。长时间用氧患者适用此法。刺激性较小,患者舒适,使用方便。

3.口罩给氧法

以塑料漏斗代替导管,连接橡胶管,调节流量,将漏斗置患者口鼻处,距离约1～3cm,用绷带适当固定,防移动。此法较简单,且无导管刺激,但较浪费氧气。多用于婴幼儿或躁动不安的患者。

4.面罩给氧法

将面罩置患者口鼻部,用松紧带固定,根据病情需要调节流量,再将氧气输出管与面罩上进气孔相接。

5.氧气枕法

氧气枕为长方形橡胶枕,枕的一角通有橡胶管,管上有调节器以调流量。使用前先将枕内充满氧气,接上湿化瓶,导管或面罩,调节流量即可用氧。多用于家庭抢救或转运途中,使用时应让患者枕于氧气枕上,借重力迫使氧气流出。

(三)注意事项

(1)注意用氧安全,严格遵守操作规程,切实做好四防(防震、防火、防油、防热)。氧气筒应放在阴凉处,禁止在氧气筒及其附件、螺旋口涂油,筒周围严禁烟火及放置易燃物品如酒精,汽油等,搬动要稳,防止爆炸。

(2)使用氧气时,应先调节流量而后使用,用氧过程中需调节流量或停用氧气时,均应分离或拔出导管,再调节流量或关闭氧气开关,以免气流过大冲入呼吸道损伤肺组织。

(3)在用氧过程中,根据缺氧和二氧化碳潴留情况调节流量,并仔细观察患者反应及缺氧纠正程度,有无氧中毒症状,有无漏气,导管是否通畅等。

(4)鼻导管持续用氧者,须每日更换鼻导管1～2次,并由另一侧鼻孔插入。

(5)湿化瓶每次用完后均须清洗、消毒。

(6)筒装氧气不可全部用尽,压力降至0.49MPa(5kg/cm)时,勿继续再用,以防其他气体及杂质进入或筒上标记不清时取样检验,以鉴别筒内气体,避免发生危险。

(7)氧气筒内气体已用完和装满氧气的氧气筒应分别放置,并分别标注"满"和"空",以免急用时搬错而影响抢救。

五、胃肠减压术

(一)适应证

(1)胃肠道因梗阻,炎症,穿孔,出血,外伤而引起机械性或麻痹性扩张,大量积液,积血时。

(2)消化道及腹部较大的手术作术前准备。

(二)操作方法

1.用物

胃肠减压器、胃管、镊子、弯盘、石蜡油、消毒棉签等。

2.步骤

(1)备好用物带至床前,向患者说明目的,注意点,配合事项。

(2)患者取平卧或半卧位。检查胃管确认管腔通畅,涂石蜡油润滑胃管前端。

(3)插管。

1)清洗鼻腔后,左手用无菌纱布垫住胃管,右手用镊子夹住胃管前端从一侧鼻孔徐徐送入。

2)插至14～16厘米(咽喉部)嘱患者做吞咽动作,或含水于口中咽下的同时快速向内插管。

3)插管过程中患者出现:①恶心、呕吐、应稍停片刻再插;②呛咳,发绀,提示插入气管,应退回重插;③受阻应检查是否盘于口中。

4)插至45～55厘米,用注射器抽吸胃液,证明管在胃内,胶布固定。

5)接妥吸引装置。

(4)拔管。

1)先将胃管与吸引装置分开。

2)夹紧胃管嘱患者屏气,随即将胃管迅速拔出,放在弯盘之中。

3)将患者鼻孔及上唇擦拭干净。

(三)注意事项

(1)确保胃管通畅,每天以生理盐水冲洗胃管。

(2)记录24小时引流液的数量和性质。

(3)减压期间因禁食、禁水而至口干,重者可用冷开水漱口或含冰块。

(4)从胃管注入药物后应夹住胃管1~2小时,避免药物被吸出。

(5)应做好口腔护理。

(6)拔管时间:临床症状消失或好转,腹部手术后肛门已频频排气则可拔出胃管。

六、胃灌洗法

(一)适应证

(1)中毒患者,清除胃内毒物或刺激物。

(2)幽门梗阻患者,减轻胃黏膜水肿。

(3)为某些手术或检查做准备。

(二)操作方法

1.口服催吐法

适用于清醒而能合作者。

(1)用物。

治疗盘内备量杯(备1万~2万毫升洗胃液,水温25~38℃)压舌板,橡胶围裙,盛水桶,水温计。

(2)步骤。

1)向患者解释说明。

2)取坐位,围上橡胶皮围裙。

3)嘱患者快速自饮大量灌洗液,每次2000mL左右,即可引起呕吐,不易吐出时,可用压舌板压其舌根部,以引起呕吐,如此反复,直至吐出的灌洗液清晰无味。

4)协助患者漱口、擦舌,必要时更衣,卧床休息。

5)清理用物,并详细记录。

2.漏斗胃管洗胃法

(1)用物。

治疗盘内盛洗胃包(漏斗胃管26~28号各一根,镊子两把,纱布、石蜡油、棉球瓶)橡胶围裙、弯盘、棉签、灌洗液,昏迷患者带压舌板、开口器。

(2)步骤。

1)向患者解释说明,取得合作。

2)患者取坐位或半坐位,中毒较重者取左侧卧位。

3)胸前围上橡皮围裙,坐位前或床头下放污水桶。

4)以石蜡油润滑胃管前端,左手用纱布托住胃管,右手用纱布或镊子夹持胃管5~6厘米处,自口腔缓缓插入,当插至10~15厘米时,嘱患者饮水一口或做吞咽动作,再将胃管徐徐推进至45~55厘米。

5)证实胃管确在胃内,即可洗胃,光将漏斗放低于胃的位置,挤压橡胶球,抽尽胃内容物。

6)举漏斗高过头部30～50厘米,将洗胃液缓缓倒入漏斗约300～500mL,漏斗内尚余少量溶液时,迅速将漏斗降低于胃水平以下,吸出胃内液体,如此反复,直至洗出液澄清为止。当液体引流不畅时可捏橡皮球。

7)灌洗完毕,反折胃管迅速拔出。

8)整理用物,详细记录。

3.电动吸引洗胃法

(1)用物。

电动吸引器,洗胃包(胃管除去漏斗),开放式输液装置一套,三通管、夹子、灌洗液、石蜡油、胶布、弯盘、纱布、塑料桶。

(2)步骤。

1)向患者说明目的,将灌洗液倒于储液瓶内,置架上,夹紧其下端的橡胶管。

2)卧位及插管同漏斗胃管洗胃法。

3)证实胃管在胃内后,胶布固定,将三通管和洗胃器,胃管,灌洗管安装妥,开动吸引器调至负压,先吸出胃内容物,关闭吸引器,松开储液瓶上夹子使灌洗液流入胃内500mL左右。夹紧进液管,调至负压吸出灌洗液,反复灌洗至吸出液体澄清为止。

4)洗胃完毕,反折胃管迅速拔出。

5)整理用物,详细记录。

4.自动洗胃机洗胃法

(1)用物。

自动洗胃机、洗胃包(包内胃管为专用多腔多孔喷洒式胃管)其他用物同漏斗胃管洗胃法。

(2)步骤。

1)准备:配好洗胃液,接通电源,检查机器。

2)充液:将配好的洗胃液吸入贮液瓶瓶内,吸满时(10000mL),可自动停机报警,超量指示灯亮。

3)接胃管:插管方法同前,证实胃管确在胃内后,将胃管上端白色支管接进胃管,红色支管接出胃管。

4)洗胃:将洗胃阀拧"洗胃"位置,按下工作起动,正压调至0.027～0.053mPa,负压调至0.02～0.04mPa,此时进出胃液量应基本平衡。洗胃完毕,将洗胃阀旋至洗胃位置后,将正压调节放松至0.04～0.053mPa,排除胃内残留洗胃液后,切断电源开关,停机。

5)拔管:先将胃管与洗胃机脱开,然后轻轻拔出,协助患者漱口、洗脸、卧床休息。

(三)注意事项

(1)洗胃时应先抽出胃内容物再灌洗。

(2)正确选用灌洗液,中毒物质不明时,抽胃内容物送验的同时,先选用温开水或等渗盐水洗胃,明确后,再采用对抗剂洗胃。

(3)洗胃中应密切观察病情,洗出液的颜色、气味等情况。

(4)吞服强酸强碱等腐蚀性药物,切忌洗胃,以免造成穿孔。

（5）对昏迷患者洗胃宜谨慎洗胃,应去枕平卧位,头向一侧。

（6）消化道溃疡,食管梗阻,食管静脉曲张,胃癌患者忌洗胃。

（7）幽门梗阻患者洗胃时,需记录胃内潴留量,以了解梗阻情况。

（8）每次灌入量以 300～500mL 为限。

（9）电动吸引洗胃压力不宜过大,保持负压在 13.3kPa（9mHg）,即可,避免损伤胃黏膜。

（10）掌握好自动洗胃机性能,使用方法,确保用电安全。若洗胃过程中出现只进不出现象,说明胃管出液孔被污物阻塞,应立即排除,否则,易造成胃破裂,可用反冲排除法。

七、灌肠术

（一）不保留灌肠

1.大量不保留灌肠

（1）适应证。

1）便秘。

2）肠道手术,检查,分娩前肠道准备。

3）清除肠道毒物。

4）降温。

（2）用物。

灌肠筒,溶液（成人 500～1000mL、小儿酌减）,肛管（14～16 号）管夹,勺盘、润滑剂,卫生纸,橡胶单和治疗巾,便盆,输液架。

（3）步骤。

1）用物带至床旁、解释、遮挡、排尿。

2）取侧卧,垫橡胶单、暴露肛门。

3）挂灌肠筒于输液架上,使液高距肛门 40～60 厘米。

4）润滑肛管,排气,夹住橡胶管,弯盘置臀边。

5）左手分开臀部,显露肛门,右手持血管钳夹肛管缓慢插入直肠约 7～10 厘米。

6）松开管夹,让溶液缓慢流入,观察筒内液面下降情况。

7）灌毕,夹住肛管,用卫生纸包住肛管拔出,置于弯盘内。

8）嘱患者卧床休息,尽可能保留 10 分钟以上。

9）大便毕取出橡胶单。

10）整理患者单元及用物,记录结果。

（4）注意事项。

1）灌肠中如有腹胀或便意时,嘱作深呼吸及放低灌肠筒。

2）灌肠液温度为 39～41℃,降温用 28～32℃,中暑用 4℃等渗盐水。

3）灌肠过程中注意观察病情。

4）妊娠、急腹症、消化道出血患者不宜灌肠。

2.小量不保留灌肠

将小量的高渗溶液或润滑剂注入直肠,稀释和软化粪便,刺激肠蠕动,排出粪便和积气,减轻腹胀。

（1）适应证。

1）腹部和盆腔手术后肠胀气。

2）为老人、体弱、小儿、孕妇解除便秘。

（2）用物。

治疗盘内备注洗器、治疗碗中盛溶液、16号肛管、水杯、弯盘、卫生纸、橡胶单及治疗巾、管夹、便盆。

（3）步骤。

基本与大量不保留灌肠相同，不同点是：

1）灌前先用灌洗器吸温开水冲肛管管腔，再吸灌肠液，连接肛管，排气、插管，低压慢推。

2）推注完，再推5～10mL温开水夹管、拔管。

（4）注意事项。

1）保留灌肠前，要了解灌肠目的和病变部位，以便掌握灌肠的卧位和插管深度。

2）灌肠前，应嘱患者先排便。肛管要细，插入要深，液量要少，压力要低，有利药物保留。

3）肠道病患者在晚间睡前灌肠为宜。

4）肛门、直肠、结肠等手术后的患者，排便失禁患者均不宜作保留灌肠。

八、导尿术

（一）适应证

（1）取尿标本作细菌培养，测尿量或残余尿量；解除尿潴留。

（2）膀胱内滴药。

（3）下腹部，盆腔内器官手术前，以排空膀胱，避免术中误伤。

（4）支撑尿道和防止因水肿引起的梗阻。

（5）昏迷，尿失禁或会阴部有损伤时，用以保持局部干燥，清洁。

（二）方法

1.女患者导尿术

（1）用物。

治疗盘内备无菌导尿包。无菌持物镊、无菌手套、0.1％新洁尔灭酊1瓶。擦洗外阴用物；治疗碗内盛0.1％新洁尔灭棉外及镊子，消毒指套或手套一只，橡胶单，治疗巾，便盆。

（2）步骤。

1）解释。

2）取仰卧屈膝位，脱对侧裤腿盖于近侧腿上，用被盖住对侧大腿，两腿屈曲分开，暴露会阴。

3）垫橡胶单及治疗巾，弯盘置近会阴处，左手戴手套，右手持镊子夹0.1％新洁尔灭棉球擦洗会阴及尿道口，其顺序：阴阜，大小阴唇，尿道口肛门。方法：自上而下，由外向内每个棉球只用一次，用完置弯盘内。

4）导尿包置两腿之间打开，用灭菌持物钳打开内包布，倒新洁尔灭酊于小药杯内。

5）戴无菌手套，铺洞巾、下缘接包布构成无菌区。

6）润滑导尿管备用，弯盘置会阴旁，手指分开并固定大小阴唇，用镊子夹新洁尔灭酊棉球，自上而下,由内向外消毒尿迫口,小阴唇,最后再次消毒尿道口。

7)将导尿管轻轻插入尿道4～6厘米。见尿液流出,再插入1厘米左右。

8)待取光标本或膀胱已排空,或已引流1000mL尿液为止。

9)导尿毕,拔出导管,撤下洞巾,擦净外阴,脱下手套,收拾整理。

10)做好记录,尿标本贴标签后立即送验。

2.男患者导尿

(1)用物。

同女患者导尿,导尿管改为较粗的16、13号。

(2)步骤。

1)用物置床旁,做好解释。

2)患者仰卧,暴露阴部,铺橡胶单,治疗巾于臀下,操作者站患者右侧。

3)左手套手套提起阴茎,后推包皮露出尿道口,以新洁尔灭棉签环状清洗尿道口,龟头,阴茎及周围皮肤。

4)打开导尿包,备新洁尔灭酊棉球,戴无菌手套,铺洞巾,润滑导尿管。

5)同前法再次消毒尿道口及龟头。

6)左手拇指及示、中指托住冠状沟下方腹侧,向上向前提起阴茎,使其与腹壁呈60°。

7)右手持镊子或血管钳夹导尿管头端4～5厘米处,将导尿管末端夹无名指及小指间。

8)嘱患者如排尿般轻轻向下用力,将导尿管插入尿道20～22厘米,见尿液流出,再继续插入2厘米。如尿管通过膜部或内口狭窄段时遇阻力,应稍待片刻,嘱患者深呼吸,再缓缓插入。

9)导尿毕,拔出导尿管,将包皮推回原位。

10)清理用物,记录。

(三)注意事项

(1)严格按无菌操作进行。

(2)膀胱高度膨胀,患者又极度衰弱时,第一次放尿不应超过1000mL。避免发生虚脱,血尿。

九、体位排痰法

(一)适应证

(1)按病灶部位,采取适当体位,使支气管内痰液流入气管而咳出。

(2)常用于支气管扩张,肺脓肿及支气管碘油造影检查前后。

(二)操作方法

1.用物

肺上叶:靠背架,小饭桌,枕头,痰杯,纱布数块,漱口水。肺中、下叶:木墩2个(高16或20厘米),痰杯,纱布数块,漱口水。

2.步骤

(1)备齐用物携床旁,向患者解释取得合作。

(2)依病变部位不同协助患者取痰液易于引流的体位。

1)病变部位在左或右上叶:取坐位,稍向健侧倾斜,使虑侧位置稍高。

2)病变在右中叶或左上叶舌支:床脚抬高 16 厘米,健侧卧位,患侧在上。

3)病变在左或右下叶:床脚抬低 20 厘米,健侧卧位,患侧在上。

(3)体位引流过程中注意观察病情,鼓励患者咳嗽,必要时配合拍击胸部以震动痰液易流出。

(4)引流 15～30 分钟,引流完毕,给患者漱口。

(5)整理床铺,协助患者于舒适卧位。

(6)整理用物,记录排出痰量及性质。

(三)注意事项

(1)引流不宜在饭后进行,以免呕吐。

(2)说服患者,配合,坚持引流治疗。

(3)引流过程中,应观察患者有无咯血,发绀,头晕,出汗,疲劳等情况,如有应立即终止引流。

(4)引流的体位应采用患者能够接受而又易于排痰的体。

第三节 常用穿刺技术

一、股静脉穿刺术

(一)适应证

(1)外周静脉穿刺困难,无法采集血标本者。

(2)急救时静脉输血,输液,给药等。

(二)禁忌证

(1)股静脉有炎症或血栓形成者。

(2)局部有炎症或股癣者。

(三)操作步骤

(1)患者仰卧,膝关节稍屈并大腿外旋,外展。

(2)股三角区常规 2%碘酊及 75%酒精消毒。

(3)戴无菌手套或用碘酒,酒精消毒左示、中指,站于穿刺侧。于腹股沟韧带中点下 2～3cm 股动脉搏动最明显处内侧,分开左手示,中指固定其上下端。

(4)右手持注射器,从示、中指间股动脉内侧约 0.5cm 处垂直或与股静脉走向成 30～40°角斜行刺入股静脉,回抽注射器内栓,观察有回血后,即可抽血或注入药物。

(5)拔针后,以无菌纱布压迫穿刺处约 3 分钟,嘱患者屈曲大腿,观察无出血为止。

(四)注意事项

(1)有出血倾向者禁用。

(2)严守无菌操作规程。

(3)避免反复多次穿刺,以免形成血肿。

(4)如抽出鲜红色血液,示穿入股动脉,应另行穿刺。

二、股动脉穿刺术

(一)适应证

(1)用于重度休克,经股动脉注入高渗葡萄糖或输血等。

(2)经股动脉注入药物,治疗下肢某些疾患。

(3)下肢动脉造影。

(二)禁忌证

同股静脉穿刺术。

(三)操作步骤

大致与股静脉穿刺术相同,不同点为:

(1)穿刺点为股动脉搏动处。刺入过程中,有搏动感后,再快速向下刺入,见有搏动性的鲜红色的血液进入注射器后即示穿刺成功。

(2)一手固定针头,另一手快速推注,直至药液和血液注则完毕。

(3)完毕后,迅速拔出针头,并压迫止血5分钟以上。

(四)注意事项

(1)严格无菌技术。

(2)注射时防止针头在管腔内移动,以免损伤血管壁,导致血栓形成。

(3)勿经股动脉注入血管收缩剂。

三、颈内静脉穿刺术

(一)适应证

(1)采血或注射药物,浅静脉穿刺困难者。

(2)测量中心静脉压。

(3)静脉营养疗法或需放置静脉插管者。

(二)操作步骤

(1)患者仰卧,多取右侧,头转向对侧并后仰。将一小枕垫于肩下,使穿刺部位肌肉松弛。颈内静脉位于胸锁乳突肌下缘与乳突连线的外侧,胸锁乳突肌的深面,颈总动脉的外侧。多在其中段或下段穿刺。

(2)穿刺处局部常规消毒。术者戴无菌手套,右手持注射器,针尖朝向近心端,与皮肤成30～40°角刺入,穿过皮下组织,胸锁乳突肌,刺入颈内静脉见回暗红色血即穿刺成功。

(三)注意事项

(1)如操作不当,可发生气胸、血胸、血肿、气栓、感染等症。应严格操作规程,从严掌握适应证。

(2)躁动不安者,不能取肩高头低位,呼吸急促者,胸膜顶上升的肺气肿患者,切不宜施行此术。

(3)严格无菌技术,预防感染。

四、胸腔穿刺术

(一)适应证

(1)检查胸腔积液的性质,协助诊断。

（2）胸腔给药，达到治疗目的。

（3）抽脓、抽液、抽气以减轻压迫症状。

（二）操作步骤

（1）患者面朝椅背坐下，双臂平置于椅背上，头伏于臂上。不能坐者，可取半侧卧位。

（2）如为积液，穿刺部位可取叩诊最实音处，或结合超声波、X线定位，一般选肩胛线第7、8肋间，腋中线第6、7肋间。

（3）常规消毒、戴无菌手套、铺巾、局麻至胸膜壁层。

（4）先将穿刺针后胶管用血管钳夹住，左手固定局部皮肤，右手持针从麻醉处沿肋骨上缘慢慢刺入，当针尖阻力突然消失，则表明针头已入胸腔，助手用血管钳固定穿刺针，接上50mL注射器，放开血管钳，即可抽液；吸满后，再用血管钳夹住胶管，取下注射器将胸液排入杯中，如此反复进行，直至抽毕。抽液毕如需注射药物，接上吸有药液的注射器，将药液注入。抽吸胸液应计量并送检。

（5）术毕拔针，针孔覆盖纱布，用胶布固定。

（三）注意事项

（1）抽液间隙中应注意夹紧胶管，防止空气进入胸腔。

（2）穿刺针尖刚进胸膜腔即可，不要太深，避免损伤肺组织。

（3）放液不宜过多过快，首次不超过600mL，以后每次不超过1000mL诊断性抽液50～100mL即可。

（4）术中应密切观察病情变化，如有头晕、心悸、出汗、面色苍白、胸痛或连续咳嗽，应停止抽液，并作相应处理。

五、心包穿刺术

（一）适应证

（1）检查心包液性质，协助诊断。

（2）解除心包压塞。

（3）注入药物或气作X线检查，了解心包情况。

（二）操作步骤

（1）患者半卧位，穿刺点可参照心浊音界、心尖冲动、心音、X线胸片心缘选定，如能借助超声波定位则更好。用龙胆紫标出穿刺点。

（2）常用穿刺点：心尖部在左第5或第6肋间心浊音界左缘稍内处；剑突下在剑突与肋弓缘夹角处。

（3）进针方向：在心尖部应自下向上，向脊柱并向后刺入心包腔，在剑突下进针应与腹壁成30°角，向上、稍向左后刺入。

（4）常规消毒、戴无菌手套，铺无菌巾。用1%普鲁卡因局麻，逐层麻醉至心包壁层。

（5）先将穿刺针后胶管用血管钳夹闭，然后沿麻醉方向缓慢进针，如阻力突然消失，则表明刺入心包腔。如针尖有心脏搏动感应将针后退少许。助手用血管钳固定针头，术者将30～50mL注射器套于针后胶管上，放松胶管上止血钳，缓慢抽液。如此反复，至达目的为止。记录抽出液的性质和量并送检。如需注药，抽液完毕后将已稀释的药液注入。

(6)术毕拔针,盖上纱布,胶布固定。

(三)注意事项

(1)严格掌握穿刺指征,严守无菌操作规程,并配备急救药品和器械。

(2)进针易稳、准、慢速,以免刺伤心肌。

(3)术前对患者做好解释工作,术中、术后应密切观察病情。

(4)抽液要缓慢,以每次不超过 300~500mL 为宜。

(5)如抽出液为全血且有搏动感,应即退针。如抽出液为脓血性且放置后不凝固,表示并非来自心腔,可继续抽液。

六、腹腔穿刺术

(一)适应证

(1)诊断性穿刺取腹腔液或腹腔灌洗液做化验检查以帮助确立诊断。

(2)放腹腔积液降低腹内压以缓解症状,减轻患者痛苦。或取腹腔积液浓缩后作静脉回输。

(3)向腹腔内注射药物。

(4)插管引流腹腔内脓液。

(二)禁忌证

(1)粘连性,结核性腹膜炎。

(2)肝性脑病前期。

(3)包虫病、卵巢囊肿等。

(三)操作步骤

(1)术前排尿,以免刺入膀胱。

(2)患者取半卧,侧卧,平卧或坐位。

(3)常用穿刺点有三处。

1)脐与左髂前上棘连线的中,外 1/3 交界处。

2)侧卧位可取经脐水平线与腋前或腋中线交界处。

3)坐位可取脐与耻骨联合连线中点稍偏左或偏右 1~1.5cm 处。

(4)常规消毒穿刺点,戴无菌手套,铺无菌巾,用 1% 的普鲁卡 3~5mL,作穿刺点局麻。用穿刺针斜行或垂直慢慢刺入,当针尖进入腹腔后阻力常突然消失,并可抽到腹腔积液。如为诊断性穿刺,可抽足量腹腔积液送检;如为腹腔内注药,待抽到腹腔积液后将药液注入腹腔;如为放腹腔积液,一般换用较粗穿刺针,并接一胶管将腹腔积液引入容器中,记录液量。

(5)术毕拔针,针眼盖以消毒纱布,用胶布固定。大量放腹腔积液后应用宽布带或多头腹带扎腹,以防腹压骤降。

(四)注意事项

(1)严格遵守无菌操作规程。

(2)术中密切观察患者,如出现面色苍白、出汗、脉速、或诉头晕、心悸、恶心等,应停止抽液,并作相应处理。

(3)放液不易过快、过多,一次不宜超过 3000mL。

七、腰椎穿刺及脑脊液动力学检查

(一)适应证

1.诊断性

(1)测量颅内压力的高低。

(2)脑脊液检查,包括常规(颜色,细胞),生化(蛋白质,糖,氯化物,色氨酸,胶金曲线等),特殊检查(细菌涂片及培养,病毒分离,蛋白电泳等)。

(3)进行脑脊液动力学检查。

(4)作气脑造影,椎管造影等辅助检查。

2.治疗性

(1)引流出脑脊液中刺激性物质,如血液或脓液。造影剂等。

(2)鞘内注射药物,如抗生素、麻醉剂,颅内压过低者尚可注射生理盐水。

(二)禁忌证

(1)颅内有占位性病变导致有严重颅内高压或脑疝迹象者。

(2)穿刺局部有感染病灶者。

(3)严重败血症,休克,极度衰弱或垂危的患者。

(三)操作步骤

(1)一般采用侧卧位,患者侧卧于平坦的床或检查桌上,脊柱靠近床沿,腰背部与床面垂直,头俯屈,膝髋屈曲,使腰椎后凸,椎间隙增宽。

(2)常规消毒,术者戴口罩和手套,铺孔巾。

(3)通常选3～4腰椎间隙(相当于髂嵴连线的中点),也可取4～5或2～3腰椎间隙。用1％～2％的普鲁卡因局麻。

(4)术者左手指固定穿刺点皮肤,右手持针于穿刺点刺入皮下,将针尖垂直或略向头端倾斜缓慢刺入,当感到阻力突然降低时,针尖已穿过硬脊膜一般成人4～7cm,儿童2～3cm,抽出针芯可见脑脊液流出。若不见脑脊液,可轻捻动针柄或略调节深度,个别因压力过低须用注射器轻吸一下才有脑脊液流出。

(5)穿刺成功进行测压后,缓慢放出送检(常规、尘化、细菌培养等)需要量的脑脊液(若压力过高则不放液,仅用测压管中的脑脊液)。

(6)抽毕,放回针芯拔针,拇指按压局部1～2分钟,盖上消毒纱布,胶布固定。

(7)术后应去枕平卧4～6小时。

八、骨髓穿刺术

(一)适应证

(1)对各种血液病,多发性骨髓瘤,骨髓转移癌等有重要的诊断意义。

(2)协助诊断网状内皮系统疾病。

(3)某些寄生虫病(疟疾、黑热病)的病原体检查。

(4)某些传染病(如伤寒),或感染性疾病(如败血症)的细菌培养。

(二)禁忌证

血友病。

(三)操作步骤

(1)常用穿刺点。

1)髂后上棘穿刺点在骶椎两侧,臀部上方突出处。

2)髂前上棘穿刺点在髂前上棘后 1～2cm 处。

3)腰椎棘突处。

4)胸骨穿刺点在胸骨柄或体相当于 1、2 肋间隙处(仅用于其他部位穿刺失败后)。

5)婴幼儿也可在膝关节下胫骨前穿刺或髌骨处穿刺。

(2)髂前上棘或胸骨穿刺取仰卧位:棘突或髂后上棘穿刺可取坐位或侧卧位,胫骨前穿刺可取坐位或仰卧位。

(3)常规消毒,铺巾,戴无菌手套,局麻至骨膜。

(4)将骨穿刺针固定器固定在距针尖 1～1.5cm 处,术者左手拇指与示指固定穿刺部位,右手持针与骨面垂直(胸骨穿刺应与骨面成 30～45°角)旋转进针至有阻力消失感,穿刺针能固定在骨内,则表示针尖已达骨髓腔。

(5)拔出针芯,接上 5 或 10mL 的干燥注射器,抽吸髓液 0.1～0.2mL,如作髓液培养需在留取骨髓涂片后,再抽 1～2mL。

(6)抽毕,重新插上针芯一起拔针,针孔盖上纱布并按压 2 分钟,胶布固定。

(四)注意事项

(1)穿刺针和注射器必须干燥。

(2)穿刺用力不宜过猛,尤其作胸骨穿刺,以免穿透对侧骨板。

(3)针头进入骨质后,不可摇摆,以免断针。

(4)抽液量不宜过多,以免影响结果,抽取后立即涂片。

九、关节腔穿刺术

(一)目的及适应证

(1)抽取关节液,以利诊断和治疗,如化脓性关节炎。

(2)关节腔冲洗。

(二)操作方法

仅重点叙述髋关节、膝关节、肩关节。

1.髋关节穿刺术

(1)患者仰卧位,双下肢尽量伸直。

(2)常规消毒皮肤,铺无菌洞巾,巾孔对准腹股沟韧带中部。术者戴无菌手套。

(3)穿刺点在髂前上棘至耻骨联合连线中 1/3 与内 1/3 交界处附近,触到股动脉搏动,其深部稍外侧为股骨头的位置。穿刺时用腰椎穿刺针在腹股沟韧带的下方约一横指,股动脉外侧约 1 厘米处直刺入,直达股骨头,再退回数毫米抽取关节液,或在股动脉与腹股沟韧带的交点和股骨大转子尖端之间作一连线,在此线中点进针,斜向上内,直达关节腔。

2.膝关节穿刺术

(1)患者仰卧,膝略弯曲。

(2)用 8～9 号注射针头从髌骨下角髌韧带两侧垂直刺入,略向中线偏斜,或从髌骨上外角稍向外斜向内下穿刺。

3.肩关节穿刺术

(1)患者仰卧,或坐位。

(2)于锁骨外段下方摸到喙突尖端。在其下内各一横指处,向外倾斜30°刺入。

(三)注意事项

(1)穿刺时必须严格进行消毒,无菌操作。

(2)定位要准确无误,以免伤及骨和血管。

(3)化脓性关节炎可行关节抽吸脓液,每日一次,用无菌盐水冲洗,然后注入抗生素。单纯滑膜结核也可局部抽液及向关节腔内注入异烟肼 100～200mmg/次,每周 1～2 次,3 个月为一疗程。

(4)一般穿刺前应行关节部位的 X 线拍片。

(5)熟悉局部解剖关系,掌握进针深度,避免伤及大血管,软骨,骨等。

(6)记录穿刺液的颜色,数量及性质,并及时关检。

(7)关节腔内为血肿或非化脓性炎症,穿刺后应用无菌敷料觉当加压包扎,抬高患肢。

(8)穿刺后一般 2 周内避免负重,感染性关节炎穿刺后应固定肢体于功能位。

十、上颌窦穿刺术

(一)目的及适应证

用于诊断和治疗上颌窦疾病。

(二)操作方法

(1)先将浸有的卡因的卷棉子,置于下鼻道,紧贴其外些,朝向同眼外眦,表面麻醉约5～10 分钟。

(2)除去棉卷子,将穿刺针对准下鼻道外侧壁之前、中 1/3 交界处,接近下鼻甲附着部。针尖斜向同侧眼外眦,旋转并刺入,当感到阻力顿时消失时,即为穿通窦壁。

(3)刺入后先抽吸,若有空气或脓液吸出,说明针已进入窦内。此时嘱患者头部前倾略低,做张口呼吸,然后以无菌生理盐水冲洗。

(4)冲洗后注入少量空气,轻轻冲出洗涤液,记录洗出脓液的性质,量,气味。如欲做脓液培养,应于洗前吸取。洗毕拔出穿刺针,鼻腔内用棉花填塞止血。

(5)穿刺点有选为经口上颌窦前壁经路,即经口腔前庭向牙尖窝进行穿刺者。

(三)注意事项

(1)穿刺部位及方向要准确,手持针要稳固,不能滑动。

(2)未确定刺入上颌窦前不要冲洗。

(3)针刺入后先抽吸,如为血液,应将穿刺针拔出少许,冲洗前不注入空气。冲洗时不能用力过大,以免发生气栓。

(4)如注入生理盐水遇到阻力,可能穿刺针在窦内软组织中,也可能是窦口阻塞。应改换针的位置,并以 1%麻黄素生理盐水棉片使其收缩鼻道以开放窦口。

(5)拔出针后如遇出血不止,应用浸有 1%～3%麻黄素生理盐水或 1：1000 肾上腺素棉片紧填下鼻道止血。

(6)穿刺中注意观察患者状态,表情、面色,有发生昏厥等意外情况,须停止穿刺。平卧休息,并给予必要的处理。

第四节　常用小手术

一、换药与拆线术

换药和拆线是手术过程的最后阶段,它有去除不利因素,促进早日愈合的作用。因此,实习医生必须正确掌握。

(一)换药

1.目的

(1)对化妆性创口进行清洁消毒,清除坏死组织,脓液、异物等,促进肉芽组织生长,加速创面的愈合。

(2)清洁创口予以换药,目的是观察创口有无感染,肉芽组织生长是否良好。

(3)愈合创口换药是为了拆除缝线。

2.步骤

(1)用手取下外层绷带和敷料,贴近创口的敷料,用无菌摄取下。如敷料与创口粘连,可用无菌盐水或过氧化氢浸湿后揭下,不要硬揭。揭敷料的方向应和切口的方向一致。

(2)用酒精棉球消毒创口边缘皮肤,顺序应由内向外,防止酒精流入创口。

(3)用无菌盐水棉球轻轻蘸洗创口,禁止棉球摩擦创口,以防损伤肉芽组织。

(4)创口用药,根据情况而定。清洁的创面,用油纱覆盖,轻度感染的创口,用生理盐水湿敷;有脓的创口,用0.1%利凡诺溶液或0.02%呋喃西林浴液湿敷,必要时用橡皮管或导尿管插入创口内,用生理盐水或上述药液冲洗数次,创口清洁后,用浸有上述药液的纱布条疏松地填塞;如有坏死组织应予以剪除,肛瘘,肠瘘或结肠造口周围皮肤由于经常受胃肠分泌液的刺激,宜用复方氧化锌糊剂涂于创口周围皮肤保护之,否则易产生皮肤糜烂或皮炎。

(5)放置在创口内的引流条在每天换药时都要转动或松动一下,防止与组织发生粘连。同时应注意橡皮管是否通畅,必要时可清洁后重新插入。所有引流管或橡皮条都需用安全别针固定,以防滑脱。

(6)创口处理好后,用纱布覆盖,如渗液或脓液较多,应加用棉垫,胶布固定。四肢创口用胶布固定后,应加绷带包扎,以免敷料松动。四肢胶布的固定只能贴周围的2/3～1/2,不可环绕股体,以免引起血液循环障碍。

3.注意事项

(1)凡能离床的患者应在换药室换药,不能离床的患者须在床边换药的,应避开打扫卫生、护理、治疗及开饭时间。

(2)医师当日有手术时,术前不做有菌伤口的换药。

(3)为促使伤口早愈,减少感染的机会,尽量少换药。对一期缝合的无菌伤口,一般不需换药,等到拆线时换药。如患者发热不退、创口疼痛、肿胀或有渗出时,应检查创口并换药。

(4)对清洁的肉芽创面,隔 1～2 天换药一次。有渗液的创面,每天或隔天换药。有脓或渗液较多的创口,每天应 1～2 次换药。

(5)对特殊感染或重度感染的创口,如绿脓杆菌,气性坏疽杆菌感染,应将换下的敷料焚烧处理,换药用具也应分开消毒使用。

(二)拆线

1.拆线日期

头、面,颈部切口 3～4 天,胸腹部小切口(如阑尾切口)5 天;胸腹大切口 7～8 天,四肢切口 10～4 天,张力缝线 14 天。拆线如发现愈合不良,可先作间隔拆线,2～3 天后再将剩余的缝线拆除。

2.操作方法

(1)按一般换药方法将创口清洁消毒后,将线结用镊子轻轻提起,用剪刀插入线结下,紧贴针眼将线剪断。

(2)拉出缝线。注意拉出缝线的方向应向拆线的一侧,动作要轻巧。

(3)用盐水棉球轻轻清洁创缘,纱布覆盖、固定。

二、清创术

清创术是指从开放伤口中清除受玷污和失去活力的组织。操作方法如下:

(一)创面的刷洗

1.用具

无菌手套、刷子、肥皂水或肥皂以及特制刷手小桌。

2.麻醉

刷洗时要进行必要的麻醉,有活动性出血要采取止血措施。

3.刷洗范围

刷洗范围只限于伤肢及伤周缘的皮肤。而创面内的组织,一般不刷洗。如伤口内污染严重,并有草叶、锯末、泥沙等,可用软毛刷子洗刷创面。但操作要轻柔。刷洗要以伤口周缘开始直到周围健康组织相当范围为止。有条件者,应刷洗三遍。最后用生理盐水或清洁水冲洗干净。

4.刷洗后处理

刷洗后用消毒巾将伤口周围擦干,然后用碘酒、酒精消毒创面周围的皮肤。

(二)清创

是用刀、剪等器械切除受玷污和失去活力的组织。操作应按方向,层次循序进行。以顺时针或逆时针方向环绕伤口由浅及深,从皮肤、皮下组织,筋膜,肌肉,骨骼等层次进行清创。

(三)冲洗

用无菌生理盐水冲洗创面两次,以清洁创面和冲去组织残渣。用 1∶1000 新洁尔灭溶液浸泡创面,如伤口时间较长者需用 3‰过氧化氢溶液浸泡,可减少厌氧菌的感染。伤口冲洗后,要更换手术台最上层的无菌单,清创用过的器械及手术人员的双手也必须用新洁尔灭浸泡消毒,然后进行缝合。

三、体表脓肿切开引流术

浅表感染已形成脓肿,采取切开引流,使脓液不断排出,脓腔缩小而愈合

(一)浅表脓肿切开引流

(1)以 0.5%～1%,普鲁卡因溶液作脓肿表面的局部浸润麻醉。

(2)用尖刀将中心部迅速挑开,以纱布拭去脓液,必要时可轻压四周,促进脓液排尽。

(3)将油纱布条或小橡皮片放入脓腔引流,用纱布包扎。

(二)痈地切开引流

(1)可采用静脉全身麻醉。

(2)在痈的肿胀处作"十"字形切口,切口深度须达痈的底部,长度须达正常皮肤边缘,用有齿镊或鼠齿钳夹住皮瓣的角,以利刀作潜行分离,使其与下面的组织分开。

(3)翻开皮瓣,清除皮下全部腐烂和坏死组织。如深筋膜已坏死,也应切除。创面用过氧化氢清洗后,用油纱布填塞止血、包扎。除非皮肤已坏死,否则应尽量多保留些皮瓣,以免术后疤痕收缩,影响功能。

(4)如病变稍大,而中央尚未坏死,可采用"十"字形切口,或多纵形切口,以保证充分引流。

(三)乳房脓肿切开引流术

(1)一般采用静脉全身麻醉。

(2)选择波动最明显处,一般采用与乳房呈放射状切口,如位于乳晕部浅表脓肿可作乳晕旁弧形切口,深部巨大乳房后脓肿可沿乳房下皱襞作弧形切口。

(3)切开皮肤和皮下组织。用血管钳向脓腔内插入,稍用力撑开,即见脓液涌出。在体侧用弯盘接好,手指伸入脓腔探查,并分离间隙。如脓腔较大,为引流通畅起见,于脓腔另一端再作切口,贯穿引流。

(4)脓腔内以 3%的过氧化氢冲洗后,再以生理盐水冲洗,放置橡皮管引流,皮肤不做缝合,创口以油纱布填塞后包扎。

四、牵引术

牵引是利用力学作用的原理,对组织或骨骼进行牵拉,以达到治疗目的所采用的一种方法。可分为固定牵引,平衡牵引和固定与平衡联合牵引三种类型。其方法有皮肤牵引和骨牵引。

(一)皮肤牵引(间接牵引)

1.适应证

(1)小儿及老弱患者的骨折牵引。

(2)关节的矫形与固定。

2.操作方法

(1)准备用物。

牵引架,胶布,扩展板,绷带,牵引绳,滑轮,牵引锤等。

(2)操作。

1)用温水清洗肢体皮肤。2)将胶布剪成长度为骨折端至肢体远端下 10cm 的 2 位,宽度为患肢最细部位周径的1/2,胶布条中间处剪洞贴在扩展板上,两端作叉状剪开。

3）皮肤上涂复方安息香酊。

4）助手握患肢远端沿纵轴方向略加牵引,术者将胶布沿纵轴在骨折线以下的内、外两侧平贴。

5）用绷带自远向近缠绕胶布固定处。

6）将牵引绳穿过扩展板,近端打结,远端通过滑轮悬挂牵引锤。

3.注意事项

(1)患肢有静脉曲张,皮炎,外伤时不宜用此法。

(2)禁用环形或交叉缠绕法粘贴胶布。

(3)勿体皮肤皱褶或挤缩在胶布内。

(4)牵引重量不宜太重,一般不超过 5kg。

(5)观察患肢血运情况及是否发生皮炎。

(6)经常注意牵引装置是否有效。

(二)骨牵引适应证

(1)颈椎骨折、脱位。

(2)肢体开放性骨折,或下肢有明显肿胀或静脉曲张者。

(3)肌力强大的成年人的骨折或脱位。

1.操作方法

(1)准备用物。

1)手术用具有局麻,消毒及切开用物,牵引针、手摇骨钻。

2)牵引用具有牵引弓、架、绳、锤、滑轮等。

(2)操作。

1)局部消毒后作浸润麻醉。

2)经皮肤作小切口。

3)用手摇钻将牵引钢针平行钻过骨骼,到针尖穿出对侧皮肤且两侧露出皮外的钢针长短相等时止。

4)套上牵引弓,连接牵引绳,再连过滑轮,悬吊牵引锤。

5)钢针两端套上无菌小瓶。

2.注意事项

(1)穿钢针时,应严格无菌操作。

(2)患者卧硬板床,且床头或床尾抬高 15～30cm,以形成反牵引力。

(3)防止针眼处感染。每日用 70% 酒精滴涂 1～2 次;不可随意左右移动牵引针,禁止揭除血痂。

(4)保持牵引装置的有效使用,经常检查牵引效果。

(5)预防垂足畸形、压疮的发生。

(6)预防呼吸道和泌尿道的并发症。

(7)鼓励患者进行功能锻炼。

五、骨折患者的急救

(一)目的

用简而有效的方法抢救生命、保护患肢,迅速运送至附近医院。

(二)方法

1.一般处理

(1)首先抢救生命,如有休克出现,应注意保暖,有条件时立即输血、输液,对有颅脑复合伤而处于昏迷的患者,应保证呼吸道的通畅。

(2)闭合性骨折的患者患肢,尽量避免搬动,如有损伤血管、神经的危险,可尽量消除显著的移位,然后用夹板固定。肢体肿胀严重的应解除衣服的约束。

2.创口包扎

(1)大多数的创口出血,可用绷带或布类。压迫包扎止血即可。

(2)大血管出血时,可用止血带,应记录应用时间。

(3)创口或骨折端已污染,但未压迫血管神经时,不应立即复位。倘若污染的骨折端自行滑入,入院后向负责医师说明。

3.妥善固定

就是用妥善方法把骨折的肢体固定起来。由此可避免加重损伤,减轻疼痛、防止休克和便于运输。

(1)有显著移位时,可用手力牵引患肢,挺直后固定。

(2)用夹板或就地取材,如木棍、木板、步枪等,放于骨折处两侧,然后用绷带或绳子将其绑在伤肢上。

(3)现场一无所有时,可将受伤的上肢绑在胸部,将受伤的下肢同健肢一起绑起来。

(4)脊柱骨折的患者,禁忌脊柱前屈、旋转等活动,搬运时应由三人以平托法轻放于平板后平稳运送。

(5)对疑有颈椎骨折的患者,应平卧于木板,颈部两侧填塞布类,以限制颈椎各方向的活动。

4.迅速运输

妥善固定后应迅速,平稳地送往医院。运送途中应注意全身情况及创口出血情况,发现问题,及时处理。

第二篇　内科常见疾病护理

第二章　内科病证诊疗护理

第四章　呼吸内科常见疾病的护理

第一节　急性呼吸道感染

急性呼吸道感染通常包括急性上呼吸道感染和急性气管－支气管炎。急性上呼吸道感染是鼻腔、咽或喉部急性炎症的总称，常见病原体为病毒，仅有少数由细菌引起。本病全年皆可发病，但冬春季节多发，具有一定的传染性，有时引起严重的并发症，应积极防治。急性气管－支气管炎是指感染、物理、化学、过敏等因素引起的气管－支气管黏膜的急性炎症，可由急性上呼吸道感染蔓延而来。多见于寒冷季节或气候多变时。

一、病因及发病机制

（一）急性上呼吸道感染

急性上呼吸道感染约有70％～80％由病毒引起，其中主要包括流感病毒、副流感病毒、呼吸道合胞病毒、腺病毒、鼻病毒等。由于感染病毒类型较多，又无交叉免疫，人体产生的免疫力较弱且短暂，同时在健康人群中有病毒携带者，故一个人可有多次发病。细菌感染约占20％～30％，可直接或继病毒感染之后发生，以溶血性链球菌最为多见，其次为流感嗜血杆菌、肺炎球菌和葡萄球菌等，偶见革兰阴性杆菌。当全身或呼吸道局部防御功能降低时，尤其是年老体弱或有慢性呼吸道疾病者更易患病，原先存在于上呼吸道或外界侵入的病毒和细菌迅速繁殖，引起本病。通过含有病赤的飞沫或被污染的用具传播，引起发病。

（二）急性气管－支气管炎

急性气管－支气管炎由病毒、细菌直接感染，或急性上呼吸道病毒（如腺病毒、流感病毒）、细菌（如流感嗜血杆菌、肺炎链球菌）感染迁延而来，也可在病毒感染后继发细菌感染，亦可为衣原体和支原体感染。过冷空气、粉尘、刺激性气体或烟雾的吸入使气管－支气管黏膜受到急性刺激和损伤，引起本病。花粉、有机粉尘、真菌孢子等的吸入以及对细菌蛋白质过敏等，均可引起气管－支气管的变态反应。寄生虫（如钩虫、蛔虫的幼虫）移行至肺，也可致病。

二、临床表现

（一）急性上呼吸道感染

主要症状和体征个体差异大，根据病因不同可有不同类型，各型症状，体征之间无明显界定，也可互相转化。

1.普通感冒

普通感冒又称急性鼻炎或上呼吸道卡他，以鼻咽部卡他症状为主要表现，俗称"伤风"。成人多为鼻病毒所致，起病较急，初期有咽干、咽痒或咽痛，同时或数小时后有打喷嚏、鼻塞、流清水样鼻涕，2～3日后分泌物变稠，伴咽鼓管炎可引起听力减退，伴流泪、味觉迟钝、声嘶、少量咳嗽、低热不适、轻度畏寒和头痛。检查可见鼻腔黏膜充血、水肿、有分泌物，咽部轻度充血。

如无并发症,一般经 5～7 日痊愈。

2.流行性感冒

流行性感冒(简称流感)则由流感病毒引起,起病急,鼻咽部症状较轻,但全身症状较重,伴高热、全身酸痛和眼结膜炎症状。而且常有较大或大范围的流行。

3.病毒性咽炎和喉炎

临床特征为咽部发痒,不适和灼热感、声嘶、讲话困难、咳嗽、咳嗽时咽喉疼痛,无痰或痰呈黏液性,有发热和乏力,伴咽下疼痛时,常提示有链球菌感染,体检发现咽部明显充血和水肿、局部淋巴结肿大且触痛,提示流感病毒和腺病毒感染,腺病毒咽炎可伴有眼结膜炎。

4.疱疹性咽峡炎

主要由柯萨奇病毒 A 引起,夏季好发。有明显咽痛、常伴有发热,病程约一周。体检可见咽充血,软腭、腭垂、咽和扁桃体表面有灰白色疱疹及浅表溃疡,周围有红晕。多见儿童,偶见于成人。

5.咽结膜热

常为柯萨奇病毒、腺病毒等引起。夏季好发,游泳传播为主,儿童多见。表现为发热、咽痛、畏光、流泪、咽及结膜明显充血。病程约 4～6 日。

6.细菌性咽-扁桃体炎

多由溶血性链球菌感染所致,其次为流感嗜血杆菌、肺炎球菌、葡萄球菌等引起。起病急,咽痛明显、伴畏寒、发热,体温超过 39℃。检查可见咽部明显充血,扁桃体充血肿大,其表面有黄色点状渗出物,颌下淋巴结肿大伴压痛,肺部无异常体征。

(二)急性气管-支气管炎

起病较急,常先有急性上呼吸道感染的症状,继之出现干咳或少量黏液性痰,随后可转为黏液脓性或脓性痰液,痰量增多,咳嗽加剧,偶可痰中带血。全身症状一般较轻,可有发热,38℃左右,多于 3～5 日后消退。咳嗽、咳痰为最常见的症状,常为阵发性咳嗽,咳嗽、咳痰可延续 2～3 周才消失,如迁延不愈,则可演变为慢性支气管炎。呼吸音常正常或增粗,两肺可听到散在干湿性啰音。

三、护理

(一)护理目标

患者躯体不适缓解,日常生活不受影响;体温恢复正常;呼吸道通畅;睡眠改善;无并发症发生或并发症被及时控制。

(二)护理措施

1.一般护理

注意隔离患者,减少探视,避免交叉感染。患者咳嗽或打喷嚏时应避免对着他人。患者使用的餐具,痰盂等用具应按规定消毒,或用一次性器具,回收后焚烧弃去。多饮水,补充足够的热量,给予清淡易消化、高热量、丰富维生素、富含营养的食物。避免刺激性食物,戒烟、酒。患者以休息为主,特别是在发热期间。部分患者往往因剧烈咳嗽而影响正常的睡眠,可给患者提供容易入睡的休息环境,保持病室适宜温度、湿度和空气流通。保证周围环境安静,关闭门窗。指导患者运用促进睡眠的方式,如睡前泡脚、听音乐等。必要时可遵医嘱给予镇咳、祛痰或镇静药物。

2.病情观察

关注疾病流行情况、鼻咽部发生的症状、体征及血常规和X线胸片改变。注意并发症,如耳痛、耳鸣、听力减退、外耳道流脓等提示中耳炎;如头痛剧烈、发热、伴脓涕、鼻窦有压痛等,提示鼻窦炎;如在恢复期出现胸闷、心悸、眼睑水肿、腰酸和关节痛等提示心肌炎、肾炎或风湿性关节炎,应及时就诊。

3.对症护理

(1)高热护理:体温超过37.5℃,应每4h测体温1次,观察体温过高的早期症状和体征,体温突然升高或骤降时,应随时测量和记录,并及时报告医师。体温>39℃时,要采取物理降温。降温效果不好可遵照医嘱选用适当的解热剂进行降温。患者出汗后应及时处理,保持皮肤的清洁和干燥,并注意保暖。鼓励多饮水。

(2)保持呼吸道通畅:清除气管、支气管内分泌物,减少痰液在气管、支气管内的聚积。指导患者采取舒适的体位进行有效咳嗽。观察咳痰情况,如痰液较多且黏稠,可嘱患者多饮水,或遵照医嘱给予雾化吸入治疗,以湿润气道、利于痰液排出。

4.用药护理

(1)对症治疗:选用抗感冒复合剂或中成药减轻发热、头痛,减少鼻,咽充血和分泌物,如对乙酰氨基酚(扑热息痛)、银翘解毒片等。干咳者可选用右美沙芬、喷托维林(咳必清)等;咳嗽有痰可选用复方氯化铵合剂、溴己新(必嗽平),或雾化祛痰。咽痛者可含服喉片或草珊瑚片等。气喘者可用平喘药,如特布他林、氨茶碱等。

(2)抗病毒药物:早期应用抗病毒药有一定疗效,可选用利巴韦林、奥司他韦、金刚烷胺、吗啉胍和抗病毒中成药等。

(3)抗菌药物:如有细菌感染,最好根据药物敏感试验选择有效抗菌药物治疗,常可选用大环内酯类、青霉素类、氟喹诺酮类及头孢菌素类。

根据医嘱选用药物,告知患者药物的作用,可能发生的不良反应和服药的注意事项,如按时服药;应用抗生素者,注意观察有无迟发过敏反应发生;对于应用解热镇痛药者注意避免大量出汗引起虚脱等。发现异常及时就诊等。

5.心理护理

急性呼吸道感染预后良好,多数患者于一周内康复,仅少数患者可因咳嗽迁延不愈而发展为慢性支气管炎,患者一般无明显心理负担。但如果咳嗽较剧烈,加之伴有发热,可能会影响患者的休息、睡眠,进而影响工作和学习,个别患者产生急于缓解咳嗽等症状的焦虑情绪。护理人员应与患者进行耐心、细致的沟通,通过对病情的客观评价,解除患者的心理顾虑,建立治疗疾病的信心。

6.健康指导

(1)疾病知识指导:帮助患者和家属掌握急性呼吸道感染的诱发因素及本病的相关知识,避免受凉、过度疲劳,注意保暖;外出时可戴口罩,避免寒冷空气对气管、支气管的刺激。积极预防和治疗上呼吸道感染,症状改变或加重时应及时就诊。

(2)生活指导:平时应加强耐寒锻炼,增强体质,提高机体免疫力。有规律生活,避免过度劳累。室内空气保持新鲜、阳光充足。少去人群密集的公共场所。戒烟、酒。

（三）护理评价

患者舒适度改善；睡眠质量提高；未发生并发症或发生后被及时控制。

第二节 支气管哮喘

支气管哮喘（简称哮喘）是由多种细胞（如嗜酸性粒细胞、肥大细胞、T 淋巴细胞、中性粒细胞、气道上皮细胞等）和细胞组分参与的气道慢性炎症性疾病。这种慢性炎症导致气道高反应性和广泛多变的可逆性气流受限，并引起反复发作性的喘息，气急、胸闷或咳嗽等症状，常在夜间和（或）清晨发作和加重，多数患者可自行缓解或治疗后缓解。支气管哮喘如贻误诊治，随病程的延长可产生气道不可逆性狭窄和气道重塑。因此，合理的防治至关重要。

一、病因及发病机制

（一）病因

本病的病因不十分清楚。目前认为哮喘是多基因遗传病，受遗传因素和环境因素双重影响。

1.遗传因素

哮喘发病具有明显的家族集聚现象，临床家系调查发现，哮喘患者亲属患病率高于群体患病率，且亲缘关系越近患病率越高；病情越严重，其亲属患病率也越高。

2.环境因素

主要为哮喘的激发因素，如下。

（1）吸入性变应原：如尘螨、花粉、真菌、动物毛屑、二氧化硫、氨气等各种特异和非特异性吸入物。

（2）感染：如细菌、病毒、原虫、寄生虫等。

（3）食物：如鱼、虾、蟹、蛋类、牛奶等。

（4）药物：如普萘洛尔、阿司匹林等。

（5）其他：如气候改变、运动、妊娠等。

（二）发病机制

哮喘的发病机制非常复杂，变态反应、气道炎症、气道反应性增高和神经等因素及其相互作用被认为与哮喘的发病关系密切。其中气道炎症是哮喘发病的本质，而气道高反应性是哮喘的重要特征。根据变应原吸入后哮喘发生的时间，可分为速发性哮喘反应（IAR）、迟发性哮喘反应（LAR）和双相型哮喘反应（DAR）。IAR 在吸入变应原的同时立即发生反应，15～30min 达高峰，2h 逐渐恢复正常。LAR 约在吸入变应原 6h 左右发作，持续时间长，症状重，常呈持续性哮喘表现，为气道慢性炎症反应的结果。

二、临床表现

（一）症状

典型表现为发作性呼气性呼吸困难或发作性胸闷和咳嗽，伴有哮鸣音。严重者呈强迫坐位或端坐呼吸，甚至出现发绀等；干咳或咳大量泡沫样痰。哮喘发作前常有干咳、呼吸紧迫感、连打喷嚏、流泪等先兆表现;有时仅以咳嗽为唯一的症状(咳嗽变异性哮喘)。哮喘症状可在数分钟内发作,经数小时至数天,用支气管舒张药可缓解或自行缓解。在夜间及凌晨发作和加重常是哮喘的特征之一。有些青少年,在运动时出现咳嗽、胸闷和呼吸困难(运动性哮喘)。

(二)体征

发作时胸部呈过度充气征象,双肺可闻及广泛的哮鸣音,呼气音延长。严重者可有辅助呼吸肌收缩加强,心率加快、奇脉、胸腹反常运动和发绀。但在轻度哮喘或非常严重哮喘发作时,哮鸣音可不出现,称之为寂静胸。非发作期可无阳性体征。

三、分期

根据临床表现哮喘分为急性发作期、慢性持续期和缓解期。

(一)急性发作期

急性发作期是指气促、咳嗽、胸闷等症状突然发生,常有呼吸困难,以呼气流量降低为其特征,常因接触刺激物或治疗不当所致。

(二)慢性持续期

在哮喘非急性发作期,患者仍有不同程度的哮喘症状或 PEF 降低。根据临床表现和肺功能可将慢性持续期的病情程度分为 4 级。

1.间歇发作(第一级)

(1)临床表现:症状<每周 1 次,短暂发作,夜间哮喘症状<每月 2 次。

(2)肺功能改变:$FEV_1 \geq 80\%$ 预计值或 $PEF \geq 80\%$ 个人最佳值,PEF 或 FEV_1 变异率<20%。

2.轻度持续(第二级)

(1)临床表现:症状≥每周 1 次,但<每日 1 次,可能影响活动及睡眠,夜间哮喘>每月 2 次,但<每周 1 次。

(2)肺功能改变:$FEV_1 \geq 80\%$ 预计值或 $PEF \geq 80\%$ 个人最佳值,PEF 或 FEV_1 变异率 20%~30%。

3.中度持续(第三级)

(1)临床表现:每日有症状,影响活动及睡眠,夜间哮喘症状≥每周 1 次。

(2)肺功能改变:FEV_1 60%~79% 预计值或 PEF 60%~79% 个人最佳值,PEF 或 FEV_1 变异率>30%。

4.重度持续(第四级)

(1)临床表现:每日有症状,频繁发作,经常出现夜间哮喘活动,体力活动受限。

(2)肺功能改变:$FEV_1 < 60\%$ 预计值或 $PEF < 60\%$ 个人最佳值,PEF 或 FEV_1 变异率>30%。

(三)缓解期

缓解期系指经过或未经过治疗症状体征消失,肺功能恢复到急性发作前水平,并维持 4 周以上。

四、护理

(一)护理目标

患者呼吸困难缓解,能进行有效呼吸;痰液能排出;能正确使用雾化吸入器;未发生并发症。

(二)护理措施

支气管哮喘目前尚无根治的方法。护理措施和治疗的目的为控制症状,防止病情恶化,尽可能保持肺功能正常,维持正常活动能力(包括运动),避免治疗不良反应,防止不可逆气道阻塞,避免死亡。

1.一般护理

(1)环境与体位:提供安静、舒适、温湿度适宜的环境,保持室内清洁、空气流通。脱离变应原非常必要,找到引起哮喘发作的变应原或其他非特异刺激因素,并使患者迅速脱离,这是防治哮喘最有效的方法。病室不宜布置花草,避免使用羽绒或蚕丝织物。发作时,协助患者采取舒适的半卧位或坐位,或用过床桌使患者伏桌休息,以减轻体力消耗。

(2)饮食护理:大约20%的成年人和50%的哮喘患儿可因不适当饮食而诱发或加重哮喘。护理人员应帮助患者找出与哮喘发作的有关食物。哮喘患者的饮食以清淡、易消化、高蛋白,富含维生素 A、维生素 C、钙食物为主,如哮喘发作与进食某些异体蛋白如鱼、虾、蟹、蛋类、牛奶等有关,应忌食;某些食物添加剂如酒石黄、亚硝酸盐(制作糖果,糕点用于漂白、防腐)也可诱发哮喘发作,应当引起注意。慎用或忌用某些引起哮喘的药物,如阿司匹林或阿司匹林的复方制剂。戒酒、戒烟。哮喘发作时,患者呼吸增快、出汗,极易形成痰栓阻塞小支气管,若无心、肾功能不全时,应鼓励患者饮水 2000~3000mL/d,必要时,遵医嘱静脉补液,注意输液速度。

(3)保持身体清洁舒适:哮喘患者常会大量出汗,应每日以温水擦浴,勤换衣服和床单,保持皮肤的清洁、干燥和舒适。协助并鼓励患者咳嗽后用温水漱口,保持口腔清洁。

(4)氧疗护理:重症哮喘患者常伴有不同程度的低氧血症存在,应遵医嘱给予吸氧,吸氧流量为每分钟 1~3L,吸氧浓度一般不超过 40%。为避免气道干燥和寒冷气流的刺激而导致气道痉挛,吸入的氧气应尽量温暖湿润。

2.病情观察

观察哮喘发作的前驱症状,如鼻咽痒、喷嚏、流涕、眼痒等黏膜过敏症状;哮喘发作时,观察患者意识状态、呼吸频率、节律、深度及辅助呼吸肌是否参与呼吸运动等,监测呼吸音哮鸣音变化,监测动脉血气分析和肺功能情况,了解病情和治疗效果。呼吸困难时遵医嘱给予吸氧,注意氧疗效果;哮喘发作严重时,如经治疗病情无缓解,做好机械通气准备工作;加强对急性期患者的监护,尤其在夜间和凌晨易发生哮喘的时间段内,严密观察有无病情变化。

3.用药护理

(1)β₂肾上腺素受体激动剂(简称 β₂受体激动剂):是控制哮喘急性发作症状的首选药物,短效 β₂受体激动剂起效较快,但药效持续时间较短,一般仅维持 4~6h,常用药物有沙丁胺醇、特布他林等。长效 β₂受体激动剂作用时间均在 10~12h 以上,且有一定抗感染作用,如福莫特罗、沙美特罗及丙卡特罗等,用药方法可采用定量气雾剂(MDD 吸入、干粉吸入、持续雾化吸入等,也可用口服或静脉注射。首选吸入法,因药物直接作用于呼吸道,局部浓度高且作用迅速,所用剂量较小,全身性不良反应少。常用沙丁胺醇或特布他林,每日 3~4 次,每次 1~2喷。干粉吸入方便较易掌握。持续雾化吸入多用于重症和儿童患者,方法简单易于配合。β₂激动剂的缓(控)释型口服制剂,用于防治反复发作性哮喘和夜间哮喘。注射用药,用于严重哮喘,一般每次用量为沙丁胺醇 0.5mg,只在其他疗法无效时使用。指导患者按医嘱用药,不宜长期规律、单一、大量使用,否则会引起气道 β_2 受体功能下调,药物减效;由于本类药物(特别是短效制剂)无明显抗感染作用,故宜与吸入激素等抗感染药配伍使用。口服沙丁胺醇或特布他林时,观察有无心悸、骨骼肌震颤等不良反应。静脉点滴沙丁胺醇注意滴速 $2\sim4\mu g/min$,并注意有无心悸等不良反应。

(2)糖皮质激素:是当前控制哮喘发作最有效的药物。可分为吸入、口服和静脉用药。吸入治疗是目前推荐长期抗感染治疗哮喘的最常用的方法。常用吸入药物有倍氯米松、氟替卡松、莫米松等,起效慢,通常需规律用药一周以上方能起效。口服药物用于吸入糖皮质激素无效或需要短期加强的患者。有泼尼松、泼尼松龙,起始 $30\sim60mg/d$,症状缓解后逐渐减量至 $\leqslant10mg/d$。然后停用,或改用吸入剂。在重度或严重哮喘发作时,提倡及早静脉给药。吸入治疗药物全身性不良反应少,少数患者可出现口腔念珠菌感染、声音嘶哑或呼吸道不适,指导患者吸药后必须立即用清水充分漱口以减轻局部反应和胃肠吸收。全身用药应注意肥胖、糖尿病、高血压、骨质疏松、消化性溃疡等不良反应,口服用药宜在饭后服用,以减少对胃肠道黏膜的刺激。气雾吸入糖皮质激素可减少其口服量,当用吸入剂替代口服剂时,通常需同时使用两周后逐步减少口服量,指导患者不得自行减量或停药。

(3)茶碱类:是目前治疗哮喘的有效药物,通过抑制磷酸二酯酶,提高平滑肌细胞内的 cAMP 浓度,拮抗腺苷受体,刺激肾上腺分泌肾上腺素,增强呼吸肌的收缩;同时具有气道纤毛清除功能和抗感染作用。口服氨茶碱一般剂量每日 $6\sim10mg/kg$,控(缓)释茶碱制剂,可用于夜间哮喘。静脉给药主要应用于危、重症哮喘,静脉注射首次剂量 $4\sim6mg/kg$,注射速度不超过 $0.25mg/(kg \cdot min)$,静脉滴注维持量为 $0.6\sim0.8mg/(kg \cdot h)$ 日注射量一般不超过 $1.0g$。其主要不良反应为胃肠道、心脏和中枢神经系统的毒性反应。氨茶碱用量过大或静脉注射(滴注)速度过快可引起恶心、呕吐、头痛、失眠心律失常,严重者引起室性心动过速,抽搐乃至死亡。静脉注射时浓度不宜过高,速度不宜过快,注射时间宜在 $10min$ 以上,以防中毒症状发生,观察用药后疗效和不良反应,最好在用药中监测血药浓度,其安全有效浓度为 $6\sim15\mu g/mL$。发热、妊娠、小儿或老年有心、肝、肾功能障碍及甲状腺功能亢进者慎用。合用西咪替丁(甲氰米胍)、喹诺酮类、大环内酯类药物等可影响茶碱代谢而使其排泄减慢,应减少用量。茶碱缓释片或茶碱控释片由于药片有控释材料,不能嚼服,必须整片吞服。

(4)抗胆碱药:胆碱能受体(M 受体)拮抗剂,有舒张支气管及减少痰液的作用。常用异丙托溴铵吸入或雾化吸入,约 $10min$ 起效,维持 $4\sim6h$;长效抗胆碱药噻托溴铵作用维持时间可达 $24h$。

(5)其他:色苷酸钠是非糖皮质激素抗感染药物。对预防运动或过敏原诱发的哮喘最为有效。色背酸钠雾化吸入 $3.5\sim7mg$ 或干粉吸入 $20mg$,每日 $3\sim4$ 次。酮替酚和新一代组胺 H_1 受体拮抗剂阿司咪唑、曲尼斯特等对轻症哮喘和季节性哮喘有效,也可与 β_2 受体激动剂联合用药。色苷酸钠及尼多酸钠,少数病例可有咽喉不适、胸闷、偶见皮疹,孕妇慎用。抗胆碱药吸入后,少数患者可有口苦或口干感。白三烯(LT)拮抗剂具有抗感染和舒张支气管平滑肌的作用。白三烯调节剂的主要不良反应是较轻微的胃肠道症状,少数有皮疹、血管性水肿、转氨酶升高,停药后可恢复正常。

4.吸入器的正确使用

(1)定量雾化吸入器(MDI):MDI的使用需要患者协调呼吸动作,正确使用是保证吸入治疗成功的关键。根据患者文化层次、学习能力,提供雾化吸入器的学习资料。

MDI使用方法:打开盖子,摇匀药液,深呼气至不能再呼时,张口,将MDI喷嘴置于口中,双唇包住咬口,以慢而深的方式经口吸气,同时以手指按压喷药,至吸气末屏气10s,使较小的雾粒沉降在气道远端,然后缓慢呼气,休息3min后可再重复使用一次。指导患者反复练习,医护人员演示,直至患者完全掌握。

特殊MDI的使用:对不易掌握MDI吸入方法的儿童或重症患者,可在MDI上加储物罐,可以简化操作,增加吸入到下呼吸道和肺部的药物量,减少雾滴在口咽部沉积引起刺激,增加雾化吸入疗效。

(2)干粉吸入器:较常用的有蝶式吸入器、都保装置和准纳器。

蝶式吸入器:指导患者正确将药物转盘装进吸入器中,打开上盖至垂直部位(刺破胶囊),用口唇含住吸嘴用力深吸气,屏气数秒钟。重复上述动作3~5次,直至药粉吸尽为止。完全拉出滑盘,再推回原位(此时旋转转盘至一个新囊泡备用)。

都宝装置:使用时移去瓶盖,一手垂直握住瓶体,另一手握住底盖,先右转再向左旋转至听到“喀”的一声。吸入前先呼气,然后含住吸嘴,仰头,用力深吸气,屏气5~10s。

准纳器:使用时一手握住外壳,另一手的大拇指放在拇指柄上向外推动至完全打开,推动滑杆直至听到“咔哒”声,将吸嘴放入口中,经口深吸气,屏气10s。

5.心理护理

研究证明,精神因素在哮喘的发生发展过程中起重要作用,培养良好的情绪和战胜疾病的信心是哮喘治疗和护理的重要内容。哮喘患者的心理表现类型多种多样,可有抑郁焦虑、恐惧、性格的改变(如悲观、失望,孤独、脆弱,躁动、敌对、易于冲动、神经质、自卑等)、社会工作能力的下降(如自信心及适应能力下降、交际减少等)或自主神经紊乱的表现,如多汗、头晕、眼花、食欲减退、手颤、胸闷、气短、心悸等。针对哮喘患者心理障碍的情况,护理人员应体谅和同情患者的痛苦,尤其对于慢性哮喘治疗效果不佳的患者更应关心,给予心理疏导和教育,向患者解释避免不良情绪的重要性,多用鼓励性语言,减轻患者的心理压力,提高治疗的信心和依从性。

6.健康指导

(1)疾病知识指导:通过教育使患者能懂得哮喘虽不能彻底治愈,但只要坚持充分地正规治疗,完全可以有效地控制哮喘的发作,即患者可达到没有或仅有轻度症状,能坚持日常工作和学习。

(2)识别和避免触发因素:针对个体情况,指导患者有效控制可诱发哮喘发作的各种因素,如避免摄入引起过敏的食物;室内布局力求简洁,避免使用地毯、种植花草、不养宠物;经常打扫房间,清洗床上用品;避免接触刺激性气体及预防呼吸道感染;避免进食易引起哮喘的食物;避免强烈的精神刺激和剧烈的运动;避免大笑、大哭、大喊等过度换气动作;在缓解期应加强体育锻炼、耐寒锻炼及耐力训练,以增强体质。

(3)自我监测病情:识别哮喘加重的早期情况,学会哮喘发作时进行简单的紧急自我处理方法,学会利用峰流速仪来监测最大呼气峰流速(PEFR),做好哮喘日记为疾病预防和治疗提供参考资料。峰流速仪是一种可随身携带,能测量 PEFR 的一种小型仪器。使用方法是:取站立位,尽可能深吸一口气,然后用唇齿部分包住口含器后,以最快的速度,用一次最有力的呼气吹动游标滑动,游标最终停止的刻度,就是此次峰流速值。峰流速测定是发现早期哮喘发作最简便易行的方法,在没有出现症状之前,PEFR 下降,提示早期哮喘的发生。临床实验观察证实,每日测量的 PEFR 与标准的 PEFR 进行比较,不仅能早期发现哮喘发作,还能判断哮喘控制的程度和选择治疗措施。如果 PEFR 经常地、有规律地保持在 80%～100%,为安全区,说明哮喘控制理想;如果 PEFR 在 50%～80%,为警告区,说明哮喘加重,需及时调整治疗方案;如果 PEFR<50%,为危险区,说明哮喘严重,需要立即到医院就诊。

(4)用药指导:哮喘患者应了解自己所用的每种药的药名、用法及使用时的注意事项,了解药物的主要不良反应及如何采取相应的措施来避免。指导患者或家属掌握正确的药物吸入技术。一般先用 β_2 受体激动剂,后用糖皮质激素吸入剂。与患者共同制订长期管理、防止复发的计划。坚持定期随访保健,指导正确用药,使药物不良反应减至最少,受体激动剂使用量减至最小,甚至不用也能控制症状。

(5)心理－社会指导:保持有规律的生活和乐观情绪,积极参加体育锻炼,最大程度恢复劳动能力,特别向患者说明发病与精神因素和生活压力的关系。动员与患者关系密切的力量,如家人或朋友参与对哮喘患者的管理;为其身心健康提供各方面的支持,并充分利用社会支持系统。

(三)护理评价

患者呼吸平稳,肺部听诊呼吸音正常,哮鸣音消失。动脉血气检测结果维持在正常范围;患者能摄入足够的液体,痰液稀薄,容易咳出;患者能描述使用吸入器的目的、注意事项、正确掌握使用方法。

第三节　支气管扩张

支气管扩张是指直径大于 2mm 支气管由于管壁的肌肉和弹性组织破坏引起的慢性异常扩张。临床表现为慢性咳嗽,咳大量脓性痰和(或)反复咯血。患者多有童年麻疹、百日咳或支气管肺炎等病史。由于生活条件的改善,麻疹和百日咳疫苗的预防接种及抗生素的应用等,本病的发病率已明显减少。

一、病因及发病机制

(一)支气管－肺组织感染和阻塞

婴幼儿期支气管－肺组织感染是支气管扩张最常见的原因。由于儿童支气管管腔细和管壁薄,易阻塞,反复感染导致支气管壁各层组织,尤其是平滑肌和弹性纤维的破坏,削弱了对管壁的支撑作用。支气管炎症使支气管黏膜充血、水肿,分泌物阻塞管腔,致使引流不畅而加重感染。另外,支气管内膜结核引起管腔狭窄和阻塞、肺结核纤维组织增生和收缩牵拉、吸入腐蚀性气体、支气管曲真菌感染等均可损伤支气管壁,反复继发感染也可引起支气管扩张。肿瘤、异物、感染、支气管周围肿大的淋巴结或肺癌的压迫可使支气管阻塞导致肺不张,胸腔负压直接牵拉支气管管壁,导致支气管扩张。感染引起支气管阻塞,阻塞又加重感染,两者互为因果,促使支气管扩张的发生与发展。

(二)支气管先天性发育障碍和遗传因素

支气管先天发育障碍,如巨大气管-支气管症、Kartagener综合征(支气管扩张、鼻窦炎及内脏转位)、先天性软骨缺失症、支气管肺隔离症、肺囊性纤维化、遗传性 α_1-抗胰蛋白酶缺乏症、先天性免疫缺乏症等与发育和遗传因素有关的疾病也可伴有支气管扩张。

(三)全身性疾病

全身性疾病如类风湿关节炎、克罗恩病、溃疡性结肠炎、系统性红斑狼疮、人免疫缺陷病毒(HIV)感染等疾病可同时伴有支气管扩张。心肺移植术后也可因移植物慢性排斥发生支气管扩张。有些不明原因的支气管扩张患者体液免疫和(或)细胞免疫功能有不同程度的改变,提示支气管扩张可能与机体免疫功能失调有关。

二、临床表现

(一)症状

1.慢性咳嗽、大量脓痰

痰量与体位改变有关,这是由于分泌物积储于支气管的扩张部位,改变体位时分泌物刺激支气管黏膜引起咳嗽和排痰。严重度可用痰量估计:$<10mL/d$ 为轻度;$10\sim50mL/d$ 为中度;$>150mL/d$ 为重度。感染急性发作时,黄绿色脓痰量明显增加,每天可达数百毫升。感染时痰液静置后出现分层的特征:上层为泡沫,下悬脓性成分,中层为混浊黏液,下层为坏死组织沉淀物。厌氧菌感染时痰有臭味。

2.反复咯血

$50\%\sim70\%$ 的患者有不同程度的咯血,可为痰中带血或大量咯血,咯血量与病情严重程度、病变范围有时不一致。部分患者无咳嗽、咳痰,仅以反复咯血为唯一症状,临床上称为"干性支气管扩张",其病变多位于引流良好的上叶支气管,常见于结核性支气管扩张。

3.反复肺部感染

其特点为同一肺段反复发生感染并迁延不愈。

4.慢性感染中毒症状

可出现发热、乏力、食欲不振、消瘦、贫血等全身中毒症状。

(二)体征

早期或干性支气管扩张肺部体征可无异常,病变重或继发感染时,在下胸部、背部可闻及固定而持久的局限性粗湿啰音,有时可闻及哮鸣音,部分慢性患者有杵状指(趾)。

三、护理

(一)护理目标

患者能掌握有效咳痰技巧,营养得到改善,未发生并发症。

(二)护理措施

1.一般护理

(1)休息与活动:休息能减少肺活动度,避免因活动诱发咯血。急性感染或病情严重者应卧床休息。保持室内空气流通,维持适宜的温湿度,注意保暖。

(2)饮食护理:提供高热量、高蛋白质、富含维生素饮食,避免冰冷食物诱发咳嗽,少食多餐。指导患者在咳痰后及进食前后漱口,祛除痰臭,保持口腔清洁,促进食欲。为了稀释痰液,利于排痰,应鼓励患者多饮水,每日不少于 1500~2000mL。合并充血性心衰或肾脏疾病者应指导患者低盐饮食。

2.病情观察

观察痰液的量、颜色性质、气味,及与体位的关系,痰液静置后是否有分层现象,记录 24h 痰液排出量。观察咯血的颜色、性质及量。病情严重者需观察患者的缺氧情况,是否有呼吸困难、发绀、面色的改变。密切观察病情变化,警惕窒息的各种症状,并备好抢救药品和用品;注意患者有无发热、消瘦、贫血等全身症状。

3.体位引流

体位引流是利用重力作用促使呼吸道分泌物流入气管、支气管排出体外。应根据病变部位采取相应的体位进行引流。如体位引流排痰效果不理想可经纤维支气管镜吸痰及用生理盐水冲洗痰液,也可局部注入抗生素。

(1)引流前准备:引流前向患者说明体位引流的目的、过程和注意事项,消除顾虑,取得合作。同时监测生命体征和肺部听诊,明确病变部位。对于痰液黏稠者,可先用生理盐水雾化吸入。

(2)引流体位:根据病变部位和患者耐受程度采取适当的体位。原则上应使病变部位处于高处,引流支气管开口在下,利于痰液流入大支气管和气管排出。

(3)引流时间:要视病变部位、患者身体状况而定,一般每日 1~3 次,每次 15~20min;在空腹下进行。

(4)引流时的观察:引流时应有护士或家人协助,观察患者有无出汗、脉搏细弱、头晕、疲劳、面色苍白等症状,如出现咯血、头晕、发绀、心悸、呼吸困难等情况,应及时停止引流。评估患者对体位引流的耐受程度,在体位引流过程中,鼓励并指导患者作腹式深呼吸,辅以胸部叩击或震荡等措施。同时指导患者进行有效咳嗽,以提高引流效果。

(5)引流后的护理:引流后,协助患者休息,给予漱口,并记录痰量和性质,复查生命体征和肺部呼吸音及啰音变化。评价体位引流的效果。

4.咯血的护理

(1)饮食护理:大量咯血者暂时禁食,小量咯血者或大咯血停止后,宜进少量凉或温的流质饮食,多饮水、多食含纤维素食物,保持大便通畅,避免排便时增加腹压而引起再度咯血。

(2)休息与体位:小量咯血者应静卧休息,中量和大量咯血者需绝对卧床休息,保持病室安静,避免搬动患者。协助患者取平卧位,头偏向一侧,及时咯出或吸出呼吸道积血,防止血块阻塞呼吸道;或取患侧卧位(如肺结核),减少患侧活动度,防止病灶向健侧扩散,有利于健侧肺的通气功能。如若有窒息征象立即采取头低脚高体位,轻叩背部,排出血块,必要时做好气管插管或气管切开的准备。

(3)其他:告诉患者咯血时不能屏气,以免诱发喉头痉挛,血液引流不畅形成血块,导致窒息。保持呼吸道的通畅,嘱患者轻轻将气管内存留的积血咯出。及时为患者擦净血迹,漱口,保持口腔清洁、舒适,以防口腔异味刺激,再度引起咯血。

5.防止窒息的护理

(1)备好抢救物品,如吸引器,氧气、鼻导管、气管切开包、止血药、呼吸兴奋剂、升压药等抢救设备和药品。

(2)注意观察患者有无胸闷、气急、发绀、烦躁、面色苍白、大汗淋漓等异常表现,监测生命指征。

(3)痰液黏稠咳痰无力者,可经鼻腔吸痰,为防止吸痰引起低氧血症,重症患者应在吸痰前后加大吸氧浓度。

(4)咯血时劝告患者身心放松,不要屏气防止声门痉挛,应将气管内痰液和积血轻轻咳出,保持气道通畅。

(5)大咯血出现窒息征象时,立即取头低脚高 45°俯卧位,面部偏向一边,轻拍背部以利血块排出,迅速清除口鼻腔血凝块,必要时行气管插管或气管切开。

6.用药护理

治疗原则:保持呼吸道引流通畅,控制感染,处理咯血。必要时手术治疗。

(1)保持呼吸道通畅:遵医嘱应用祛痰药及支气管舒张药稀释脓痰和促进排痰,再经体位引流清除痰液,痰液引流和抗生素治疗同等重要,以减少继发感染及减轻全身中毒症状。祛痰药可选用溴己新或盐酸氨溴索。支气管舒张药在支气管痉挛时,用 β₂受体激动剂或异丙托溴铵喷雾吸入,或口服氨茶碱及其缓释制剂。

(2)控制感染:是急性感染期的主要治疗措施。轻症者可口服阿莫西林或第一、二代头孢菌素,喹诺酮类药物、磺胺类药物。重症患者特别是假单胞菌属细菌感染者,常选用抗假单胞菌抗生素,常需静脉给药,如头孢他啶、头孢吡肟和亚胺培南等。如有厌氧菌混合感染,加用甲硝唑或替硝唑,或克林霉素。雾化吸入庆大霉素或妥布霉素可改善气道分泌和炎症。

(3)抗生素、祛痰剂、支气管舒张药,掌握药物的疗效、剂量、用法和不良反应。

7.心理护理

该病迁延不愈,患者易产生悲观、焦虑心理;咯血时,又感到对生命造成严重威胁,会出现恐惧、甚至绝望的心理。医护人员态度应亲切,多与患者交谈,说明支气管扩张反复发作的原因及治疗进展,来帮助患者树立战胜疾病的信心,消除焦虑不安心理。咯血时,医护人员应陪伴及安慰患者,使患者情绪稳定,避免因情绪波动加重出血。

8.健康指导

(1)预防呼吸道感染:支气管扩张与感染密切相关。积极防治百日咳、麻疹、支气管肺炎、肺结核等呼吸道感染;及时治疗上呼吸道慢性病灶(如龋齿、扁桃体炎、鼻窦炎),避免受凉,预防感冒;减少刺激性气体吸入等措施。戒烟、避免烟雾和灰尘刺激有助于避免疾病的复发,防止病情恶化。

(2)疾病及保健知识的指导:帮助患者和家属了解疾病发生、发展与治疗、护理过程。与患者及家属共同制订长期防治的计划。指导患者自我监测病情,患者和家属应学会识别病情变化的征象,学会识别支气管扩张典型的临床表现;一旦发现症状加重,如痰量增多、血痰,呼吸困难加重、发热、寒战和胸痛等,应及时就诊。掌握有效咳嗽、雾化吸入、体位引流方法,以及抗生素的作用、用法,不良反应等。

(3)生活指导:讲明营养对机体康复的作用,使患者能主动摄取必需的营养素,以增加机体抗病能力。鼓励患者参加体育锻炼,建立良好的生活习惯,劳逸结合,消除紧张心理,防止病情进一步恶化。以维护心、肺功能状态。

(三)护理评价

患者能进行有效的咳嗽,将痰液咳出,保持呼吸道的通畅。能识别咯血的先兆,并采取有效的预防措施。症状消失或明显改善,未发生窒息。

第四节　肺炎

肺炎是指终末气道、肺泡和肺间质的炎症,可由病原微生物、理化因素、免疫损伤、过敏及药物所致。细菌性肺炎是最常见的肺炎,也是最常见的感染性疾病之一。尽管新的强效抗生素不断投入应用,但其发病率和病死率仍很高。

一、概述

(一)分类

1.解剖分类

(1)大叶性(肺泡性)肺炎:为肺实质炎症,通常并不累及支气管。病原体先在肺泡引起炎症,经肺泡间孔向其他肺泡扩散,导致部分或整个肺段、肺叶发生炎症改变。致病菌多为肺炎链球菌。

(2)小叶性(支气管)肺炎:指病原体经支气管入侵,引起细支气管,终末细支气管和肺泡的炎症。病原体有肺炎链球菌、葡萄球菌、病毒、肺炎支原体以及军团菌等。常继发于其他疾病,如支气管炎、支气管扩张、上呼吸道病毒感染以及长期卧床的危重患者。

(3)间质性肺炎:以肺间质炎症为主,病变累及支气管壁及其周围组织,有肺泡壁增生及间质水肿。可由细菌、支原体、衣原体、病毒或肺孢子菌等引起。

2.病因分类

(1)细菌性肺炎:如肺炎链球菌、金黄色葡萄球菌、甲型溶血性链球菌、肺炎克雷伯杆菌、流感嗜血杆菌、铜绿假单胞菌、棒状杆菌、梭形杆菌等引起的肺炎。

(2)非典型病原体所致肺炎:如支原体、军团菌和衣原体等。

(3)病毒性肺炎:如冠状病毒、腺病毒、呼吸道合胞病毒、流感病毒、麻疹病毒、巨细胞病毒、单纯疱疹病毒等。

(4)真菌性肺炎:如白念珠菌、曲霉、放射菌等。

(5)其他病原体所致的肺炎:如立克次体、弓形虫、寄生虫等。

（6）理化因素所致的肺炎：如放射性损伤引起的放射性肺炎、胃酸吸入、药物等引起的化学性肺炎等。

3.患病环境分类

（1）社区获得性肺炎：是指在医院外罹患的感染性肺实质炎症，也称院外肺炎，包括具有明确潜伏期的病原体感染而在入院后平均潜伏期内发病的肺炎。常见致病菌为肺炎链球菌、流感嗜血杆菌，卡他莫拉菌和非典型病原体。

（2）医院获得性肺炎：简称医院内肺炎，是指患者入院时既不存在、也不处于潜伏期，而于入院48h后在医院（包括老年护理院、康复院等）内发生的肺炎，也包括出院后48h内发生的肺炎。无感染高危因素患者的常见病原体依次为肺炎链球菌、流感嗜血杆菌、金黄色葡萄球菌、铜绿假单胞菌、大肠杆菌、肺炎克雷伯杆菌等；有感染高危因素患者的常见病原体依次为金黄色葡萄球菌、铜绿假单胞菌、肠杆菌属、肺炎克雷伯杆菌等。

（二）病因及发病机制

正常的呼吸道免疫防御机制（支气管内黏液－纤毛运载系统，肺泡巨噬细胞防御的完整性等）使气管隆凸以下的呼吸道保持无菌。肺炎的发生主要由病原体和宿主两个因素决定。如果病原体数量多、毒力强和（或）宿主呼吸道局部和全身免疫防御系统损害，即可发生肺炎。病原体可通过空气吸入、血行播散、邻近感染部位蔓延、上呼吸道定植菌的误吸引起社区获得性肺炎。医院获得性肺炎还可通过误吸胃肠道的定植菌（胃食管反流）和通过人工气道吸入环境中的致病菌引起。

二、肺炎链球菌肺炎

肺炎链球菌肺炎或称肺炎球菌肺炎，是由肺炎链球菌或称肺炎球菌所引起的肺炎，约占社区获得性肺炎的半数以上。通常急骤起病，以高热、寒战、咳嗽、血痰及胸痛为特征。X线胸片呈肺段或肺叶急性炎性实变，近年来因抗菌药物的广泛使用，致使本病的起病方式、症状及X线改变均不典型。

（一）临床表现

1.症状

起病多急骤，高热、寒战，全身肌肉酸痛，体温通常在数小时内升至39～40℃，高峰在下午或傍晚，或呈稽留热，脉率随之增速。可有患侧胸部疼痛，放射到肩部或腹部，咳嗽或深呼吸时加剧。痰少，可带血或呈铁锈色，食欲锐减，偶有恶心、呕吐、腹痛或腹泻，易被误诊为急腹症。

2.体征

患者呈急性病容，面颊绯红，鼻翼扇动，皮肤灼热、干燥，口角及鼻周有单纯疱疹；病变广泛时可出现发绀。有败血症者，可出现皮肤，黏膜出血点，巩膜黄染。早期肺部体征无明显异常，仅有胸廓呼吸运动幅度减小，叩诊稍浊，听诊可有呼吸音减低及胸膜摩擦音。肺实变时叩诊浊音、触觉语颤增强并可闻及支气管呼吸音。消散期可闻及湿啰音。心率增快，有时心律不齐。重症患者有肠胀气，上腹部压痛多与炎症累及膈胸膜有关。重症感染时可伴休克、急性呼吸窘迫综合征及神经精神症状，表现为神志模糊、烦躁、呼吸困难、嗜睡、谵妄、昏迷等。累及脑膜时有颈抵抗及出现病理性反射。

本病自然病程大致1～2周。发病5～10天，体温可自行骤降或逐渐消退；使用有效的抗菌药物后可使体温在 1～3 天内恢复正常。患者的其他症状与体征亦随之逐渐消失。

(二)护理

1.护理目标

体温恢复正常范围;患者呼吸平稳,发绀消失;症状减轻呼吸道通畅;疼痛减轻,感染控制未发生休克。

2.护理措施

(1)一般护理:①休息与环境:保持室内空气清新,病室保持适宜的温、湿度,环境安静、清洁、舒适。限制患者活动,限制探视,避免因谈话过多影响体力。要集中安排治疗和护理活动,保证足够的休息,减少氧耗量,缓解头痛、肌肉酸痛、胸痛等症状。②体位:协助或指导患者采取合适的体位。对有意识障碍患者,如病情允许可取半卧位,增加肺通气量;或侧卧位,以预防或减少分泌物吸入肺内。为促进肺扩张,每 2h 变换体位 1 次,减少分泌物淤积在肺部而引起并发症。③饮食与补充水分:给予高热量、高蛋白质、高维生素、易消化的流质或半流质饮食,以补充高热引起的营养物质消耗。宜少食多餐,避免压迫膈肌。若有明显麻痹性肠梗阻或胃扩张,应暂时禁食,遵医嘱给予胃肠减压,直至肠蠕动恢复。鼓励患者多饮水(1～2L/d),来补充发热、出汗和呼吸急促所丢失的水分,并利于痰液排出。轻症者无须静脉补液,脱水严重者可遵医嘱补液,补液有利于加快毒素排泄和热量散发,尤其是食欲差或不能进食者。心脏病或老年人应注意补液速度,过快过多易导致急性肺水肿。

(2)病情观察:监测患者神志、体温、呼吸、脉搏、血压和尿量,并做好记录。尤其应注意密切观察体温的变化。观察有无呼吸困难及发绀,及时适宜给氧。重点观察儿童、老年人、久病体弱者的病情变化,注意是否伴有感染性休克的表现。观察痰液颜色、性状和量,如肺炎球菌肺炎呈铁锈色,葡萄球菌肺炎呈粉红色乳状,厌氧菌感染者痰液多有恶臭等。

(3)对症护理。①高热的护理:体温超过 37.5℃,应每 4 小时测体温 1 次,观察体温过高的早期症状和体征,体温突然升高或骤降时,应随时测量和记录,并及时报告医师。体温＞39℃时,要采取物理降温。降温效果不好可遵照医嘱选用适当的解热剂进行降温。患者出汗后应及时处理,保持皮肤的清洁和干燥,并注意保暖。鼓励多饮水。②咳嗽、咳痰的护理:协助和鼓励患者有效咳嗽、排痰,及时清除口腔和呼吸道内痰液、呕吐物。痰液黏稠不易咳出时,在病情允许情况下可扶患者坐起,给予拍背,协助咳痰,遵医嘱应用祛痰药以及超声雾化吸入,稀释痰液,促进痰的排出。必要时吸痰,预防窒息。吸痰前,注意告知病情。③气急发绀的护理:监测动脉血气分析值,给予吸氧,提高血氧饱和度,改善发绀,增加患者的舒适度。氧流量一般为每分钟 4～6L,若为 COPD 患者,应给予低流量低浓度持续吸氧。注意观察患者呼吸频率、节律、深度等变化,皮肤色泽和意识状态有无改变,如果病情恶化,准备气管插管和呼吸机辅助通气。④胸痛的护理:维持患者舒适的体位。患者胸痛时,常随呼吸、咳嗽加重,可采取患侧卧位,在咳嗽时可用枕头等物夹紧胸部,必要时用宽胶布固定胸廓,以降低胸廓活动度,减轻疼痛。疼痛剧烈者,遵医嘱应用镇痛、止咳药,缓解疼痛和改善肺通气,如口服可卡因。⑤其他:鼓励患者经常漱口,做好口腔护理。口唇疱疹者局部涂液体石蜡或抗病毒软膏,防止继发感染。烦躁不安、谵妄、失眠者酌情使用地西泮或水合氯醛,禁用抑制呼吸的镇静药。

(4)感染性休克的护理。①观察休克的征象:密切观察生命体征、实验室检查和病情的变化。发现患者神志模糊、烦躁、发绀、四肢湿冷、脉搏细数、脉压变小、呼吸浅快、面色苍白、尿量减少（<30mL/h）等休克早期症状时，及时报告医师，采取救治措施。②环境与体位：应将感染性休克的患者安置在重症监护室，注意保暖和安全。取仰卧中凹位，抬高头胸部 20°，抬高下肢约 30°，有利于呼吸和静脉回流，增加心排出量。尽量减少搬动。③吸氧：应给高流量吸氧，维持动脉氧分压在 60mmHg 以上，改善缺氧状况。④补充血容量：快速建立两条静脉通路，遵医嘱给予右旋糖酐或平衡液以维持有效血容量，降低血液的黏稠度，防止弥散性血管内凝血。随时监测患者一般情况、血压、尿量、尿比重、血细胞比容等；监测中心静脉压，作为调整补液速度的指标，中心静脉压<5cmH_2O 可放心输液，达到 10cmH_2O 应慎重。以中心静脉压不超过 10cmH_2O，尿量每小时在 30mL 以上为宜。补液不宜过多过快，以免引起心力衰竭和肺水肿。若血容量已补足而 24h 尿量仍<400mL、尿比重<1.018 时，应及时报告医师，注意是否合并急性肾衰竭。⑤纠正酸中毒：有明显酸中毒可静脉滴注 5% 的碳酸氢钠，因其配伍禁忌较多，宜单独输入。随时监测和纠正电解质和酸碱失衡等。⑥应用血管活性药物的护理：遵医嘱在应用血管活性药物，如多巴胺、间羟胺（阿拉明）时，滴注过程中应注意防止液体溢出血管外，引起局部组织坏死和影响疗效。可应用输液泵单独静脉输入血管活性药物，根据血压随时调整滴速，维持收缩压在 90~100mmHg，保证重要器官的血液供应，改善微循环。⑦对因治疗：应联合、足量应用强有力的广谱抗生素控制感染。⑧病情转归观察：随时监测和评估患者意识、血压、脉搏、呼吸、体温、皮肤、黏膜、尿量的变化，判断病情转归。如患者神志逐渐清醒、皮肤及肢体变暖、脉搏有力、呼吸平稳规则、血压回升、尿量增多，预示病情已好转。

（5）用药护理：遵医嘱及时使用有效抗感染药物，注意观察药物疗效及不良反应。

抗菌药物治疗：一经诊断即应给予抗菌药物治疗，不必等待细菌培养结果。首选青霉素G，用药途径及剂量视病情轻重及有无并发症而定。对于成年轻症患者，可用 240 万 U/d，分 3 次肌内注射，或用普鲁卡因青霉素每 12h 肌内注射 60 万 U；病情稍重者，宜用青霉素 G 每天 240~480 万 U，每 6~8h 静脉滴注 1 次；重症及并发脑膜炎者，可增至每天 1000 万~3000 万 U，分 4 次静脉滴注；对青霉素过敏者或耐青霉素或多重耐药菌株感染者，可用呼吸氟喹诺酮类、头孢噻肟或头孢曲松等药物，多重耐药菌株感染者可用万古霉素、替考拉宁等。药物治疗 48~72h 后应对病情进行评价，治疗有效表现为体温下降、症状改善、白细胞逐渐降低或恢复正常等。如用药 72h 后病情仍无改善，需及时报告医师并作相应处理。

支持疗法：患者应卧床休息，注意补充足够蛋白质、热量及维生素。密切监测病情变化，注意防止休克。剧烈胸痛者，可酌情用少量镇痛药，如可卡因 15mg。不用阿司匹林或其他解热药，以免过度出汗、脱水及干扰真实热型，导致临床判断错误。鼓励饮水每日 1~2L，轻症患者不需常规静脉输液，确有失水者可输液，保持尿比重<1.020，血清钠<145mmol/L。中等或重症患者（PaO_2<60mmHg 或有发绀）应给氧。若有明显麻痹性肠梗阻或胃扩张，应暂时禁食、禁饮和胃肠减压，直至肠蠕动恢复。烦躁不安、谵妄、失眠者酌用地西泮 5mg 或水合氯醛 1~1.5g，禁用抑制呼吸的镇静药。

并发症的处理：经抗菌药物治疗后，高热常在 24h 内消退，或数日内逐渐下降。若体温降而复升或 3 天后仍不降者，应考虑肺炎链球菌的肺外感染，如脓胸、心包炎或关节炎等。持续发热的其他原因尚有耐青霉素的肺炎链球菌（PRSP）或混合细菌感染、药物热或并存其他疾病。肿瘤或异物阻塞支气管时,经治疗后肺炎虽可消散,但阻塞因素未除,肺炎可再次出现。约 10％～20％肺炎链球菌肺炎伴发胸腔积液者,应酌情取胸液检查及培养以确定其性质。若治疗不当,约 5％并发脓胸,应积极排脓引流。

(6)心理护理:患病前健康状态良好的患者会因突然患病而焦虑不安;病情严重或患有慢性基础疾病的患者则可能出现消极、悲观和恐慌的心理反应。要耐心给患者讲解疾病的有关知识,解释各种症状和不适的原因,讲解各项诊疗、护理操作目的、操作程序和配合要点,使患者清楚大部分肺炎治疗、预后良好。询问和关心患者的需要,鼓励患者说出内心感受,与患者进行有效的沟通。帮助患者祛除不良心理反应,树立治愈疾病的信心。

(7)健康指导。①疾病知识指导:让患者及家属了解肺炎的病因和诱因,有皮肤疖、痈、伤口感染、毛囊炎、蜂窝织炎时应及时治疗。避免受凉、淋雨、酗酒和过度疲劳,特别是年老体弱和免疫功能低下者,如糖尿病、慢性肺病、慢性肝病、血液病、营养不良、艾滋病等。天气变化时随时增减衣服,预防上呼吸道感染。可注射流感或肺炎免疫疫苗,使之产生免疫力。②生活指导:劝导患者要注意休息,劳逸结合,生活有规律。保证摄取足够的营养物质,适当参加体育锻炼,增强机体抗病能力。对有意识障碍、慢性病、长期卧床者,应教会家属注意帮助患者经常改变体位、翻身、拍背,协助并鼓励患者咳出痰液,有感染征象时及时就诊。③出院指导:出院后需继续用药者,应指导患者遵医嘱按时服药,向患者介绍所服药物的疗效、用法、疗程、不良反应,不能自行停药或减量。教会患者观察疾病复发症状,如出现发热、咳嗽、呼吸困难等不适表现时,应及时就诊。告知患者随诊的时间及需要准备的有关资料,如 X 线胸片等。

3.护理评价

患者体温恢复正常;能进行有效咳嗽,痰容易咳出,显示咳嗽次数减少或消失,痰量减少;休克发生时及时发现并给予及时的处理。

三、其他类型肺炎

(一)葡萄球菌肺炎

葡萄球菌肺炎是由葡萄球菌引起的急性肺部化脓性炎症。葡萄球菌的致病物质主要是毒素与酶,具有溶血、坏死、杀白细胞和致血管痉挛等作用。其致病力可用血浆凝固酶来测定,阳性者致病力较强,是化脓性感染的主要原因。但其他凝固酶阴性的葡萄球菌亦可引起感染。随着医院内感染的增多,由凝固酶阴性葡萄球菌引起的肺炎也不断增多。医院获得性肺炎中,葡萄球菌感染占 11％～25％。常发生于有糖尿病、血液病、艾滋病、肝病或慢性阻塞性肺疾病等原有基础疾病者。若治疗不及时或不当,病死率甚高。

1.临床表现

(1)症状:起病多急骤,寒战、高热,体温高达 39～40℃,胸痛,咳大量脓性痰,带血丝或呈脓血状。全身肌肉和关节酸痛,精神萎靡,病情严重者可出现周围循环衰竭。院内感染者常起病隐袭,体温逐渐上升,咳少量脓痰。老年人症状可不明显。

(2)体征:早期可无体征,晚期可有双肺散在湿啰音。病变较大或融合时可出现肺实变体征。但体征与严重的中毒症状和呼吸道症状不平行。

2.治疗要点

早期清除原发病灶,积极抗感染治疗,加强支持疗法,预防并发症。通常首选耐青霉素酶的半合成青霉素或头孢菌素,如苯唑西林、头孢呋辛等。对甲氧西林耐药株可用万古霉素、替考拉宁等治疗。疗程约 2~3 周,有并发症者需 4~6 周。

(二)肺炎支原体肺炎

肺炎支原体肺炎是由肺炎支原体引起的呼吸道和肺部的急性炎症。常同时有咽炎、支气管炎和肺炎。

肺炎支原体是介于细菌和病毒之间,兼性厌氧、能独立生活的最小微生物。健康人吸入患者咳嗽、打喷嚏时喷出的口鼻分泌物可感染,即通过呼吸道传播。病原体通常吸附宿主呼吸道纤毛上皮细胞表面,不侵入肺实质,抑制纤毛活动和破坏上皮细胞。其致病性可能与患者对病原体及其代谢产物的过敏反应有关。

支原体肺炎约占非细菌性肺炎的 1/3 以上,或各种原因引起的肺炎的 10%。以秋冬季发病较多,可散发或小流行,患者以儿童和青年人居多。

1.临床表现

(1)症状:通常起病缓慢,潜伏期 2~3 周,症状主要为乏力、咽痛、头痛、咳嗽、发热、食欲不振、肌肉酸痛等。多为刺激性咳嗽,咳少量黏液痰,发热可持续 2~3 周,体温恢复正常后可仍有咳嗽。偶伴有胸骨后疼痛。

(2)体征:可见咽部充血、颈部淋巴结肿大等体征。肺部可无明显体征,与肺部病变的严重程度不相称。

2.治疗要点

肺炎支原体肺炎首选大环内酯类抗生素,如红霉素。疗程一般为 2~3 周。

(三)病毒性肺炎

病毒性肺炎是由上呼吸道病毒感染,向下蔓延所致的肺部炎症。常见病毒为甲,乙型流感病毒、腺病毒、副流感病毒、呼吸道合胞病毒和冠状病毒等。患者可同时受一种以上病毒感染,气道防御功能降低,常继发细菌感染。病毒性肺炎为吸入性感染,常有气管一支气管炎。呼吸道病毒通过飞沫与直接接触而迅速传播,可暴发或散发流行。病毒性肺炎约占需住院的社区获得性肺炎的 8%,大多发生于冬春季节。密切接触的人群或有心肺疾病者、老年人等易受感染。

1.临床表现

(1)症状:一般临床症状较轻,与支原体肺炎症状相似。起病较急,发热、头痛、全身酸痛、乏力等较突出。有咳嗽、少痰或白色黏液痰、咽痛等症状。老年人或免疫功能受损的重症患者,可表现为呼吸困难、发绀、嗜睡、精神萎靡,甚至并发休克、心力衰竭和呼吸衰竭,严重者可发生急性呼吸窘迫综合征。

(2)体征:本病常无显著的胸部体征,病情严重者有呼吸浅速、心率增快、发绀、肺部干湿性啰音。

2.治疗要点

病毒性肺炎以对症治疗为主,板蓝根、黄芪、金银花、连翘等中药有一定的抗病毒作用。对某些重症病毒性肺炎应采用抗病毒药物,如选用利巴韦林、阿昔洛韦等。

(四)真菌性肺炎

肺部真菌感染是最常见的深部真菌病。真菌感染的发生是机体与真菌相互作用的结果,最终取决于真菌的致病性、机体的免疫状态及环境条件对机体与真菌之间关系的影响。广谱抗生素、糖皮质激素、细胞毒药物及免疫抑制剂的广泛使用,人免疫缺陷病毒(HIV)感染和艾滋病增多使肺部真菌感染的机会增加。

1.临床表现

真菌性肺炎多继发于长期应用抗生素、糖皮质激素、免疫抑制剂,细胞毒药物或因长期留置导管、插管等诱发,其症状和体征无特征性变化。

2.治疗要点

真菌性肺炎目前尚无理想的药物,两性霉素 B 对多数肺部真菌仍为有效药物,但由于其不良反应较多,使其应用受到限制。其他药物尚有氟胞嘧啶、米康唑、酮康唑、制霉菌素等也可选用。

(五)重症肺炎

目前重症肺炎还没有普遍认同的标准,各国诊断标准不一,但都注重肺部病变的范围,器官灌注和氧合状态。我国制定的重症肺炎标准为:①意识障碍。②呼吸频率＞30 次/分。③$PaO_2 < 60mmHg$,$PO_2/FiO_2 < 300$,需行机械通气治疗。④血压＜90/60mmHg。⑤胸片显示双侧或多肺叶受累,或入院 48h 内病变扩大≥50%。⑥少尿:尿量＜20mL/h,或每 4h＜80mL,或急性肾衰竭需要透析治疗。

第五节　肺脓肿

肺脓肿是由多种病原菌引起肺实质坏死的肺部化脓性感染。早期为肺组织的化脓性炎症,继而坏死、液化,由肉芽组织包绕形成脓肿。高热、咳嗽和咳大量脓臭痰为其临床特征。本病可见于任何年龄,青壮年男性及年老体弱有基础疾病者多见。自抗生素广泛应用以来,发病率有明显降低。

一、病因及发病机制

急性肺脓肿的主要病原体是细菌,常为上呼吸道、口腔的定植菌,包括需氧、厌氧和兼性厌氧菌。厌氧菌感染占主要地位,较重要的厌氧菌有核粒梭形杆菌、消化球菌等。常见的需氧和兼性厌氧菌为金黄色葡萄球菌、化脓链球菌(A 组溶血性链球菌)、肺炎克雷伯杆菌和铜绿假单胞菌等。免疫力低下者,如接受化学治疗、白血病或艾滋病患者其病原菌也可为真菌。根据不同病因和感染途径,肺脓肿可分为以下三种类型。

(一)吸入性肺脓肿

吸入性肺脓肿是临床上最多见的类型,病原体经口、鼻、咽吸入致病,误吸为最主要的发病原因。正常情况下,吸入物可由呼吸道迅速清除,但当由于受凉、劳累等诱因导致全身或局部免疫力下降时;在有意识障碍,如全身麻醉或气管插管、醉酒、脑血管意外时,吸入的病原菌即可致病。此外,也可由上呼吸道的慢性化脓性病灶,如扁桃体炎、鼻窦炎、牙槽脓肿等脓性分泌物经气管被吸入肺内致病。吸入性肺脓肿发病部位与解剖结构有关,常为单发性,由于右主支气管较陡直,且管径较粗大,因而右侧多发。病原体多为厌氧菌。

(二)继发性肺脓肿

继发性肺脓肿可继发于某些肺部疾病如细菌性肺炎、支气管扩张、空洞型肺结核、支气管肺癌、支气管囊肿等感染;支气管异物堵塞也是肺脓肿尤其是小儿肺脓肿发生的重要因素;邻近器官的化脓性病变蔓延至肺,如食管穿孔感染、膈下脓肿、肾周围脓肿及脊柱脓肿等波及肺组织引起肺脓肿。阿米巴肝脓肿可穿破膈肌至右肺下叶,形成阿米巴肺脓肿。

(三)血源性肺脓肿

血源性肺脓肿是因皮肤外伤感染、痈、疖、骨髓炎、静脉吸毒、感染性心内膜炎等肺外感染病灶的细菌或脓毒性栓子经血行播散至肺部引起小血管栓塞,产生化脓性炎症、组织坏死导致肺脓肿。金黄色葡萄球菌、表皮葡萄球菌及链球菌为常见致病菌。

二、临床表现

(一)症状

急性肺脓肿患者,起病急,寒战、高热,体温高达 39~40℃,伴有咳嗽、咳少量黏液痰或黏液脓性痰,典型痰液呈黄绿色、脓性,有时带血。炎症累及胸膜可引起胸痛。伴精神不振、全身乏力、食欲减退等全身毒性症状。如感染未能及时控制,于发病后 10~14 日可突然咳出大量脓臭痰及坏死组织,痰量可达 300~500mL/d,痰静置后分三层。厌氧菌感染时痰带腥臭味。一般在咳出大量脓痰后,体温明显下降,全身毒性症状随之减轻。约 1/3 患者有不同程度的咯血,偶有中、大量咯血而突然窒息死亡者。部分患者发病缓慢,仅有一般的呼吸道感染症状。血源性肺脓肿多先有原发病灶引起的畏寒、高热等全身脓毒血症的表现。经数日或数周后出现咳嗽、咳痰,痰量不多,极少咯血。慢性肺脓肿患者除咳嗽、咳脓痰、不规则发热、咯血外,还有贫血、消瘦等慢性消耗症状。

(二)体征

肺部体征与肺脓肿的大小、部位有关。早期病变较小或位于肺深部,多无阳性体征;病变发展较大时可出现肺实变体征,有时可闻及异常支气管呼吸音;病变累及胸膜时,可闻及胸膜摩擦音或胸腔积液体征。慢性肺脓肿常有杵状指(趾)、消瘦、贫血等。血源性肺脓肿多无阳性体征。

三、护理

(一)护理目标

体温降至正常,营养改善,呼吸系统症状减轻或消失,未发生并发症。

(二)护理措施

1.一般护理

保持室内空气流通、适宜温湿度、阳光充足。晨起、饭后,体位引流后及睡前协助患者漱口,做好口腔护理。鼓励患者多饮水,进食高热量,高蛋白、高维生素等营养丰富的食物。

2.病情观察

观察痰的颜色、性状、气味和静置后是否分层。准确记录 24h 排痰量。当大量痰液排出时,要注意观察患者咳痰是否顺畅,咳嗽是否有力,避免脓痰引起窒息;当痰液减少时,要观察患者中毒症状是否好转,若中毒症状严重,提示痰液引流不畅,做好脓液引流的护理,以保持呼吸道通畅。若发现血痰,应及时报告医师,咯血量较多时,应严密观察体温、脉搏、呼吸、血压以及神志的变化,准备好抢救药品和用品,嘱患者患侧卧位,头偏向一侧,警惕大咯血或窒息的突然发生。

3.用药及体位引流护理

(1)抗生素治疗:吸入性肺脓肿一般选用青霉素,对青霉素过敏或不敏感者可用林可霉素、克林霉素或甲硝唑等药物。开始给药采用静脉滴注,体温通常在治疗后 3～10 天降至正常,然后改为肌内注射或口服。如抗生素有效,宜持续 8～12 周,直至胸片上空洞和炎症完全消失,或仅有少量稳定的残留纤维化。若疗效不佳,要注意根据细菌培养和药物敏感试验结果选用有效抗菌药物。遵医嘱使用抗生素、祛痰药、支气管扩张剂等药物,注意观察疗效及不良反应。

(2)痰液引流:可缩短病程,提高疗效。无大咯血、中毒症状轻者可进行体位引流排痰,每日 2～3 次,每次 10～15min。痰黏稠者可用祛痰药、支气管舒张药或生理盐水雾化吸入以利脓液引流。有条件应尽早应用纤维支气管镜冲洗及吸引治疗,脓腔内还可注入抗生素,加强局部治疗。

(3)手术治疗:内科积极治疗 3 个月以上效果不好,或有并发症可考虑手术治疗。

4.心理护理

向患者及家属及时介绍病情,解释各种症状和不适的原因,说明各项诊疗、护理操作目的、操作程序和配合要点。由于疾病带来口腔脓臭气味使患者害怕与人接近,在帮助患者口腔护理的同时消除患者的紧张心理。主动关心并询问患者的需要,使患者增加治疗的依从性和信心,指导患者正确对待本病,使其勇于说出内心感受,并积极进行疏导。教育患者家属配合医护人员做好患者的心理指导,使患者树立治愈疾病的信心,以促进疾病早日康复。

5.健康指导

(1)疾病知识指导:指导患者及家属了解肺脓肿发生发展、治疗和有效预防方面的知识。积极治疗肺炎、皮肤疖、痈或肺外化脓性等原发病灶。教会患者练习深呼吸,鼓励患者咳嗽并采取有效的咳嗽方式进行排痰,保持呼吸道的通畅,促进病变的愈合。对重症患者做好监护,教育家属及时发现病情变化,并及时向医师报告。

(2)生活指导:指导患者生活要有规律,注意休息,劳逸结合,应增加营养物质的摄入。提倡健康的生活方式,重视口腔护理,在晨起、饭后、体位引流后、晚睡前要漱口、刷牙,防止污染分泌物误吸入下呼吸道。鼓励平日多饮水,戒烟、酒。保持环境整洁、舒适,维持适宜的室温与湿度,注意保暖,避免受凉。

(3)用药指导:抗生素治疗非常重要,但需要时间较长,为防止病情反复,应遵从治疗计划。指导患者及家属根据医嘱服药,向患者讲解抗生素等药物的用药疗程、方法,不良反应,发现异常及时向医师报告。

(4)加强易感人群护理:对意识障碍、慢性病、长期卧床者,应注意指导家属协助患者经常变换体位、翻身、拍背促进痰液排出,疑有异物吸入时要及时清除。有感染征象时应及时就诊。

(三)护理评价

患者体温平稳,呼吸系统症状消失,营养改善,无并发症发生或发生后及时得到处理。

第五章　循环内科常见疾病的护理

第一节　心律失常

心律失常是指心脏冲动的频率、节律、起源部位、传导速度与激动次序的异常。按其发生原理,划分为冲动形成异常和冲动传导异常两大类。

一、病因及发病机制

(一)病因

1.心脏病

如冠状动脉粥样硬化性心脏病、风湿性心脏病、心肌炎、高血压心脏病、肺源性心脏病、先天性心脏病等。

2.非心源性病因

如自主神经功能紊乱,内分泌代谢失常,酸中毒和电解质紊乱,强心苷、抗心律失常等药物过量,以及急性感染颅脑病变、导管直接刺激等。

正常人在吸烟、饮酒、饱餐、疲劳、紧张、激动等情况下也可发生心律失常。

(二)发病机制

1.冲动形成异常

(1)异常自律性:自主神经系统兴奋性改变或心脏传导系统的内在病变,均可导致窦房结的自律性升高或降低,异位起搏点的自律性增强而发放不适当的冲动;心肌缺血、缺氧、洋地黄类药物中毒等因素可使无自律性的心肌细胞(如心房心室肌细胞),在病理状态下出现异常自律性,从而引起各种心律失常。

(2)触发活动:指局部儿茶酚胺浓度增高、低血钾、高血钙、洋地黄中毒时,心房、心室与希氏束-浦肯野组织在动作电位后产生除极活动,被称为后除极。若后除极的振幅增高并抵达阈值,则可引起反复激动。触发活动虽与自律性不同,但亦可导致持续性快速性心律失常。

2.冲动传导异常

折返是所有快速性心律失常最常见的发生机制。产生折返需要以下基本条件。

(1)心脏两个或多个部位的传导性与不应期各不相同,相互联结形成一个闭合环。

(2)其中一条通路可形成单向传导阻滞。

(3)另一通道传导缓慢,使原先发生阻滞的通道有足够时间恢复兴奋性。

(4)原先阻滞的通道再次激动,从而完成一次折返激动。冲动在环内反复循环,从而产生持续而快速的心律失常。

冲动传导至某处心肌,若恰逢生理性不应期,则可形成生理性阻滞或干扰现象。若冲动传导障碍并非由于生理性不应期所引起,则称为病理性传导阻滞。

二、常见的心律失常

(一)实性心律失常

窦性心律失常主要包括窦性心动过速、窦性心动过缓、窦性停搏、窦性心律不齐和病态窦房结综合征。由窦房结冲动引起的心律,统称为窦性心律,其正常频率成人为 60～100 次/分。窦性心律的频率＞100 次/分,称为窦性心动过速;＜60 次/分,称为窦性心动过缓;窦性停搏指窦房结不能产生冲动,由低位起搏点(如房室结)发出逸搏或逸搏心律控制心室。当其节律发生快慢不一改变,不同 P－P 或 R－R 间期的差异大于 0.12s,称为窦性心律不齐。病态窦房结综合征简称病窦综合征,是由窦房结或其周围组织的器质性病变导致窦房结起搏或传导功能障碍,产生多种心律失常的综合表现。

1.症状

窦性心动过速可无症状或仅有心悸感;当窦性心动过缓心率过慢时,可引起头晕、乏力、胸痛等。患者可因躯体不适而紧张不安。长时间的窦性停搏如无逸搏,可使患者出现黑、头晕、或短暂意识障碍,严重时可发生抽搐。病窦综合征患者出现心脑供血不足的症状:头晕、头痛、乏力、心绞痛等,严重者发生阿－斯综合征。

2.体征

心率可超过 100 次/分(大多在 100～180 次/分之间)或低于 60 次/分,窦性心律不齐时表现为心率快慢稍不规则,常在吸气时心率加快,呼气时心率减慢。

(二)期前收缩

期前收缩又称前期收缩,由于异位起搏点兴奋性增高,发出的冲动提前使心脏收缩所致,是临床上最常见的心律失常。按其起源部位不同,分为房性、房室交界性、室性三类,其中以室性最为常见。此外,依据期前收缩出现的频度不同,分为偶发和频发;如与正常基础心律交替出现,可呈现二联律、三联律。在同一导联的心电图上室性期前收缩的形态不同,称为多源性室性期前收缩。

1.症状

偶发期前收缩时,患者可无症状,部分患者有心悸或心跳暂停感;当期前收缩频发或连续出现时,可出现心悸、乏力、头晕、胸闷、憋气,昏厥等症状,并可诱发或加重心绞痛、心力衰竭。如出现上述症状,应观察其程度、持续时间以及给日常生活带来的影响。期前收缩患者易过于注意自己脉搏和心跳的感觉,加之症状引起的不适而紧张思虑过度。

2.体征

听诊呈心律不齐,期前收缩后出现较长的间歇,第一心音常增强,第二心音相对减弱甚至消失。

(三)阵发性心动过速

阵发性心动过速是一种阵发、快速而规律的异位心律,由三个或三个以上连续发生的期前收缩形成,又称异位性心动过速。根据异位起搏点的部位不同,可分为房性、房室交界性和室性阵发性心动过速。由于房性与房室交界性阵发性心动过速在临床上常难以区别,故统称为室上性阵发性心动过速,简称室上速。临床特点为突然发作、突然终止,可持续数秒、数小时甚至数日,自动停止或经治疗后停止。

1. 症状

室上性阵发性心动过速发作时患者可感心悸、头晕、胸闷、心绞痛,严重者发生昏厥、黑、心力衰竭、休克。室性阵发性心动过速患者多有低血压、心绞痛、呼吸困难、昏厥抽搐、甚至猝死等。评估时对有昏厥史的患者应详细询问发作的诱因、时间及过程。阵发性心动过速发作时病情重,患者常有恐惧感。

2. 体征

室上性阵发性心动过速听诊心律规则,心率可达 150～250 次/分,心尖部第一心音强度一致。室性阵发性心动过速听诊心律略不规则,心率多在 140～220 次/分,第一心音强度可不一致。

(四)扑动与颤动

当自发性异位搏动的频率超过阵发性心动过速的范围时,形成扑动或颤动。根据异位搏动起源的部位不同,可分为心房扑动与颤动、心室扑动与颤动。心房颤动是仅次于期前收缩的常见心律失常,远较心房扑动多见。心室扑动与颤动是极危重的心律失常。

1. 症状

心房颤动多有心悸、胸闷、乏力,严重者可发生心力衰竭、休克,昏厥及心绞痛发作,心房内附壁血栓脱落可引起脑栓塞、肢体动脉栓塞、视网膜动脉栓塞等而出现相应的临床表现。患者可因体循环动脉栓塞致残而忧伤、焦虑。心室扑动与颤动的临床表现无差别,相当于心室停搏。一旦发生,患者立即出现阿-斯综合征,表现为意识丧失、抽搐、心跳呼吸停止。

2. 体征

心房扑动者听诊时心律可规则亦可不规则。心房颤动者查体第一心音强弱不等,心室律绝对不规则,有脉搏短细。室颤听诊心音消失,脉搏,血压测不到。评估房颤的患者,应仔细测定心率、脉率,时间应在 1min 以上。

(五)房室传导阻滞

房室传导阻滞是指窦性冲动从心房传入心室过程中受到不同程度的阻滞。阻滞可发生在结间束、房室结、房室束、双侧束支等部位。根据阻滞的程度分为三度,第一度、第二度又称为不完全性房室传导阻滞,第三度称为完全性房室传导阻滞。第二度房室传导阻滞又分为Ⅰ型(文氏现象和莫氏Ⅰ型)和Ⅱ型(莫氏Ⅱ型),Ⅱ型易发展成完全性房室传导阻滞。

1. 症状

第一度房室传导阻滞患者常无症状;第二度Ⅰ型可有心悸与心脏停顿感;第二度Ⅱ型患者有乏力、头晕、胸闷、活动后气急、短暂昏厥感;第三度房室传导阻滞可出现心力衰竭和脑缺血症状,严重时出现阿-斯综合征,甚至猝死。

2. 体征

第二度房室传导阻滞时,脉搏、心律不规则;第三度房室传导阻滞时心率慢而节律规则,心率常为 20～50 次/分,第一心音强弱不等,可闻及大炮音,血压偏低。

(六)预激综合征

预激综合征是指心房冲动提前激动部分或全部心室,或心室冲动提前激动部分或全部心房。发生预激的解剖学基础是:房室间除有正常的传导组织以外,还存在附加的房-室肌束连接,称为房室旁路或 Kent 束。另外尚有房—希束(James 束)、结室纤维束(Mahaim 束),较为少见。WPW 综合征患者除有典型的预激心电图表现外,临床上常有心动过速发作。

1.症状

预激综合征本身无任何症状,当引起快速室上性心动过速、心房颤动,可诱发心悸、胸闷、心绞痛、休克及心功能不全,甚至发生猝死。

2.体征

当出现快速室上性心律失常时心率增快;伴房颤时,可检测到脉搏短绌。

三、护理

(一)护理目标

患者活动耐力得到提高,能进行适当的活动;能保持良好的心理状态,焦虑减轻或消失;无心力衰竭、猝死等发生或发生时能得到及时抢救;获得心律失常的有关知识和自我护理技能。

(二)护理措施

1.休息与体位

(1)对无器质性心脏病的良性心律失常患者,鼓励其正常工作和生活,建立健康的生活方式,注意劳逸结合,避免过度疲劳。与患者及家属共同制订活动计划,告知患者限制最大活动量的指征。

(2)室性阵发性心动过速、第二度Ⅱ型及第三度房室传导阻滞等严重心律失常发作时,患者应绝对卧床休息。

(3)当心律失常发作导致胸闷、心悸、头晕时,嘱患者采取高枕卧位、半坐位或其他舒适体位,尽量避免左侧卧位,因左侧卧位可使患者感到心脏的搏动而加重不适感。

(4)保持病室安静、温度适宜,协助做好生活护理;关心患者,减少和避免任何不良刺激,促进身心休息。

(5)严格按医嘱给予抗心律失常药物,纠正因心律失常引起的心排血量的减少,改善机体缺氧状况,提高活动耐力。

(6)对伴有气促、发绀等缺氧指征的患者,给予氧气持续吸入,多采用 $2\sim4L/min$ 的流量。

2.心电监护,防治并发症

(1)对出现严重心律失常的患者必须进行心电监护,密切观察并记录有无引起猝死的危险征兆;①潜在的引起猝死危险的心律失常,如频发性、多源性、呈联律或呈 RonT 现象的室性期前收缩、第二度Ⅱ型房室传导阻滞。②随时有猝死危险的严重心律失常,如室性阵发性心动过速、心室颤动、第三度房室传导阻滞等。一旦发现上述情况应立即报告医生,配合紧急处理。

(2)严重心律失常患者突然出现心前区疼痛、心悸、头昏、昏厥、气促、乏力等症状,提示发生猝死先兆。嘱患者立即停止活动,安置半卧位,给予氧气吸入,密切观察患者的意识状态及生命体征变化,进行心电监护并通知医生,做好抢救准备。建立静脉通道,备好纠正心律失常的药物及其他抢救药品、电复律器、临时起搏器等。患者出现意识丧失、抽搐、大动脉搏动消失、呼吸停止、瞳孔散大等猝死表现时,应立即配合医生进行心肺复苏、非同步直流电复律或临时起搏等。

(3)避免劳累、情绪激动、感染等诱发心力衰竭的因素,遵医嘱给予纠正心律失常的药物。

(4)监测生命体征、皮肤颜色、温度、尿量、心电图等,判断心律失常的类型;观察有无头晕、昏厥、气急、烦躁不安等表现。一旦发生心力衰竭,积极采取相应的护理措施。

(5)监测血气分析结果,电解质及酸碱平衡情况。

3.抗心律失常药物应用的护理

(1)严格遵医嘱给予抗心律失常药物,注意给药途径、剂量、给药速度等。口服药应按时按量服用;静脉注射时速度应缓慢,必要时心电监测。

(2)观察用药过程中及用药后的心率、心律、血压、脉搏、呼吸、意识变化,观察疗效和药物不良反应,及时发现用药而引起的心律失常。①奎尼丁:对心脏的毒性反应较严重,可致心力衰竭,Q-T间期延长及诱发室速甚至室颤而发生奎尼丁昏厥。有30%的患者因药物不良反应需要停药。故在给药前需测量患者的血压、心率、心律,如血压<90/60mmHg、心率<60次/分或心律不规则时,应与医生联系。因该药毒性反应较重,故一般应白天给药,避免夜间给药。②利多卡因:大剂量使用可引起呼吸抑制、血压下降、房室传导阻滞等,应注意给药的剂量和速度。在治疗室性快速性心律失常时,一般先静脉推注50~100mg,有效后再以2~4mg/min的速度静脉滴注维持。③普萘洛尔:可引起心动过缓、房室传导阻滞等,在给药前应测量患者的心率,当心率缓慢异常时应及时停药。④普罗帕酮:可引起恶心、呕吐、眩晕、视力模糊、房室传导阻滞、诱发和加重心力衰竭等,餐时或餐后服用可减少胃肠道刺激。⑤胺碘酮:可有胃肠反应、肝功能损害、心动过缓、房室传导阻滞、低血压等,久服还可影响甲状腺功能和引起角膜碘沉着,少数患者可出现肺纤维化。⑥莫雷西嗪:可有头晕、头痛、震颤、恶心呕吐、腹泻、血压下降、房室传导阻滞等。

4.心理护理

(1)向患者解释焦虑和恐惧情绪不仅加重心脏负荷,更易诱发或加重心律失常,说明心律失常的可治性,解除患者思想顾虑;鼓励患者说出焦虑的原因,评估焦虑程度。

(2)指导患者采用放松技术,如全身肌肉放松、缓慢深呼吸;鼓励患者参加力所能及的活动或适当的娱乐,如读书看报、听音乐等,以分散注意力。嘱患者积极配合治疗,尽早控制病情,从而减轻躯体不适和紧张情绪。

(3)对严重心律失常患者,应加强巡视,给予心理支持,以消除患者的恐惧心理。

(4)因焦虑程度严重而影响休息或加重病情时,按医嘱适当使用镇静、抗焦虑药。

5.健康指导

(1)向患者及家属讲解心律失常的常见病因、诱因及防治知识。

(2)嘱患者注意劳逸结合、生活规律;无器质性心脏病者,应积极参加体育锻炼,调整自主神经功能;有器质性心脏病者,根据心功能情况适当活动。

(3)指导患者戒烟酒,避免摄入刺激性食物如咖啡、浓茶等;饮食应低脂、易消化、富营养、少食多餐,避免饱餐,保持大便通畅。心动过缓患者避免排便时屏气,以免兴奋迷走神经而加重病情。

(4)指导患者保持乐观、稳定的情绪,分散注意力,不过分注意心悸的感受,使患者和家属理解良性心律失常对人体的影响主要是心理上的影响。

(5)有昏厥史的患者避免从事驾驶高空作业等有危险的工作,有头昏、黑蒙时立即平卧,以免昏厥发作时摔伤。

(6)说明服用抗心律失常药物的重要性,告知患者遵医嘱按时按量服药,不可随意增减药量或撤换药物,教会患者观察药物疗效和不良反应,有异常时及时就诊。

(7)教会患者及家属测量脉搏的方法,以利于病情自我监测;嘱患者每日至少测脉搏 1 次,每次应在 1min 以上;教会患者家属心肺复苏技术,以备紧急需要时应用。

(8)患者定期随访,经常复查心电图,及早发现病情变化。对安装人工心脏起搏器的患者及家属做好相应的指导。

(三)护理评价

通过治疗和护理,患者活动耐力增强;情绪稳定,焦虑或恐惧减轻或消失;获得心律失常的有关知识和自我护理技能;未发生心力衰竭、猝死等,或得到及时抢救。

第二节　冠状动脉粥样硬化性心脏病

冠状动脉粥样硬化性心脏病简称冠心病,指冠状动脉粥样硬化使血管腔狭窄或阻塞,和(或)因冠状动脉功能性改变(痉挛)导致心肌缺血、缺氧或坏死而引起的心脏病,统称冠状动脉性心脏病,亦称缺血性心脏病。冠心病是严重危害人民健康的常见病。在我国,本病呈逐年上升趋势。发生年龄多在 40 岁以后,男性多于女性,脑力劳动者多见。

一、临床分型

(一)无症状性心肌缺血(隐匿型)

患者无症状,但静息、动态或负荷试验心电图有 ST 段压低,T 波低平或倒置等心肌缺血的客观证据;或心肌灌注不足的核素心肌显像表现。

(二)心绞痛

心绞痛有发作性胸骨后疼痛,为一过性心肌供血不足引起。

(三)心肌梗死

心肌梗死一般症状严重,由冠状动脉闭塞致心肌急性缺血性坏死所致。

(四)缺血性心肌病(心律失常和心力衰竭型)

缺血性心肌病表现为心脏增大、心力衰竭和心律失常,由长期心肌缺血导致心肌纤维化而引起,临床表现与扩张型心肌病类似。

(五)猝死

因原发性心脏骤停而猝然死亡,多为缺血心肌局部发生电生理紊乱,引起严重的室性心律失常所致。

本章主要介绍"心绞痛"和"心肌梗死"两种类型。

二、心绞痛

心绞痛是由于冠状动脉供血不足,导致心肌急剧的、暂时的缺血、缺氧所产生的临床综合征。心绞痛可分为稳定型心绞痛和不稳定型心绞痛,本部分重点介绍稳定型心绞痛。

(一)病因及发病机制

1.病因

心绞痛最基本的病因是冠状动脉粥样硬化引起血管腔狭窄和(或)痉挛。其次有重度主动脉瓣狭窄或关闭不全、肥厚型心肌病、先天性冠状动脉畸形冠状动脉栓塞、严重贫血、休克、快速心律失常、心肌耗氧量增加等。常因体力劳动、情绪激动、饱餐、寒冷、阴雨天气、吸烟而诱发。

2.发病机制

当冠状动脉的血液供应与需求之间发生矛盾时,冠状动脉血流量不能满足心肌代谢的需要,引起心肌急剧的、暂时的缺血缺氧,即可发生心绞痛。

正常情况下,冠状循环血流量具有很大的储备力量,其血流量可随身体的生理情况有显著的变化,在剧烈体力活动,情绪激动等对氧的需求增加时,冠状动脉适当扩张,血流量增加(可增加 6～7 倍),达到供求平衡。当冠状动脉粥样硬化致冠状动脉狭窄或部分分支闭塞时,其扩张性减弱,血流量减少,当心肌的血供减少到尚能应付平时的需要,则休息时无症状。一旦心脏负荷突然增加,如劳累、激动、心力衰竭等使心脏负荷增加,心肌耗氧量增加时,对血液的需求增加,而冠脉的供血已经不能相应增加,即可引起心绞痛。

在缺血缺氧的情况下,心肌内积聚过多的代谢产物,如乳酸、磷酸、丙酮酸等酸性物质,或类似激肽的多肽类物质,刺激心脏内自主神经的传入纤维末梢,经 1～5 胸交感神经节和相应的脊髓段,传到大脑,可产生疼痛的感觉,即心绞痛。

(二)临床分型

1.劳累性心绞痛

劳累性心绞痛发作常由于体力劳动或其他增加心肌需氧量的因素而诱发,休息或含服硝酸甘油后可迅速缓解。其原因主要是冠状动脉狭窄使血流不能按需求相应地增加,出现心肌氧的供需不平衡。

(1)稳定型心绞痛:最常见,指劳累性心绞痛发作的性质在 1～3 个月内并无改变,即每次发作的诱因、发作次数、程度、持续时间部位、缓解方式等大致相同。

(2)初发型心绞痛:过去未发作过心绞痛或心肌梗死,初次发生劳累性心绞痛的时间不足一个月者。或既往有稳定型心绞痛已长期未发作,再次发生时间不足一个月者。

(3)恶化型心绞痛:原为稳定型心绞痛的患者,在 3 个月内疼痛发作的频率、程度、时限、诱因经常变动,进行性恶化,硝酸甘油不易缓解。可发展为心肌梗死或猝死,亦可逐渐恢复为稳定型心绞痛。

2.自发性心绞痛

自发性心绞痛发作特点为疼痛发生与体力或脑力活动引起心肌需氧量增加无明显关系,常与冠脉血流储备量减少有关。疼痛程度较重,时限较长,不易为硝酸甘油所缓解。

(1)卧位型心绞痛:休息、睡眠时发作,常在半夜、偶在午睡时发生,硝酸甘油不易缓解。本型易发展为心肌梗死或猝死。

(2)变异型心绞痛:与卧位型心绞痛相似,常在夜间或清晨发作,但发作时心电图相关导联 ST 段抬高,与之对应的导联则 ST 段下移,主要为冠状动脉痉挛所致,患者迟早会发生心肌梗死。

(3)急性冠状动脉功能不全:亦称中间综合征,常在休息或睡眠时发生,时间可达 30min 至 1h 或以上,但无心肌梗死表现,常为心肌梗死的前奏。

(4)梗死后心绞痛:急性心肌梗死发生后一个月内再发的心绞痛。

3.混合性心绞痛

其特点是患者既可在心肌需氧量增加时发生心绞痛,亦可在心肌需氧量无明显增加时发生心绞痛,为冠状动脉狭窄使冠脉血流储备量减少,而这一血流储备量的减少又不固定,经常波动的发生进一步减少所致。

临床上常将除稳定型心绞痛之外的以上所有类型的心绞痛及冠脉成形术后心绞痛、冠脉旁路术后心绞痛等归入"不稳定型心绞痛"。此外,恶化型心绞痛及各型自发性心绞痛有可能进一步发展为心肌梗死,故又被称为"梗死前心绞痛"。

(三)临床表现

1.症状

其症状以发作性胸痛为主要临床表现。典型的疼痛特点如下。

(1)部位:位于胸骨体上段或中段之后,可波及心前区,有手掌大小范围,甚至横贯前胸,界限不很清楚。常放射至左肩、左臂内侧达无名指和小指,或达咽、颈、下颌部等。

(2)性质:典型的胸痛呈压迫性或紧缩性、发闷,也可有堵塞,烧灼感,但不尖锐,不像针刺或刀割样痛,偶伴濒死的恐惧感觉。发作时,患者常不自觉地停止原来的活动。

(3)诱因:体力劳动、情绪激动(如愤怒、焦虑、过度兴奋)、饱餐、寒冷、阴雨天气、吸烟、排便、心动过速、休克等。

(4)持续时间:疼痛出现后逐渐加重,呈阵发性,轻者 3~5min,重者可达 10~15min,很少超过 30min。

(5)缓解方式:一般停止原有活动或含服硝酸甘油后 1~3min 内缓解。

(6)发作频率:疼痛可数天、数周发作一次,亦可一日内多次发作。

2.体征

一般无异常体征。心绞痛发作时可见面色苍白、皮肤发冷或出汗、血压升高、心率增快,有时闻及第四心音奔马律,可有暂时性心尖部收缩期杂音。

(四)护理

1.护理目标

患者疼痛缓解,生活能自理;能叙述心绞痛的诱因,遵守保健措施。

2.护理措施

(1)一般护理:①休息和活动:一般不需卧床休息,保持适当的体力劳动,以不引起心绞痛为度。但心绞痛发作时应立即休息,不稳定型心绞痛者,应卧床休息。缓解期应根据患者的具体情况制订合理的活动计划,以提高患者的活动耐力,最大活动量以不发生心绞痛症状为度。但应避免竞赛活动和屏气用力动作,并防止精神过度紧张和长时间工作。②饮食:原则为低盐、低脂、高维生素、易消化饮食。控制摄入总热量,热量控制在 2000kcal 左右,主食每日不超过 500g,避免过饱,甜食少食,晚餐宜少;低脂饮食,限制动物脂肪、蛋黄及动物内脏的摄入,其标准是把食物中胆固醇的含量控制在 300mg/d 以内(一个鸡蛋约含胆固醇 200~300mg)。少食动物脂肪,常食植物油(豆油、菜油、玉米油等),因为动物脂肪中含较多的饱和脂肪酸,食用过多会使血中胆固醇升高,而植物油含有较多的不饱和脂肪酸,可降低血中胆固醇、防止动脉硬化形成和发展的作用;低盐饮食,通常以不超过 4g/d 为宜,若有心功能不全,则应更少;限制含糖食物的摄入,少吃含糖高的糕点、糖果,少饮含糖的饮料,粗细搭配主食,防止热量过剩,体重增加;一日三餐要有规律,避免暴饮暴食,戒烟限酒。多吃新鲜蔬菜、水果以增加维生素的摄取及防止便秘的发生。③保持大便通畅:由于便秘时患者用力排便可增加心肌耗氧量,诱发心绞痛。因此,应指导患者养成按时排便的习惯,增加食物中纤维素的含量,多饮水,增加活动,以防发生便秘。

(2)病情观察:心绞痛发作时应观察胸痛的部位、性质、程度、持续时间,严密监测血压、心率、心律、脉搏、体温,描记疼痛发作时心电图,观察有无心律失常、急性心肌梗死等并发症的发生。

(3)用药护理。注意药物的疗效及不良反应。含服硝酸甘油片后约 1~2min 开始起作用,30min 后作用消失。硝酸甘油可引起头痛、血压下降,偶伴昏厥。使用时注意:①随身携带硝酸甘油片,注意有效期,定期更换,以防药效降低。②对于规律性发作的劳累性心绞痛,可进行预防用药,在外出、就餐、排便等活动前含服硝酸甘油。③胸痛发作时每隔 5min 含服硝酸甘油 0.5mg,直至疼痛缓解。如果疼痛持续 15~30min 或连续含服 3 片后仍未缓解,应警惕急性心肌梗死的发生。④胸痛发作含服硝酸甘油后最好平卧,必要时吸氧。⑤静脉滴注硝酸甘油时应监测患者心率、血压的变化,掌握好用药浓度和输液速度,患者及家属不可擅自调整滴速,防止低血压的发生。⑥青光眼、低血压时忌用。

(4)心理护理:心绞痛发作时患者常感到焦虑,而焦虑能增强交感神经兴奋性,增加心肌需氧量,加重心绞痛。因此患者心绞痛发作时应专人守护,安慰患者,增加患者的安全感,必要时可遵医师给予镇静剂。

(5)健康指导。①生活指导:合理安排休息与活动,保证充足的休息时间。出院后遵医嘱服药,不要擅自增减药量,自我检测药物的不良反应。外出时随身携带硝酸甘油以备急用。活动应循序渐进,以不引起症状为原则。避免重体力劳动、精神过度紧张的工作或过度劳累。②指导患者防止心绞痛再发作:避免诱发因素,告知患者及家属过劳、情绪激动、饱餐、剧烈运动、受寒冷潮湿刺激等都是心绞痛发作的诱因,应注意尽量避免;减少危险因素,如戒烟,减轻精神压力,选择低盐、低脂、低胆固醇、高纤维素饮食,维持理想的体重,控制高血压,调节血脂,治疗糖尿病等。

3.护理评价

患者主诉疼痛减轻或消失,能自觉避免诱发因素,未发生并发症或发生后得到了及时的控制;生活需要得到了及时的满足。

三、心肌梗死

心肌梗死是指在冠状动脉病变的基础上,发生冠状动脉血供急剧减少或中断,使相应心肌的严重而持久地急性缺血导致心肌坏死。临床表现为持续而剧烈的胸骨后疼痛特征性心电图动态演变、白细胞计数和血清心肌坏死标记物增高,常可发生心律失常、心力衰竭或心源性休克。属冠心病的严重类型。

(一)病因及发病机制

本病基本病因是冠状动脉粥样硬化,造成管腔严重狭窄和心肌血液供应不足,而侧支循环尚未充分建立,在此基础上,若发生血供急剧减少或中断,使心肌严重而持久地缺血达 1h 以上,即可发生心肌梗死。心肌梗死原因绝大多数是由于不稳定粥样斑块破溃,继而出血和管腔内血栓形成,使管腔闭塞。少数情况下粥样斑块内或其下发生出血或血管持续痉挛,也可使冠状动脉完全闭塞。

促使粥样斑块破裂出血及血栓形成的诱因有:休克、脱水、出血、外科手术或严重心律失常,使心排血量骤降,冠状动脉灌流量锐减;饱餐特别是进食多量脂肪后,血脂增高,血黏稠度增高;重体力活动、情绪过分激动、用力排便或血压剧升,致左心室负荷明显加重,儿茶酚胺分泌增多,心肌需氧量猛增,冠状动脉供血明显不足;晨起 6 时至 12 时交感神经活动增加,机体应激反应增强,冠状动脉张力增高。

心肌梗死可由频发心绞痛发展而来,也可原无症状。直接发生心肌梗死。心肌梗死后发生的严重心律失常、休克或心力衰竭,均可使冠状动脉灌流量进一步降低,心肌坏死范围进一步扩大,严重者可导致死亡。

(二)临床表现

1.先兆症状

50%～81.2%患者在发病前数日有乏力、胸部不适、活动时心悸、气急、烦躁、心绞痛等前驱症状。心绞痛以新发生或出现较以往更剧烈而频繁的疼痛为突出特征,疼痛持续时间较以往长,诱因不明显,硝酸甘油疗效差,心绞痛发作时伴恶心、呕吐、大汗、心动过缓、急性心功能不全、严重心律失常或血压有较大波动等,心电图示 ST 段一时性明显抬高或压低,T 波倒置或增高。及时处理先兆症状,可使部分患者避免心肌梗死的发生。

2.主要症状

其症状与心肌梗死面积的大小、部位以及侧支循环情况密切相关。

(1)疼痛:为最早、最突出的症状。疼痛部位和性质与心绞痛相似,但多无明显的诱因。常发生于安静或睡眠时,疼痛程度更重,范围更广,常呈难以忍受的压榨、窒息或烧灼样,伴有大汗、烦躁不安、恐惧及濒死感。疼痛持续时间较长,可达数小时或数日,休息和含服硝酸甘油不能缓解。部分患者疼痛可向上腹部、颈部、下颌和背部放射而被误诊为其他疾病,少数患者无疼痛,一开始即表现为休克或急性心力衰竭。也有患者整个病程都无疼痛或其他症状,后来才发现发生过心肌梗死。

(2)全身症状:一般在疼痛发生后 24～48h 出现。表现为发热,白细胞增高和红细胞沉降率增快等,由坏死组织吸收所引起。体温升高至 38℃ 左右,一般不超过 39℃,持续大约 1 周,伴有心动过速或过缓。

(3)胃肠道症状:剧烈疼痛时常伴恶心、呕吐和上腹胀痛,与坏死心肌刺激迷走神经和心排血量降低致组织灌注不足等有关;亦可出现肠胀气;重者可发生呃逆。

(4)心律失常:大部分患者都有心律失常。多发生在起病 1～2 日内,24h 内最多见。室性心律失常最多,尤其是室性期前收缩,如出现频发(每分钟 5 次以上)室性期前收缩、成对或呈短阵室性心动过速、多源性室性期前收缩或 RonT 现象。常为心室颤动的先兆。前壁心肌梗死易发生室性心律失常,下壁心肌梗死易发生房室传导阻滞及窦性心动过缓。前壁心肌梗死如发生房室传导阻滞表明梗死范围广泛,预后较差。

(5)低血压和心源性休克:疼痛发作期间血压下降常见,但未必是休克。如疼痛缓解而收缩压下降仍<80mmHg,且患者表现烦躁不安、面色苍白、皮肤湿冷、脉细而快、大汗淋漓、尿量减少(<20mL/h)、神志迟钝,甚至昏厥者则为休克表现,多在起病后数小时至1周内发生,主要为心肌广泛坏死、心排血量急剧下降所致。

(6)心力衰竭:主要为急性左心衰竭,为梗死后心脏舒缩力显著减弱或不协调所致。可在起病最初几日内发生,或在疼痛、休克好转阶段出现。发生率32%~48%,表现为呼吸困难、咳嗽、发绀、烦躁等。重者可发生肺水肿,随后可有右心衰竭的表现。右心室心肌梗死者一开始即可出现右心衰竭表现。并伴血压下降。

3.体征

(1)心脏体征:心脏浊音界可正常或轻至中度增大;心率多增快,也可减慢,心律不齐;心尖区第一心音减弱,可闻第三或第四心音奔马律。部分患者发病后2~3日出现心包摩擦音。亦有部分患者在心前区可闻及收缩期杂音或喀喇音,为二尖瓣乳头肌功能失调或断裂所致。

(2)血压和其他:除急性心肌梗死早期血压可增高外,几乎所有患者都有血压下降。起病前有高血压者,血压可降至正常;起病前无高血压者,血压可降至正常以下。当伴有心律失常、休克或心力衰竭时,可有相应的体征。

(三)并发症

1.乳头肌功能失调或断裂

二尖瓣乳头肌因缺血、坏死等使收缩功能发生障碍,造成不同程度的二尖瓣脱垂及关闭不全,心尖区可出现粗糙的收缩期杂音或伴收缩中晚期喀喇音。轻者可以恢复,重者可严重损害左心功能致使发生急性肺水肿,在数天内死亡。

2.心脏破裂

心脏破裂较少见,常在起病1周内出现。多为心室游离壁破裂,偶为心室间隔破裂造成穿孔。

3.栓塞

栓塞的发生率为1%~6%,见于起病后1~2周。如为左心室附壁血栓脱落所致,则引起脑、肾、脾或四肢等动脉栓塞;由下肢静脉血栓破碎脱落所致,则产生肺动脉栓塞。

4.心室壁瘤

心室壁瘤主要见于左心室,发生率15%~20%。较大的室壁瘤体检时可见左侧心界扩大,超声心动图可见心室局部有反常运动,心电图ST段持续抬高。

5.心肌梗死后综合征

心肌梗死后综合征发生率为10%。于心肌梗死后数周至数月内出现,可反复发生,表现为心包炎、胸膜炎或肺炎。有发热、胸痛、气急、咳嗽等症状。可能为机体对坏死组织的过敏反应。

（四）护理

1.护理目标

患者主诉疼痛减轻或消失；卧床期间生活需要得到满足，促进身心休息；患者的活动耐力逐渐增加；患者保持排便通畅，无便秘发生。心律失常被及时发现和控制，未发生心力衰竭和心源性休克。

2.护理措施

治疗原则是尽早使心肌血液再灌注（到达医院后30min内开始溶栓或90min内开始介入治疗）以挽救濒死的心肌，防止梗死面积扩大或缩小心肌缺血范围，保护和维持心脏功能，及时处理严重心律失常、泵衰竭和各种并发症，防止猝死。

（1）一般护理。

1）休息与活动：急性期绝对卧床休息12h，保持环境安静，减少探视，协助患者进食、洗漱及大小便。如无并发症，24h床上肢体活动，第3日房内走动，第4～5日逐渐增加活动量，以不感到疲劳为限。有并发症者可适当延长卧床时间。

2）饮食指导：起病后4～12h内给予流质饮食，随后用半流质，以减轻胃扩张，2～3日后改为软食，宜进低盐、低脂、低胆固醇、易消化的食物，多吃蔬菜、水果，少量多餐，不宜过饱。禁烟、酒。避免浓茶、咖啡及过冷、过热、辛辣刺激性食物。超重者应控制总热量，有高血压、糖尿病者应进食低脂、低胆固醇及低糖饮食。有心功能不全者，适当限制钠盐。

3）保持大便通畅：急性心肌梗死患者由于卧床休息、进食少、使用吗啡等药物易引起便秘，而排便用力易诱发心力衰竭、肺梗死甚至心脏骤停。因此，评估患者日常的排便习惯、排便次数及形态，指导患者养成每日定时排便的习惯，多吃蔬菜、水果等粗纤维食物，或服用蜂蜜水；适当腹部环形按摩，促进排便；也可每日常规给缓泻剂，必要时给予甘油灌肠。以防止便秘时用力排便导致病情加重。

（2）病情观察：进入冠心病监护病房（CCU），严密监测心电图、血压、呼吸、神志、出入量、末梢循环等情况3～5日，如有条件还可进行血流动力学监测。及时发现心律失常、休克、心力衰竭等并发症的早期症状。备好各种急救药品和设备。

（3）疼痛护理：疼痛可使交感神经兴奋，心肌缺氧加重，促使梗死范围扩大，易发生休克和严重心律失常，因此应及早采取有效的止痛措施。遵医嘱给予吗啡或哌替啶止痛时注意呼吸功能的抑制，并密切观察血压，脉搏的变化。一般采用鼻导管或双腔氧气管法吸氧，根据血氧饱和度监测调整氧流量。静脉滴注或用微量泵注射硝酸甘油时，严格控制速度，并注意观察血压、心率变化。

（4）溶栓治疗的护理：溶栓前询问患者有无活动性出血、消化性溃疡、脑血管病、近期手术、外伤史等溶栓禁忌证，检查血小板、出凝血时间和血型，配血；迅速建立静脉通道，遵医嘱准确配制并输注溶栓药物；用药后询问胸痛有无缓解，监测心肌酶、心电图及出凝血时间，以判断溶栓效果；观察有无发热、皮疹等过敏现象，皮肤、黏膜及内脏有无出血，出血严重时，停止治疗并立即处理。

（5）心理护理：心肌梗死的发生不仅使患者产生焦虑、抑郁恐惧等负性心理反应，还会对整个家庭造成严重的影响，往往导致整个家庭处于危机状态，使得家庭应对能力降低，不能发挥正常家庭功能。因此,护理人员应尽量陪伴在患者身边,加强患者的心理护理,如给患者介绍监护室的环境、治疗方法,解释不良情绪对疾病的负面影响等。指导患者保持乐观、平和的心情。告诉家属对患者要积极配合和支持,并创造一个良好的身心修养环境,生活中避免对其施加压力。及时了解患者家属的需要,并设法予以满足,如及时向家属通告患者的病情和治疗情况,解答家属的疑问等,以协助患者和家属提高应对危机的能力,维持患者和家庭的心理健康。

(6)康复护理:急性心肌梗死患者进行早期康复护理有利于疾病的预后和提高患者的生活质量。优点如下:①改善功能储备,增加运动耐量和肌力。②改善精神、心理状态、减轻症状,减少心绞痛的发生。③增强心肌血液灌注,减少心肌缺血。④延缓动脉粥样硬化的进展,甚至可使之逆转。⑤减少长期卧床所致的血流缓慢、静脉栓塞等并发症。

根据美国心脏康复学会的建议,急性心肌梗死患者的康复可分为以下三期。

1)住院期:又可分为监护室抢救期和普通病房期,一般为 1~2 周。主要护理措施为指导患者进行低强度的体力活动,实施健康教育,为患者及家属提供心理-社会支持以及制订出院计划等。

2)恢复期:即出院后休养阶段,一般为 8~12 周。康复可在家庭、社区或医院中进行,存在低危因素的患者适合在家庭或社区,而存在中、高危因素的患者则适合在医院,其康复过程需要在医疗监护下,以防止发生意外。主要护理措施为鼓励患者逐步增加体力活动。继续接受健康教育,提供进一步的心理-社会支持等。

3)维持期:自发病后数月直到生命终止。主要护理措施为督促患者坚持进行冠心病的二级预防和适当的体育锻炼,以进一步恢复并保持体力与心功能,从而提高生活质量。

(7)健康指导。

1)运动指导:患者应根据自身条件,进行适当有规则的运动,适当运动可以提高患者的心理健康水平和生活质量,延长存活时间。运动的内容应视病情、年龄、性别、身体状况等选择一个或多个项目进行,根据运动中的反应,掌握运动强度,避免剧烈运动,防止疲劳。运动中以达到患者最大心率的 60%~65% 的低强度长期锻炼是安全有效的。

2)生活指导:合理膳食,均衡营养,防止过饱。戒烟限酒,保持理想体重。根据天气变化适当增减衣服,防止感冒受凉。

3)避免危险因素:积极治疗梗死后心绞痛、高血压、糖尿病、高脂血症,控制危险因素;保持情绪稳定,避免精神紧张、激动;避免寒冷;保持大便通畅,防止排便用力。

4)用药指导:坚持按医嘱服药,注意药物不良反应,定期复查。

5)心肌梗死发作时自救:①立刻就地休息,保持靠坐姿势,心情放松,保持环境安静而温暖。②积极与急救站或医院联系,呼叫救护车或用担架将患者送往医院,切忌扶患者勉强步行。③如有条件,立刻吸入氧气。④舌下含服硝酸甘油、异山梨酯,可连续多次服用,亦可舌下含服速效救心丸、复方丹参滴丸等扩张冠状动脉的药物。

3.护理评价

患者的疼痛缓解;卧床休息期间患者的生活需要得到满足;生命体征稳定,能进行循序渐进的运动;大便正常,并能说出预防便秘的方法;未发生心律失常、心力衰竭、心源性休克等并发症。

第三节　心脏瓣膜病

心脏瓣膜病是由于炎症、黏液瘤样变性、退行性改变、缺血性坏死、先天性畸形、创伤等原因引起的单个或多个瓣膜(包括瓣叶、瓣环、腱索、乳头肌等)的功能或结构异常,导致瓣口狭窄和(或)关闭不全。二尖瓣最常受累,约占70%,二尖瓣并主动脉病变者占20%~30%,单纯主动脉病变约占2%~5%,而三尖瓣和肺动脉瓣病变者少见。其次为主动脉瓣。

风湿性心脏病简称风心病,是风湿性炎症过程所致瓣膜损害,主要累及40岁以下人群,女性多于男性。近年发病率已有所下降,但仍是我国常见的心脏病之一。老年人的瓣膜钙化和瓣膜黏液瘤样变性在我国日渐增多。

一、常见的心脏瓣膜病

(一)二尖瓣狭窄

1.病因

二尖瓣狭窄的最常见病因为风湿热。急性风湿热后,至少需2年始形成明显的二尖瓣狭窄。风湿性二尖瓣狭窄仍是我国主要的瓣膜病,2/3的患者为女性。约半数患者无急性风湿热史,但多有反复链球菌扁桃体炎或咽峡炎史。反复风湿活动、呼吸道感染、心内膜炎、妊娠、分娩等诱因均可促使病情加重。多次发作急性风湿热较一次发作后出现狭窄早。

2.临床表现

(1)早期患者可无症状,一般在二尖瓣中度狭窄时方有明显症状。①呼吸困难:为最常见的早期症状,主要由肺的顺应性降低所致。患者首次呼吸困难发作常以运动、精神紧张、性交、感染、妊娠或心房颤动为诱因,并先有劳力性呼吸困难,严重者出现阵发性夜间呼吸困难、静息时呼吸困难、端坐呼吸,甚至发生急性肺水肿。②咯血:突然咯大量鲜血,通常见于严重二尖瓣狭窄,可为首发症状。支气管静脉同时回流入体循环静脉和肺静脉,当肺静脉压突然升高时,黏膜下淤血、扩张而壁薄的支气管静脉破裂引起大咯血,咯血后肺静脉压减低,咯血可自止;血性痰或带血丝痰伴阵发性夜间呼吸困难或咳嗽;急性肺水肿时咳大量粉红色泡沫痰;肺梗死伴咯血,为本症晚期并发慢性心衰时少见的情况。③咳嗽:常见,尤其在冬季明显。表现在卧床时干咳,可能与支气管黏膜淤血水肿易引起慢性支气管炎,或左心房增大压迫主支气管有关。④声音嘶哑:较少见,由于扩张的左心房增大压迫左主支气管有关。⑤其他:如乏力、心悸,前者由心功能减退、心排血量减少供血不足所致,后者由心律失常尤其是心房颤动所致。食欲减退、腹胀、肝区胀痛、下肢水肿由右心衰竭致体循环淤血所致。

(2)体征:①二尖瓣重度狭窄常有"二尖瓣面容",双颧绀红。②心尖部可触及舒张期震颤。③听诊可闻及舒张中晚期隆隆样杂音,是二尖瓣狭窄最重要的体征。④心尖部第一心音亢进呈拍击样及二尖瓣开瓣音,存在则高度提示二尖瓣狭窄以及瓣膜仍有一定的柔顺性和活动力,对决定手术治疗的方法有一定的意义。⑤肺动脉瓣区第二心音亢进伴分裂。⑥右心功能不全可有颈静脉怒张、肝大、下肢水肿等。

3.并发症

(1)心律失常:以心房颤动最常见,为相对早期的并发症,起始可为阵发性,此后可发展为慢性房颤。心房颤动的发生率随左房增大和年龄增长而增加。房颤降低心排出量更诱发或加重心力衰竭。

(2)急性肺水肿:为重度二尖瓣狭窄的严重并发症,如不及时救治,可能致死。

(3)血栓:以脑动脉栓塞最常见,20%的患者可发生体循环栓塞,其余依次为外周(下肢,视网膜)动脉内脏(脾、肾、肠系膜)动脉和肺动脉等栓塞。栓塞栓子大多来自左心耳,多发生在伴房颤时,因左心房扩张和淤血易形成血栓,血栓脱落引起动脉栓塞。

(4)其他:并发肺部感染常见,可诱发或加重心力衰竭。晚期常有右心衰竭,是晚期常见并发症及主要死亡原因。亦可并发感染性心内膜炎,但较少见。

(二)二尖瓣关闭不全

二尖瓣关闭不全常与二尖瓣狭窄同时存在,亦可单独存在。

1.病因

心脏收缩期二尖瓣关闭依赖二尖瓣装置(瓣叶、瓣环、腱索、乳头肌)和左心室的结构和功能的完整性,其中任何部分的异常均可致二尖瓣关闭不全。风湿性炎症引起瓣叶纤维化、增厚、僵硬和缩短,使心室收缩时两瓣叶不能紧密闭合,如有乳头肌纤维化、融合和缩短,更加重关闭不全。

2.临床表现

(1)症状。①急性:轻度二尖瓣反流仅有轻微劳力性呼吸困难;严重反流(如乳头肌断裂)很快发生急性左心衰竭,甚至出现急性肺水肿或心源性休克。②慢性:轻度二尖瓣关闭不全可终身无症状,严重反流有心排血量减少,首先出现的突出症状是疲乏无力,肺淤血的症状如呼吸困难出现较晚。风心病无症状期常超过20年,一旦出现症状,多有不可逆的心功能损害,急性肺水肿和咯血较二尖瓣狭窄少见;二尖瓣脱垂多无症状,或仅有不典型胸痛、心悸、乏力、头晕,体位性昏厥和焦虑等,严重的二尖瓣关闭不全晚期出现左心衰竭。

(2)体征。①急性:心尖冲动为高动力型;第二心音肺动脉瓣成分亢进;心尖区反流性杂音于第二心音前终止,而非全收缩期,低调,呈递减型,不如慢性者响。②慢性:心尖冲动呈高动力型,左心室增大时向左下移位。风心病时第一心音减弱,可闻及全收缩期吹风样的高调一贯型杂音,向左腋下和左肩胛下区传导;二尖瓣脱垂和冠心病时第一心音多正常,在典型的二尖瓣脱垂为随喀喇音之后的收缩晚期杂音;冠心病乳头肌功能失常时可有收缩早期、中期、晚期或全收缩期杂音。

3.并发症

并发症与二尖瓣狭窄相似,但感染性心内膜炎发生率较二尖瓣狭窄高,而体循环栓塞较二尖瓣狭窄少见。

(三)主动脉瓣狭窄

1.病因

先天性二叶瓣畸形为最常见的先天性主动脉瓣狭窄的病因。风湿性炎症导致主动脉瓣膜交界处粘连融合、瓣叶纤维化、僵硬、钙化和挛缩畸形,因而瓣口狭窄。老年人单纯主动脉瓣狭窄的常见原因是退行性钙化。

2.临床表现

(1)症状出现较晚,呼吸困难、心绞痛和昏厥为典型主动脉瓣狭窄常见的三联征。①呼吸困难:劳力性呼吸困难见于90%的有症状患者,进而可发生阵发性夜间呼吸困难、端坐呼吸和急性肺水肿。②心绞痛:见于60%的有症状患者,常由运动诱发,休息后缓解,主要由心肌缺血引起。③昏厥:见于1/3的有症状患者,多发生于直立、运动中或运动后即刻,少数在休息时发生,由于脑缺血引起。

(2)体征:①心尖冲动相对局限、持续有力,主动脉瓣第一听诊区可触及收缩期震颤,并可闻及粗糙而响亮的喷射性收缩期吹风样杂音,向颈部、胸骨左下缘和心尖区传导,主动脉区粗糙而响亮的收缩期杂音是主动脉瓣狭窄的最重要体征。②第二心音减弱。老年人钙化性主动脉瓣狭窄者杂音在心底部。③心尖区抬举性搏动。④脉压缩小。

3.并发症

(1)心律失常:10%的患者可发生心房颤动,可致严重低血压,昏厥或肺水肿。主动脉钙化侵及传导系统可致房室传导阻滞;左心室肥厚、心内膜下心肌缺血可致室性心律失常;两种情况均可导致昏厥,甚至猝死。猝死一般发生于先前有症状者。患者若发生左心衰竭,自然病程明显缩短,因此终末期的右心衰竭少见。

(2)心脏性猝死:仅见于1%～3%的患者。

(3)感染性心内膜炎:不常见,年轻人的较轻瓣膜畸形比老年人的钙化性瓣膜狭窄发生感染性心内膜炎的危险性大。

(4)其他:体循环栓塞、心力衰竭和胃肠道出血少见。

(四)主动脉瓣关闭不全

1.病因

(1)急性:主动脉瓣膜穿孔或瓣周脓肿、创伤、主动脉夹层和人工瓣膜撕裂。

(2)慢性:约2/3的主动脉瓣关闭不全为风心病所致,由于风湿性炎性病变使瓣叶纤维化、增厚、缩短、变形,影响舒张期瓣叶边缘对合,可造成关闭不全。感染性心内膜炎的感染性赘生物妨碍主动脉瓣闭合而引起关闭不全。另外,先天畸形和主动脉瓣黏液样变性也可引起主动脉瓣关闭不全。

2.临床表现

(1)症状。

1)急性:轻者无症状,重者出现急性左心衰竭和低血压。

2)慢性:多年可无症状,常有体位性头晕。心悸是最先出现的症状,伴心前区不适,因左心室明显增大、心尖冲动增强所致;因舒张压过低、快速改变体位时可产生脑缺血而眩晕,脉压增大明显时可有颈部搏动感;左心衰竭是晚期出现的表现;心绞痛较主动脉瓣狭窄少见,由冠状动脉供血减少所致。

(2)体征。

1)心尖冲动向左下移位,呈心尖抬举样搏动。

2)胸骨左缘第3～4肋间主动脉瓣第二听诊区可闻及高调舒张期叹气样递减型杂音,是主动脉瓣关闭不全的最重要体征,舒张早期向心尖部传导,前倾坐位和深呼气时易听到。

3)主动脉瓣区第二心音减弱或消失,见于瓣膜活动很差或反流严重时。

4)心尖冲动向左下移位,呈抬举性搏动。

5)严重主动脉瓣关闭不全时,收缩压升高、舒张压降低、脉压增大。可出现周围血管征如颈动脉搏动明显、随心脏搏动的点头征、毛细血管搏动征、水冲脉、枪击音等。

3.并发症

(1)左心衰竭为主要并发症,也是主动脉瓣关闭不全患者的主要死亡原因。

(2)感染性心内膜炎较常见。

(3)可发生室性心律失常,心脏性猝死少见。

二、护理

(一)护理目标

患者焦虑减轻,体温得到控制,未发生感染或发生后得到及时的控制;未发生并发症;患者及家属了解了整个疾病的发生发展过程。

(二)护理措施

1.一般护理

(1)休息与活动:心功能代偿期,一般体力活动不限制,但要注意多休息,以降低耗氧量,减轻心脏负担。心功能失代偿期,卧床休息,限制活动量,协助生活护理,待病情好转,实验室检查正常后逐渐增加活动。左房内有巨大附壁血栓者应绝对卧床休息,以防血栓脱落造成其他部位栓塞。病情允许时应鼓励并协助患者翻身、活动下肢或下床活动,防止下肢深静脉血栓形成。

(2)饮食:给予高热量、高蛋白、高维生素易消化饮食。有心力衰竭时应限制钠盐摄入、少量多餐、多吃蔬菜、水果,保持大便通畅。

2.病情观察

监测生命体征,尤其是心率、心律、血压、脉搏、呼吸频率、节律及伴随症状,注意患者的精神状态及意识变化。观察有无风湿活动的表现,如皮肤环行红斑、皮下结节、关节红肿及疼痛等。观察患者有无呼吸困难、乏力、食欲减退、尿少等心力衰竭的征象。密切观察有无栓塞的征象,一旦发生,立即报告医师并给予相应的处理。

3.对症护理

根据病情给予间断或持续吸氧。每4h测量一次体温,超过38.5℃给予物理降温并记录降温效果。大量出汗者应勤换衣裤、被褥,防止受凉。关节炎时可局部热敷以减轻关节炎性水肿对神经末梢的压迫,改善血液循环,使疼痛减轻。

4.用药护理

遵医嘱给予抗生素及抗风湿药物治疗,观察其疗效和不良反应如阿司匹林可致胃肠道反应、柏油便、牙龈出血等。注意药物不良反应如低血钾,洋地黄中毒等。

5.心理护理

加强与患者的沟通,耐心向患者解释病情,消除患者的焦虑紧张情绪,使其积极配合治疗。向患者和家属详细介绍治疗的方法和目的,缓解患者或家属因不了解介入或手术治疗的效果和顾虑费用而产生的压力。

6.健康指导

(1)疾病知识:告诉患者及家属本病的病因和病程进展特点,说明本病治疗的长期性,鼓励患者树立信心。有手术适应证者应尽早择期手术。提高生活质量。

(2)休息与活动:保持室内空气流通、温暖、干燥、阳光充足,避免居住环境潮湿、阴暗等不良条件。帮助患者根据心功能情况协调好活动与休息,避免重体力劳动和剧烈运动。教育家属理解患者并给予支持。

(3)预防感染:防治链球菌感染,避免上呼吸道感染咽炎、扁桃腺炎,注意防寒保暖,一旦发生上呼吸道感染、咽炎、扁桃体炎应立即用药治疗。扁桃体反复发炎者在风湿活动控制后2～4个月可手术摘除扁桃体。行拔牙、内镜检查、导尿术、分娩、人工流产等手术操作要预防性使用抗生素。风湿活动期禁止拔牙、导尿等侵入性操作。保持口腔清洁,预防口腔感染。

(4)用药指导:告诉患者坚持服药的重要性,按医嘱服用抗风湿药物、抗心衰药物及抗生素。并定期门诊复查,防止病情进展。

(5)妊娠指导:育龄妇女要根据心功能情况在医师指导下控制好妊娠与分娩时机,病情较重不能妊娠与分娩者,做好患者及家属的思想工作。

(三)护理评价

患者能保持一定的活动耐力,生活自理;自我保护意识增强,感染减少;了解疾病的特点,理解治疗的长期性,能积极配合;家庭成员能从各个方面给予患者支持与鼓励,积极配合医院治疗。

第四节　心肌病

心肌病是指伴有心肌功能障碍性疾病。世界卫生组织和国际心脏病学会工作组将心肌病分为四型,即扩张型心肌病、肥厚型心肌病、限制型心肌病和致心律失常型心肌病。其中以扩张型心肌病的发病率最高,肥厚型心肌病为其次。

一、扩张型心肌病

扩张型心肌病的主要特征是一侧或双侧心腔扩大,室壁变薄,心肌收缩功能减退,伴或不伴充血性心力衰竭,常合并心律失常,病死率较高。男＞女(2.5:1),发病率为13～84/10万。

(一)病因及病理

病因尚不清楚,除特发性、家族遗传性外,近年认为病毒感染是其重要原因。本病的病理改变以心腔扩张为主,室壁变薄,纤维瘢痕形成,常伴附壁血栓。组织学非特异性心肌细胞肥大、变性,特别是程度不同等纤维化等病变混合存在。

(二)临床表现

起病缓慢,逐渐出现活动后气急、心悸、胸闷、乏力甚至端坐呼吸,水肿和肝大等充血性心力衰竭。常合并各种心律失常,如室性前期收缩、房性前期收缩、房颤,晚期常发生室性心动过速甚至室颤,可导致猝死,部分可发生心、脑、肾等栓塞。主要体征:为心脏扩大及全心衰竭的体征,75%可听到第三或第四心音。

(三)实验室及其他辅助检查

1.胸部 X 线检查

心影明显增大,可见肺瘀血征象。

2.心电图

可见房颤、房室传导阻滞等心律失常改变及 ST－T 改变。

3.超声心动图

各心腔均扩大,左心室扩大早而显著,室壁运动普遍减弱。

4.其他

心导管检查、核素显影。

(四)治疗要点

尚无特殊治疗,主要是对症治疗,目前的治疗原则是针对心力衰竭和心律失常。限制体力活动,低盐饮食,应用洋地黄和利尿药物减轻心脏负荷,及时有效地控制心律失常,晚期条件允许进行心脏移植。

二、肥厚型心肌病

肥厚型心肌病是以左心室或右心室肥厚为特征,常为心肌非对称性肥厚,心室腔变小,以左心室血液充盈受阻,舒张期顺应性下降为基本病态的心肌病。临床上根据左心室流出道有无梗阻分为梗阻性肥厚型心肌病和非梗阻性肥厚型心肌病。

(一)病因及病理

本病常有明显家族史(约占 1/3),目前认为是常染色体显性遗传疾病。本病的病理改变为主要改变在心肌,尤其是左心室形态学改变,其特征为不均等的心室间隔增厚。组织学特征为心肌细胞肥大、形态特异、排列紊乱。

(二)临床表现

部分患者可无自觉症状,因猝死或在体检中才被发现。非梗阻性肥厚型的临床表现类似扩张型心肌病。梗阻性轻者无症状,重者因心排血量下降而出现重要脏器血供不足的表现,如劳累后心悸、胸痛、乏力、头晕、昏厥,甚至猝死。突然站立、运动、应用硝酸甘油等使回心血量下降,加重左室流出道梗阻,上述症状加重,部分患者因肥厚心肌耗氧量上升致心绞痛,但硝酸甘油或休息多不能缓解。主要体征有心脏轻度增大,胸骨左缘第 3～4 肋间闻及收缩期杂音。

(三)实验室及其他辅助检查

1.X 线

心影左缘明显突出,提示左心室大块肥厚。但有些患者增大不明显,如合并心力衰竭则心影明显增大。

2.ECG

最常见为左心室肥大伴劳损(ST－T 改变),病理性 Q 波出现为本病的一个特征。

3.超声心动图

对本病的诊断有重要意义,可显示左心室和室间隔非对称性肥厚。

4.其他

左心室造影及左心导管术对确诊有重要价值。

(四)诊断要点

对不能用已知心脏病来解释的心肌肥厚应考虑本病可能。结合 ECG、超声心动图及心导管检查作出诊断。有阳性家族史(猝死、心脏增大等)更有助于诊断。

(五)治疗要点

本病的治疗原则为延缓肥厚的心肌,防止心动过速及维持正常窦性心律,减轻左室流出道狭窄和控制室性心律失常。目前主张应用 β 受体阻滞药及钙拮抗药治疗,减轻流出道肥厚心肌的收缩,降低流出道梗阻程度,增加心室充盈,增加心排血量,并可治疗室性心律失常。对重度梗阻性肥厚型心肌病可做介入或手术治疗,消除或切除肥厚的室间隔心肌。

三、心肌病患者的护理

(一)护理评估

1.健康史

询问家族中有无心肌病的患者;发病前有无病毒的感染、酒精中毒以及代谢异常的情况;有无情绪激动、高强度运动、高血压等诱因。

2.身体状况

有无疲劳、乏力、心悸和气促以及胸痛,有无呼吸困难、肝大、水肿或胸腹腔积液的心衰表现。

3.心理—社会状况

患者有无恐惧,能否正确认识该疾病。

4.实验室检查

超声心动图检查结果,心电图检查,心导管检查确诊。

(二)主要护理诊断

1.疼痛、胸痛

与肥厚型心肌耗氧量增加、冠状动脉供血相对不足有关。

2.气体交换受损

与心力衰竭有关。

3.潜在并发症

心力衰竭、心律失常、猝死。

(三)护理目标

(1)呼吸困难得以改善或消失。

(2)患者胸痛改善或消失。

(3)无并发症发生。

(四)护理措施

1.一般护理

(1)饮食:给予高蛋白、高维生素的清淡饮食。多食蔬菜和水果,少食多餐,避免便秘。合并心衰的患者,限制钠水摄入。

(2)活动和休息：限制体力活动尤为重要，可减轻心脏负荷、改善心功能。有心衰的患者应该绝对卧床休息。当心衰得到控制后仍应限制活动量。另外，肥厚型心肌病的患者体力活动时有昏厥或猝死的危险，故应避免持重、屏气以及剧烈运动，并避免单独外出。

(3)吸氧：根据缺氧程度调节流量。

2.病情观察

(1)观察患者的生命体征，必要时进行心电监护。

(2)严密观察有无并发症发生：观察患者有无乏力、呼吸困难、肝大、水肿等心力衰竭的表现，准确记录出入液量，定期测体重；附壁血栓易脱落导致动脉栓塞，观察患者有无偏瘫、失语、胸痛、咯血等的表现；及时发现心律失常的先兆，防止昏厥以及猝死。

(3)准备好抢救药物和用品。

3.用药护理

遵医嘱用药，以控制心力衰竭为主，观察疗效以及不良反应，严格控制滴数。扩张型心肌病的患者对洋地黄的耐受差，要避免洋地黄中毒。

4.心理护理

不良情绪可使交感神经兴奋、心肌耗氧量增加，护理人员需耐心解释，安慰鼓励患者。

5.健康宣教

保证充足的休息和睡眠，避免劳累和上呼吸道感染。保持大便通畅和情绪稳定。遵医嘱服药，教会患者及其亲属观察其疗效和不良反应。

(五)护理评价

患者胸痛改善或消失；呼吸困难改善或消失；未发生并发症。

第五节　心肌炎

心肌炎常是全身性疾病在心肌上的炎症性表现，由于心肌病变范围大小及病变程度的不同，轻者可无临床症状，严重可致猝死，诊断及时并经适当治疗者，可完全治愈，迁延不愈者，可形成慢性心肌炎或导致心肌病。

一、病因与发病机制

(一)病因

细菌性白喉杆菌、溶血性链球菌肺炎双球菌、伤寒杆菌等。病毒如柯萨奇病毒、艾柯病毒、肝炎病毒、流行性出血热病毒、流感病毒、腺病毒等，其他如真菌、原虫等均可致心肌炎。但目前以病毒性心肌炎较常见。

致病条件因素：

1.过度运动

运动可致病毒在心肌内繁殖复制加剧，加重心肌炎症和坏死。

2.细菌感染

细菌和病毒混合感染时,可能起协同致病作用。

3.妊娠

妊娠可以增强病毒在心肌内的繁殖,所谓围生期心肌病则可能是病毒感染所致。

4.其他

营养不良、高热寒冷、缺氧、过度饮酒等,均可诱发病毒性心肌炎。

(二)发病机制

从动物实验、临床与病毒学、病理观察,发现有以下 2 种机制。

1.病毒直接作用

实验中将病毒注入血循环后可致心肌炎。以在急性期,主要在起病 9 天以内,患者或动物的心肌中可分离出病毒,病毒荧光抗体检查结果阳性,或在电镜检查时发现病毒颗粒。病毒感染心肌细胞后产生溶细胞物质,使细胞溶解心肌间质增生、水肿及充血。

2.免疫反应

病毒性心肌炎起病 9 天后心肌内已不能再找到病毒,但心肌炎病变仍继续;有些患者病毒感染的其他症状轻微而心肌炎表现颇为严重;还有些患者心肌炎的症状在病毒感染其他症状开始一段时间以后方出现;有些患者的心肌中可能发现抗原抗体复合体。以上都提示免疫机制的存在。

(三)病理改变

病变范围大小不一,可为弥漫性或局限性。随病程发展可为急性或慢性。病变较重者肉眼见心肌非常松弛,呈灰色或黄色,心腔扩大。病变较轻者在大体检查时无发现,仅在显微镜下有所发现而赖以诊断,而病理学检查必须在多个部位切片,方使病变免于遗漏。在显微镜下,心肌纤维之间与血管四周的结缔组织中可发现细胞浸润,以单核细胞为主。心肌细胞可有变性、溶解或坏死。病变如在心包下区则可合并心包炎,成为病毒性心包心肌炎。病变可涉及心肌与间质,也可涉及心脏的起搏与传导系统如窦房结、房室结、房室束和束支,成为心律失常的发病基础。病毒的毒力越强,病变范围越广。在实验性心肌炎中,可见到心肌坏死之后由纤维组织替代。

二、临床表现

取决于病变的广泛程度与部位。重者可致猝死,轻者几无症状。老幼均可发病,但以年轻人较易发病,男多于女。

(一)症状

心肌炎的症状可能出现于原发的症状期或恢复期。如在原发病的症状期出现,其表现可被原发病掩盖。多数患者在发病前有发热、全身酸痛、咽痛、腹泻等症状,反映全身性病毒感染,但也有部分患者原发病症状轻而不显著,须仔细追问方被注意到,而心肌炎症状则比较显著。心肌炎患者常诉胸闷、心前区隐痛、心悸、乏力、恶心、头晕。临床上诊断的心肌炎中,90%左右以心律失常为主诉或首见症状,其中少数患者可由此而发生昏厥或阿一斯综合征。极少数患者起病后发展迅速,出现心力衰竭或心源性休克。

(二)体征

1.心脏扩大

轻者心脏不扩大,一般有暂时性扩大,不久即恢复。心脏扩大显著反映心肌炎广泛而严重。

2.心率改变

心率增速与体温不相称,或心率异常缓慢,均为心肌炎的可疑征象。

3.心音改变

心尖区第一音可减低或分裂。心音可呈胎心样。心包摩擦音的出现反映有心包炎存在。

4.杂音

可见与发热程度不平行的心动过速,心尖区可能有收缩期吹风样杂音或舒张期杂音,前者为发热、贫血、心腔扩大所致,后者因左室扩大造成的相对性左房室瓣狭窄。杂音响度都不超过三级。心肌炎好转后即消失。

5.心律失常

极常见,各种心律失常都可出现,以房性与室性期前收缩最常见,其次为房室传导阻滞,此外,心房颤动、病态窦房结综合征均可出现。心律失常是造成猝死的原因之一。

6.心力衰竭

重症弥漫性心肌炎患者可出现急性心力衰竭,属于心肌泵血功能衰竭,左右心同时发生衰竭,引起心排血量过低,故除一般心力衰竭表现外,易合并心源性休克。

三、辅助检查

(一)心电图

心电图异常的阳性率高,且为诊断的重要依据,起病后心电图由正常可突然变为异常,随感染的消退而消失。主要表现有 ST 段下移,T 波低平或倒置,特别是室性心律失常和房室传导阻滞等。

(二)X 线检查

由于病变范围及病变严重程度不同,放射线检查亦有较大差别,大约 1/3~1/2 心脏扩大,多为轻中度扩大,明显扩大者多伴有心包积液,心影呈球形或烧瓶状,心搏动减弱。局限性心肌炎或病变较轻者,心界可完全正常。

(三)血液检查

白细胞计数在病毒性心肌炎可正常,偏高或降低,血沉大多正常,亦可稍增快,C 反应蛋白大多增高,GOT、GPT、LDH、CPK 正常或升高,慢性心肌炎多在正常范围。有条件者可做病毒分离或抗体测定。

四、诊断

病毒性心肌炎的诊断必须建立在有心肌炎的证据和病毒感染的证据基础上。胸闷、心悸常可提示心脏波及,心脏扩大、心律失常或心力衰竭为心脏明显受损的表现,心电图上 ST-T 改变与异位心律或传导障碍反映心肌病变的存在。病毒感染的证据有以下各点:①有发热、腹泻或流感症状,发生后不久出现心脏症状或心电图变化。②血清病毒中和抗体测定阳性结果,由于柯萨奇 AB 病毒最为常见,通常检测此组病毒的中和抗体,在起病早期和 2~4 周各取血标本 1 次,如 2 次抗体效价示 4 倍上升或其中 1 次≥1∶640,可作为近期感染该病毒的依据。③咽、肛拭病毒分离,如阳性有辅助意义,有些正常人也可阳性,其意义须与阳性中和抗体测定结果相结合。④用聚合酶链反应法从粪便。血清或心肌组织中检出病毒 RNA。⑤心肌活检,从取得的活组织做病毒检测,病毒学检查对心肌炎的诊断有帮助。

五、治疗

应卧床休息,以减轻组织损伤,病变加速恢复。伴有心律失常,应卧床休息 2～4 周,然后逐渐增加活动量,严重心肌炎伴有心脏扩大者,应休息 6 个月 1 年,直到临床症状完全消失,心脏大小恢复正常。应用免疫抑制剂,激素的应用尚有争论,但重症心肌炎伴有房室传导阻滞,心源性休克心功能不全者均可应用激素。常用泼尼松,40～60mg/d,病情好转后逐渐减量,6 周 1 个疗程。必要时亦可用氢化可的松或地塞米松,静脉给药。心肌炎对洋地黄耐受性差,慎用。心力衰竭者可用强心、利尿、血管扩张剂。心律失常者同一般心律失常的治疗。

六、病情观察

(1)定时测量体温、脉搏,其体温与脉率增速不成正比。

(2)密切观察患者呼吸频率、节律的变化,及早发现是否心功能不全。

(3)定时测量血压,观察记录尿量,以及早判断有无心源性休克的发生。

(4)急性期密切观察心率与心律,及早发现有无心律失常,如室性期前收缩,不同程度的房室传导阻滞等,严重者可出现急性心力衰竭、心律失常等。

七、对症护理

(一)心悸、胸闷

保证患者休息,急性期卧床。按医嘱及时使用改善心肌营养与代谢的药物。

(二)心律失常

当急性病毒性心肌炎患者引起四度房室传导阻滞或窦房结病变引起窦房传导阻滞,窦房停搏而致阿-斯综合征者,应就地进行心肺复苏,并积极配合医师进行药物治疗或紧急做临时心脏起搏处理。

(三)心力衰竭

按心力衰竭护理常规。

八、护理措施

(1)遵医嘱给予氧气吸入,药物治疗。注意心肌炎时心肌细胞对洋地黄的耐受性较差,应用洋地黄时应特别注意其毒性反应。

(2)休息与活动:反复向患者解释急性期卧床休息可减轻心脏负荷,减少心肌耗氧量,有利于心功能的恢复,防止病情恶化或转为慢性病程。患者急性期常需卧床 2～3 月,待症状、体征和实验室检查恢复后,方可逐渐增加活动量。

(3)心理护理:告诉患者体力恢复需要一段时间,不要急于求成。当活动耐力有所增加时,应及时给予鼓励。对不愿意活动或害怕活动的患者,应给予心理疏导,督促患者完成范围内的活动量,恢复期仍应限制活动 3～6 个月。

(4)病情观察:急性期严密监测患者的体温、心率、心律、血压的变化,发现心率突然变慢、血压偏低、频发期前收缩、房室传导阻滞及时报告。观察患者有无脉速、易疲劳、呼吸困难、烦躁及肺水肿的表现。

（5）活动中监测：病情稳定后，与患者及家属一起制订并实施每日活动计划，严密监测活动时心率、心律、血压变化，若活动后出现胸闷、心悸、呼吸困难、心律失常等，应停止活动，以此作为限制最大活动量的指征。

九、健康教育

（1）讲解充分休息的必要性及心肌营养药物的作用。指导患者进食高蛋白、高维生素、易消化饮食，尤其是补充富含维生素C的食物如新鲜蔬菜、水果，以促进心肌代谢与修复，戒烟酒。

（2）告诉患者经积极治疗后多数可以痊愈，少数可留有心律失常后遗症，极少数患者在急性期因严重心律失常、急性心力衰竭和心源性休克而死亡，有部分患者演变成慢性心肌炎。

（3）积极预防感冒，避免受凉及接触传染源，恢复期每日有一定时间的户外活动但不宜过多，以适应环境，增强体质注意保暖。

（4）积极治疗和消除细菌感染灶，如慢性扁桃体炎、慢性鼻窦炎，中耳炎等。

（5）遵医嘱按时服药，定期复查。

（6）教会患者及家属测脉搏、节律，发现异常或有胸闷、心悸等不适应症状及时复诊。

第六节　急性心包炎

急性心包炎为心包脏层和壁层的急性炎症，可由细菌、病毒、自身免疫、物理、化学等因素引起。主要病因为风湿热、结核及细菌性感染。近年来，病毒感染、肿瘤、尿毒症及心肌梗死性心包炎发病率明显增多。分为纤维蛋白性和渗出性两种。

一、病因

（一）感染性心包炎

以细菌感染最为常见，尤其是结核菌和化脓菌感染，其他病菌有病毒、肺炎支原体、真菌和寄生虫等。

（二）非感染性心包炎

以风湿性为最常见，其他有心肌梗死、尿毒症性、结缔组织病性、变态反应性、肿瘤性、放射线性和乳糜性等。临床上以结核性、风湿性、化脓性和急性非特异性心包炎较为多见。

二、临床表现

（一）心前区疼痛

为主要症状，多见于急性非特异性心包炎和感染性心包炎，可位于心前区，放射到颈部、左肩、左臂及左肩胛骨。疼痛也可呈压榨样。

（二）呼吸困难

是心包积液时最突出的症状。严重时可有端坐呼吸、身体前倾、呼吸浅速、面色苍白、发绀。

（三）心包摩擦音

正常特异性征象，以胸骨左缘第 3、第 4 肋间听诊最为明显。渗出性心包炎心脏叩诊浊音界向两侧增大为绝对浊音区，心律快，心尖冲动弱，心音低而遥远，大量心包积液时可出现心包积液征。可出现奇脉、颈静脉怒张、肝大、腹腔积液及下肢水肿等。

三、诊断要点

根据心前区疼痛、呼吸困难、全身中毒症状，以及心包摩擦音、心音遥远等临床征象，结合心电图、X 线表现和超声心动图等检查，便可确诊。

四、治疗

如结核性心包炎应给予抗结核治疗，总疗程不少于半年至 1 年；化脓性心包炎除使用足量、有效的抗生素外，应早期施行心包切开引流术；风湿性心包炎主要是抗风湿治疗；急性非特异性心包炎目前常采用抗生素及皮质激素合并治疗。心包渗液较多且心脏受压明显者，可行心包穿刺，以解除心脏压塞症状。

五、评估要点

（一）一般情况

观察生命体征有无异常，询问有无过敏史、家族史、有无发热、消瘦等，了解患者对疾病的认识。

（二）专科情况

（1）呼吸困难的程度、肺部啰音的变化。

（2）心前区疼痛的性质、部位及其变化，是否可闻及心包摩擦音。

（3）是否有颈静脉怒张、肝大、下肢水肿等心功能不全的表现。

（4）是否有心包积液征：左肩胛骨下出现浊音及左肺受压时引起的支气管呼吸音。心脏叩诊的性质。

（三）实验室及其他检查

1.心电图

改变主要由心外膜下心肌受累而引起，常规导联出现弓背向下的 ST 段抬高，T 波倒置；心包渗液时可有 QRS 波群低电压。

2.超声心动图

是简而行的可靠方法，可见液性暗区。

3.心包穿刺

证实心包积液的存在，并进一步确定积液的性质以及药物治疗，主要适用于心脏压塞和未能明确病因的渗出性心包炎。

六、护理诊断

（一）气体交换受损

与肺淤血、肺或支气管受压症有关。

（二）疼痛

心前区痛与心包炎有关。

(三)体温过高

与细菌、病毒等因素导致急性炎症反应有关。

(四)活动无耐力

与心排血量减少有关。

七、护理措施

(1)给予氧气吸入,充分休息,保持情绪稳定,注意防寒保暖,防止呼吸道感染。

(2)给予高热量,高蛋白、高维生素易消化饮食,限制钠盐摄入。

(3)帮助患者采取半卧位或前倾坐位,保持舒适。

(4)记录心包抽液的量、性质,按要求留标本送检。

(5)控制输液滴速,防止加重心脏负荷。

(6)加强巡视,及早发现心脏压塞的症状,如心动过速、血压下降等。

(7)遵医嘱给予抗菌、抗结核、抗肿瘤等药物治疗,密切观察药物不良反应。

(8)应用止痛药物时,观察止痛药物的疗效。

八、应急措施

出现心包压塞征象时,保持患者平卧位;迅速建立静脉通路,遵医嘱给予升压药;密切观察生命体征的变化,准备好抢救物品;配合医生做好紧急心包穿刺。

九、健康教育

(1)嘱患者应注意充分休息,避免剧烈运动,加强营养。注意防寒保暖,防止呼吸道感染。

(2)告诉患者应坚持足够疗程的药物治疗,勿擅自停药。

(3)对缩窄性心包炎的患者应讲明行心包剥离术的重要性,解除其顾虑,尽早接受手术治疗。

第七节　感染性心内膜炎

感染性心内膜炎为心脏内膜表面的微生物感染,伴赘生物形成。赘生物为大小不等、形状不一的血小板和纤维素团块,内含大量微生物和少量炎性细胞。瓣膜为最常受累部位,但感染也可发生在间隔缺损部位、腱索或心壁内膜。根据病程分为急性和亚急性:①急性感染性心内膜炎的特征为中毒症状明显;病程进展迅速,数天至数周引起瓣膜破坏;感染迁移多见;病原体主要为金黄色葡萄球菌。②亚急性感染性心内膜炎的特征为中毒症状轻;病程数周至数月;感染迁移少见;病原体以草绿色链球菌多见,其次为肠球菌。

感染性心内膜炎又可分为自体瓣膜、人工瓣膜和静脉药瘾者的心内膜炎。

一、自体瓣膜心内膜炎

(一)病因及发病机制

1.病因

链球菌和葡萄球菌分别占自体心内膜炎病原微生物的 65% 和 25%。急性自体瓣膜心内膜炎主要由金黄色葡萄球菌引起,少数由肺炎球菌、淋球菌、A 族链球菌和流感杆菌等所致。亚急性自体瓣膜心内膜炎最常见的致病菌是草绿色链球菌,其次为 D 族链球菌,表皮葡萄球菌,其他细菌较少见。

2.发病机制

(1)亚急性病例至少占 2/3 以上,发病与下列因素有关。①血流动力学因素:亚急性者主要发生于器质性心脏病,首先为心脏瓣膜病,尤其是二尖瓣和主动脉瓣;其次为先天性心血管病,如室间隔缺损、动脉导管未闭、法洛氏四联症和主动脉瓣缩窄。赘生物常位于血流从高压腔经病变瓣口或先天缺损至低压腔产生高速射流和湍流的下游,可能与这些部位的压力下降和内膜灌注减少,有利于微生物沉积和生长有关。高速射流冲击心脏或大血管内膜处致局部损伤易于感染。②非细菌性血栓性心内膜炎病变:当心内膜的内皮受损暴露其下结缔组织的胶原纤维时,血小板在该处聚集,形成血小板微血栓和纤维蛋白沉着,成为结节样无菌性赘生物,称非细菌性血栓性心内膜病变,是细菌定居瓣膜表面的重要因素。③短暂性菌血症:各种感染或细菌寄居的皮肤黏膜的创伤常导致暂时性菌血症,循环中的细菌若定居在无菌性赘生物上,即可发生感染性心内膜炎。④细菌感染无菌赘生物:取决于发生菌血症之频度和循环中细菌的数量、细菌黏附于无菌性赘生物的能力。草绿色链球菌从口腔进入血流的机会频繁,黏附力强,因而成为亚急性感染性心内膜炎的最常见致病菌。

细菌定居后,迅速繁殖,促使血小板进一步聚集和纤维蛋白沉积,感染赘生物增大。当赘生物破裂时,细菌又被释放进入血流。

(2)急性自体瓣膜心内膜炎发病机制尚不清楚,主要累及正常心瓣膜,主动脉瓣常受累。病原菌来自皮肤、肌肉、骨骼或肺等部位的活动感染灶。循环中细菌量大,细菌毒力强,具有高度侵袭性和黏附于内膜的能力。

(二)临床表现

1.症状

从暂时的菌血症至出现症状的时间长短不一,多在 2 周以内。

(1)亚急性感染性心内膜炎起病隐匿,可有全身不适、乏力、食欲不振、面色苍白、体重减轻等非特异性症状,头痛、背痛和肌肉关节痛常见。发热是最常见的症状,多呈弛张热型,午后和夜间较高,伴寒战和盗汗。

(2)急性感染性心内膜炎以败血症为主要临床表现。起病急骤,进展迅速,患者出现高热.寒战、呼吸急促,伴有头痛、背痛、胸痛和四肢肌肉关节疼痛,突发心力衰竭者较为常见。

2.体征

(1)心脏杂音:80%～85%的患者可闻及心脏杂音,杂音性质的改变为本病特征性表现,急性者要比亚急性者更易出现杂音强度和性质的变化,可由基础心脏病和(或)心内膜炎导致瓣膜损害所致,如赘生物的生长和破裂、脱落有关。腱索断裂或瓣叶穿孔是迅速出现新杂音的重要因素。

(2)周围体征:多为非特异性,近年已不多见。①瘀点,可出现于任何部位,以锁骨以上皮肤、口腔黏膜和睑结膜常见。②指和趾甲下线状出血。③Osler 结节,为指和趾垫出现的豌豆大的红或紫色痛性结节,略高出皮肤,亚急性者较常见。④Roth 斑,为视网膜的卵圆性出血斑块,其中心呈白色,亚急性者多见。⑤Janeway 损害,是位于手掌或足底直径 1～4mm 无压痛出血红斑,急性者常见。

(3)动脉栓塞:多见于病程后期,但约 1/3 的患者是首发症状。赘生物引起动脉栓塞占 20%～40%,栓塞可发生在机体的任何部位。脑、心脏、脾、肾、肠系膜、四肢和肺为临床常见的动脉栓塞部位。脑栓塞可出现神志和精神改变、视野缺损、失语、吞咽困难、瞳孔大小不对称、偏瘫、抽搐或昏迷等表现。肾栓塞常出现腰痛、血尿等,严重者可有肾功能不全。脾栓塞时,患者出现左上腹剧痛,呼吸或体位改变时加重。肺栓塞常发生突然胸痛、气急、发绀、咯血。

(4)其他:贫血,较常见,主要由于感染导致骨髓抑制而引起,多为轻、中度,晚期患者可重度贫血。15%～50%病程超过 6 周的患者可有脾大;部分患者可见杵状指(趾)。

(三)并发症

(1)心脏并发症:心力衰竭为最常见并发症,其次为心肌炎。

(2)动脉栓塞和血管损害多见于病程后期,急性较亚急性者多见,部分患者中也可为首发症状。①脑:约 1/3 患者有神经系统受累,表现为脑栓塞、脑细菌性动脉瘤、脑出血(细菌性动脉瘤破裂引起)和弥漫性脑膜炎。患者出现神志和精神改变、失语、视野缺损、轻偏瘫、抽搐或昏迷等表现。②肾:大多数患者有肾脏损害,包括肾动脉栓塞和肾梗死、肾小球肾炎和肾脓肿。迁移性脓肿多见于急性患者。肾栓塞常出现血尿、腰痛等,严重者可有肾功能不全。③脾:发生脾栓塞,患者出现左上腹剧痛,呼吸或体位改变时加重。④肺:肺栓塞常出现突然胸闷、气急、胸痛、发绀、咯血等。⑤动脉:肠系膜动脉损害可出现急腹症症状;肢体动脉损害出现受累肢体变白或发绀、发冷、疼痛、跛行,甚至动脉搏动消失。⑥其他:可有细菌性动脉瘤、引起细菌性动脉瘤约占 3%～5%。迁移性脓肿多见于急性期患者。

二、人工瓣膜心内膜炎

发生于人工瓣膜置换术后 60 日以内者为早期人工瓣膜心内膜炎,60 日以后发生者为晚期人工瓣膜心内膜炎。早期者常为急性暴发性起病,约 1/2 的致病菌为葡萄球菌,表皮葡萄球菌多于金黄色葡萄球菌;其次为革兰阴性杆菌和真菌。晚期者以亚急性表现常见,致病菌以链球菌最常见,其次为葡萄球菌。除赘生物形成外,常致人工瓣膜部分破裂、瓣周漏、瓣环周围组织和心肌脓肿,最常累及主动脉瓣。术后发热、出现心杂音、脾大或周围栓塞征,血培养同一种细菌阳性结果至少 2 次,可诊断本病。预后不良,难以治愈。

三、静脉药瘾者心内膜炎

静脉药瘾者心内膜炎多见于年轻男性。致病菌最常来源于皮肤,药物污染所致者较少见,金黄色葡萄球菌为主要致病菌,其次为链球菌、革兰阴性杆菌和真菌。大多累及正常心瓣膜,三尖瓣受累占 50%以上,其次为主动脉瓣和二尖瓣。急性发病者多见,常伴有迁移性感染灶。亚急性表现多见于有感染性心内膜炎史者。年轻伴右心金黄色葡萄球感染者病死率在 5%以下,而左心革兰阴性杆菌和真菌感染者预后不良。

四、护理

(一)护理目标

患者体温恢复正常,心功能改善,活动耐力增加;营养改善,抵抗力增强;焦虑减轻,未发生并发症或发生后被及时控制。

(二)护理措施

1.一般护理

(1)休息与活动:急性感染性心内膜炎患者应卧床休息,限制活动,保持环境安静,空气新鲜,减少探视。亚急性者,可适当活动,但应避免剧烈运动及情绪激动。

(2)饮食:给予清淡、高热量、高蛋白、高维生素、低胆固醇、易消化的半流质或软食,补充营养和水分。有心力衰竭者,适当限制钠盐的摄入。注意变换饮食口味,鼓励患者多饮水,做好口腔护理,以增进食欲。

2.病情观察

(1)观察体温及皮肤黏膜变化:每4～6h测量体温一次,准确绘制体温曲线,以反映体温动态变化,判断病情进展及治疗效果。评估患者有无皮肤瘀点、指(趾)甲下线状出血、Osler结节等皮肤黏膜病损。

(2)栓塞的观察:注意观察脑、肾、肺、脾和肢体动脉等栓塞的表现,脑栓塞出现神志和精神改变、失语、偏瘫或抽搐等;肾栓塞出现腰痛、血尿等;肺栓塞发生突然胸痛、呼吸困难、发绀和咯血等;脾栓塞出现左上腹剧痛;肢体动脉栓塞表现为肢体变白或发绀、皮肤温度降低、动脉搏动减弱或消失等。有变化及时报告医师并协助处理。

3.发热护理

高热患者应卧床休息,注意病室的温度和湿度适宜。给予冰袋物理降温或温水擦浴等,准确记录体温变化。出汗较多时可在衣服和皮肤之间垫上柔软毛巾,便于潮湿后及时更换,增强舒适感,并防止因频繁更衣而导致患者受凉。保证被服干燥清洁,以增加舒适感。

4.用药护理

抗微生物药物治疗是最重要的治疗措施。遵医嘱给予抗生素治疗,观察用药效果。坚持大剂量全疗程长时间的抗生素治疗,严格按照时间点用药,以确保维持有效的血药浓度。注意保护静脉,可使用静脉留置针,避免多次穿刺而增加患者的痛苦。注意观察药物的不良反应。

5.正确采集血培养标本

告诉患者暂时停用抗生素和反复多次采血培养的必要性,以取得患者的理解与配合。本病的菌血症为持续性,无须在体温升高时采血。每次采血量10～20mL作需氧和厌氧菌培养,至少应培养3周。

(1)未经治疗的亚急性患者,应在第一天每间隔1h采血1次,共3次。如次日未见细菌生长,重复采血3次后,开始抗生素治疗。

(2)用过抗生素者,停药2～7日后采血。

(3)急性患者应在入院后立即安排采血,在3h内每隔1h采血1次,共取3次血标本后,按医嘱开始治疗。

6.心理护理

由于发热、感染不易控制,疗程长,甚至出现并发症,患者常出现情绪低落、恐惧心理,应加强与患者的沟通,耐心解释治疗目的与意义,安慰鼓励患者,给予心理支持,使其积极配合治疗。

7.健康指导

告诉患者及家属有关本病的知识,坚持足够疗程的抗生素治疗的重要意义。患者在施行口腔手术、泌尿、生殖和消化道的侵入性检查或外科手术治疗前应预防性使用抗生素。嘱患者注意防寒保暖,保持口腔和皮肤清洁,少去公共场所,减少病原体入侵的机会。教会患者自我监测体温变化,有无栓塞表现,定期门诊随访。教育家属应给患者以生活照顾,精神支持,鼓励患者积极治疗。

(三)护理评价

通过治疗和护理患者体温基本恢复正常,心功能得到改善,提高了活动耐力;营养状况改善,抵抗力增强;焦虑减轻,未发生并发症或发生后得到及时控制。

第八节 心力衰竭

心力衰竭,是由于心脏器质性或功能性疾病损害心室充盈和射血能力而引起的一组临床综合征。心力衰竭(简称心衰)是一种渐进性疾病,其主要临床表现是呼吸困难、疲乏和液体潴留,但不一定同时出现。绝大多数情况下是指各种心脏疾病引起心肌收缩力下降,使心排血量不能满足机体代谢需要,器官、组织血液灌注减少,出现肺循环和(或)体循环静脉淤血的临床综合征。少数情况下心肌收缩力尚可使心排血量维持正常,但异常增高的左心室充盈压使肺静脉回流受阻,导致肺循环淤血。心力衰竭按发展速度可分为急性心衰和慢性心衰,以慢性居多;按发生的部位可分为左心、右心和全心衰竭;按左室射血分数是否正常可分为射血分数降低和射血分数正常两类,替代了以往收缩性心力衰竭和舒张性心力衰竭的概念。

一、慢性心力衰竭

慢性心力衰竭:是大多数心血管疾病的最终归宿,也是最主要的死亡原因。在西方国家,引起慢性心力衰竭的基础心脏病以高血压、冠心病为主;在我国,过去以心瓣膜病为主,如今冠心病和高血压也已成为心力衰竭的最常见病因,瓣膜病和心肌病位于其后。

(一)病因

1.基本病因

(1)原发性心肌损害。①缺血性心肌损害:冠心病心肌缺血和(或)心肌梗死是最常见的原因。②心肌炎和心肌病:各种类型的心肌炎和心肌病均可导致心衰,其中病毒性心肌炎及原发性扩张型心肌病最多见。③心肌代谢障碍性疾病:最常见于糖尿病心肌病,而维生素 B_1 缺乏和心肌淀粉样变性等均属罕见。

(2)心脏负荷过重。①压力负荷(后负荷)过重:心脏收缩期射血阻力增加,常见原因有高血压、主动脉瓣狭窄、肺动脉高压、肺动脉瓣狭窄等。②容量负荷(前负荷)过重:心脏舒张期所承受的容量负荷增加,常见于主动脉瓣或肺动脉瓣关闭不全、房间隔缺损、室间隔缺损、动脉导管未闭等。③伴有全身血容量增多或循环血容量增多的疾病如慢性贫血、甲状腺功能亢进等,心脏的容量负荷也必然增加。

2.诱因

据统计约有 80%～90%慢性心力衰竭是在原有心脏病的基础上,由一些增加心脏负荷的因素所诱发,常见的诱发因素有以下几种。

(1)感染:呼吸道感染是最常见、最重要的诱因,其次为感染性心内膜炎、全身感染等。

(2)心律失常:心房颤动是诱发心力衰竭的重要因素,亦可见于其他各种类型的快速性心律失常和严重的缓慢性心律失常。

(3)血容量增加:摄入钠盐过多,输液或输血过多、过快等。

(4)生理或心理压力过大:过度体力活动或情绪激动、妊娠和分娩、愤怒等。

(5)其他:合并贫血和甲状腺功能亢进,不恰当停用洋地黄类药物或降压药及原有心脏病变加重等,也可成为发生心力衰竭的诱因。

(二)心功能分级

1.NYHA 心功能分级

(1)Ⅰ级:患者有心脏病,但体力活动不受限制。平时一般的体力活动不引起疲劳、心悸、呼吸困难或心绞痛等症状。

(2)Ⅱ级:体力活动稍受限制。休息时无自觉症状,但平时一般的体力活动会引起疲劳、心悸、呼吸困难或心绞痛,休息后很快缓解。

(3)Ⅲ级:体力活动明显受限。休息时尚无症状,但一般的轻体力活动就会引起疲劳、心悸、呼吸困难或心绞痛,休息较长时间方可缓解。

(4)Ⅳ级:患者有心脏病,体力活动能力完全丧失,休息时仍可存在心力衰竭症状或心绞痛,进行任何体力活动都会使症状加重。

2.ACC/AHA 心功能分级

(1)A 期:有发生心力衰竭的高危险因素但无心脏结构异常或心衰表现。

(2)B 期:有心肌重塑或心脏结构的异常,但无心衰表现。

(3)C 期:目前或既往有心力衰竭表现,包括射血分数降低和射血分数正常两类。

(4)D 期:即难治性终末期心力衰竭。尽管采用了优化的药物治疗,患者症状仍未改善或迅速复发,典型表现为休息或轻微活动即有症状(包括明显的疲劳感),不能完成日常活动,常有心性恶病质表现,并且需要再次和(或)延长住院接受强化治疗。

(三)临床表现

1.左心衰竭

左心衰竭临床上最常见,主要表现为肺循环静脉淤血和心排血量降低。

(1)症状:①呼吸困难是左心衰竭最重要和最常见的症状。劳力性呼吸困难最早出现,开始多发生在较重的体力活动时,休息后缓解,随着病情的进展,轻微体力活动时即可出现。发生机制是运动使回心血量增加,左心房压力升高,加重了肺淤血,引起呼吸困难的运动量随心衰程度加重而减少;夜间阵发性呼吸困难是指患者入睡后突然因憋气而惊醒,被迫坐起,轻者端坐休息后可缓解,重者可有哮鸣音,称之为心源性哮喘。此为左心衰竭的典型表现。发生机制有睡眠平卧血液重新分布使肺血量增加,夜间迷走神经张力增高,小支气管收缩,横膈高位,肺活量减少等;端坐呼吸是严重心力衰竭的表现。当肺淤血达到一定程度时,患者不能平卧,因平卧时回心血量增多,且膈肌上抬,使呼吸更为困难。高枕卧位、半卧位甚至端坐位方能使呼吸困难减轻;急性肺水肿是左心衰呼吸困难最严重的形式。②咳嗽也是较早发生的症状,咳嗽多在体力劳动或夜间平卧时加重,同时可咳出白色浆液性泡沫状痰,偶见痰中带血丝,当肺淤血明显加重或有肺水肿时,可咳粉红色泡沫痰。发生机制为肺泡和支气管黏膜淤血所致。肺静脉因长期慢性淤血致压力升高,导致肺循环和支气管血液循环之间形成侧支,在支气管黏膜下形成扩张的血管,一旦破裂可引起大咯血。③低心排血量症状,如疲劳、乏力、头晕、嗜睡、心悸、发绀等,其原因主要是由于心排血量降低,器官、组织灌注不足及代偿性心率加快所致。④严重左心衰竭时肾血流量明显减少,患者可出现少尿,血尿素氮、肌酐升高,并可有肾功能不全的相关症状。

(2)体征:①呼吸加快、交替脉,血压一般正常,有时脉压差减小,皮肤黏膜苍白或发绀。②由于肺毛细血管压增高,液体可渗出至肺泡而出现湿性啰音。开始两肺底闻及湿性啰音,有时伴哮鸣音,随病情加重,湿性啰音可遍及全肺。③除基础心脏病的固有体征外,多数患者有左心室增大,心率加快,心尖区可闻及舒张期奔马律,肺动脉瓣区第二心音亢进,亦可出现心律失常。

2.右心衰竭

单纯右心衰竭较少见,右心衰竭主要表现为体循环静脉淤血。

(1)症状。①胃肠道症状:食欲不振、恶心、呕吐、腹胀,便秘及上腹疼痛等症状,是右心衰竭最常见的症状,主要是由于胃肠道淤血引起。②劳力性呼吸困难:右心衰竭可由左心衰竭发展而来,单纯性右心衰多由先天性心脏病或肺部疾病所致,两者均可有明显的呼吸困难。

(2)体征。①水肿:是右心衰的典型体征。水肿首先发生在身体的最低垂的部位,起床活动患者,足、踝及胫骨前水肿较明显,尤以下午为甚,为对称性压陷性水肿。卧床患者,则以骶部和大腿内侧水肿较显著。右心衰严重者,可呈全身性水肿。②颈静脉征:颈外静脉充盈怒张,是右心衰竭的主要体征,并可出现明显搏动。肝颈静脉反流征阳性则更具有特征性。③肝脏体征:肝因淤血肿大常伴有压痛。持续慢性右心衰可引起心源性肝硬化,晚期可出现肝功能受损、黄疸及大量腹腔积液。④心脏体征:除基础心脏病的相应体征外,单纯右心衰竭的患者,剑突下可见明显搏动,可闻及右室舒张期奔马律,亦可因三尖瓣相对关闭不全出现收缩期吹风样杂音。

3.全心衰竭

左、右心衰的临床表现同时存在。全心衰竭时,肺淤血可因右心衰竭、右心排血量减少而减轻,故表现为呼吸困难减轻而发绀加重。

(四)护理

1.护理目标

患者的呼吸困难减轻,血气分析维持在正常范围;心排出量增加;水肿、腹腔积液减轻或消失;活动耐力增强;无感染及洋地黄中毒和电解质紊乱发生,或一旦发生,能得以及时发现和控制。

2.护理措施

(1)一般护理:①休息与活动:休息包括体力和精神休息两个方面,良好的休息可减轻心脏负担,但长期卧床易发生静脉血栓形成甚至肺栓塞,同时也使消化功能降低,肌肉萎缩。因此,应根据心衰患者的病情轻重安排休息。心功能Ⅰ级时,不限制一般的体力活动,积极参加体育锻炼,但避免剧烈运动及重体力劳动;心功能Ⅱ级时,适当限制体力活动,增加午睡时间,强调下午多休息,停止比较剧烈的运动,保证充足的睡眠;心功能Ⅲ级时,严格限制一般的体力活动,每天有充分的休息时间,但日常生活可自理或在他人协作下自理;心功能Ⅳ级时,绝对卧床休息,生活由他人照顾。定时改变体位,防止发生压疮。为防止长期卧床引起静脉血栓形成甚至肺栓塞,便秘、虚弱、直立性低血压的发生,可根据患者病情安排床上肢体运动、床边活动等。②饮食:给予低盐、低热量、高蛋白、高维生素的清淡易消化饮食,避免产气的食物及浓茶、咖啡或辛辣刺激性食物;戒烟酒;多吃蔬菜、水果,少量多餐,不宜过饱,肥胖者更要适当限制饮食。限制水分和钠盐的摄入,根据患者的具体情况决定每天的饮水量,通常一半量在用餐时摄取,另一半量在两餐之间摄取。必要时行口腔护理,以减轻口渴感。食盐一般限制在每日 5g 以下,告诉患者及家属低盐饮食的重要性并督促其执行。中度心衰每日摄入量为 2.5～3g,重度心力衰竭控制在 1g 以下。除了低盐饮食外,还要控制腌制品、发酵的点心、味精、酱油、海产品、罐头、皮蛋、啤酒、碳酸饮料等含钠量高的食品。可用糖、醋、蒜调味以增进食欲。但在应用强效排钠利尿剂时,不宜过分严格限盐,以免引起低钠血症。③排便的护理:指导患者养成每天按时排便的习惯,预防便秘。排便时切忌过度用力,以免增加心脏负荷,甚至诱发严重的心律失常。长期卧床的患者定期变换体位,腹部做顺时针方向的按摩,或每日收缩腹肌数次,必要时使用缓泻剂。

(2)病情观察:密切观察患者呼吸困难程度,给氧后发绀情况,肺部啰音的变化、水肿变化情况、血气分析和血氧饱和度等,控制输液量及速度,滴速以 15～30 滴/分为宜,防止输液过多过快。详细记录 24h 出入水量,准确测量体重并记录。

(3)吸氧:一般采用持续吸氧,流量 2～4L/min,随时清除鼻腔分泌物,保持输氧管通畅。同时观察患者呼吸频率、节律、深度的改变,随时评估呼吸困难的改善情况并做好记录。

(4)用药护理:慢性心力衰竭有非药物治疗和药物治疗,前者如休息、限钠盐、吸氧、祛除诱因、避免刺激、加强营养等,后者包括利尿剂(是治疗心力衰竭最常用的药物)、血管扩张剂、正性肌理药物和其他如血管紧张素转换酶抑制剂(ACED)、抗醛固酮制剂、β受体阻滞剂等。

洋地黄类药物:①向患者讲解洋地黄类药物治疗的必要性及洋地黄中毒的表现。②给药前应检查心率、心律情况,若心率低于 60 次/分,或发生节律改变,应暂停给药,并通知医师。③静脉注射用药宜稀释后缓慢注射,一般需 10～15min。注射后注意观察心率、心律改变及患者反应。④毒性反应的观察及护理。胃肠道症状最常见,表现为食欲不振、恶心、呕吐;神经精神症状,常见有头痛、乏力、烦躁、易激动;视觉异常,表现为视力模糊,黄视,绿视等。心脏表现主要有心律失常,常见室性期前收缩呈二联律或三联律、心动过缓、房室传导阻滞等各种类型的心律失常。用药后注意观察疗效,及有无上述毒性反应,发现异常时应及时报告医师,并进行相应的处理。⑤洋地黄中毒的处理包括停用洋地黄,补充钾盐、纠正心律失常。立即停用洋地黄是治疗洋地黄中毒的首要措施。可口服或静脉补充氯化钾门冬氨酸钾镁,停用排钾利尿剂。若有快速性心律失常,可用利多卡因或苯妥英钠。若心动过缓可用阿托品静脉注射或临时起搏器。地高辛中毒可用抗地高辛抗体。

利尿剂:①应用利尿剂前测体重,时间尽量在早晨或日间,以免夜间频繁排尿而影响患者休息;用药后准确记录出入量,以判断利尿效果。②观察各类利尿剂的不良反应。噻嗪类利尿剂主要不良反应有电解质紊乱(低钾、低钠、低氯)、高尿酸血症及高血糖;袢利尿剂主要不良反应有水与电解质紊乱,消化道症状、听力障碍等;潴钾利尿剂主要不良反应有胃肠道反应、嗜睡、乏力、皮疹等,不宜同时服用钾盐,高钾血症者禁用。

β受体阻滞剂:β受体阻滞剂可产生心肌收缩力减弱、心率减慢、房室传导时间延长、支气管痉挛、低血糖、血脂升高的不良反应,因此,应监测患者的心音、心率、心律和呼吸,定期查血糖、血脂。非洋地黄类正性肌力药物和 ACEI 长期应用非洋地黄类正性肌力药物可引起心律失常;应用 ACEI,可出现低血压、高血钾、干咳、肾功能减退等。故应严密观察病情变化,发现异常及时处理。

(5)心理护理:对有焦虑的心衰患者应鼓励患者说出焦虑的感受及原因。加强与患者的沟通,建立良好的护患关系。指导患者进行自我心理调整,减轻焦虑,如放松疗法、转移注意力等,保持积极乐观、轻松愉快的情绪,增强战胜疾病的信心。

(6)健康指导。①疾病知识指导:指导患者积极治疗原发病,注意避免心力衰竭的诱发因素,如感染(尤其是呼吸道感染)、心律失常、过度劳累、情绪激动、饮食不当等。注意保暖,防止受凉感冒,保持乐观情绪。②活动指导:合理休息与活动,活动应循序渐进,活动量以不出现心悸、气急为原则。保证充足的睡眠。适当活动有利于提高心脏储备力,提高活动耐力,改善心理状态和生活质量。③饮食指导:坚持合理饮食,进食低盐、低脂、低热量、高蛋白、高维生素、清淡易消化的饮食;少量多餐,每餐不宜过饱,多食蔬菜、水果,防止便秘。戒烟、酒;避免浓茶咖啡及辛辣刺激性食物。④自我监测指导:教会患者及家属自我监测脉搏,观察病情变化,若足踝部出现水肿,突然气急加重、夜尿增多、体重增加,有厌食饱胀感,提示心衰复发。⑤用药指导:指导患者及家属强心剂、利尿剂等药物服用方法、剂量,不良反应及注意事项。定期复查,如有不适,及时复诊。

3.护理评价

患者的呼吸困难得到改善;水肿、腹腔积液减轻或消失,体重减轻,皮肤保持完整;能说出低盐饮食的重要性和服用利尿剂的注意事项;活动耐力增强;体液、电解质、酸碱维持平衡;无感染及洋地黄中毒发生或得到控制。

二、急性心力衰竭

急性心力衰竭是指由于急性心脏病变引起心排血量急剧下降,甚至丧失排血功能,导致组织器官灌注不足和急性淤血的综合征。临床上以急性左心衰竭较常见,主要表现为急性肺水肿,严重者伴心源性休克。是临床上最常见的急危重症之一,抢救是否及时合理与预后密切相关。

(一)病因

1.急性弥漫性心肌损害

急性弥漫性心肌损害常见于急性广泛前壁心肌梗死、乳头肌梗死断裂、急性心肌炎等引起心肌收缩无力,心排血量急剧下降。

2.急性心脏后负荷增加

急性心脏后负荷增加常见于高血压危象、严重瓣膜狭窄、心室流出道梗阻等。

3.急性心脏前负荷增加

急性心脏前负荷增加常见于急性心肌梗死或感染性心内膜炎引起的瓣膜损害、腱索断裂所致瓣膜急性反流、室间隔破裂穿孔等,以及静脉输血、输液过多或过快。

4.心律失常

心律失常常见于原有心脏病的基础上出现快速性(心率＞180 次/分)或缓慢性(心率＜35 次/分)心律失常。

(二)临床表现

1.症状

急性左心衰竭患者病情发展常极为迅速且十分危重。临床表现为突发严重呼吸困难,呼吸频率达 30～40 次/分,端坐呼吸,面色灰白、发绀、极度烦躁、大汗淋漓,同时频繁咳嗽,咳出大量白色或粉红色泡沫样痰。极重者可因脑缺氧而致神志模糊。

2.体征

发病刚开始可有一过性血压升高,病情如不缓解,血压可持续下降甚至休克。听诊时两肺满布湿啰音和哮鸣音,心率增快,心尖区第一心音减弱,可闻及舒张期奔马律,肺动脉瓣区第二心音亢进。如不及时抢救,可导致心源性休克而死亡。

(三)护理

1.护理目标

患者呼吸困难和缺氧改善,情绪逐渐稳定。

2.护理措施

(1)减轻呼吸困难,改善缺氧。①体位:立即将患者扶起坐在床边,两腿下垂或半卧位于床上,以减少回心血量、减轻水肿。同时注意防止患者坠床跌伤。②氧疗:给予高流量吸氧,6～8L/min,并通过 20％～30％的乙醇湿化,以降低肺泡内泡沫的表面张力使泡沫消散,增加气体交换面积。通过氧疗将血氧饱和度维持在 95％～98％水平。对于病情特别严重者可用面罩呼吸机持续加压给氧,一方面可使气体交换加强,另一方面也可对抗组织液向肺泡内渗透。也可加用 50％的酒精湿化,以降低肺泡内泡沫的表面张力,使泡沫破裂,改善通气功能。③迅速建立两条静脉通道,遵医嘱正确使用药物,观察药物疗效与不良反应。④其他:可采用四肢轮流三肢结扎、静脉放血、气囊暂时阻塞下腔静脉、高渗腹膜透析及高位硬膜外麻醉等疗法,以减轻回心血量,改善心功能。⑤病情观察:严密观察患者的呼吸频率、节律、深度,判断呼吸困难的程度;观察咳嗽的情况、痰的颜色和量。肺内啰音的变化;心率、心律、心音有无异常;患者皮肤的颜色及意识的变化。

(2)心理护理:①急性期避免在患者面前讨论病情,以减少误解。护理人员在抢救时应镇静,态度热情,操作熟练,忙而不乱,安慰、鼓励患者,以增强其治疗疾病的信心,减轻恐惧与焦虑。②缓解期分析产生恐惧的原因,鼓励患者说出内心的感受。指导患者进行自我放松,如深呼吸、放松疗法等。向患者解释恐惧对心脏的不利影响,使患者主动配合,保持情绪稳定。

(3)健康指导:①向患者及家属讲解急性左心衰竭的病因及诱因,鼓励患者积极配合治疗原发病,避免诱发因素。定期复诊。②在静脉输液前嘱患者主动告诉护士自己有心脏病史,以便护士在输液时控制输液量及滴速。

3.护理评价

患者的缺氧得到改善,表现为动脉血气分析值正常,血氧饱和度>90%,呼吸平稳;未发生心源性休克,表现为生命体征平稳;患者对医疗护理的反应表现出平静和信任。

第六章　消化内科常见疾病的护理

第一节　胃炎

胃炎指的是任何病因引起的胃黏膜炎症,常伴有上皮损伤和细胞再生。胃黏膜对损害的反应涉及上皮损伤、黏膜炎症和上皮细胞再生等过程。胃炎是最常见的消化道疾病之一。按临床发病的缓急和病程的长短,一般将胃炎分为急性胃炎和慢性胃炎。

一、急性胃炎

急性胃炎是由多种病因引起的急性胃黏膜炎症。临床上急性发病,常表现为上腹部症状。内镜检查可见胃黏膜充血,水肿、出血、糜烂(可伴有浅表溃疡)等一过性病变。病理组织学特征为胃黏膜固有层见到以中性粒细胞为主的炎症细胞浸润。

急性胃炎主要包括:①急性幽门螺杆菌感染引起的急性胃炎。但临床上很难诊断幽门螺杆菌感染引起的急性胃炎,因为一过性的上腹部症状多不为患者注意,亦极少需要胃镜检查,加之可能多数患者症状很轻或无症状。感染幽门螺杆菌后,如不予治疗,幽门螺杆菌感染可长期存在并发展为慢性胃炎。②除幽门螺杆菌之外的病原体感染及(或)其毒素对胃黏膜损害引起的急性胃炎。进食被微生物及(或)其毒素污染的不洁食物所引起的急性胃肠炎,以肠道炎症为主。由于胃酸的强力抑菌作用,除幽门螺杆菌之外的细菌很难在胃内存活而感染胃黏膜,因此一般人很少患除幽门螺杆菌之外的感染性胃炎。但当机体免疫力下降时,可发生各种细菌、真菌、病毒所引起的急性感染性胃炎。③急性糜烂出血性胃炎。本病是由各种病因引起的、以胃黏膜多发性糜烂为特征的急性胃黏膜病变,常伴有胃黏膜出血,可伴有一过性浅溃疡形成。因为本病胃黏膜炎症很轻或缺如,因此严格来说应称为急性糜烂出血性胃病。急性糜烂出血性胃炎临床常见,需要积极治疗,本节予以重点讨论。

(一)病因及发病机制

引起急性糜烂出血性胃炎的常见病因如下。

1.药物

常见的有非甾体抗感染药(NSAID)如阿司匹林、吲哚美辛等,某些抗肿瘤药如氟尿嘧啶、口服氯化钾或铁剂等。这些药物直接损伤胃黏膜上皮层。其中,NSAID还通过抑制环氧合酶的作用而抑制胃黏膜生理性前列腺素的产生,削弱胃黏膜的屏障功能;氟尿嘧啶对快速分裂的细胞如胃肠道黏膜细胞产生明显的细胞毒作用。

2.急性应激

严重创伤、大手术、大面积烧伤、颅内病变、败血症及其他严重脏器病变或多器官功能衰竭等均可引起胃黏膜糜烂、出血,严重者发生急性溃疡并大量出血,如烧伤所致者称 Curling 溃疡、中枢神经系统病变所致者称 Cushing 溃疡。一般认为急性应激引起急性糜烂出血性胃炎机制是应激状态下胃黏膜微循环不能正常运行而造成黏膜缺血、缺氧,由此可导致胃黏膜黏液和碳酸氢盐分泌不足、局部前列腺素合成不足、上皮再生能力减弱等改变,使胃黏膜屏障受损。

3.乙醇

乙醇具亲酯性和溶脂能力,高浓度乙醇因而可直接破坏胃黏膜屏障。黏膜屏障的正常保护功能是维持胃腔与胃黏膜内氢离子高梯度状态的重要保证。当上述因素导致胃黏膜屏障破坏,则胃腔内氢离子便会反弥散进入胃黏膜内,从而进一步加重胃黏膜的损害,最终导致胃黏膜糜烂和出血。上述各种因素亦可能导致增加十二指肠液反流入胃腔,其中的胆汁和各种胰酶,参与了胃黏膜屏障的破坏。

(二)临床表现

1.症状

本病大多无症状,一部分仅有上腹不适、腹胀、食欲减退等症状。一部分表现为突发的呕血和(或)黑便,是上消化道出血的常见病因之一。上消化道出血中 $10\%\sim25\%$ 由急性糜烂出血性胃炎引起。

2.体征

急性糜烂出血性胃炎可有上腹部不同程度的压痛。大量出血可引起休克、贫血。

(三)护理

1.护理目标

患者病因祛除,无腹痛、消化道出血。

2.护理措施

(1)一般护理:①休息与活动:患者应注意休息,减少活动,对急性应激造成者应卧床休息。同时应做好患者的心理疏导,解除其精神紧张。②合理饮食:进食应定时、有规律,一般进少渣、温凉半流质饮食。如有少量出血可给牛奶、米汤等流质以中和胃酸,有利于黏膜的修复。急性大出血或呕吐频繁时应禁食。

(2)治疗用药护理:指导正确使用阿司匹林、吲哚美辛等对胃黏膜有刺激的药物,必要时应用制酸剂,胃黏膜保护剂预防疾病的发生。大出血时立即建立静脉通道。配合医生迅速、准确地实施输血、输液、各种止血治疗及用药等抢救措施,并观察治疗效果及不良反应。输液开始宜快,必要时测定中心静脉压作为调整输液量和速度的依据。避免因输液,输血过多、过快而引起急性肺水肿,对老年患者和心肺功能不全者尤应注意。

(3)病情观察:观察患者呕血及黑便大致数量,血压、脉搏、血红蛋白变化情况。观察原发病及其他病因的转归情况。

(4)心理护理:安慰解释,使患者消除焦虑和恐惧,积极配合治疗。

(5)健康指导:向患者及家属介绍急性胃炎的有关知识、预防方法和自我护理措施。避免使用对胃黏膜有刺激的药物,必须使用时应同时服用制酸剂;嗜酒者应戒酒;对于急性应激状态患者,要注意保护胃黏膜治疗;注意饮食卫生,生活要有规律,保持轻松愉快的心情。

3.护理评价

患者无腹痛及呕血黑便;能戒除烟酒,饮食规律;能够了解急性应激及药物原因所致急性胃炎防治知识。

二、慢性胃炎

慢性胃炎是由各种病因引起的胃黏膜慢性炎症。以国际上新悉尼系统的分类方法,将慢性胃炎分为浅表性(又称非萎缩性)、萎缩性和特殊类型三大类。慢性浅表性胃炎是指不伴有胃黏膜萎缩性改变、胃黏膜层见以淋巴细胞和浆细胞为主的慢性炎性细胞浸润的慢性胃炎,幽门螺杆菌感染是此类慢性胃炎的主要病因。慢性萎缩性胃炎是指胃黏膜已发生了萎缩性改变的慢性胃炎,常伴有肠上皮化生。慢性萎缩性胃炎又可再分为多灶萎缩性胃炎和自身免疫性胃炎两大类。特殊类型胃炎种类很多,由不同病因所致,临床上较少见,如感染性胃炎、化学性胃炎等。

慢性胃炎是一种常见病,其发病率在各种胃病中居首位。男性稍多于女性。随年龄增长发病率逐渐增高。自身免疫性胃炎在我国仅有少数个案报道。由幽门螺杆菌引起的慢性胃炎呈世界范围分布,我国属于幽门螺杆菌高感染率国家,估计人群中幽门螺杆菌的感染率达$40\% \sim 70\%$。幽门螺杆菌感染可几乎无例外地引起胃黏膜炎症,且感染后机体一般难以将其清除而变成慢性感染。

(一)病因与发病机制

1.幽门螺杆菌感染

目前认为幽门螺杆菌感染是慢性浅表性胃炎最主要的病因,其机制如下。

(1)幽门螺杆菌具有鞭毛结构,可在胃内黏液层中自由活动,并依靠其黏附素与胃黏膜上皮细胞紧密接触,直接侵袭胃黏膜。

(2)幽门螺杆菌所分泌的尿素酶,能分解尿素产生 NH_3,中和胃酸,既形成了有利于幽门螺杆菌定居和繁殖的中性环境,又损伤了上皮细胞膜。

(3)幽门螺杆菌能产生细胞毒素使上皮细胞空泡变性,造成黏膜损害和炎症。

(4)幽门螺杆菌的菌体胞壁还可作为抗原诱导自身免疫反应。

2.饮食和环境因素

流行病学资料显示,饮食中高盐和缺乏新鲜蔬菜、水果与慢性胃炎的发生密切相关。幽门螺杆菌感染增加了胃黏膜对环境因素损害的易感性。

3.自身免疫

自身免疫性胃炎以富含壁细胞的胃体黏膜萎缩为主。壁细胞损伤后能作为自身抗原刺激机体的免疫系统而产生相应的壁细胞抗体和内因子抗体,破坏壁细胞,使胃酸分泌减少乃至缺失,还可影响维生素 B_{12} 吸收,导致恶性贫血。

4.物理及化学因素

长期饮浓茶、烈酒、咖啡,食用过热、过冷、过于粗糙的食物,可损伤胃黏膜;服用大量非甾体类抗感染药可破坏黏膜屏障;各种原因引起的十二指肠液反流,因其中的胆汁和胰液等会削弱胃黏膜的屏障功能,使其易受胃酸-胃蛋白酶的损害。

(二)临床表现

1.症状

慢性胃炎大多无症状,部分有上腹痛或不适、食欲不振、饱胀、嗳气、反酸、恶心和呕吐等消化不良的表现。少数可有少量上消化道出血。一些患者可出现明显畏食、贫血和体重减轻,见于自身免疫性胃炎。

2.体征

慢性胃炎可有上腹部轻压痛。

(三)护理

1.护理目标

病因祛除,无腹痛、营养状况改善,焦虑减轻。

2.护理措施

(1)一般护理:①休息与活动:伴有贫血时适当休息,平时进行适当的锻炼,以增强机体抗病力。②合理饮食:以高营养、易消化、丰富的新鲜蔬菜水果为饮食原则。避免摄入过咸、过甜、过辣的刺激性食物。避免长期饮浓茶、烈酒、咖啡,避免食用过热、过冷、过于粗糙的食物。

(2)用药护理:遵医嘱给患者以清除幽门螺杆菌感染治疗时,注意观察药物的疗效及不良反应。枸橼酸铋钾(CBS)为常用制剂,因其在酸性环境中方起作用,故宜餐前30min服用。服CBS过程中可使齿、舌变黑,可用吸管直接吸入。部分患者服药后出现便秘和粪便变黑,停药后可自行消失。少数患者有恶心、一过性血清转氨酶升高等,极少数出现急性肾衰竭。阿莫西林服用前应询问患者有无青霉素过敏史,应用过程中注意有无迟发性过敏反应的出现,如皮疹。甲硝唑可引起恶心、呕吐等胃肠道反应,应在餐后30min服用,并可遵医嘱用甲氧氯普胺、维生素 B_{12} 等拮抗。

(3)心理护理:及时了解患者心理,耐心解释患者疑虑,尤其有异型增生的患者,常因担心恶变而恐惧。护理人员应主动安慰患者,说明本病经过正规治疗是可以逆转的。对于异型增生,经严密随访,即使有恶变,及时手术也可获得满意的疗效,使患者乐观、积极配合治疗消除焦虑、恐惧心理。

(4)健康指导:①向患者及家属介绍本病的有关病因,指导健康的饮食习惯。②介绍根除幽门螺杆菌治疗的意义和适应证。指导药物治疗注意事项,如避免使用对胃黏膜有刺激的药物,必须使用时应同时服用制酸剂或胃黏膜保护剂;介绍药物的不良反应,如有异常及时复诊,定期门诊复查。③对胃黏膜异型增生的患者,嘱其定期随访。

3.护理评价

经过治疗和护理患者不适减轻;了解相关知识;及时发现和处理并发症。

第二节　消化性溃疡

消化性溃疡主要指发生在胃和十二指肠的慢性溃疡,即胃溃疡(GU)和十二指肠溃疡(DU)。溃疡的黏膜缺损超过黏膜肌层,不同于糜烂。本病中年最为常见,DU多见于青壮年,而 GU 多见于中老年,后者发病高峰比前者约迟 10 年。男性患病比女性较多。临床上 DU 比 GU 多见,两者之比约为 2～3:1,但有地区差异,在胃癌高发区 GU 所占的比例有所增加。

一、病因及发病机制

在正常生理情况下,胃十二指肠黏膜经常接触有强侵蚀力的胃酸和在酸性环境下被激活,能水解蛋白质的胃蛋白酶,此外,还经常受摄入的各种有害物质的侵袭,但却能抵御这些侵袭因素的损害,维持黏膜的完整性,这是因为胃、十二指肠黏膜具有一系列防御和修复机制。目前认为,胃十二指肠黏膜的这一完善而有效的防御和修复机制,足以抵抗胃酸/胃蛋白酶的侵蚀。一般而言,只有当某些因素损害了这一机制才可能发生胃酸/胃蛋白酶侵蚀黏膜而导致溃疡形成。

(一)幽门螺杆菌

幽门螺杆菌为消化性溃疡的重要病因。Hp 可造成胃十二指肠黏膜的上皮细胞受损和强烈的炎症反应,损害了局部黏膜的防御—修复机制。

(二)非甾体抗感染药(NSAID)

NSAID 是引起消化性溃疡的另一个常见病因。大量研究资料显示,在长期服用 NSAID 患者中 10%～25%可发现胃或十二指肠溃疡,有 1%～4%患者发生出血、穿孔等溃疡并发症。NSAID 引起的溃疡以 GU 较 DU 多见。溃疡形成及其并发症发生的危险性除与服用 NSAID 种类、剂量、疗程有关外,尚与高龄、同时服用抗凝血药、糖皮质激素等因素有关。NSAID 通过削弱黏膜的防御和修复功能而导致消化性溃疡发病。NSAID 和幽门螺杆菌是引起消化性溃疡发病的两个独立因素。

(三)胃酸

消化性溃疡的最终形成是由于胃酸/胃蛋白酶对黏膜自身消化所致。因胃蛋白酶活性是 pH 依赖性的,在 pH>4 时便失去活性,因此在探讨消化性溃疡发病机制时主要考虑胃酸是溃疡形成的直接原因。胃酸的这一损害作用一般只有在正常黏膜防御和修复功能遭受破坏时才能发生。

(四)其他

1.吸烟

吸烟者消化性溃疡发生率比不吸烟者高,吸烟影响溃疡愈合和促进溃疡复发。

2.遗传

消化性溃疡的家族史可能是幽门螺杆菌感染的"家庭聚集"现象;O 型血胃上皮细胞表面表达更多黏附受体而有利于幽门螺杆菌定植。遗传因素的作用尚有待进一步研究。

3.急性应激可引起应激性溃疡

长期精神紧张、过劳,易使溃疡发作或加重,情绪应激可能主要起诱因作用。

4.胃十二指肠运动异常

研究发现部分 DU 患者胃排空增快,这可使十二指肠球部酸负荷增大;部分 GU 患者有胃排空延迟,这可增加十二指肠液反流入胃,加重胃黏膜屏障损害。胃肠运动障碍不大可能是原发病因,但可加重幽门螺杆菌或 NSAID 对黏膜的损害。

概言之,消化性溃疡是一种多因素疾病,其中幽门螺杆菌感染和服用 NSAID 是已知的主要病因,溃疡发生是黏膜侵袭因素和防御因素失平衡的结果,胃酸在溃疡形成中起关键作用。

二、临床表现

(一)症状

典型的消化性溃疡有如下临床特点:①慢性过程,病史可达数年至数十年。②周期性发作,发作与自发缓解相交替,发作期可为数周或数月,缓解期亦长短不一,短者数周、长者数年;发作常有季节性,多在秋冬或冬春之交发病,可因精神情绪不良或过劳而诱发。③发作时上腹痛呈节律性,表现为空腹痛即餐后 2~4h 或(及)午夜痛,腹痛多为进食或服用抗酸药所缓解,典型节律性表现在 DU 多见。腹痛性质多为灼痛,亦可为钝痛、胀痛、剧痛或饥饿样不适感。腹痛多位于中上腹,可偏右或偏左。部分患者无上述典型表现的疼痛,而仅表现为无规律性的上腹隐痛或不适。但部分患者可无症状或症状较轻以至不为患者所注意。④可有反酸、嗳气、上腹胀等症状。

(二)体征

溃疡活动时上腹部可有局限性轻压痛,缓解期无明显体征。

(三)临床特殊类型

1.复合溃疡

复合溃疡指胃和十二指肠同时发生的溃疡。DU 往往先于 GU 出现。幽门梗阻发生率较高。

2.幽门管溃疡

幽门管位于胃远端,与十二指肠交界,长约 2cm。幽门管溃疡与 DU 相似,胃酸分泌一般较高。幽门,管溃疡上腹痛的节律性不明显,对药物治疗反应较差,呕吐较多见,较易发生幽门梗阻、出血和穿孔等并发症。

3.球后溃疡

DU 大多发生在十二指肠球部,发生在球部远段十二指肠的溃疡称球后溃疡。多发生在十二指肠乳头的近端。具 DU 的临床特点,但午夜痛及背部放射痛多见,对药物治疗反应较差较易并发出血。

4.巨大溃疡

巨大溃疡指直径>2cm 的溃疡,对药物治疗反应较差、愈合时间较慢,易发生慢性穿透或穿孔。

5.老年人消化性溃疡

近年老年人发生消化性溃疡的报道增多。临床表现多不典型,GU 多位于胃体上部甚至胃底部、溃疡常较大,易误诊为胃癌。

6.无症状性溃疡

约 15%消化性溃疡患者可无症状,而以出血、穿孔等并发症为首发症状。可见于任何年龄,以老年人较多见;NSAID 引起的溃疡近半数无症。

三、并发症

1.上消化道出血

大约 50%以上的消化道出血是由于消化性溃疡所致。出血是消化性溃疡最常见的并发症。DU 比 GU 容易发生。常因服用 NSAID 而诱发,部分患者(10%~25%)以上消化道出血为首发症状。

2.穿孔

穿孔是消化性溃疡最严重的并发症,见于 2%～10% 的病例。消化性溃疡穿孔的后果有 3 种,如下。

(1)溃疡穿透浆膜层达腹腔致弥漫性腹膜炎,引起突发的剧烈腹痛,称游离穿孔。

(2)溃疡穿透并与邻近实质性器官相连,往往表现为腹痛规律发生改变,变得顽固而持久,称为穿透性溃疡。

(3)溃疡穿孔入空腔器官形成瘘管。

3.幽门梗阻

幽门梗阻见于 2%～4% 的病例,大多由 DU 或幽门管溃疡引起。急性梗阻多因炎症水肿和幽门部痉挛所致,梗阻为暂时性,随炎症好转而缓解;慢性梗阻主要由于溃疡愈合后瘢痕收缩而呈持久性。幽门梗阻使胃排空延迟,患者可感上腹饱胀不适,疼痛于餐后加重,且有反复大量呕吐,呕吐物呈酸腐味的宿食,大量呕吐后疼痛可暂缓解。严重频繁呕吐可致失水和低氯低钾性碱中毒,常继发营养不良。上腹饱胀和逆蠕动的胃型,以及空腹时检查胃内有振水音、抽出胃液量 >200mL,是幽门梗阻的特征性表现。

4.癌变

少数 GU 可发生癌变,癌变率在 1% 以下,DU 则极少见。对长期 GU 病史,年龄在 45 岁以上,经严格内科治疗 4～6 周症状无好转,大便隐血试验持续阳性者,应怀疑是否癌变,需进一步检查和定期随访。

四、护理

(一)护理目标

患者能够了解并避免发病诱因,能够描述正确的溃疡防治知识,主动参与、积极配合防治;未出现上消化道出血、穿孔、幽门梗阻。溃疡癌变等并发症或出现能被及时发现和处理;焦虑程度减轻或消失。

(二)护理措施

1.一般护理

(1)休息和活动:症状较重或有并发症时,应卧床休息。溃疡缓解期,应适当活动,工作宜劳逸结合,以不感到劳累和诱发疼痛为原则。

(2)饮食护理:①饮食原则:定时定量,以维持正常消化活动的节律,避免餐间零食和睡前进食,使胃酸分泌有规律;少食多餐,少食可避免胃窦部过度扩张引起的促胃液素分泌增加,以减少胃酸对病灶的刺激,多餐可使胃中经常保持适量的食物以中和胃酸,利于溃疡面的愈合;细嚼慢咽,以减少对消化道过强的机械刺激,同时咀嚼还可增加唾液分泌,后者具有稀释和中和胃酸的作用;食物选择应营养丰富、搭配合理、清淡、易于消化、刺激性小,各种食物应切细、煮软。可选择牛奶、鸡蛋、鱼及面食、稍加碱的软米饭或米粥等偏碱性食物,脂肪摄取也应适量。避免生、冷、硬、粗纤维的蔬菜、水果,忌用生姜、生蒜、生萝卜、油炸食物以及浓咖啡、浓茶和辣椒、酸醋;进餐时避免情绪不安,精神紧张。②营养状况监测:经常评估患者的饮食和营养状况。

2.病情观察

(1)病情监测:注意观察及详细了解患者疼痛的规律和特点,指导患者准备抑酸性食物(苏打饼干等)在疼痛前进食,或服用抑酸剂以防疼痛。也可采用局部热敷或针灸止痛等。监测生命体征及腹部体征的变化,以及时发现并纠正并发症。

(2)帮助患者认识和祛除病因及诱因:①对服用 NSAID 者,应停药。②对嗜烟酒者,应督促患者戒烟、戒酒。

3.并发症的护理

当发生急性穿孔和瘢痕性幽门梗阻时,应立即遵医嘱做好手术前准备。亚急性穿孔和慢性穿孔时,注意观察疼痛的性质。急性幽门梗阻时,做好呕吐物的观察与处理,指导患者禁食水,行胃肠减压,保持口腔清洁,遵医嘱静脉补充液体,并做好解痉药和抗生素的用药护理。

4.用药护理

遵医嘱对患者进行药物治疗,并注意观察药效及不良反应。

(1)碱性抗酸药:如氢氧化铝凝胶等,应在饭后 1h 和睡前服用。服用片剂时应嚼服,乳剂给药前应充分摇匀。抗酸药应避免与奶制品同时服用,因两者相互作用可形成络合物。酸性的食物及饮料不宜与抗酸药同服。氢氧化铝凝胶能阻碍磷的吸收,引起磷缺乏症,表现为食欲不振,软弱无力等症状,甚至可导致骨质疏松。长期大量服用还可引起严重便秘、代谢性碱中毒与钠潴留,甚至造成肾损害。如服用镁制剂则易引起腹泻。

(2)H_2受体拮抗剂:应在餐中或餐后即刻服用,也可把一日剂量在睡前服用。如需同时服用抗酸药,则两药应间隔 1h 以上服用。如用于静脉给药时应注意控制速度,速度过快可引起低血压和心律失常。西咪替丁对雄性激素受体有亲和力,可产生男性乳腺发育、阳痿以及性功能紊乱,肾脏是其排泄的主要部位,应用期间应注意患者肾功能。此外,少数患者还可出现一过性肝功能损害和粒细胞缺乏,亦可出现头痛、头晕、疲倦、腹泻及皮疹等反应,如出现上述反应应及时协助医生进行处理。药物可从母乳排出,哺乳期应停止用药。

(3)其他药物:奥美拉唑可引起头晕,特别是用药初期,应嘱患者用药期间避免开车或做其他必须注意力高度集中的事。硫糖铝片宜在每次进餐前 1h 服用。可有便秘、口干、皮疹、眩晕、嗜睡等不良反应。因其含糖量较高,糖尿病患者应慎用。不能与多酶片同服,以免降低两者的效价。

5.心理护理

及时了解并减轻各种焦虑,护理人员应关心患者,鼓励其说出心中的顾虑与疑问,护士应耐心倾听并给予解答。正确评估患者及家属对疾病的认识程度和心理状态。积极进行健康宣教,减轻不良心理反应。

6.健康指导

(1)向患者及家属讲解有关溃疡病的知识,如病因、诱因、饮食原则。

(2)指导患者保持乐观的情绪、规律的生活,避免过度紧张与劳累。

(3)指导患者戒除烟酒,慎用或勿用致溃疡药物,如阿司匹林、咖啡因、泼尼松等。

(4)指导患者按医嘱正确服药,学会观察药效及不良反应,不随便停药,以减少复发。

（5）让患者了解并发症的症状体征，能在病情加重时及时就医。

（6）年龄偏大的胃溃疡患者应嘱其定期到门诊复查，防止癌变。

（三）护理评价

患者能说出引起疼痛的原因、诱因，戒除烟酒，饮食规律，能选择适宜的食物，未因饮食不当诱发疼痛；能正确服药，上腹部疼痛减轻并渐消失，无恶心呕吐、呕血、黑便；情绪稳定，无焦虑或恐惧，生活态度积极乐观。

第三节　胃癌

胃癌约占胃恶性肿瘤的 95％以上。每年新诊断的癌症病例数中，胃癌位居第四位，在癌症病死率中排列第二位，该病在我国仍是最常见的恶性肿瘤之一。男性胃癌的发病率和病死率高于女性，男女之比约为 2：1。发病年龄以中老年居多，35 岁以下较低，55～70 岁为高发年龄段。我国胃癌的发病率在不同地区之间有很大差异。

一、病因及发病机制

胃癌的发生是一个多步骤、多因素进行性发展的过程。在正常情况下，胃黏膜上皮细胞的增殖和凋亡之间保持动态平衡。这种平衡的维持有赖于癌基因、抑癌基因及一些生长因子的共同调控。这种平衡一旦破坏，即癌基因被激活，抑癌基因被抑制，使胃上皮细胞过度增殖又不能启动凋亡信号，则可能逐渐进展为胃癌。多种因素会影响上述调控体系，共同参与胃癌的发生。

（一）环境和饮食因素

环境因素可直接或间接经饮食途径参与胃癌的发生，在胃癌发生中起重要作用。如火山岩地带、高泥炭土壤、水土含硝酸盐过多、微量元素比例失调或化学污染均为致癌因素。多吃新鲜水果和蔬菜、使用冰箱及正确贮藏食物，可降低胃癌的发生。经常食用霉变食品、咸菜、腌制烟熏食品，以及过多摄入食盐，可增加危险性。

（二）幽门螺杆菌感染

幽门螺杆菌感染与胃癌的关系已引起关注。1994 年 WHO 宣布 Hp 是人类胃癌的Ⅰ类致癌原。胃癌可能是 Hp 长期感染与其他因素共同作用的结果，其中 Hp 可能起先导作用。

（三）遗传因素

胃癌有明显的家族聚集倾向，家族发病率高于人群 2～3 倍。浸润型胃癌有更高的家族发病倾向，提示该型与遗传因素有关。一般认为遗传素质使致癌物质对易感者更易致癌。

（四）癌前状态

胃癌的癌前状态分为癌前疾病和癌前病变，前者是指与胃癌相关的胃良性疾病，有发生胃癌的危险性，后者是指较易转变为癌组织的病理学变化。

1.癌前疾病

（1）慢性萎缩性胃炎、残胃炎：因有胃酸分泌不足，有利于细菌生长。胃内增加的细菌可促进亚硝酸盐类致癌物质产生,长期作用于胃黏膜将导致癌变。另外老年人胃癌发病率高亦与此有关。毕Ⅱ式胃切除术后,癌变常在术后 10～15 年发生。

(2)胃息肉:炎性息肉约占 80%,直径多在 2cm 以下,癌变率低;腺瘤性息肉癌变的概率较高,特别是直径＞2cm 的广基息肉。

(3)胃溃疡:癌变多从溃疡边缘发生,多因溃疡边缘的炎症、糜烂、再生及异型增生所致。

2.癌前病变

(1)肠型化生:肠化有小肠型和大肠型两种。大肠型化生又称不完全肠化,其肠化细胞不含亮氨酸氨基肽酶和碱性磷酸酶,被吸收的致癌物质易于在细胞内积聚,导致细胞异型增生而发生癌变。

(2)异型增生:胃黏膜腺管结构及上皮细胞失去正常的状态出现异型性改变,组织学上介于良恶性之间。因此,对上述癌前病变应注意密切随访。

二、临床表现

(一)症状

早期无或者仅有非特异性消化道症状。进展期症状是上腹痛,常同时伴有食欲缺乏,厌食,体重减轻。腹痛可急可缓,开始仅为上腹饱胀不适,餐后更甚,继之有隐痛不适,偶呈节律性溃疡样疼痛,但这种疼痛不能被进食或服用制酸剂缓解。患者常有早饱感及软弱无力。早饱感是指患者虽感饥饿,但稍一进食即感饱胀不适。早饱感或呕吐是胃壁受累的表现,皮革胃或部分梗阻时这种症状尤为突出。

发生并发症或转移时可出现一些特殊症状,贲门癌累及食管下段时可出现吞咽困难。并发幽门梗阻时可有恶心呕吐,溃疡型胃癌出血时可引起呕血或黑粪,继之出现贫血。胃癌转移至肝脏可引起右上腹痛,黄疸和(或)发热;转移至肺可引起咳嗽、呃逆、咯血,累及胸膜可产生胸腔积液而发生呼吸困难;肿瘤侵及胰腺时,可出现背部放射性疼痛。

(二)体征

早期胃癌无明显体征,进展期在上腹部可扪及肿块,有压痛。肿块多位于上腹偏右相当于胃窦处。如肿瘤转移至肝脏可致肝大及出现黄疸,甚至出现腹腔积液。腹膜有转移时也可发生腹腔积液,移动性浊音阳性。侵犯门静脉或脾静脉时有脾脏增大。有远处淋巴结转移时可扪及 Virchow 淋巴结,质硬不活动。肛门指检在直肠膀胱凹陷可扪及一板样肿块。

一些胃癌患者可以出现副癌综合征,包括反复发作的表浅性血栓静脉炎(Trousseau 征)及过度色素沉着;黑棘皮症,皮肤褶皱处有过度色素沉着,尤其是双腋下;皮肌炎、膜性肾病、累及感觉和运动通路的神经肌肉病变等。

三、护理

(一)护理目标

患者疼痛得到控制,营养状态改善,情绪稳定,能积极配合治疗。

(二)护理措施

1.一般护理

(1)休息与活动:轻症患者可适当参加日常活动、进行身体锻炼,以不感到劳累、腹痛为原则。重症患者应卧床休息。

(2)饮食护理:对能进食者鼓励其尽可能进食易消化、营养丰富的流质或半流质饮食。对食欲缺乏者,应为患者提供清洁的进食环境,选择适合患者口味的食品和烹调方法,并注意变换食物的色、香、味,以增进食欲。定期测量体重,监测血清清蛋白和血红蛋白等营养指标以监测患者的营养状态。

(3)静脉营养支持:对消化功能不全不能进食的患者,遵医嘱静脉补充液体及能量。

2.病情观察

(1)疼痛的观察与处理:观察疼痛特点,注意评估疼痛的性质、部位,是否伴有严重的恶心和呕吐、吞咽困难、呕血及黑便等症状。如出现剧烈腹痛和腹膜刺激征,应考虑发生穿孔的可能性,及时协助医师进行有关检查或手术治疗。教会患者一些放松和转移注意力的技巧,疼痛剧烈时,可腹部热敷止痛。

(2)监测患者的感染征象:密切观察患者的生命体征及血常规检查的改变,询问患者有无咽痛、尿痛等不适,及时发现感染迹象并协助医师进行处理。病房应定期消毒,减少探视,保持室内空气新鲜;严格遵循无菌原则进行各项操作,防止交叉感染。协助患者做好皮肤、口腔护理,注意会阴部及肛门的清洁,减少感染的机会。

3.用药护理

(1)化疗药物:遵医嘱进行化学治疗,以抑制和杀伤癌细胞,注意观察药物的疗效及不良反应。

(2)止痛药物:遵循 WHO 推荐的三阶梯疗法,遵医嘱给予相应的止痛药,第一阶段从非阿片类镇痛剂开始,如阿司匹林,强痛定(布桂嗪)、平痛新(奈福泮)、消炎痛(吲哚美辛)栓等。若不能缓解,在此基础上,加弱阿片类镇痛剂,如可卡因、丙氧酚等;若疼痛剧烈,则可用强阿片类镇痛剂,如哌替啶、美施康定等,现在又有一种新型贴剂多瑞吉,镇痛效果可达到72h。

4.心理护理

护理人员应与患者建立良好的护患关系,运用倾听、解释、安慰等技巧与患者沟通,表示关心与体贴,耐心听取患者自身感受的叙述,并给予支持和鼓励。同时介绍有关胃癌治疗进展信息,提高患者治疗的信心,用积极的心态面对疾病。此外,及时取得家属的配合,协助患者得到家庭和社会的支持,控制焦虑、抑郁情绪,使患者保持乐观的生活态度。

5.健康指导

(1)疾病预防指导:对健康人群开展卫生宣教,提倡多食富含维生素 C 的新鲜水果、蔬菜,多食肉类、鱼类,豆制品和乳制品;避免高盐饮食,少进咸菜、烟熏和腌制食品;食品贮存要科学,不食霉变食物。对胃癌高危人群如中度或重度胃黏膜萎缩、中度或重度肠化,不典型增生或有胃癌家族史者应遵医嘱给予根除幽门螺杆菌治疗及定期复查,以便早期诊断及治疗。

(2)生活指导:指导患者生活规律,保证充足的睡眠,根据病情和体力,适量活动,增强机体抵抗力。注意个人卫生,特别是体质衰弱者,应做好口腔、皮肤黏膜的护理,防止继发性感染。指导患者运用适当的心理防卫机制,保持乐观态度和良好的心理状态、以积极的心态面对疾病。

(3)用药及疾病指导:指导患者合理使用止痛药,并应发挥自身积极的应对能力,以提高控制疼痛的效果。嘱患者定期复诊,以监测病情变化和及时调整治疗方案。教会患者及家属如何早期识别并发症,及时就诊。

(三)护理评价

患者情绪稳定,积极配合治疗;疼痛得到明显缓解,营养改善,体力增强。

第四节　炎症性肠病

炎症性肠病是一种病因不明的肠道慢性非特异性炎症性疾病。包括溃疡性结肠炎(UC)和克罗恩病(CD)。一般认为,UC 和 CD 是同一疾病的不同亚类,组织损伤的基本病理过程相似,但可能由于致病因素不同,发病的具体环节不同,最终导致组织损害的表现不同。

一、溃疡性结肠炎

UC 是一种病因不明的直肠和结肠慢性非特异性炎症性疾病。病变主要位于大肠的黏膜与黏膜下层。主要症状有腹泻、黏液脓血便和腹痛,病程漫长,病情轻重不一,常反复发作。本病多见于 20～40 岁,男女发病率无明显差别。

(一)病理

病变主要位于直肠和乙状结肠,可延伸到降结肠,甚至整个结肠。病变一般仅限于黏膜和黏膜下层,少数重症者可累及肌层。活动期黏膜呈弥漫性炎症反应,可见水肿、充血与灶性出血,黏膜脆弱,触之易出血。由于黏膜与黏膜下层有炎性细胞浸润,大量中性粒胞在肠腺隐窝底部聚集,形成小的隐窝脓肿。当隐窝脓肿融合破溃,黏膜即出现广泛的浅小溃疡,并可逐渐融合成不规则的大片溃疡。结肠炎症在反复发作的慢性过程中,大量新生肉芽组织增生,常出现炎性息肉。黏膜因不断破坏和修复,丧失其正常结构,并且由于溃疡愈合形成瘢痕,黏膜肌层与肌层增厚,使结肠变形缩短,结肠袋消失,甚至出现肠腔狭窄。少数患者有结肠癌变,以恶性程度较高的未分化型多见。

(二)临床分型

临床上根据本病的病程,程度、范围和病期进行综合分型。

1.根据病程经过分型

(1)初发型:无既往史的首次发作。

(2)慢性复发型:最多见,发作期与缓解期交替。

(3)慢性持续型:病变范围广,症状持续半年以上。

(4)急性暴发型:少见,病情严重,全身毒血症状明显,易发生大出血和其他并发症。

上述后 3 型可相互转化。

2.根据病情程度分型

(1)轻型:多见,腹泻每天 4 次以下,便血轻或无,无发热、脉速,贫血轻或无,血沉正常。

(2)重型:腹泻频繁并有明显黏液脓血便,有发热、脉速等全身症状,血沉加快、血红蛋白下降。

(3)中型:介于轻型和重型之间。

3.根据病变范围分型

可分为直肠炎、直肠乙状结肠炎,左半结肠炎、全结肠炎以及区域性结肠炎。

4.根据病期分型

可分为活动期和缓解期。

(三)临床表现

起病多数缓慢,少数急性起病,偶见急性暴发起病。病程长,呈慢性经过,常有发作期与缓解期交替,少数症状持续并逐渐加重。

1.症状

(1)消化系统表现:主要表现为腹泻与腹痛。①腹泻为最主要的症状,黏液脓血便是本病活动期的重要表现。腹泻主要与炎症导致大肠黏膜对水钠吸收障碍以及结肠运动功能失常有关。粪便中的黏液或黏液脓血,为炎症渗出和黏膜糜烂及溃疡所致。排便次数和便血程度可反映病情程度,轻者每天排便 2～4 次,粪便呈糊状,可混有黏液、脓血,便血轻或无,重者腹泻每天可达 10 次以上,大量脓血,甚至呈血水样粪便。病变限于直肠和乙状结肠的患者,偶有腹泻与便秘交替的现象。此与病变直肠排空功能障碍有关。②腹痛,轻者或缓解期患者多无腹痛或仅有腹部不适,活动期有轻或中度腹痛,为左下腹的阵痛,亦可涉及全腹。有疼痛－便意－便后缓解的规律,大多伴有里急后重,为直肠炎症刺激所致。若并发中毒性巨结肠或腹膜炎,则腹痛持续且剧烈。③其他症状可有腹胀、食欲不振、恶心、呕吐等。

(2)全身表现:中、重型患者活动期有低热或中等度发热,高热多提示有并发症或急性暴发型。重症患者可出现衰弱、消瘦、贫血、低清蛋白血症、水和电解质平衡紊乱等表现。

(3)肠外表现:本病可伴有一系列肠外表现,包括口腔黏膜溃疡、结节性红斑、外周关节炎、坏疽性脓皮病、虹膜睫状体炎等。

2.体征

患者呈慢性病容,精神状态差,重者呈消瘦贫血貌。轻者仅有左下腹轻压痛,有时可触及痉挛的降结肠和乙状结肠。重症者常有明显腹部压痛和鼓肠。若有反跳痛、腹肌紧张、肠鸣音减弱等应注意中毒性巨结肠和肠穿孔等并发症。

(四)护理

1.护理目标

患者大便次数减少,粪质正常;腹痛缓解,营养改善,体重恢复,未发生并发症,焦虑减轻。

2.护理措施

(1)一般护理:①休息与活动:在急性发作期或病情严重时均应卧床休息,缓解期适当休息,注意劳逸结合。②合理饮食:指导患者食用质软、易消化、少纤维素又富含营养,有足够热量的食物,以利于吸收、减轻对肠黏膜的刺激并供给足够的热量,以维持机体代谢的需要。避免食用冷饮、水果、多纤维的蔬菜及其他刺激性食物,忌食牛乳和乳制品。急性发作期患者,应进流质或半流质饮食,病情严重者应禁食,按医嘱给予静脉高营养,以改善全身状况。应注意给患者提供良好的进餐环境,避免不良刺激,以增进患者食欲。

(2)病情观察:观察患者腹泻的次数、性质,腹泻伴随症状,如发热、腹痛等,监测粪便检查结果。严密观察腹痛的性质、部位以及生命体征的变化,以了解病情的进展情况,如腹痛性质突然改变,应注意是否发生大出血、肠梗阻、中毒性巨结肠、肠穿孔等并发症。观察患者进食情况,定期测量患者的体重,监测血红蛋白、血清电解质和清蛋白的变化,了解营养状况的变化。

(3)用药护理:遵医嘱给予柳氮磺吡啶(SASP)、糖皮质激素、免疫抑制剂等治疗,以控制病情,使腹痛缓解。注意药物的疗效及不良反应,如应用 SASP 时,患者可出现恶心、呕吐、皮疹,粒细胞减少及再生障碍性贫血等。应嘱患者餐后服药,服药期间定期复查血常规,应用糖皮质激素者,要注意激素不良反应,不可随意停药,防止反跳现象,应用硫唑嘌呤或巯嘌呤时患者可出现骨髓抑制的表现,应注意监测白细胞计数。

(4)心理护理:安慰鼓励患者,向患者解释病情,使患者以平和的心态应对疾病,自觉地配合治疗。

(5)健康指导。①心理指导:由于病情反复发作,迁延不愈,常给患者带来痛苦,尤其是排便次数的增加,给患者的精神和日常生活带来很多困扰,易产生自卑、忧虑,甚至恐惧心理。应鼓励患者以平和的心态应对疾病,积极配合治疗。②指导患者合理饮食及活动:指导患者食用质软、易消化、少纤维素又富含营养、有足够热量的食物,避免食用冷饮、水果、多纤维的蔬菜及其他刺激性食物,忌食牛乳和乳制品。在急性发作期或病情严重时均应卧床休息,缓解期适当休息,注意劳逸结合。③用药指导:嘱患者坚持治疗,不要随意更换药物或停药。教会患者识别药物的不良反应,出现异常症状要及时就诊,以免耽搁病情。

3.护理评价

患者腹泻、腹痛缓解,营养改善,体重恢复。

二、克罗恩病

CD 是一种病因尚不十分清楚的胃肠道慢性炎性肉芽肿性疾病。病变多见于末段回肠和邻近结肠,但从口腔至肛门各段消化道均可受累,呈节段性或跳跃式分布。临床上以腹痛、腹泻、体重下降、腹块、瘘管形成和肠梗阻为特点,可伴有发热等全身表现以及关节、皮肤、眼、口腔黏膜等肠外损害。本病有终生复发倾向,重症患者迁延不愈,预后不良。

(一)病理

病变表现为同时累及回肠末段与邻近右侧结肠者,只涉及小肠者,局限在结肠者。病变可涉及口腔、食管、胃、十二指肠,但少见。

大体形态上,克罗恩病特点为:①病变呈节段性或跳跃性,而不呈连续性。②黏膜溃疡早期呈鹅口疮样溃疡,随后溃疡增大、融合,形成纵行溃疡和裂隙溃疡,将黏膜分割呈鹅卵石样外观。③病变累及肠壁全层,肠壁增厚变硬,肠腔狭窄。

组织学上,克罗恩病的特点为:①非干酪性肉芽肿,由类上皮细胞和多核巨细胞构成,可发生在肠壁各层和局部淋巴结。②裂隙溃疡,呈缝隙状,可深达黏膜下层甚至肌层。③肠壁各层炎症,伴固有膜底部和黏膜下层淋巴细胞聚集、黏膜下层增宽、淋巴管扩张及神经节炎等。肠壁全层病变致肠腔狭窄,可发生肠梗阻。溃疡穿孔引起局部脓肿,或穿透至其他肠段、器官、腹壁,形成内瘘或外瘘。肠壁浆膜纤维素渗出、慢性穿孔均可引起肠粘连。

(二)临床分型

区别本病不同临床情况,有助全面估计病情和预后,制订治疗方案。

1.临床类型

依疾病行为分型,可分为狭窄型(以肠腔狭窄所致的临床表现为主)、穿通型(有瘘管形成)和非狭窄非穿通型(炎症型)。各型可有交叉或互相转化。

2.病变部位

参考影像和内镜结果确定,可分为小肠型、结肠型、回结肠型。如消化道其他部分受累亦应注明。

3.严重程度

根据主要临床表现的程度及并发症计算 CD 活动指数(CDAI),用于疾病活动期与缓解期区分、病情严重程度估计(轻、中、重度)和疗效评定。

(三)临床表现

起病大多隐匿、缓渐,从发病早期症状出现至确诊往往需数月至数年。病程呈慢性,长短不等的活动期与缓解期交替,有终生复发倾向。少数急性起病,可表现为急腹症,酷似急性阑尾炎或急性肠梗阻。腹痛、腹泻和体重下降三大症状是本病的主要临床表现。但本病的临床表现复杂多变,这与临床类型、病变部位、病期及并发症有关。

1.消化系统表现

(1)腹痛:为最常见症状。多位于右下腹或脐周,间歇性发作,常为痉挛性阵痛伴腹鸣。常于进餐后加重,排便或肛门排气后缓解。腹痛的发生可能与进餐引起胃肠反射或肠内容物通过炎症、狭窄肠段,引起局部肠痉挛有关。体检常有腹部压痛,部位多在右下腹。腹痛亦可由部分或完全性肠梗阻引起,此时伴有肠梗阻症状。出现持续性腹痛和明显压痛,提示炎症波及腹膜或腹腔内脓肿形成。全腹剧痛和腹肌紧张,提示病变肠段急性穿孔。

(2)腹泻:亦为本病常见症状,主要由病变肠段炎症渗出、蠕动增加及继发性吸收不良引起。腹泻先是间歇发作,病程后期可转为持续性。粪便多为糊状,一般无脓血和黏液。病变涉及下段结肠或肛门直肠者,可有黏液血便及里急后重。

(3)腹部包块:见于 10%～20% 患者,由于肠粘连、肠壁增厚,肠系膜淋巴结肿大、内瘘或局部脓肿形成所致。多位于右下腹与脐周。固定的腹块提示有粘连,多已有内瘘形成。

(4)瘘管形成:是克罗恩病的特征性临床表现,因透壁性炎性病变穿透肠壁全层至肠外组织或器官而成。瘘分内瘘和外瘘,前者可通向其他肠段、肠系膜、膀胱、输尿管、阴道、腹膜后等处,后者通向腹壁或肛周皮肤。肠段之间内瘘形成可致腹泻加重及营养不良。肠瘘通向的组织与器官因粪便污染可致继发性感染。外瘘或通向膀胱、阴道的内瘘均可见粪便与气体排出。

(5)肛门周围病变:包括肛门周围瘘管,脓肿形成及肛裂等病变,见于部分患者,有结肠受累者较多见。有时这些病变可为本病的首发或突出的临床表现。

2.全身表现

(1)发热:为常见的全身表现之一,与肠道炎症活动及继发感染有关。间歇性低热或中度热常见,少数呈弛张高热伴毒血症。少数患者以发热为主要症状,甚至较长时间不明原因发热之后才出现消化道症状。

(2)营养障碍:由慢性腹泻、食欲减退及慢性消耗等因素所致。主要表现为体重下降,可有贫血、低蛋白血症和维生素缺乏等表现。青春期前患者常有生长发育迟滞。

3.肠外表现

本病肠外表现与溃疡性结肠炎的肠外表现相似,但发生率较高,据我国统计报道以口腔黏膜溃疡、皮肤结节性红斑、关节炎及眼病为常见。

(四)护理

1.护理目标

患者腹泻、腹痛缓解,营养改善,体重恢复,无并发症。

2.护理措施

(1)一般护理:①休息与活动:在急性发作期或病情严重时均应卧床休息,缓解期适当休息,注意劳逸结合。必须戒烟。②合理饮食:一般给高营养低渣饮食,适当给予叶酸,维生素B_{12}等多种维生素。重症患者酌用要素饮食或全胃肠外营养,除营养支持外还有助诱导缓解。

(2)病情观察:观察患者腹泻的次数、性质,腹泻伴随症状,如发热、腹痛等,监测粪便检查结果。严密观察腹痛的性质,部位以及生命体征的变化,测量患者的体重,监测血红蛋白、血清电解质和清蛋白的变化,了解营养状况的变化。

(3)用药护理:遵医嘱腹痛、腹泻可使用抗胆碱能药物或止泻药,合并感染者静脉途径给予广谱抗生素。给予柳氮磺吡啶(SASP)、糖皮质激素、免疫抑制剂等治疗,以控制病情,使腹痛缓解。注意避免药物的不良反应,如应嘱患者餐后服药,服药期间定期复查血常规,不可随意停药,防止反跳现象等。

(4)心理护理:向患者解释病情,使患者树立战胜疾病信心,自觉地配合治疗。

(5)健康指导:①疾病知识指导:指导患者合理休息与活动,戒烟,食用质软、易消化、少纤维素又富含营养、有足够热量的食物,避免食用冷饮、水果、多纤维的蔬菜及其他刺激性食物,忌食牛乳和乳制品。②安慰鼓励患者:使患者树立信心,积极地配合治疗。③用药指导:嘱患者坚持服药并了解药物的不良反应,病情有异常变化要及时就诊。

3.护理评价

患者腹泻、腹痛缓解,无发热、营养不良,体重增加。

第七章　泌尿内科常见疾病的护理

第一节　尿路感染

一、疾病概述

(一)概念

尿路感染(UTI)简称尿感,是各种病原微生物感染而引起的尿路急、慢性炎症。多见于育龄女性、老年人、尿路畸形及免疫功根据感染发生的部位,可分为上尿路感染和下尿路感染。上尿路感染主要是肾盂肾炎,下尿路感染主要是膀胱炎。

(二)相关病理生理

正常情况下,尿道口周围有少量细菌寄居,一般不会引起感染。尿路通畅时尿液能冲走绝大部分细菌;尿路黏膜可分泌杀菌物质 IgA、IgG;尿液含高浓度尿素和有机酸,pH 低,不利于细菌生长;男性排尿时前列腺液有杀菌作用。当尿道黏膜有损伤,机体抵抗力下降或入侵细菌毒力大、致病力强时,细菌可侵入尿道并沿尿路上行至膀胱、输尿管或肾脏而发生尿路感染。

(三)病因与易感因素

1.基本病因

主要为细菌感染,以革兰阴性杆菌为主,其中大肠杆菌占 70% 以上,其次为副大肠杆菌、变形杆菌、克雷伯杆菌等。致病菌常为一种,极少数为两种细菌以上混合感染。细菌的吸附能力是重要的致病力。

2.易感因素

(1)尿路梗阻:任何妨碍尿液自由流出的因素,如:结石、前列腺增生、狭窄、肿瘤等均可导致尿液积聚,细菌不易被冲洗清除,而在局部大量繁殖引起感染,其尿感的发生率较正常者高12 倍。

(2)膀胱输尿管反流:输尿管壁内段及膀胱开口处的黏膜形成阻止尿液从膀胱输尿管口反流至输尿管的屏障,当其功能或结构异常时可使尿液从膀胱逆流到输尿管,甚至肾盂,导致细菌在局部定植,发生感染。

(3)机体免疫力低下:如长期使用免疫抑制剂、糖尿病、长期卧床、严重的慢性病等。

(4)妊娠:约 2%～8% 妊娠妇女可发生尿路感染,与孕期输尿管蠕动功能减弱、暂时性膀胱输尿管活瓣关闭不全及妊娠后期子宫增大致尿液引流不畅有关。

(5)性别和性活动:女性尿道较短(约 4cm)而宽,距离肛门较近,开口于阴唇下方是女性容易发生尿路感染的重要因素。性生活时可将尿道口周围的细菌挤压入膀胱引起尿路感染。

(6)医源性因素:导尿或留置导尿管、膀胱镜和输尿管镜检查、逆行性尿路造影等可致尿路黏膜损伤、将细菌带入尿路,易引发尿路感染。据文献报道,即使严格消毒,单次导尿后,尿感的发生率约为 1‰～2‰,留置导尿管 1 天感染率约 50％,超过 3 天者,感染发生率可达 90％以上。

(四)临床表现

1.急性膀胱炎

约后尿感的 6％,患者主要为膀胱刺激征的表现:患者出现尿频、尿急、尿痛、下腹部不适等膀胱刺激征,常有白细胞尿,约 30％有血尿,偶见肉眼血尿,一般无全身感染表现。

2.急性肾盂肾炎

起病较急,常出现寒战,高热、头痛、乏力、肌肉酸痛、食欲减退、恶心、呕吐等全身症状及尿频,尿急、尿痛、下腹部不适、血尿、脓尿、腰痛、肾区压痛或叩痛、输尿管点压痛等泌尿系统表现。并发症有肾乳头坏死和肾周脓肿。

3.无症状性菌尿

表现为患者有真性菌尿而无尿感的症状。

(五)辅助检查

1.血常规

急性期白细胞计数和中性粒细胞计数升高。

2.尿常规

尿液外观浑浊,尿沉渣镜检可见大量白细胞、脓细胞及血沉可增快,白细胞管型有助于肾盂肾炎的诊断。

3.尿细菌学检查

尿细菌学检查可见真性菌尿。

4.影像学检查

可了解尿路情况,及时发现有无尿路结石、梗阻、反流、畸形等导致尿路感染反复发作的因素。对于反复发作的尿路感染应行 IVP。

(六)主要治疗原则

去除易感因素,合理使用抗生素,在未有药物敏感试验结果时,应选用对革兰阴性杆菌有效的抗菌药物,获得尿培养结果后,根据药敏试验选择药物。

(七)药物治疗

1.应用抗生素

抗生素可抑制或杀灭细菌,控制感染,改善尿路刺激症状。治疗常用的有复方磺胺甲噁唑口服;或氟喹酮类(氧氟沙星)每次 0.2g,2 次/天;或头孢类(头孢噻肟钠)等,症状明显者予静脉用药。

2.应用碱性药物

碱性药物可以碱化尿液,增强抗菌药物的疗效,减轻尿路刺激的症状。常用的有碳酸氢钠口服,每次 1.0g,3 次/日。

3.其他对症治疗

解热镇痛药,可降低体温缓解疼痛,增加患者舒适。常用萘普生 0.125mg,口服或阿尼利定 2mL 肌内注射。

二、护理评估

(一)一般评估

1.生命体征(T、P、R、BP)

感染严重时患者体温一般会升高;脉搏,呼吸会偏快;血压正常或偏低。

2.患者主诉

了解患者有无尿频、尿急、尿痛腰痛等症状。

3.相关记录

尿量、尿液性状、饮食、皮肤等记录结果。

(二)身体评估

1.视诊

面部表情,是否为急性、痛苦面容。

2.触诊

腹部、膀胱区有无触痛压痛。

3.叩诊

肾区、输尿管行程有无压痛、叩击痛。

(三)心理—社会评估

患者在疾病治疗过程中的心理反应与需求,家庭及社会支持情况,引导患者正确配合疾病的治疗与护理。

(四)辅助检查结果评估

1.尿常规

尿中白细胞有无减少,有无出现白细胞管型。

2.尿细菌学检查

真性菌尿有助于疾病的诊断,清洁中段尿细菌定量培养菌落数$\geq 105/mL$,则为真性菌尿,如菌落计数$< 10^4/mL$,则可能为污染。膀胱穿刺尿定性培养有细菌生长也提示真性菌尿。

(五)尿路感染治疗常用药效果的评估

(1)抗生素一般用药72h可显效,若无效则应根据药物敏感试验更改药物,必要时联合用药。

(2)口服磺胺类药物要注意有无磺胺结晶形成。

(3)服用解热镇痛药后体温的变化,注意体温过低或出汗过多引起虚脱。

三、主要护理诊断/问题

(一)排尿障碍

与尿感所致的尿路刺激征有关。

(二)体温过高

与急性肾盂肾炎有关。

(三)焦虑

与病程长、病情反复发作有关。

（四）潜在并发症

肾乳头坏死、肾周脓肿、中毒性休克等。

（五）知识缺乏

缺乏预防尿路感染的知识。

四、护理措施

（一）适当休息

为患者提供安静、舒适环境，增加休息与睡眠时间。肾区疼痛明显时应卧床休息，嘱患者少站立或弯腰，必要时遵医嘱给予止痛剂。高热患者应卧床休息，体温超过 39℃ 时可采用冰敷、酒精擦浴等措施进行物理降温，必要时药物降温。

（二）合理饮食

给予高蛋白、高维生素和易消化的清淡饮食，鼓励患者多饮水，每日饮水量不少于 2000mL，增加尿量，以冲洗膀胱、尿道、促进细菌和炎性分泌物排出，减轻尿路刺激症状。

（三）用药护理

1.合理用药

遵医嘱合理选用抗生素，注意观察疗效及药物不良反应。停服抗生素 7 天后，需进行尿细菌定量培养，如结果阴性表示急性细菌性膀胱炎已治愈；如仍有真性细菌尿，应继续给予 2 周抗生素治疗。

2.磺胺类药物

口服可引起恶心、呕吐、厌食等胃肠道反应，经肾脏排泄时易析出结晶，还可引起粒细胞减少等，服用时应多饮水并口服碳酸氢钠碱化尿液以减少磺胺结晶的形成和减轻尿路刺激征。

（四）心理护理

应向患者解释本病的特点及规律，说明紧张情绪不利于尿路刺激征的缓解，指导患者放松心态、转移注意力，消除紧张情绪及恐惧心理，积极配合治疗。

（五）健康教育

(1)个人卫生：指导患者保持良好的生活习惯，学会正确清洁外阴的方法，保持外阴清洁干燥，穿宽松合体的衣服，尽量不穿紧身内衣。

(2)多喝水、勤排尿、勿憋尿。

(3)按时、按量、按疗程坚持用药，勿随意停药，并定期随访，一旦出现尿路感染的症状，尽快诊治。

五、护理效果评估

(1)患者尿路刺激征是否减轻或消失。

(2)患者体温是否恢复正常。

(3)患者情绪是否稳定，能否积极配合治疗。

第二节 肾盂肾炎

肾盂肾炎是由各种病原微生物感染所引起的肾盂、肾盏及肾实质的感染性炎症,是泌尿系感染中最常见的临床类型。肾盂肾炎为上尿路感染,尿道炎和膀胱炎为下尿路感染,而肾盂肾炎常伴有下尿路感染,临床上在感染难以定位时可统称为尿路感染。本病好发于女性,尤多见于育龄期妇女、女婴、老年女性和免疫功能低下者。

一、病因及诊断检查

(一)致病因素

1.病因

尿路感染最常见的致病菌是肠道革兰阴性杆菌,其中以大肠埃希菌最常见,占70%以上,其次为副大肠杆菌、变形杆菌、克雷伯杆菌、产气杆菌、沙雷杆菌、产碱杆菌和葡萄球菌等。致病菌常为1种,极少数为两种以上细菌混合感染。偶可由真菌、病毒和原虫感染引起。

2.易感因素

由于机体具有多种防御尿路病原微生物感染发生的机制,所以,正常情况下细菌进入膀胱不会引起肾盂肾炎的发生。主要易感因素如下。

(1)尿路梗阻和尿流不畅:是最主要的易感因素,以尿路结石最常见。尿路不畅时,尿路的细菌不能被及时冲刷清除出尿道,在局部生长和繁殖,易引起肾盂肾炎。

(2)解剖因素:女性尿道短、直而宽,尿道口距肛门、阴道较近,易被细菌污染,故易发生上行感染。

(3)尿路器械操作:应用尿道插入性器械时,如留置导尿管和膀胱镜检查、尿道扩张等可损伤尿道黏膜,或使细菌进入膀胱和上尿路而致感染。

(4)机体抵抗力低下:糖尿病、重症肝病、癌症晚期、艾滋病、长期应用激素和免疫抑制药等均易发生尿路感染。

3.感染途径

(1)上行感染:为最常见的感染途径,病原菌多为大肠埃希菌,以女性多见。细菌由尿道外口经膀胱、输尿管逆流上行到肾盂,引起肾盂炎症,再经肾盏、肾乳头至肾实质。

(2)血行感染:致病菌多为金黄色葡萄球菌。病原菌从体内感染灶如扁桃体炎、鼻窦炎、龋齿或皮肤化脓性感染等侵入血流,到达肾皮质引起多发性小脓肿,再沿肾小管向下扩散至肾乳头、肾盂及肾盏,引起肾盂肾炎。

(3)淋巴道感染:病原菌从邻近器官的病灶经淋巴管感染。

(4)直接感染:外伤或肾、尿路附近的器官与组织感染,细菌直接蔓延至肾引起肾盂肾炎。

(二)身体状况

按病程和病理变化可将肾盂肾炎分为急性和慢性两型。

1.急性肾盂肾炎

(1)起病急剧,病程不超过半年。

(2)全身表现：常有寒战、高热，体温升高达 38.5～40℃，常伴有全身不适、头痛、乏力、食欲缺乏、恶心呕吐等全身毒血症状。

(3)泌尿系统表现：可有腰痛、肾区不适和尿路刺激征，上输尿管点或肋腰点压痛，肾区叩击痛。重者尿外观浑浊，呈脓尿、血尿。

2.慢性肾盂肾炎

急性肾盂肾炎反复发作，迁延不愈，病程超过半年即转为慢性肾盂肾炎。慢性肾盂肾炎症状一般较轻，或仅有低热、倦怠，无尿路感染症状，但多次尿细菌培养均呈阳性，称"无症状菌尿"。急性发作时与急性肾盂肾炎症状相似，如不及时治疗可导致肾功能减退，最终可发展为肾衰竭。

3.并发症

常见有慢性肾衰竭、肾盂积水、肾盂积脓、肾周围脓肿等。

(三)心理社会状况

由于起病急，症状明显，女性患者羞于检查，或反复发作迁延不愈，患者易产生焦虑、紧张和悲观情绪。

(四)实验室及其他检查

1.尿常规

尿液外观浑浊；急性期尿沉渣镜检可见大量白细胞和脓细胞，如出现白细胞管型，对肾盂肾炎有诊断价值；少数患者有肉眼血尿。

2.血常规

急性期白细胞总数及中性粒细胞增高。

3.尿细菌学检查

是诊断肾盂肾炎的主要依据。新鲜清洁中段尿细菌培养，菌落计数不低于 $10^5/mL$ 为阳性，菌落计数低于 $10^4/mL$ 为污染，如介于两者之间为可疑阳性，需复查或结合病情判断。

4.肾功能检查

急性肾盂肾炎肾功能多无改变，慢性肾盂肾炎可有夜尿增多、尿比重低而固定，晚期可出现氮质血症。

5.X 线检查

X 线腹部平片及肾盂造影可了解肾的大小、形态、肾盂肾盏变化以及尿路有无结石、梗阻、畸形等情况。

6.超声检查

可准确判断肾大小、形态以及有无结石、囊肿、肾盂积水等。

二、护理诊断及医护合作性问题

(一)体温过高

与细菌感染有关。

(二)排尿异常

与尿路感染所致的尿路刺激征有关。

(三)焦虑

与症状明显或病情反复发作有关。

(四)潜在并发症

有慢性肾衰竭、肾盂积水、肾盂积脓和肾周围脓肿。

三、治疗及护理措施

(一)治疗要点

1.一般治疗

急性期全身症状明显者应卧床休息,饮食应富有热量和维生素并易于消化,高热脱水时应静脉补液,鼓励患者多饮水、勤排尿,促使细菌及炎性渗出物迅速排出。

2.抗菌药物治疗

原则上应根据致病菌和药敏试验结果选用抗菌药,但由于大多数病例为革兰阴性杆菌感染,急性型患者常不等尿培养结果,即首选对此类细菌有效,而且在尿中浓度高的药物治疗。

(1)常用药物:①喹诺酮类。如环丙沙星、氧氟沙星,为目前治疗尿路感染的常用药物,病情轻者,可口服用药;较严重者宜静脉滴注,环丙沙星 0.25g,或氧氟沙星 0.2g,每 12 小时 1 次。②氨基糖苷类。庆大霉素肌内注射或静脉滴注。③头孢类。头孢唑啉肌内或静脉注射。④磺胺类。复方磺胺甲基异噁唑(复方新诺明)口服。

(2)疗效与疗程:若药物选择得当,用药 24 小时后症状即可好转,如经 48 小时仍无效,应考虑更换药物。抗菌药用至症状消失,尿常规转阴和尿培养连续 3 次阴性后 3~5 天为止。急性肾盂肾炎一般疗程为 10~14 天,疗程结束后每周复查尿常规和尿细菌培养 1 次,共 2~3周,若均为阴性,可视为临床治愈。慢性肾盂肾炎疗程应适当延长,选用敏感药物联合治疗,疗程 2~4 周;或轮换用药,每组使用 5~7 天查尿细菌,如连续 2 周(每周 2 次)尿细菌检查阴性,6 周后再复查 1 次仍为阴性,则为临床治愈。

(二)护理措施

1.病情观察

观察生命体征,尤其是体温变化;观察尿路刺激征及伴随症状的变化,有无并发症等。

2.生活护理

(1)休息:为患者提供安静、舒适的环境,增加休息和睡眠时间。高热患者应卧床休息,体温超过 39℃时需行冰敷,乙醇擦浴等措施进行物理降温。

(2)饮食护理:给予高蛋白、丰富维生素和易消化的清淡饮食,鼓励患者多饮水,每日饮水量不少于 2000mL。

3.药物治疗的护理

(1)遵医嘱用药,轻症者尽可能单一用药,口服有效抗生素 2 周;严重感染宜联合用药,采用肌内注射或静脉给药;已有肾功能不全者,则避免应用肾毒性抗生素。

(2)观察药物疗效,协助医师判断停药指征。

(3)注意药物的不良反应:诺氟沙星、环丙沙星可引起轻微消化道反应、皮肤瘙痒等;氨基糖苷类药物对肾脏和听神经有毒性作用,可引起耳鸣、听力下降,甚至耳聋;磺胺类药物服药期间要多饮水和服用碳酸氢钠以碱化尿液,增强疗效和减少磺胺结晶的形成。

4.尿细菌学检查的标本采集

(1)宜在使用抗生素前或停药 5 天后留取尿标本。

(2)留取清洁中段尿标本前用肥皂水清洗外阴部,不宜用消毒剂,指导患者留取尿标本于无菌容器内,于 1 小时内送检。

(3)最好取清晨第 1 次(尿液在膀胱内停留 6～8 小时或以上)的清洁、新鲜中段尿送检,以提高阳性率。

(4)尿标本中注意勿混入消毒液;女性患者留取尿标本时应避开月经期,防止阴道分泌物及经血混入。

5.心理护理

向患者说明紧张情绪不利于尿路刺激征的缓解,指导患者放松身心,消除紧张情绪及恐惧心理,树立战胜疾病的信心,共同制订护理计划,积极配合治疗。

6.健康教育

(1)向患者及家属讲解肾盂肾炎发病和加重的相关因素,积极治疗和消除易感因素。尽量避免导尿及尿道器械检查,如果必须进行,应严格无菌操作,术后应用抗菌药以防泌尿系感染。

(2)指导患者保持良好的生活习惯,合理饮食,多饮水,勤排尿,尽量不留残尿;保持外阴清洁,女性患者忌盆浴,注意月经期、妊娠期、产褥期卫生。

(3)加强身体锻炼,提高机体抵抗力。

(4)育龄妇女患者,急性期治愈后 1 年内应避免妊娠。与性生活有关的反复发作患者,应于性生活后立即排尿和行高锰酸钾坐浴。

(5)告知患者遵医嘱坚持按疗程应用抗菌药物是最重要的治疗措施,嘱患者不可随意增减药量或停药,以达到彻底治愈的目的,避免因治疗不彻底而演变为慢性肾盂肾炎。慢性肾盂肾炎应按医嘱用药,定期检查尿液,出现症状立即就医。

第三节　急性肾小球肾炎

急性肾小球肾炎(AGN)简称急性肾炎,是以急性肾炎综合征为主要表现的一组疾病。其特点为起病急,患者出现血尿、蛋白尿、水肿和高血压,可伴有一过性氮质血症。本病好发于儿童,男性居多。常有前驱感染,多见于链球菌感染后,其他细菌、病毒和寄生虫感染后也可引起。本部分主要介绍链球菌感染后的急性肾炎。

一、病因及发病机制

急性肾小球肾炎常发生于 β 溶血性链球菌"致肾炎菌株"引起的上呼吸道感染(多为扁桃体炎)或皮肤感染(多为脓疱疮)后,感染导致机体产生免疫反应而引起双侧肾脏弥漫性的炎症反应。目前多认为,链球菌的主要致病抗原是胞质或分泌蛋白的某些成分,抗原刺激机体产生相应抗体,形成免疫复合物沉积于肾小球而致病。同时,肾小球内的免疫复合物可激活补体,引起肾小球内皮细胞及系膜细胞增生,并吸引中性粒细胞及单核细胞浸润,导致肾脏病变。

二、临床表现

(一)症状与体征

1.尿异常

几乎所有患者均有肾小球源性血尿,约30%出现肉眼血尿,且常为首发症状或患者就诊的原因。可伴有轻、中度蛋白尿,少数(<20%)患者可呈大量蛋白尿。

2.水肿

80%以上患者可出现水肿,常为起病的初发表现,表现为晨起眼睑水肿,呈"肾炎面容",可伴有下肢轻度凹陷性水肿,少数严重者可波及全身。

3.高血压

约80%患者患病初期水钠潴留时,出现一过性轻、中度高血压,经利尿后血压恢复正常。少数患者可出现高血压脑病、急性左心衰竭等。

4.肾功能异常

大部分患者起病时尿量减少(40~700mL/d),少数为少尿(<400mL/d)。可出现一过性轻度氮质血症。一般于1~2周后尿量增加,肾功能于利尿后数日恢复正常,极少数出现急性肾衰竭。

(二)并发症

前驱感染后常有1~3周(平均10d左右)的潜伏期。呼吸道感染的潜伏期较皮肤感染短。本病起病较急,病情轻重不一,轻者仅尿常规及血清补体C_3异常,重者可出现急性肾衰竭。大多预后良好,常在数月内临床自愈。

三、辅助检查

(一)尿液检查

均有镜下血尿,呈多形性红细胞。尿蛋白多为(+)~(++)。尿沉渣中可有红细胞管型、颗粒管型等。早期尿中白细胞、上皮细胞稍增多。

(二)血清C_3及总补体

发病初期下降,于8周内恢复正常,对本病诊断意义很大。血清抗链球菌溶血素"O"滴度可增高,部分患者循环免疫复合物(CIC)阳性。

(三)肾功能检查

内生肌酐清除率(CC)降低,血尿素氮(BUN)、血肌酐(Cr)升高。

四、诊断要点

(1)链球菌感染后1~3周出现血尿、蛋白尿、水肿、高血压,甚至少尿及氮质血症。

(2)血清补体C_3降低(8周内恢复正常),即可临床诊断为急性肾小球肾炎。

(3)若肾小球滤过率进行性下降或病情1~2个月尚未完全好转的应及时做肾活检,以明确诊断。

五、治疗要点

治疗原则:以休息、对症处理为主,缩短病程,促进痊愈。本病为自限性疾病,不宜用肾上腺糖皮质激素及细胞毒药物。急性肾衰竭患者应予透析。

(一)对症治疗

利尿治疗可消除水肿,降低血压。利尿后高血压控制不满意时,可加用其他降压药物。

(二)控制感染灶

以往主张使用青霉素或其他抗生素 10～14d,现其必要性存在争议。对于反复发作的慢性扁桃体炎,待肾炎病情稳定后,可作扁桃体摘除术,手术前后 2 周应注射青霉素。

(三)透析治疗

对于少数发生急性肾衰竭者,应予血液透析或腹膜透析治疗,帮助患者度过急性期,一般不需长期维持透析。

六、护理评估

(一)健康史

询问发病前 2 个月有无上呼吸道和皮肤感染史,起病急缓,就诊原因等。既往呼吸道感染史。

(二)身体状况

评估水肿的部位、程度、特点,血压增高程度以及有无局部感染灶存在。

(三)心理及社会因素

因患者多为儿童,对疾病的后果常不能理解,因而不重视疾病,不按医嘱注意休息,家属则往往较急,过分约束患者,年龄较大的患者因休学、长期休息而产生焦虑、悲观情绪。评估患者及家属对疾病的认识,目前的心理状态等。

(四)辅助检查

周围血常规有无异常,淋巴细胞是否升高。

七、护理目标

(1)能自觉控制水、盐的摄入,水肿明显消退。

(2)患者能逐步达到正常活动量。

(3)无并发症发生,或能早期发现并发症并积极配合抢救。

八、护理措施

(一)一般护理

急性期患者应绝对卧床休息,以增加肾血流量和减少肾脏负担。应卧床休息 6 周～2 个月,尿液检查只有蛋白尿和镜下血尿时,方可离床活动。病情稳定后逐渐增加运动量,避免劳累和剧烈活动,坚持 1～2 年,待完全康复后才能恢复正常的体力劳动。存在水肿、高血压或心力衰竭时,应严格限制盐的摄入,一般进盐应低于 3g/d,特别严重的病例应完全禁盐。在急性期,为减少蛋白质的分解代谢,限制蛋白质的摄取量为 0.5～0.8g/(kg·d)。当血压下降,水肿消退,尿蛋白减少后,即可逐渐增加食盐和蛋白质的量。除限制钠盐外,也应限制液体摄入量,进水量的控制本着宁少勿多的原则。每日进水量应为不显性失水量(约 500mL)加上 24h 尿量,此进水量包括饮食、饮水、服药、输液等所含水分的总量。另外,饮食应注意热量充足、易于消化和吸收。

(二)病情观察

注意观察水肿的范围、程度,有无胸腔积液、腹腔积液,有无呼吸困难、肺部湿啰音等急性左心衰的征象;监测高血压动态变化,监测有无头痛、呕吐、颈项强直等高血压脑病的表现;观察尿的变化及肾功能的变化,及早发现有无肾衰竭的可能。

(三)用药护理

在使用降压药的过程中,要注意一定要定时定量服用,随时监测血压的变化,还要嘱患者服药后在床边坐几分钟,然后缓慢站起,防止眩晕及直立性低血压。

(四)心理护理

患者尤其是儿童对长期的卧床会产生忧郁烦躁等心理反应,加上担心血尿、蛋白尿是否会恶化,会进一步会加重精神负担。故应尽量多关心、巡视患者,随时注意患者的情绪变化和精神需要,按照患者的要求予以尽快解决。关于卧床休息需要持续的时间和病情的变化等,应适当予以说明,并要组织一些有趣的活动活跃患者的精神生活,使患者能以愉快、乐观的态度安心接受治疗。

九、护理评价

(1)能否接受限制钠、水的治疗和护理,尿量已恢复正常,水肿有减轻甚至消失。

(2)能正确面对患病现实,说出心理感受,保持乐观情绪。

(3)无并发症发生。

十、健康指导

(一)预防指导

平时注意加强锻炼,增强体质。注意个人卫生,防止化脓性皮肤感染。有上呼吸道或皮肤感染时,应及时治疗。注意休息和保暖,限制活动量。

(二)生活指导

急性期严格卧床休息,按照病情进展调整作息制度。掌握饮食护理的意义及原则,切实遵循饮食计划。指导患者及其家属掌握本病的基本知识和观察护理方法,消除各种不利因素,防止疾病进一步加重。

(三)用药指导

遵医嘱正确使用抗生素、利尿药及降压药等,掌握不同药物的名称、剂量、给药方法,观察各种药物的疗效和不良反应。

(四)心理指导

增强战胜疾病的信心,保持良好的心境,积极配合诊疗计划。

第四节　慢性肾小球肾炎

慢性肾小球肾炎(CGN)系指各种病因引起的两侧肾脏弥漫性或局灶性炎症反应。其基本发病机制为免疫反应。主要病理改变随病因病程和类型不同而异,可表现为不同程度的膜性、局灶硬化、系膜增生和早期固缩肾。临床表现为起病隐匿,程度轻重不一,病程冗长,多有一个相当长的无症状尿异常期,然后出现高血压、水肿和肾功能减退,经历一个漫长的过程后,逐渐不停顿地破坏肾单位,出现贫血、视网膜病变,最终导致慢性肾衰竭。治疗以保护肾功能和防治影响肾功能恶化的各种因素。护理重点为饮食疗法,预防感染,提高患者对长期疗养的认识,做好生活指导。

一、病因及发病机制

(一)病因

(1)绝大多数 CGN 由其他原发性肾小球疾病直接迁延发展而成,例如 IgA 肾病、非 IgA 肾病、系膜增生性肾炎、局灶性肾小球硬化、膜增生性肾炎、膜性肾病等。其起病多因上呼吸道感染或其他感染,出现慢性肾炎症状。

(2)少数 CGN 由急性链球菌感染后肾炎演变而来。由于当时的急性肾炎不典型或患者忘记急性肾炎的既往史。据报道,大约 10% 本病患者有明确的急性肾炎既往史。

(二)发病机制

慢性肾炎的发病机制系免疫介导的炎症反应。病变累及双侧肾脏的大部分肾小球,根据电镜和免疫荧光检查,发现慢性肾炎患者的肾小球内有免疫复合物和补体成分沉积,抗原经过激活补体系统使肾小球产生一系列炎症或变态反应。由于免疫复合物的电荷、分子量和沉积部位的不同,所引起的肾小球病变亦不完全相同。病程后期绝大部分肾小球被破坏时,可导致肾功能不全或尿毒症。关于 CGN 不停顿破坏肾单位的机制,目前已知的是:①根底疾病持续进行活动。②肾实质性高血压引起肾小动脉硬化。③肾小球血流动力学介导的肾小球硬化症。

(三)病理改变

病理改变视病因、病程和类型不同而异。

1.增生性

系膜增生性,膜增生性或半月体肾小球肾炎,以及局灶、节段性增生性肾小球肾炎。

2.硬化性

局灶性或弥漫性肾小球硬化。

3.膜性肾病

以上病理改变至后期肾脏明显萎缩,肾小球大部分硬化,且有明显的肾小管损害和间质纤维化。

二、临床表现

(一)临床分型

临床分型为传统分型方法,目前较少应用,仅在未行肾穿刺者或无条件行肾穿刺时参考。大多数隐匿起病,病情进展缓慢。早期表现为尿蛋白增加,尿沉渣轻度异常,轻度高血压及水肿,甚者有轻微氮质血症。而在晚期,则表现为贫血、慢性肾衰竭。从早期至晚期,可经历数年至几十年不等。根据临床表现不同,可分为下述类型。

1.普通型

普通型较多见。①持续中等度的蛋白尿,定量在 $1.5\sim2.5g/d$。②尿沉渣异常,可见颗粒管型和离心尿红细胞>10 个/高倍视野。③轻中度水肿。④轻、中度高血压。

2.高血压型

高血压型除具有普通型的表现外,以高血压为突出表现,舒张压常为中度以上升高,当舒张压超过 13.3kPa 以上时,会进一步加重肾血管痉挛,肾血流量下降、肾功能急骤变化。此型常伴有肾病眼底,眼底视网膜动脉细窄,迂曲和动、静脉交叉压迫现象及絮状渗出物或出血。此型易误诊为原发性高血压。

3.肾病型

肾病型除具有普通型表现外,主要表现为肾病综合征。①大量蛋白尿,24h 尿蛋白定量＞3.5g。②低血浆蛋白症,血清蛋白低于 3g/dL。③高度水肿,严重时可伴有浆膜腔(胸膜腔、腹膜腔)积液。④部分患者有高脂血症。

4.急性发作型

在病情相对稳定或持续进展过程中,由于细菌或病毒等感染或过劳等因素,经较短的潜伏期(1～3d),出现蛋白尿和尿沉渣异常的加重,肾功能恶化,经过一段时日后,常会自动地减轻,恢复至原来的情况。临床表现上有时颇似急性肾炎(蛋白尿、血尿、尿少、水肿、高血压、短暂肾功能损害和全身症状)。

(二)病理分型

1.增殖性肾炎

(1)病理改变:系膜细胞增殖,系膜区和肾小球血管襻有免疫球蛋白和补体沉积。

(2)临床表现:尿蛋白、血压和肾功能改变的各种表现。对糖皮质激素治疗略有反应。10年后发展为肾功能不全的约占 10％～15％。

2.IgA 肾病

(1)病理改变:系膜细胞增殖,系膜区有 IgA 沉着。

(2)临床表现:潜在期有镜下血尿,血清 IgA 有时增高。进行期可有镜下血尿,亦可出现肉眼血尿。80％,患者出现蛋白尿和肾小球疾病的各种临床表现。

3.膜性肾病

(1)病理改变:肾小球血管襻壁肥厚,肾小球基膜肥厚。肾小球血管襻有免疫球蛋白和补体沉着。

(2)临床表现:尿蛋白多,反复出现水肿、低蛋白症,肾上腺皮质激素治疗无效。较少发展至肾功能不全。

4.膜性增殖性肾炎

(1)系膜细胞增殖和肾小球血管襻肥厚,系膜细胞和基质增生伸入基膜内或其内侧。肾小球血管襻和系膜区有补体沉着。

(2)临床表现:蛋白尿、血尿、血压升高、肾功能不全。肾上腺皮质激素治疗多无效。10 年内 80％患者发展为肾功能不全。

临床和病理分型不是绝对的,各类型之间可以相互转化。在有条件时,力求行肾穿刺,进行病理分型。病理分型科学、准确,对指导用药及估计预后意义重大。

三、实验室检查

(一)肾活检

肾活检为确定慢性肾小球肾炎病损的性质程度和病理类型,最好尽早适时作此项检查,以便指导用药及估计预后。

(二)肾小球滤过功能测定

血肌酐(Cr)和尿素氮(BUN)测定。内生肌酐清除率:动态观察肾功能损害程度。

(三)尿液检查

1.尿常规

尿常规可见管型颗粒;持续性蛋白尿;尿中红细胞形态变形率>30%。

2.尿蛋白

一般在1~3g/d,亦可>3.5g/d。肾小球性蛋白尿为中分子或中高分子蛋白尿,每日量常超过3g/d;而肾小管性蛋白尿为中低分子蛋白尿,量一般低于2g/d。

四、诊断要点

病程较长,有不同程度的蛋白尿、血尿、高血压、贫血、肾功能损害,可按上述临床表现作出临床分型。肾组织活检则可明确病理类型。

五、治疗原则

(一)一般治疗

(1)饮食治疗:根据水肿及高血压情况决定对水和钠盐的限制,有肾功能不全时,限制蛋白质摄入,一般不超过0.5~075g/(kg·d)。肾病综合征较明显者,可增加优质蛋白质的摄入量,1.0~2.0g/(kg·d)。目前肾病饮食治疗多主张低蛋白饮食以延缓肾功能减退。没有肾衰的患者,不需限制钾的摄入。

(2)禁用肾毒性药物,如氨基甙类抗生素,两性霉素B。

(3)治疗预防感染,如上呼吸道感染,尿路感染等。

(二)药物治疗

1.血管紧张素转换酶抑制剂

此类药药理作用是:①抑制转换酶Ⅰ的活性,减少血管紧张素Ⅱ的生成,舒张小动脉。②抑制缓激肽的降解而产生血管扩张作用,并可排钠排水。③降低肾小球囊内压。④保护心脏。在一定程度上能延缓肾衰的发生。常用药物卡托普利12.5~50mg,3次/天。

2.肾上腺皮质激素

肾上腺皮质激素作用机制是抑制免疫反应,作用于多个环节:①激素能使血循环内T淋巴细胞和和单核-巨噬细胞减少,这是由于"再分布",分布的去向为骨髓、脾及淋巴组织。②激素能使淋巴和单核细胞功能降低,通过了T抑制细胞和T辅助细胞的调节,可影响B细胞的抗体生成。③大剂量激素可使免疫球蛋白的合成下降而分解增多,以致血免疫球蛋白水平轻度下降。④降低血补体水平。⑤激素虽然增加血循环中的白细胞数,但游集至炎症区者明显减少,此种抑制游集至炎症区的作用,亦见于单核-巨噬细胞及淋巴细胞。由于单核细胞向炎症区的趋化性减低,减少了肉芽肿的形成。常用药物泼尼松,泼尼松龙(有肝功能损害者)和甲泼尼龙。首始治疗阶段的剂量要足够大,成人用每日1mg/kg,每日激素量清晨顿服,以便符合皮质激素昼夜分泌节律性。有效病例服药 8 周后逐渐减量,每周减量为原先每日剂量的 10%,成人一般为每周 5mg。由大剂量撤减至小剂量后(成人约为每日 0.5mg/kg,小儿为每日 1mg/kg),将两日药量,隔日晨顿服,作较长期的持续治疗,12~18 个月。在持续治疗期间,应监测激素不良反应,定期检查尿常规和肾功能。合并活动性感染、严重高血压、氮质血症的患者不宜激素治疗。

3.细胞毒类药物

细胞毒类药物常与激素同时应用,其目的在于:①减少激素的用量和疗程,从而减轻激素的不良反应。②经激素治疗不能缓解者或不能完全缓解者。此类药物主要是通过杀伤免疫细胞,阻止其繁殖而抑制免疫反应。繁殖旺盛细胞对本药特别敏感,能较快杀灭抗原敏感性小淋巴细胞,主要杀灭 B 细胞,还能抑制 T 细胞。主要用于经常复发的肾炎和激素依赖型者。主要药物有:环磷酰胺和苯丁酸氮芥。前者临床应用较为广泛,其合理剂量是:每日 2~3mg/kg,分两次口服或将 2d 剂量加入注射用生理盐水 20mL 内,隔日静脉注射,累积总剂量为 150mg/kg。环磷酰胺常见不良反应为:严重骨髓抑制、脱发、出血性膀胱炎、睾丸损害、发生恶性肿瘤。当周围血白细胞 $\leqslant 3 \times 10^9 /L$,应减量或停药。另外,对未发育的儿童使用时应慎重。苯丁酸氮芥用量每日 0.2mg/kg,分 2 次服用,累积总剂量<10mg/kg。常见不良反应为,白细胞减少,严重感染,胃肠道症状。一旦出现,则减量或停药。

4.抗凝药物和抑制血小板凝集药物

其目的是治疗和防止肾脏血栓形成和肾小球硬化,延缓肾衰竭发生。常用于顽固性且有高凝表现病例。如局灶性肾小球硬化,膜性肾小球肾炎。常用药物:肝素、潘生丁、阿司匹林。肝素 50~100mg/d,溶于 5%葡萄糖溶液作缓慢静脉滴注,10d 1 个疗程。潘生丁 50~75mg,3 次/天口服。使用时需注意血液学监测和出血倾向,一旦出现异常应该减量或停药。

5.利尿剂

首选呋塞米,它的主要作用机制是抑制髓袢升支对氯和钠的重吸收,是治疗肾性水肿最强有力的利尿药。常用 20mg,2 次/天口服。无效时可递增至 60~120mg/d。长期持续药物利尿作用大为减弱,故宜采用间歇用药,即用药 7~10d,停药 3~5d 后再用。呋塞米的不良反应有:低钾血症,低血氯性碱中毒、高尿酸血症、血浆容量减少和耳毒性。呋塞米是偏酸性化合物,在血中几乎全部与清蛋白结合而运输。当血清蛋白低于 20g/L 时,没有与清蛋白结合的呋塞米就会不受限制地进入各种组织内,引起药物毒性,故在进行大剂量利尿疗法时,应静脉滴注清蛋白,提高血浆胶体渗透压,减轻药物毒性。新近研究告知,在使用排钾强利尿剂时,不需常规补钾,只需劝告患者多食含钾丰富的食物,如蘑菇、马铃薯、冬笋、油菜、肉类、橙、桃、红枣等,以避免口服补钾所致小肠溃疡甚至小肠穿孔。

6.中药治疗

可用大黄、雷公藤、冬虫夏草、保肾丸、益肾丸、清肾丸等中成药辅助治疗。

(三)特殊治疗

对顽固的肾病型肾炎,可试用血浆置换疗法。

六、护理

(一)观察要点

(1)观察尿量和性质,体重变化。

(2)观察血压波动。

(3)观察肾功能不全,尿毒症症状和体征。

(4)观察并发症:心脏、感染、高血压脑病。

(5)观察药物疗效及反应。

(6)观察感染的前趋表现。

(7)观察饮食疗法执行情况。

(8)观察肾穿刺后并发症。

(二)具体措施

1.一般护理

慢性肾炎急性发作,血压高肾病综合征和并发心肾不全者需卧床休息,给予一级护理。每日测量血压、尿量、体重并做记录,如血压波动明显、体重增加应及时报告医师调整药物。病情稳定者可进行室内活动。

2.病情观察

观察肾功能不全、尿毒症的症状与体征,进行性贫血,蛋白尿减少而其他症状未改变,血肌酐升高,内生肌酐清除率下降等。有下述情况会加速慢性肾炎进入肾功能不全:①逐渐加重的高血压。②饮食上未恰当控制好蛋白质摄入。③饮食中未注意磷摄入。④合并感染。⑤使用肾毒性药物。护士应指导患者避免上述诱因。

3.观察并发症

慢性肾炎可有下列并发症:①心脏并发症:心脏扩大,心律失常,严重致心力衰竭。由于高血压、动脉硬化、贫血等因素导致。②感染:以泌尿道、呼吸道感染为多见。因为尿中长期丢失蛋白,引起低蛋白血症,使机体抵抗力减低,易并发感染。③高血压脑病:表现为头痛呕吐、抽搐,甚至昏迷。多因血压骤然升高所致。

4.观察药物疗效及反应

慢性肾炎治疗药物较多,其中需主要观察的药物为肾上腺皮质激素和细胞毒类药物。①肾上腺皮质激素:有效表现在用药两周左右开始尿量增加、水肿消退、尿蛋白减少。常见反应有:并发或加重感染,神经精神症状(激动、失眠、精神病)、抑制生长发育、库欣样状态(向心性肥胖、满月脸、痤疮、多毛)、骨质疏松等。服药时间以清晨顿服为佳,其理由是:首先符合激素昼夜分泌节律性;其次减轻肾上腺皮质抑制从而减轻激素微减综合征;再次减少肾上腺皮质功能亢进的临床表现。故护士补服时亦应安排在上午进行。②细胞毒类药物:有效表现同肾上腺皮质激素。不良反应主要是骨髓抑制、脱发、出血性膀胱炎、静脉用药时外溢会引起局部组织坏死。在使用时护士应注意不宜在下午6时以后使用,以免其代谢产物停留在膀胱内时间过长而引起出血性膀胱炎。作静脉注射时先行引导注射,注射中经常抽回血确定在血管内后推药。一旦药液外溢立即用生理盐水行稀释注射或外敷金黄散。

5.观察感染的前趋表现

体温变化、尿蛋白无原因增多常是潜在感染的前趋表现。慢性肾炎者常因低蛋白血症和应用激素及免疫抑制剂致抵抗力低下容易并发感染，或使潜在感染病灶(龋齿、注射结节、咽喉炎、毛囊炎等)，已稳定的结核病灶活动弥散，导致机体代谢亢进，代谢产物增加，使肾功能急剧恶化。因此护理人员应做好预防感染的工作，其具体措施有：①在大剂量激素或细胞毒类药物冲击治疗期间将患者置于洁净的单人病房内或反向隔离室中。②减少探视人员，特别是已有上呼吸道感染者。③预防呼吸道、消化道、泌尿道感染，定期空气消毒，外出戴口罩，不吃生食，注意个人卫生，特别是会阴部每日清洁，有感染前驱表现时立即使用抗生素。④严格无菌操作，注意更换注射部位，避免注射难吸收药物如苯丙酸诺龙等。

6.观察肾穿刺后并发症

肾穿刺检查对于慢性肾炎的诊断和治疗意义重大，亦是最常用检查之一，因其为创伤性检查，术前后观察护理甚为重要。

(三)饮食护理

根据病情的不同阶段调整饮食。以高营养、高维生素、高钙、低磷、低脂易消化食物为原则。新近多主张低蛋白、低磷饮食，对于延缓肾功能减退很有作用。

1.蛋白质

急性发作期或肾炎晚期(伴有氮质血症)，限制蛋白质摄入，以减轻肾脏负担，每日需要量0.5~0.75g/kg，且以优质蛋白为主，如鱼、瘦肉、鸡、蛋等。忌食植物性蛋白，如豆制品、大豆、黄豆等。少食鸭、虾、蟹类食物，因此类食物中含磷较高，肾病综合征和服用大剂量肾上腺皮质激素且有效，尿量>1000mL/d，体重下降，可增加蛋白质摄入，每日需要量 1~1.5g/kg。

2.钠盐

水肿明显、心力衰竭、血压高时应限制钠盐摄入，同时含钠食物如用碱做成的馒头、烙饼、加碱的面条等均不宜吃。为解决患者无味可用无盐酱油，但每日尿量需>10000mL，因无盐酱油中主要成分是钾盐。目前学者认为水肿患者可使用利尿剂消肿，而不必严格限制钠钾盐的摄入。

3.水分

水分量出为入。

(四)心理护理

慢性肾炎病程长，病情反复变化多样，绝大多数患者需作肾活检，故常有焦虑，烦闷，对治疗失去信心的表现，护士在患者住院期间应做好心理护理，教会患者自我观察，自我护理的方法，如尿蛋白测定(试纸法或醋酸滴定法)、血压测量、定时服药。使患者认识该病如认真对待，积极治疗，避免诱因，可拖延尿毒症出现时间至数十年。在缓解期内可从事轻松工作或做少量家务，以分散患者思想，消除顾虑，过较正常的生活。儿童患者在发作间歇期可上学，但应免修体育课。

(五)健康教育

(1)遵守饮食疗法的规定，制定每周食谱。

(2)避免感染，不去空气混浊的公共场所，如电影院、餐馆、舞场等地，在抵抗力弱时外出戴口罩。居住室经常通风,每周醋熏一次。被褥常晒勤洗。个人卫生每周彻底清洁一次。

(3)女患者应避孕,一旦怀孕应与医师联系,决定处理方法。

(4)定期复查,每两周到医院检查一次血、尿常规、肾、肝功能。

(5)出现水肿、尿异常和体重迅速增加,应及时到医院就诊。

(6)不擅自用药,特别是对肾脏有损害的药物,如庆大霉素、两性霉素 B、感冒通等。遇有上感可选择中药制剂或到肾脏专科门诊就诊。

第五节　肾病综合征

肾病综合征(NS)是肾小球疾病中最常见的一组临床综合症候群。肾病综合征传统上分为原发性和继发性两类。原发性是指原发于肾小球疾病并除外继发于全身性疾病引起的肾小球病变,如系统性红斑狼疮、糖尿病、多发性骨髓瘤、药物、毒物、过敏性紫癜和淀粉样变等。在肾病综合征中,约 75% 是由原发性肾小球疾病引起,约 25% 为继发性肾小球疾病引起,因此它不是一个独立性的疾病。NS 临床诊断并不困难,但不同病理改变引起者治疗效果不一,某些病理类型易发展为肾功能不全,但即使预后较好的病理类型,也可因其引起的严重全身水肿(胸腹腔积液、心包积液等)影响到各脏器功能并易出现各种严重并发症如威胁生命的感染和肺动脉栓塞等,因此强调早期病因和病理类型诊断与整体治疗的重要性。本节仅讨论原发性肾病综合征。

一、病理

原发性肾病综合征在国内以肾小球系膜增殖最为常见,占 1/4～1/3,其次为膜性肾病,占 1/5～1/4,以成人较为多见;微小病变成人约占 1/5,再次为膜增殖,约为 15%,局灶性、节段性肾小球硬化占 10%～15%。局灶性、节段性系膜增殖较少发生肾病综合征。各病理类型中均可伴有肾间质不同程度炎症改变和(或)纤维化,其中以炎症较为明显的类型如系膜增殖、膜增殖和少部分局灶节段性肾小球硬化常伴有肾间质炎症或纤维化改变;膜性引起者亦不罕见,肾间质炎症程度和纤维化范围对肾小球滤过功能减退有较大影响。

原发性肾病综合征病理类型不同,与临床表现(除均可有肾病综合征外)有一定关联,如微小病变和膜性肾病引起者多表现为单纯性肾病综合征,早期少见血尿、高血压和肾功能损害,但肾病综合征临床表现多较严重、突出,经尿丢失蛋白质多,可高达 20g/d,而系膜增殖和膜增殖等炎症明显类型尚常伴有血尿、高血压和不同程度肾功能损害,且肾功能损害发生相对较早。局灶、节段性肾小球硬化,常有明显高血压和肾功能损害,出现镜下血尿亦较多见。少数情况病理类型改变与临床表现相关性可不完全一致。

二、临床表现及发病机制

(一)大量蛋白尿

大量蛋白尿是指每日从尿液中丢失蛋白质多达 3.0～3.5g,儿童为 50mg/kg,因此,体重为 60kg 的成人尿液丢失 3g/d,即可认为大量蛋白尿。大量蛋白尿的产生是由于肾小球滤过膜通透性异常所致。正常肾小球滤过膜对血浆蛋白有选择性滤过作用,能有效阻止绝大部分血浆蛋白从肾小球滤过,只有极小量的血浆蛋白进入肾小球滤液。肾小球病变引起滤过膜对大中分子量蛋白质选择性滤过屏障作用损伤,导致大分子蛋白和中分子量清蛋白等大量漏出。其次,肾小球疾病时,肾小球基底膜组织结构功能异常,涎酸成分明显减少,使带负电荷的清蛋白滤过基底膜增多,出现蛋白尿。此外,肾小球血流动力学改变也能影响肾小球滤过膜的通透性,血压增高,尿蛋白增多,血压降低,蛋白尿减轻。肾内血管紧张素Ⅱ增加使出球小动脉收缩,肾小球内毛细血管压力增加,亦可增加蛋白质漏出。使用血管紧张素转换酶抑制剂或血管紧张素Ⅱ受体阻滞剂可因降低出球小动脉阻力而降低肾小球毛细血管压力,从而减轻蛋白尿。

临床上对肾病综合征患者不仅要定期进行准确的 24 小时尿液蛋白定量测定,以了解蛋白尿程度和判断治疗效果,从而调整治疗方案,而且要进行尿液系列蛋白检查,以了解丢失蛋白的成分,从而判断蛋白丢失部位是在肾小球或肾小管间质。尿液蛋白量多寡有时不能说明肾脏病变的广泛程度和严重程度,但蛋白尿成分的测定则可反映肾小球病变的程度,如尿液中出现大量 IgG 成分,说明大分子量蛋白从尿液中丢失,提示肾小球滤过膜体积屏障结构破坏严重,若尿液中蛋白几乎均为中分子量的清蛋白或转铁蛋白,一般提示病变在肾小球或肾小管间质,此时参考丢失蛋白质多寡甚为重要,一般说来肾小管性尿蛋白丢失较少超过 3g/d 个别超过 3g/d,后者多数对治疗反应相对较佳;若尿液出现较多小分子量蛋白,则应进一步检查以明确是否轻链蛋白引起大量蛋白尿,故尿蛋白成分检查有时尚有助于病因诊断。

(二)低清蛋白血症

低清蛋白血症见于绝大部分肾病综合征患者,即血浆清蛋白水平在 30g/L 以下。其主要原因是尿中丢失清蛋白,但二者可不完全平行,因为血浆清蛋白值是清蛋白合成与分解代谢平衡的结果,它主要受以下几种因素影响:①肝脏合成清蛋白增加。在低蛋白血症和清蛋白池体积减小时,清蛋白分解速度是正常的,甚至下降。肝脏代偿性合成清蛋白量增加,如果饮食中能给予足够的蛋白质及热量,正常人肝脏每日可合成清蛋白达 20g 以上。体质健壮和摄入高蛋白饮食的患者可不出现低蛋白血症。有人认为,血浆胶体渗透压在调节肝脏合成清蛋白方面可能有重要的作用。②肾小管分解清蛋白的量增加。正常人肝脏合成的清蛋白 10% 在肾小管内代谢。在肾病综合征时,由于近端小管摄取和分解滤过蛋白明显增加,肾内代谢可增加至 16%～30%。③严重水肿时胃肠道吸收能力下降,肾病综合征患者常呈负氮平衡状态。年龄、病程、慢性肝病、营养不良均可影响血浆清蛋白水平。

由于低清蛋白血症,药物与清蛋白的结合会有所减少,因而血中游离药物的水平升高(如激素约 90% 与血浆蛋白结合而具有生物活性的部分仅占 10% 左右),此时,即使常规剂量也可产生毒性或不良反应。低蛋白血症时,花生四烯酸和血浆蛋白结合减少,促使血小板聚集和血栓素(TXA)增加,后者可加重蛋白尿和肾损害。

(三)水肿

水肿多较明显,与体位有关,严重者常见头枕部凹陷性水肿、全身水肿、两肋部皮下水肿、胸腔和腹腔积液,甚至出现心包积液以及阴囊或会阴部高度水肿,此种情况多见于微小病变或部分膜性肾病患者。一般认为,水肿的出现及其严重程度与低蛋白血症的程度呈正相关,然而也有例外的情况。机体自身具有抗水肿形成能力,其调节机制为:①当血浆清蛋白浓度降低,血浆胶体渗透压下降的同时,从淋巴回流组织液大大增加,从而带走组织液内的蛋白质,使组织液的胶体渗透压同时下降,两者的梯度差值仍保持正常范围;②组织液水分增多,则其静水压上升,可使毛细血管前的小血管收缩,从而使血流灌注下降,减少了毛细血管床的面积,使毛细血管内静水压下降,从而抑制体液从血管内向组织间逸出;③水分逸出血管外,使组织液蛋白浓度下降,而血浆内蛋白浓度上升。鉴于淋巴管引流组织液蛋白质的能力有限,上述体液分布自身平衡能力有一定的限度,当血浆胶体渗透压进一步下降时,组织液的胶体渗透压无法调节至相应的水平,两者间的梯度差值不能维持正常水平而产生水肿。大多数肾病综合征水肿患者血容量正常,甚至增多,并不一定都减少,血浆肾素正常或处于低水平,提示肾病综合征的钠潴留,是由于肾脏调节钠平衡的障碍,而与低血容量激活肾素-血管紧张素-醛固酮系统无关。肾病综合征水肿的发生不能仅以一个机制来解释。血容量的变化,仅在某些患者身上可能是造成水、钠潴留,加重水肿的因素,可能尚与肾内某些调节机制的障碍有关。此外,水肿严重程度虽与病变严重性并无相关,但严重水肿本身如伴有大量胸腔积液、心包积液或肺间质水肿,则会引起呼吸困难和心肺功能不全;若患者长期低钠饮食和大量应用利尿剂,尚可造成有效血容量减少性低血压甚至低血容量性休克。

(四)高脂血症

肾病综合征时脂代谢异常的特点为血浆中几乎各种脂蛋白成分均增加,如血浆总胆固醇(Ch)和低密度脂蛋白胆固醇(LD-C)明显升高,甘油三酯(TG)和极低密度脂蛋白胆固醇(VLDL-C)升高。高密度脂蛋白胆固醇(HDL-C)浓度可以升高、正常或降低;HDL亚型的分布异常,即HDL_3增加而HDL_2减少,表明HDL_3的成熟障碍。在疾病过程中各脂质成分的增加出现在不同的时间,一般以Ch升高出现最早,其次才为磷脂及TG。除浓度发生改变外,各脂质的比例也发生改变,各种脂蛋白中胆固醇/磷脂及胆固醇/甘油三酯的比例均升高。载脂蛋白也常有异常,如ApoB明显升高,ApoC和ApoE轻度升高。脂质异常的持续时间及严重程度与病程及复发频率明显相关。

肾病综合征时脂质代谢异常的发生机制为:①肝脏合成Ch,TG及脂蛋白增加;②脂质调节酶活性改变及LDL受体活性或数目改变导致脂质的清除障碍;③尿中丢失HDL增加。在肾病综合征时,HDL的ApoAⅠ可以有50%～100%从尿中丢失,而且患者血浆HDL_3增加而HDL_2减少,说明HDL_3在转变为较大的HDL_2颗粒之前即在尿中丢失。

肾病综合征患者的高脂血症对心血管疾病发生率的影响,主要取决于高脂血症出现时间的长短、LDL与HDL的比例、高血压史及吸烟等因素。长期的高脂血症,尤其是LDL上升而HDL下降,可加速冠状动脉粥样硬化的发生,增加患者发生急性心肌梗死的危险性。脂质引起肾小球硬化的作用已在内源性高脂血症等的研究中得到证实。脂代谢紊乱所致肾小球损伤的发病机制及影响因素较为复杂,可能与下述因素有关:肾小球内脂蛋白沉积、肾小管间质脂蛋白沉积、LDL氧化、单核细胞浸润、脂蛋白导致的细胞毒性致内皮细胞损伤、脂类介质的作用和脂质增加基质合成。

(五)血中其他蛋白浓度改变

肾病综合征时多种血浆蛋白浓度可发生变化。如血清蛋白电泳显示α_2和β球蛋白水平升高,而α_2球蛋白水平可正常或降低,IgG水平可显著下降,而IgA、IgM和IgE水平多正常或升高,但免疫球蛋白的变化同原发病有关。补体激活旁路 B 因子的缺乏可损害机体对细菌的调理作用,这是肾病综合征患者易发生感染的原因之一。纤维蛋白原和凝血因子Ⅴ、Ⅷ、Ⅹ可升高;血小板也可轻度升高;抗凝血酶Ⅲ可从尿中丢失而导致严重减少;C 蛋白和 S 蛋白浓度多正常或升高,但其活性降低;血小板凝聚力增加和 β 血栓球蛋白的升高,后者可能是潜在的自发性血栓形成的一个征象。

三、肾病综合征的常见并发症

(一)感染

感染是最常见且严重的并发症。NS 患者对感染抵抗力下降最主要的原因是:①免疫抑制剂的长期使用引起机体免疫损害。②尿中丢失大量 IgG。③B 因子(补体的替代途径成分)的缺乏导致机体对细菌免疫调理作用缺陷。④营养不良时,机体非特异性免疫应答能力减弱,造成机体免疫功能受损。⑤转铁蛋白和锌大量从尿中丢失:转铁蛋白为维持正常淋巴细胞功能所必需,锌离子浓度与胸腺素合成有关。⑥局部因素:胸腔积液、腹腔积液、皮肤高度水肿引起的皮肤破裂和严重水肿使局部体液因子稀释、防御功能减弱,均为肾病综合征患者的易感因素。细菌感染是肾病综合征患者的主要死因之一,严重的感染主要发生在有感染高危因素的患者,如高龄、全身营养状态较差、长期使用激素和(或)免疫抑制剂及严重低蛋白血症者。临床上常见的感染有原发性腹膜炎、蜂窝织炎、呼吸道感染和泌尿道感染等。一旦感染诊断成立,应立即予以相应治疗,并根据感染严重程度,减量或停用激素和免疫抑制剂。

(二)静脉血栓形成

肾病综合征患者存在高凝状态,主要是由于血中凝血因子的改变。包括Ⅸ、Ⅺ因子下降,Ⅴ、Ⅷ、Ⅹ因子、纤维蛋白原、β 血栓球蛋白和血小板水平增加;血小板的黏附和凝聚力增强;抗凝血酶 M 和抗纤溶酶活力降低。因此,促凝集和促凝血因子的增高,抗凝集和抗凝血因子的下降及纤维蛋白溶解机制的损害,是肾病综合征患者产生高凝状态的原因和静脉血栓形成的基础。激素和利尿剂的应用为静脉血栓形成的加重因素,激素经凝血蛋白发挥作用,而利尿剂则使血液浓缩、血液黏滞度增加,高脂血症亦是引起血浆黏滞度增加的因素。

肾病综合征时,当血浆清蛋白低于 20g/L 时,肾静脉血栓形成的危险性增加。肾静脉血栓在膜性。肾病患者中的发生率可高达 50%,在其他病理类型中,其发生率为 5%～16%。肾静脉血栓形成的急性型患者可表现为突然发作的腰痛、血尿。尿蛋白增加和肾功能减退。慢性型患者则无任何症状,但血栓形成后的肾瘀血常使蛋白尿加重,出现血尿或对治疗反应差,有时易误认为激素剂量不足或激素拮抗等而增加激素用量。明确诊断需进行肾静脉造影,Doppler 血管超声、CT、MRI 等无创伤性检查也有助于诊断。血浆 β 血栓蛋白增高提示潜在的血栓形成,血中仅 α_2 抗纤维蛋白溶酶增加也被认为是肾静脉血栓形成的标志。外周深静脉血栓形成率约为 6%,常见于小腿深静脉,仅 12% 有临床症状,25% 可由 Doppler 超声发现。肺栓塞的发生率为 7%,仍有 12% 无临床症状。其他静脉累及罕见。

(三)急性肾损伤

为肾病综合征最严重的并发症。急性肾损伤系指患者在 48 小时内血清肌酐绝对值升高 $26.5\mu mol/L(0.3mg/dL)$,或较原先值升高 50%,或每小时尿量少于 0.5mg/kg,且持续 6 小时以上。常见的病因如下。

(1)血流动力学改变。

肾病综合征常有低蛋白血症及血管病变,特别是老年患者多伴肾小动脉硬化,对血容量变化及血压下降非常敏感,故当呕吐、腹泻所致体液丢失、腹腔积液、大量利尿及使用抗高血压药物后,都能使血压进一步下降,导致肾灌注骤然减少,进而使肾小球滤过率降低,并因急性缺血后小管上皮细胞肿胀、变性及坏死,导致急性肾损伤。

(2)肾间质水肿。

低蛋白血症可引起周围组织水肿,同样也会导致肾间质水肿,肾间质水肿压迫。肾小管,使近端小管鲍曼囊静水压增高,GFR下降。

(3)药物引起的急性间质性肾炎。

(4)双侧肾静脉血栓形成。

(5)蛋白管型堵塞远端肾小管,可能是肾病综合征患者发生急性肾衰竭的机制之一。

(6)急进性肾小球肾炎。

(7)肾炎活动。

(8)心源性因素。

特别是老年患者常因感染诱发心力衰竭。一般认为心排出量减少 1L/min,即可使肾小球滤过率降低 24mL/min,故原发性 NS 患者若心力衰竭前血肌酐为 $177\mu mol/L(2mg/dL)$,则轻度心力衰竭后血肌酐浓度可能成倍上升,严重者导致少尿。

(四)肾小管功能减退

肾病综合征患者的肾小管功能减退,以儿童多见。其机制被认为是肾小管对滤过蛋白的大量重吸收,使小管上皮细胞受到损害。常表现为糖尿、氨基酸尿、高磷酸盐尿、肾小管性失钾和高氯性酸中毒,凡出现多种肾小管功能缺陷者常提示预后不良。但肾小球疾病减少肾小管血供和肾小球疾病合并乙肝病毒感染导致肾小管损伤亦是肾小管功能减退的常见原因。

(五)骨和钙代谢异常

肾病综合征时血液循环中的维生素 D 结合蛋白(分子量 65kD)和维生素 D 复合物从尿中丢失,使血中 $1,25-(OH)_2D_3$ 水平下降,致使肠道钙吸收不良和骨质对 PTH 耐受,因而肾病综合征患者常表现有低钙血症。此外体内部分钙与清蛋白结合,大量蛋白尿使钙丢失,亦是造成低钙血症的常见原因。

(六)内分泌及代谢异常

肾病综合征患者经尿丢失甲状腺结合蛋白(TBG)和皮质激素结合蛋白(CBG)。临床上甲状腺功能可正常,但血清 TBG 和 T_3 常下降,游离 T_3 和 T_4、TSH 水平正常。由于血中 CBG 和 17 羟皮质醇都减低,游离和结合皮质醇比值可改变,组织对药理剂量的皮质醇反应也不同于正常。由于铜蓝蛋白(分子 151kD)、转铁蛋白(分子量 80kD)和清蛋白从尿中丢失,肾病综合征常有血清铜、血清铁和血清锌浓度下降。锌缺乏可引起阳痿、味觉障碍、伤口难愈及细胞介导免疫受损等。持续转铁蛋白减少可引起临床上对铁剂治疗有抵抗性的小细胞低色素性贫血。此外,严重低蛋白血症可导致持续性的代谢性碱中毒,因血浆蛋白减少 10g/L,则血浆重碳酸盐会相应增加 3mmol/L。

四、诊断与鉴别诊断

临床上根据大量蛋白尿（3～3.5g/d）、低清蛋白血症（<30g/L）、水肿和高脂血症四个特点，即可作出肾病综合征诊断；若仅有大量蛋白尿和低清蛋白血症，而无水肿和高脂血症者也可考虑诊断，因可能为病程早期所致。确定肾病综合征后，应鉴别是原发性或继发性；两者病因各异，治疗方法不一，一般需先排除继发性因素才能考虑原发性；故对常见继发性病因应逐一排除。继发性肾病综合征患者常伴有全身症状（如皮疹、关节痛、各脏器病变等）、血沉增快、血 IgG 增高、血清蛋白电泳 γ 球蛋白增多、血清补体下降等征象，而原发性则罕见。肾组织检查对病理类型诊断十分重要，对指导治疗十分有帮助，多数情况下也可作出病因诊断，但有时相同病理改变如膜性肾病，可由各种病因引起，故临床上必须结合病史、体征、实验室检查和病理形态、免疫荧光及电镜等检查作出综合诊断与鉴别诊断。

五、治疗

（一）引起肾病综合征的原发疾病治疗

1.糖皮质激素

一般认为只有对微小病变性肾病的疗效最为肯定，故首选治疗原发性 NS 中的原发性肾小球肾病（微小病变）。一般对微小病变首治剂量为泼尼松 0.8～1mg/(kg·d)，治疗 8 周，有效者应逐渐减量，一般每 1～2 周减原剂量的 10%～20%，剂量越少递减的量越少，减量速度减慢。激素的维持量和维持时间因病例不同而异，以不出现临床症状而采用的最小剂量为度，以低于 15mg/d 为宜。成人首次治疗的完全缓解率可达 80% 或 80% 以上。在维持阶段有体重变化、感染、手术和妊娠等情况时应调整激素用量。经 8 周以上正规治疗无效病例，需排除影响疗效的因素，如感染、水肿所致的体重增加和肾静脉血栓形成等，应尽可能及时诊断与处理。若无以上情况存在，常规治疗 8 周无效不能认为是对激素抵抗，激素使用到 12 周才奏效的患者不在少数。

除微小病变外，激素尚适用于膜性肾病，部分局灶、节段性肾小球硬化，对增生明显的病理类型亦有一定的疗效，对伴有肾间质各种炎症细胞浸润也有抑制作用。此外，临床上对病理上有明显的肾间质炎症病变，小球弥漫性增生，细胞性新月体形成和血管纤维素样坏死以及有渗出性病变等活动性改变的患者，特别是伴有近期血肌酐升高者，应予以甲基泼尼松龙静脉滴注治疗，剂量为 120～240mg/d，疗程 3～5 天，以后酌情减为 40～80mg/d 并尽早改为小剂量，这样可减少感染等不良反应。此外，NS 伴严重水肿患者，其胃肠道黏膜亦有明显肿胀，影响口服药物吸收，此时亦应改为静脉用药。

长期应用激素可产生很多不良反应，有时相当严重。激素导致的蛋白质高分解状态可加重氮质血症，促使血尿酸增高，诱发痛风，加剧肾功能减退。大剂量应用有时可加剧高血压，促发心衰。长期使用激素时的感染症状有时可不明显，特别容易延误诊断，使感染扩散。激素长期应用可加重肾病综合征的骨病，甚至产生无菌性股骨颈缺血性坏死和白内障等。因此，临床上强调适时，适量用药和密切观察，对难治性 NS 患者要时时权衡治疗效果与治疗风险。

2.细胞毒药物

对激素治疗无效，或激素依赖型或反复发作型，或因不能耐受激素不良反应且全身情况尚可而无禁忌证的肾病综合征可以试用细胞毒药物治疗。由于此类药物多系非选择性杀伤各型细胞,可降低人体抵抗力,存在诱发肿瘤的危险,因此,它仅作为二线治疗药物,在用药指征及疗程上应慎重掌握。对严重肾病综合征特别是高度水肿、血清蛋白在 20g/L 或以下,有学者不选择环磷酰胺(CTX)治疗。目前临床上常用的为 CTX、硫唑嘌呤和苯丁酸氮芥(CB-1348),三者选一,首选 CTX。CTX 作用于 G_2 期即 DNA 合成后期、有丝分裂前期,起到抑制细胞 DNA 合成、干扰细胞增殖并降低 B 淋巴细胞功能、抑制抗体形成的作用。约 30% 活性 CTX 经肾脏排泄,故肾功能减退者慎用。CTX 的参考用量为 1.5～2.5mg/(kg·d),起始宜从小剂量开始,疗程 8 周,以静脉注射或滴注为主。对微小病变、膜性肾炎引起的肾病综合征,有主张选用 CTX 间歇静脉滴注治疗,参考剂量为 8～10mg/(kg·次),每 3～4 周 1 次,连用 5～6 次,以后按患者的耐受情况延长用药间隙期,总用药剂量可达 6～12g。间歇静脉治疗目的为减少激素用量,降低感染并发症并提高疗效,但应根据肝、肾功能和血白细胞数选择剂量或忌用。应用细胞毒药物应定期测定血常规和血小板计数、肝功能和尿常规,注意造血功能抑制、病毒和细菌感染及出血性膀胱炎等。

硫唑嘌呤每日剂量为 50～100mg;苯丁酸氮芥 0.1mg/(kg·d),分 3 次口服,疗程 8 周,累积总量达 7～8mg/kg 则易发生毒性不良反应。对用药后缓解,停药又复发者多不主张进行第二次用药,以免产生毒性反应。目前这两者已较少应用。

3.环孢素(CsA)

CsA 能可逆性抑制 T 淋巴细胞增生,降低 Th 细胞功能,减少 IL-2 和其他淋巴细胞因子的生成和释放。目前临床上以微小病变、膜性肾病和膜增生性肾炎疗效较好,与激素和细胞毒药物相比,应用 CsA 最大优点是减少蛋白尿及改善低蛋白血症疗效可靠,不影响生长发育或抑制造血细胞功能,新剂型新环孢素还具有吸收快的特点。但此药亦有多种不良反应,最严重的不良反应为肾肝毒性。其肾损害发生率在 20%～40%,长期应用可导致间质纤维化,个别病例在停药后易复发,故不宜长期用此药治疗肾病综合征,更不宜轻易将此药作为首选药物。CsA 治疗起始剂量为 3.5～4.0mg/(kg·d),分 2 次给药,使血药浓度的谷值在 75～200μg/mL(全血,HPLC 法),可同时加用硫氮唑酮 30mg 每日 3 次以提高血药浓度减少环孢素剂量。一般在用药后 2～8 周起效,但个体差异很大,个别患者则需更长的时间才显效,见效后应逐渐减量。用药过程中出现血肌酐升高应警惕 CsA 致肾损害的可能。血肌酐在 221μmol/L(2.5mg/dL)不宜使用 CsA。疗程一般为 3～6 个月,复发者再用仍可有效。

4.麦考酚吗乙酯

选择性地抑制 T 淋巴细胞增生和 B 淋巴细胞增生,对肾小球系膜细胞增生亦有抑制作用,此外尚抑制血管黏附分子,对血管炎症亦有较好的抑制作用,故近几年来已广泛用于治疗小血管炎和狼疮性肾炎,并试用于治疗原发性肾小球疾患特别是膜性肾炎、系膜增生性肾炎和 IgA 肾病,参考剂量为 1.5～2.0g/d,维持量为 0.5～1.0g/d,疗程为 3～6 个月,由于目前费用昂贵尚不能列为首选药物,不良反应为腹泻、恶心、呕吐和疱疹病毒感染等。

(二)对症治疗

1.休息

NS 患者应绝对休息,直到尿蛋白消失或减至微量 3 个月后再考虑部分复课或半日工作。

2.低清蛋白血症治疗

(1)饮食疗法:肾病综合征患者通常存在负氮平衡,如能摄入高蛋白饮食,则有可能改善氮平衡。但肾病综合征患者摄入过多蛋白会导致尿蛋白增加,加重肾小球损害。因此,建议每日蛋白摄入量为 1g/kg,每摄入 1g 蛋白质,必须同时摄入非蛋白热量 138kJ(33kcal)。供给的蛋白质应为优质蛋白,如牛奶、鸡蛋和鱼、肉类。

(2)静脉注射或滴注清蛋白:使用人血清清蛋白应严格掌握适应证:①血清清蛋白浓度低于 25g/L 伴全身水肿,或胸腔积液、心包腔积液;②使用呋塞米利尿后,出现血浆容量不足的临床表现;③因肾间质水肿引起急性肾衰竭。

3.水肿的治疗

(1)限钠饮食:肾功能正常者每日摄入钠盐均可由尿液等量排出,但肾病综合征患者常因水肿、激素、中药治疗、伴有高血压等,应酌情适量限制食盐摄入。但又由于患者多同时使用袢利尿剂,加之长期限钠后患者食欲不振,影响了蛋白质和热量的摄入,可导致体内缺钠,甚至出现低钠性休克,应引起注意。建议饮食的食盐含量为 3~5g/d,应根据水肿程度、有无高血压、血钠浓度、激素剂量等调整钠摄入量,必要时测定尿钠排出量,作为摄钠量参考。

(2)利尿剂:袢利尿剂,如呋塞米(呋塞米)和布美他尼(丁尿胺)。一般呋塞米剂量为 20~40mg/d,布美他尼 1~3mg/d。严重水肿者应以静脉用药为妥,若使用静脉滴注者应以生理盐水 50~100mL 稀释滴注。噻嗪类利尿剂对肾病综合征严重水肿效果较差,现已被袢利尿剂替代。排钠潴钾利尿剂螺内酯(安体舒通)常用剂量为 60~120mg/d,单独使用此类药物效果较差,故常与排钾利尿剂合用。渗透性利尿剂可经肾小球自由滤过而不被肾小管重吸收,从而增加肾小管的渗透浓度,阻止近端小管和远端小管对水、钠的重吸收,而达到利尿效果。对无明显肾功能损害的高度水肿患者可间歇、短程使用甘露醇 125~250mL/d,但肾功能损害者慎用。对用利尿剂无效的全身高度水肿患者可根据肾功能情况分别选用单纯超滤或连续性血液滤过,每日超滤量一般不超过 2L 为宜。

4.高凝状态治疗

肾病综合征患者特别是重症患者均有不同程度的血液高凝状态,尤其当血浆清蛋白低于 20~25g/L 时,即有静脉血栓形成可能。因此,抗凝治疗应列为本综合征患者常规预防性治疗措施。目前临床常用的抗凝药物如下。

(1)肝素:主要通过激活抗凝血酶Ⅲ(ATⅢ)活性而发挥作用。常用剂量 50~75mg/d 静脉滴注,使 ATⅢ 活力单位在 90% 以上。肝素与清蛋白均为负电荷物质,两者电荷相斥,故尚可减少肾病综合征的尿蛋白排出。目前尚有小分子量肝素 5000U 皮下注射,每日 1 次,但价格昂贵,不列为首选抗凝药物。

(2)尿激酶(UK):直接激活纤溶酶原,致使纤维蛋白溶解导致纤溶。常用剂量为 2 万~8 万 U/d,使用时从小剂量开始,并可与肝素同时静脉滴注。

(3)华法林:抑制肝细胞内维生素 K 依赖因子Ⅱ、Ⅶ、Ⅸ、Ⅹ 的合成,常用剂量 2.5mg/d,口服,监测凝血酶原时间,使其在正常人的 50%~70%。

有静脉血栓形成者:①手术移去血栓;②溶栓:经介入导管在肾动脉端一次性注入 UK 24 万 U 以溶解肾静脉血栓,此方法可重复应用;③全身静脉抗凝,即肝素加尿激酶,尿激酶4 万~

8万 U/d,可递增至 12 万 U/d,疗程 2~8 周。

抗凝和溶栓治疗均有潜在出血可能,在治疗过程中应加强观察和监测。有出血倾向者,低分子肝素相对安全;对尿激酶治疗剂量偏大者,应测定优球蛋白溶解时间,以维持在 90~120 分钟为宜;长期口服抗凝剂者应监测凝血酶原时间,叮嘱患者勿超量服用抗凝剂。

5.高脂血症治疗

肾病综合征患者,高脂血症与低蛋白血症密切相关,提高血清蛋白浓度可降低高脂血症程度,但对肾病综合征多次复发、病程较长者,其高脂血症持续时间亦久,部分患者即使肾病综合征缓解后,高脂血症仍持续存在。近年来认识到高脂血症对肾脏疾病进展的影响,而一些治疗肾病综合征的药物如肾上腺皮质激素及利尿药,均可加重高脂血症,故目前多主张对肾病综合征的高脂血症使用降脂药物。可选用的降脂药物有以下几种。①纤维酸类药物:非诺贝特每日 3 次,每次 100mg,吉非贝齐每日 2 次,每次 600mg,其降血甘油三酯作用强于降胆固醇。此药偶引起胃肠道不适和血清转氨酶升高。②HMG－CoA 还原酶抑制剂:适用于降低血胆固醇浓度,普伐他汀 10~20mg/d 或氟伐他汀 20~40mg/d,此类药物主要使细胞内 Ch 下降,降低血浆 LDL－C 浓度,减少肝细胞产生 VLDL 及 LDL。阿托伐他汀 20mg,每日 1 次,既可降低血胆固醇,亦可控制甘油三酯。③血管紧张素转换酶抑制剂(ACED):主要作用有降低血浆中 Ch 及 TG 浓度,使血浆中 HDL 升高,而且其主要的载脂蛋白 ApoAⅠ和 ApoAⅡ也升高,可以加速清除周围组织中的 Ch,减少 LDL 对动脉内膜的浸润,保护动脉管壁。此外 ACEI 尚可有不同程度降低蛋白尿的作用。

6.急性肾损伤治疗

肾病综合征合并急性肾损伤时因病因不同而治疗方法各异。对于由血流动力学因素所致者,主要治疗原则包括合理使用利尿剂、肾上腺皮质激素,纠正低血容量和透析疗法。血液透析不仅控制氮质血症、维持电解质酸碱平衡。且可较快清除体内水分潴留。因肾间质水肿所致的急性肾衰竭经上述处理后,肾功能恢复较快。使用利尿剂时需注意。①适时使用利尿剂:肾病综合征伴急性肾衰竭有严重低蛋白血症者,在未补充血浆蛋白就使用大剂量利尿剂时,会加重低蛋白血症和低血容量,肾衰竭更趋恶化。故应在补充血浆清蛋白后(每日静脉用 10~50g 人体清蛋白)再予以利尿剂。一次过量补充血浆清蛋白又未及时用利尿剂时,又可能导致肺水肿。②适量使用利尿剂:由于肾病综合征患者有相对血容量不足和低血压倾向,此时用利尿剂应以每日尿量 2L 左右或体重每日下降在 1kg 左右为宜。③伴血浆肾素水平增高的患者,使用利尿剂血容量下降后使血浆肾素水平更高,利尿治疗不但无效反而加重病情。此类患者只有纠正低蛋白血症和低血容量后再用利尿剂才有利于肾功能恢复。对肾间质活动病变应加用甲基泼尼松龙。

肾病综合征合并急性肾损伤一般均为可逆性,大多数患者在治疗后,随着尿量增加,肾功能逐渐恢复。少数患者在病程中多次发生急性肾衰竭也均可恢复。预后与急性肾衰竭的病因有关,一般来说急进性肾小球肾炎,肾静脉血栓形成的患者预后较差,而单纯与肾病综合征相关者预后较好。

六、肾病综合征的护理

(一)护理诊断

1.体液过多

与低蛋白血症致血浆胶体渗透压下降有关。

2.有感染的危险

与皮肤水肿,大量蛋白尿致机体营养不良,免疫抑制剂和细胞毒性药物的应用致机体免疫功能低下。

3.营养失调

低于机体需要量与蛋白丢失、食欲下降及饮食限制有关。

4.焦虑

与本病的病程长,易反复发作有关。

5.潜在并发症

电解质紊乱、血栓形成、急性肾衰竭、心脑血管并发症、皮肤完整性受损。

(二)护理措施

1.休息与活动

(1)有全身严重水肿、血压高、尿量减少,应绝对卧床休息,最好取半坐卧位,以利于减轻心肺负担。

(2)水肿减轻,血压、尿量正常可逐步进行简单室内活动。

(3)恢复期患者,应在其体能范围适当活动。整个治疗过程中患者应避免剧烈运动和劳累。

(4)协助患者在床上做四肢运动,防止肢体血栓形成。

2.摄入适当饮食

(1)蛋白质:选择优质蛋白(动物性蛋白),1.0g/(kg·d)。当肾功能不全时,应根据肌酐清除率调整蛋白质的摄入量。

(2)热量:不少于147kJ/(kg·d),多食植物油、鱼油、麦片及豆类。

(3)水肿时给予低盐饮食,勿食腌制食品。

3.监测生命体征

监测生命体征、体重、腹围,出入量变化。

4.观察用药后反应

在应用激素、细胞毒药物、利尿剂、抗凝药和中药时应观察用药后反应,出现不良情况时应及时给予处理。

5.关注患者心理

及时调整患者负面情绪,根据评估资料,调动患者的社会支持系统,为患者提供最大限度的物质和精神支持。

(三)应急措施

(1)出现左心衰竭时,应立即协助患者取端坐位或半坐卧位,双腿下垂。

(2)迅速建立静脉通路,遵医嘱静脉给予强心利尿剂。

(3)吸氧或20%～30%酒精湿化吸氧。

(4)必要时行血液透析。

七、健康教育

(1)讲解积极预防感染的重要性,讲究个人卫生,注意休息。

(2)给予饮食指导,严格掌握、限制盐和蛋白质的摄入。

(3)坚持遵守医嘱用药,切勿自行减量或停用激素,了解激素及细胞毒药物的常见不良反应。

(4)及时疏导患者心理问题,多交流、多沟通,及时反馈各种检查结果。

(5)出院后要定期门诊随访。

第六节　急性肾衰竭

急性肾衰竭(ARF)是由各种原因导致的双肾排泄功能在短期内(数小时至数日)突然急剧进行性下降,从而引起氮质潴留,水、电解质紊乱及酸碱平衡失调的临床综合征。常伴有少尿或无尿。

一、病因分类

根据引起急性肾衰竭原因常可分为肾前性、肾后性和肾实质性三种。

(一)肾前性

由于有效血容量或细胞外液减少导致肾灌注不足,初期为功能性肾功能不全,若不及时处理,可使有效肾灌流量进一步减少,易引起急性肾小管坏死。

(二)肾后性

肾后性是指尿路梗阻引起的肾功能损害,常见原因包括结石、肿瘤、前列腺肥大、血块等机械因素造成的尿路梗阻。

(三)肾实质性

(1)肾小管坏死是最常见的急性肾衰竭,主要病因为肾缺血及肾中毒。肾缺血病因如上述;肾中毒主要由药物毒物及重金属引起。

(2)急性或急进性肾小球肾炎。

(3)急性间质性肾炎。

(4)急性肾脏小血管或大血管疾患。

二、诊断要点

(一)临床表现

典型的急性肾小管坏死(少尿型)临床上分少尿期、多尿期、恢复期三个阶段。

1.少尿期

尿量突然减少,少尿期从数日到3周以上。大多数为7~14日。少尿是指24h尿量不足400mL;24h的尿量小于100mL,则称为无尿。①水中毒:常可有面部和软组织水肿、体重增加、心力衰竭、肺水肿和脑水肿等。②高钾血症:在少尿的第2~3日,血清钾增高;4~5日后可达危险高值。患者表现为烦躁、嗜睡、肌张力低下或肌肉颤动、恶心呕吐、心律失常,并有高钾心电图改变,血钾大于5.5mmol/L为高钾血症。③低钠血症:血钠低于135mmol/L时,临床表现为淡漠、头晕、肌痉挛、眼睑下垂。④低钙血症:偶有抽搐。⑤高镁血症(3mmol/L):反射消失。心动过速,传导阻滞,血压下降,肌肉瘫软等。⑥代谢性酸中毒:临床特点有嗜睡、疲乏、深大呼吸(Kussmaul 呼吸)。严重者甚至昏迷。⑦氮质血症:在少尿期中常有厌食、恶心、呕吐、烦躁、反射亢进、癫痫样发作、抽搐和昏迷等。BUN 和 Scr 逐日升高,需及时进行透析治疗。⑧高血压和心力衰竭:主要原因是水、钠过多。血压可达 18.67~24/12~14.67kPa(140~180/90~110mmHg)。严重者可并发左心衰竭。

2.多尿期

在不用利尿剂的情况下,每日尿量大于 2500mL,此期可维持 1~3 周。①进行性尿量增多是肾功能恢复的标志,多尿者每日尿量可达 3000~5000mL。②早期仍然可有 BUN 及 Scr 的升高。③有出现高血钾的可能。④后期应注意低血钾的发生。

3.恢复期

尿量逐渐恢复至正常,肾功能逐渐恢复。3~12 个月肾功能可恢复正常,少数遗留永久性损害。非少尿型急性肾衰竭每日尿量超过 800mL,发生率为 30%~60%,其临床表现较少尿型轻,但病死率仍达 26%。

(二)辅助检查

1.尿液检查

尿色深,混浊,尿蛋白(+~++);镜下可见数量不等的红、白细胞,上皮细胞和管型。尿密度低(1.015~1.012):1.010。

2.血液检查

BUN 及 Scr 增高,Scr>884μmol/L,Ccr 1~mL/min。血钾多大于 5.5mmol/L,部分可正常或偏低。血钠降低,但也可正常。血钙低,血磷高。血 pH 下降,HCO_3^- 下降。

3.特殊检查

B 超、CT 及 KUB 检查双肾体积增大。

(三)诊断标准

(1)有引起肾小管坏死的病因。

(2)每日尿量少于 400mL,尿蛋白(+~++)或以上。

(3)进行性氮质血症,Scr 每日上升 44.2~88.4mmol/L,BUN 每日上升 3.6~10.7mmol/L,Ccr 较正常下降 50% 以上。

(4)B 超检查显示双肾体积增大。

(5)肾脏活组织穿刺检查对急性肾衰竭有确诊意义。

三、鉴别要点

(一)慢性肾衰竭

可根据病史、症状、实验室检查及 B 超检查进行鉴别。但要注意在慢性肾衰竭基础上合并急性肾衰竭。

(二)肾前性少尿

(1)化验检查,其中尿密度和尿沉渣镜检是最简单、最基本的检查。肾前性少尿尿沉渣为透明管型,尿密度大于 1.020,而肾性少尿则尿沉渣为棕色颗粒管型,尿密度小于 1.010。

(2)快速补液和利尿药物诊断性试验早期可试用,如尿量不增,则肾性少尿可能性大,急性肾小管坏死的诊断一旦确定,快速补液应属禁忌。

(三)肾后性急性肾衰竭

常由于急性尿路梗阻引起,比较少见。

(四)急进性肾炎

急进性肾炎起病类似急性肾炎,在短期内发展至尿毒症,肾活检有大量新月体形成,预后较差。

(五)急性间质性肾炎

急性间质性肾炎有药物过敏史及临床表现,尿中嗜酸性粒细胞增多,肾活检间质病变较重,预后尚可。

四、规范化治疗

(一)少尿期治疗

急性肾衰竭的治疗,主要是少尿期的治疗。

1.病因治疗

对肾前性和肾后性肾衰竭的因素,尽可能予以纠正。凡是影响肾脏灌注或直接对肾脏毒性作用的药物应停用。同时,纠正低血压、低血容量和维持电解质平衡。肌肉挤压伤,早期广泛切开。要尽可能避免使用肾毒性药物。

2.营养管理

急性肾衰竭患者必须摄取足够热量,主要有高渗葡萄糖脂类乳剂及必需氨基酸、水溶性维生素。应严格限制蛋白质摄入。

3.维持水钠平衡

少尿期严格限制液体摄入量,24h补液量＝显性失水＋不显性失水－内生水量,明显水肿可应用利尿剂。上述治疗不成功的患者,透析或超滤对于缓解容量超负荷是有效的。

4.电解质的处理

血钾超过 5.5mmol/L 即为高钾血症,若超过 6.5mmol/L 则需紧急处理,可给:①5％碳酸氢钠溶液 100～200mL 静脉滴注;②10％葡萄糖酸钙 10～20mL 稀释后静脉注射;③50％葡萄糖液 50～100mL＋普通胰岛素 6～12U 缓慢静脉注射;④紧急血液透析:少尿期低钠是由于稀释而引起,故限制液体摄入量、排出过多水分是防治低钠的有效措施。一般认为血清钠在130～140mmol/L无须补充钠盐。

5.代谢性酸中毒治疗

当血清 HCO_3^- 下降 15mmol/L 以下时,代谢性酸中毒需要治疗,口服或静脉给予碳酸氢钠。不能纠正者,需透析治疗。

6.感染治疗

急性肾衰竭患者感染发生率为 30％～75％。抗菌药物使用必须慎重,如无明显感染,一般避免应用预防性抗菌药物。

7.透析疗法

(1)指征:少尿 2 日或无尿 1 日;血尿素氮高于 28.6mmol/L,血肌酐高于 $530\mu mol/L$,二氧化碳结合力低于 11mmol/L;尿毒症引起精神症状及消化道症状明显;药物和生物毒素中毒等。

(2)预防透析:也可称为早期透析,在高代谢型等重症急性肾衰竭如挤压综合征,在没有并发症前及早进行透析,可明显提高治愈率。

(二)多尿期治疗

多尿早期仍应按少尿期的原则处理。如尿素氮继续升高和病情明显恶化,应继续进行透析。补液量应以保持体重每日下降 0.5kg 为宜。根据血钠、血钾的数据,酌情添补电解质,以口服补充电解质为宜。供给足够热量和维生素,蛋白质要逐日加量,以保证组织修复的需要。

(三)恢复期的治疗

此期约 3 个月,应增加营养,要避免使用对肾脏有损害的药物,定期复查肾功能。由于少数患者的肾脏不可逆性损害可转为慢性肾功能不全,应按慢性肾功能不全给予处理。

五、护理措施

(一)观察病情

(1)监测患者的神志、生命体征、尿量、血钾、血钠的情况。

(2)观察有无心悸、胸闷、气促、头晕等高血压及急性左心衰的征象。

(3)注意有无头痛、意识障碍、抽搐等水中毒或稀释性低钠血症的症状。

(二)维持水平衡

(1)少尿期应严格记录 24h 出入量。

(2)每天测体重一次,以了解水分潴留情况。

(3)严格限制水的摄入,每日的液体入量为前一日尿量加上 500~800mL。

(4)观察呼吸状况,及时发现肺水肿或心力衰竭的发生。

(5)多尿期要防止脱水、低钠和低钾血症。

(三)饮食与休息

(1)急性期应卧床休息,保持环境安静,以降低新陈代谢率,使废物产生减少、肾脏负担减轻。

(2)尿量增加、病情好转时,可逐渐增加活动量。

(3)对能进食的患者,给予高生物效价的优质蛋白及含钠、钾较低的食物,蛋白质的摄入量:早期限制为 0.5g/(kg・d),血液透析患者为 1.0~1.2g/(kg・d)。同时给予高糖类、高脂肪,供给的热量一般为 126~188kJ/(kg・d),以保持机体的正氮平衡。

(四)预防感染

感染是急性肾衰少尿期的主要死亡原因。尽量安置患者在单人房间,保持病室清洁,定期消毒。协助做好口腔、皮肤护理。

(五)做好心理疏导

将急性肾衰的疾病发展过程告诉患者,给予精神支持和安慰,减轻其焦虑不安的情绪,告诉患者及家属早期透析的重要性,以取得支持与配合。

六、应急措施

当血钾超过 6.5mmol/L,心电图表现异常变化时,最有效的方法为血液透析,准备透析治疗前应给予急诊处理,措施如下。

(1)10% 葡萄糖酸钙 10~20mL 稀释后缓慢静脉注射。

(2)静脉注射 11.2％乳酸钠 40～200mL,伴有代谢性酸中毒时给予 5％碳酸氢钠 100～200mL 静脉滴注。

(3)10％葡萄糖液 250mL 加普通胰岛素 8U 静脉滴注,使钾从细胞外回到细胞内。

(4)呋塞米 20～200mg 肌内注射或用葡萄糖稀释后静脉注入,使钾从尿中排除。

七、健康教育

(1)应教育急性肾衰患者积极治疗原发病,增强抵抗力,减少感染的发生。

(2)指导合理休息,劳逸结合,防止劳累;严格遵守饮食计划,恢复期患者应加强营养,增强体质,适当锻炼;注意个人清洁卫生及保暖。

(3)学会自测体重、尿量;了解高血压脑病、左心衰竭、高钾血症及代谢性酸中毒的表现;定期门诊随访,监测肾功能,电解质等。

(4)控制、调节自己的情绪,保持愉快的心境,遇到病情变化时不恐慌,能及时采取积极的应对措施。

(5)避免伤肾的食物、药物进入体内

第七节　慢性肾衰竭

慢性肾衰竭(CRF)是指各种慢性肾脏病(CKD)进行性进展,引起肾单位和肾功能不可逆的丧失,导致氮质潴留,水、电解质紊乱和酸碱平衡失调及内分泌失调为特征的临床综合征,常常进展为终末期肾衰竭(ESRD)。慢性肾衰竭晚期称为尿毒症。

一、病因

(一)各型原发性肾小球肾炎

膜增生性肾炎、急进性肾炎、膜性肾炎、局灶性肾小球硬化症等。

(二)继发于全身性疾病

如高血压及动脉硬化、系统性红斑狼疮、过敏性紫癜肾炎、糖尿病、痛风等。

(三)慢性肾脏感染性疾患

如慢性肾盂肾炎。

(四)慢性尿路梗阻

如肾结石、双侧输尿管结石、尿路狭窄、前列腺肥大、肿瘤等。

(五)先天性肾脏疾患

如多囊肾、遗传性肾炎及各种先天性肾小管功能障碍等。

二、诊断要点

尿毒症患者的毒性症状是由于体内氮及其他代谢产物的潴留及平衡机制出现失调而出现的一系列症状。

(一)水、电解质紊乱和酸碱平衡失调

(1)水钠平衡失调。

(2)高钾血症。

(3)酸中毒。

(4)低钙血症和高磷血症。

(5)高镁血症。

(二)心血管和肺脏症状

(1)高血压。

(2)心力衰竭。

(3)心包炎。

(4)动脉粥样硬化。

(5)尿毒症肺炎及肺水肿。

(三)血液系统表现

(1)贫血。

(2)出血倾向。

(3)白细胞可减少。

(四)神经肌肉系统症状

早期注意力不集中、失眠、性格渐改变、记忆力下降、肌肉颤动、痉挛、呃逆、尿毒症,时常有精神异常,如反应淡漠,谵妄,惊厥,昏迷,肌无力,肢体麻木、烧灼或疼痛。

(五)胃肠道症状

食欲缺乏是慢性肾衰常见的最早表现,尿毒症时多有恶心、呕吐、消化道出血。此外可有皮肤瘙痒及尿毒症面容(肤色深并萎黄,轻度水肿)、肾性骨病及内分泌失调等。

(六)辅助检查

1.尿常规

尿密度降低,可见蛋白尿、管型尿等。

2.肾功能检查及血电解质

血尿素氮、血肌酐升高;P^{3+}升高,Na^+、Ca^{2+}、HCO_3^-降低。

3.血常规

红细胞及血红蛋白降低。

4.影像学检查

B超可见双肾同步缩小,皮质变薄,肾皮质回声增强,血流明显减少;核素肾动态显像示肾小球滤过率下降及肾脏排泄功能障碍;核素骨扫描示肾性骨营养不良征;胸部 X 线可见肺淤血或肺水肿、心胸比例增大或心包积液、胸腔积液等。

三、鉴别要点

当无明显肾脏病史、起病急骤者应与急性肾衰竭相鉴别。严重贫血者应与消化道肿瘤、血液系统疾病相鉴别。此外,还应重视对原发病及诱发因素的鉴别,判定肾功能损害的程度。

四、规范化治疗

(一)一般治疗

积极治疗原发病,禁用损害肾脏药物,及时去除诱发因素(如感染、发热、出血、高血压等),

常可使病情恢复到原有水平。同时注意纠正水、电解质紊乱。

(二)对症治疗

有高血压者,应限制钠盐摄入,并适当给予降压药物。伴有严重贫血者,应补充铁剂,皮下注射促红细胞生成素。并发肾性骨病者,应适量补充钙剂及维生素 D 或骨化三醇(罗钙全)。

(三)延缓慢性肾衰竭

1.饮食疗法

一般采用高热量低蛋白饮食,应给予优质蛋白,如蛋类、乳类、鱼、瘦肉等,热量每日不少于125.5kJ/kg。尿量在每日 1000mL 以上,无水肿者不应限水,不必过分限制钠盐,少尿者应严格限制含磷、含钾的食物。

2.必需氨基酸疗法

口服或静脉滴注必需氨基酸液。

3.其他

口服氧化淀粉每日 20～40g,可使肠道中尿素与氧化淀粉相结合而排出体外。中药大黄10g,牡蛎 30g,蒲公英 20g,水煎至 300mL,高位保留灌肠,每日 1～2 次。控制患者大便在每日 2～3 次,促进粪氮排出增加。

(四)透析疗法

可进行血液透析或腹膜透析。

(五)肾移植

必要时可进行肾移植。

五、护理措施

(一)维持足够营养

(1)摄入适当的蛋白质,给予优质低蛋白,以动物蛋白为主。当患者尿少或血中尿素氮高于 28.56mmol/L,且每周透析 1 次,每日蛋白质摄入应限制在 20～25g;若每周透析 2 次,限制在 40g 左右;若每周透析 3 次,则不必限制。

(2)摄取足够的热量,每日宜供给热量≥147kJ/kg,糖类每日应在 150g 以上,防止因热量不足发生体内蛋白质过度破坏,致代谢产物增加或发生酮症。

(二)维持体液平衡

(1)定期测量体重,每日应在同一时间、穿同样数量衣服、排空膀胱后、使用同一体重计测量。

(2)准确记录 24h 出入水量,每日尿量大于 2000mL 时,如果无明显水肿、高血压、心功能不全者不限制饮水量;如尿量减少或无尿患者,应严格控制入液量(包括服药时的饮水量),入液量一般为 500～800mL 加前一日的尿量。透析者每天体重变化以不超过 1.0kg 为原则。

(3)注意液体量过多的症状,如短期内体重迅速增加、出现水肿或水肿加重、血压升高、心率加快、颈静脉怒张、意识改变、肺底湿啰音等。

(三)观察病情变化

生命体征有无心血管系统、血液系统、神经系统等并发症发生。

（四）保证患者安全

（1）保证休息，慢性肾衰患者应卧床休息，避免劳累、受凉。贫血严重、心功能不全、血压高等患者，应绝对卧床休息。

（2）评价活动的耐受情况，活动时有无疲劳感、胸痛、呼吸困难、头晕、血压的改变等；活动后心率的改变，如活动停止 3min 后心率未恢复到活动前的水平，提示活动量过大。

（3）尿毒症末期，出现视力模糊，防止患者跌倒；对意识不清的患者，使用床档。

（五）预防感染

（1）保持皮肤黏膜的完整性，每天以温水洗澡，以除去皮肤上的尿毒霜，避免用肥皂和酒精，以免皮肤更干燥。皮肤瘙痒可涂炉甘石洗剂，女性阴部瘙痒应用温水洗涤，保持局部干燥。

（2）保持口腔清洁湿润，以减少口腔唾液中的尿素，预防口臭、口腔溃疡及感染等。

（3）慢性肾衰竭患者抵抗力差，易继发感染。严格执行无菌操作，血液透析患者应预防动静脉内瘘的感染，减少探视，保持床单清洁。

六、应急措施

急性左心衰时，行急诊透析前给予以下应急措施。

（1）嘱患者取坐位，两腿下垂。

（2）给予持续高流量吸氧或 20%～30% 酒精湿化吸氧。

（3）必要时给予吗啡镇静。

（4）静脉注射毛花苷 C 或毒毛旋花子甙 K。

（5）静脉注射呋塞米 20～40mg。

（6）急诊行血液透析治疗。

七、健康教育

（一）生活指导

应劳逸结合，避免劳累和重体力活动。严格遵从饮食治疗原则，尤其是蛋白质的合理摄入及控制水、钠的摄入量。

（二）准确记录

准确记录每日的尿量、血压、体重。定期复查血常规、肾功能、血清电解质等。

（三）预防感染

皮肤瘙痒时切勿用力搔抓，以防皮肤破损。保持会阴部清洁，观察有无尿路刺激征的出现。注意保暖，避免受凉以防上呼吸道感染。

（四）透析后护理

血液透析患者应注意观察动静脉内瘘局部有无渗血，听诊血管杂音是否清晰。瘘侧肢体不可拎重物、打针、输液、测血压。腹膜透析患者保护好腹膜透析管道。

（五）遵医嘱用药

让患者了解药物不良反应并定期门诊复查。

（六）心理护理

护士应做好患者及家属的思想工作，解除患者的各种心理障碍，增强其战胜疾病的信心。

第三篇　外科常见疾病护理

第八章　肠胃外科常见疾病的护理

第一节　胃十二指肠溃疡

胃十二指肠溃疡指发生于胃、十二指肠的局限性全层黏膜缺损。胃溃疡多发生于胃小弯，主要在胃角部，也可发生于胃窦部与胃体，而大弯或胃底者较少见；十二指肠溃疡好发于球部。典型溃疡呈圆形或椭圆形，黏膜缺损可达黏膜肌层。大部分患者经内科治疗可以痊愈，只有少数患者药物治疗无效，或发生急性穿孔、出血、幽门梗阻、胃溃疡恶变时需要外科治疗。

一、概述

(一)病因

1.胃酸过多

胃酸过多可激活胃蛋白酶原，使胃十二指肠黏膜发生自身消化。抑制胃酸分泌可使溃疡愈合。

2.胃黏膜屏障损害

胃黏膜屏障由胃黏液和黏膜柱状上皮细胞的紧密连接构成，作用是中和胃酸、防止 H^+ 逆向弥散和防止 Na^+ 向胃腔弥散，其损害是溃疡产生的重要环节。非甾体抗感染药、糖皮质激素、胆汁酸盐、乙醇等均可破坏胃黏膜屏障。

3.幽门螺杆菌

与消化性溃疡的发病密切相关。幽门螺杆菌为革兰阴性杆菌，可分泌过氧化物酶等多种酶，破坏胃黏膜屏障功能，引起胃酸分泌增加，导致胃十二指肠溃疡的发生。在胃及十二指肠溃疡相邻近的黏膜中常可检出幽门螺杆菌。在我国，胃十二指肠溃疡患者的幽门螺杆菌检出率分别为 70% 和 90%。清除幽门螺杆菌可以明显提高消化性溃疡的治愈率并降低复发率。

4.其他因素

包括遗传、吸烟、咖啡因、应激和心理压力等。

(二)临床表现

1.十二指肠溃疡

多见于中青年男性，其发作具有周期性，秋冬、冬春季节好发。腹痛具有节律性，进食后 3～4 小时发作，进食后腹痛可暂时缓解，服抗酸药物能止痛。患者常表现为饥饿痛和夜间痛，呈烧灼痛或钝痛。压痛点常位于右上腹。

2.胃溃疡

发病年龄在 40～60 岁。腹痛的节律性不如十二指肠溃疡明显，进餐后 0.5～1 小时发作，持续 1～2 小时后消失。进食不能缓解疼痛，有时反而使疼痛加重。压痛点常位于剑突与脐连线中点或略偏左。

部分患者无上述典型表现,仅表现为无规律的上腹隐痛或不适。溃疡活动时上腹部可有局限性压痛,而当溃疡处于缓解期时则可能无明显体征。胃溃疡的病灶一般较大,对于内科治疗反应差,部分胃溃疡可发展为胃癌,而十二指肠溃疡很少癌变。当患者发生急性穿孔、出血或幽门梗阻等并发症时会出现相应的临床表现。

(三)辅助检查

1.纤维胃镜检查

及黏膜活组织检查纤维胃镜检查及黏膜活组织检查是确诊胃十二指肠溃疡的首选检查方法,其不仅可对胃十二指肠黏膜直接观察、确定溃疡的位置,而且可在直视下取活组织做病理学检查及检测幽门螺杆菌,还可在溃疡出血时行胃镜下止血治疗。

2.X 线钡餐检查

适用于对胃镜检查有禁忌或不愿接受胃镜检查者。溃疡的 X 线征象有直接和间接两种,直接征象是突出于胃、十二指肠钡剂轮廓之外的龛影,周围光滑、整齐,对溃疡有确诊价值;间接征象是胃大弯侧痉挛性切迹、十二指肠壶腹部激惹和球部畸形,仅提示可能有溃疡。

3.幽门螺杆检测

因为有无幽门螺杆菌感染决定了治疗方案的选择,所以幽门螺杆菌检测已经成为消化性溃疡诊断的常规检查项目。检测方法分为侵入性和非侵入性两种,侵入性检测需经胃镜检查取黏膜活组织检查,包括快呋塞米素酶试验、组织学检查和幽门螺杆菌培养;非侵入性检测主要有 ^{13}C 或 ^{14}C 尿素呼气试验、粪便幽门螺杆菌抗原检测及血清抗幽门螺杆菌 IgG 抗体检测等,其中,^{13}C 或 ^{14}C 尿素呼气试验检测幽门螺杆菌的敏感性及特异性高,且无须胃镜检查,可作为根除治疗后复查的首选方法。

(四)治疗原则

外科治疗的主要目的是治愈溃疡、消除症状、防止复发和并发症。

1.手术适应证

(1)内科治疗无效

(2)出现严重并发症如穿孔、大出血、瘢痕性幽门梗阻

(3)溃疡较大(直径大于 2.5cm)、高位溃疡或胃十二指肠复合溃疡

(4)胃溃疡怀疑或已经癌变。

2.手术方式

(1)胃迷走神经切断术。

国外多采用胃迷走神经切断术。其理论依据是:阻断迷走神经对壁细胞的刺激,从而减少神经性胃酸分泌;阻断迷走神经引起的促胃液素分泌,从而减少体液性胃酸分泌。此术式可分为 3 种类型:①迷走神经干切断术;②选择性迷走神经切断术;③高选择性迷走神经切断术。

(2)胃大部切除术。

国内手术方式以胃大部切除术为主。

1)理论依据:①切除胃窦部,消除 C 细胞分泌促胃液素引起的胃酸分泌;②切除包括大部分胃体的胃远端,减少分泌胃酸的壁细胞和分泌胃蛋白酶的主细胞,使胃酸和胃蛋白酶的分泌减少;③切除溃疡好发部位,即胃窦部和邻近幽门的十二指肠壶腹部;④切除溃疡(注意,在十

二指肠溃疡时也可不切除溃疡)。

2)切除范围:胃远端的 2/3～3/4,包括胃体大部、胃窦部、幽门和十二指肠壶腹部的近胃部分。

3)胃肠道重建:①毕Ⅰ式吻合术,在胃大部切除后,将残胃与十二指肠吻合,吻合后接近正常解剖生理状态,术后胃肠功能紊乱少,多用于胃溃疡。②毕Ⅱ式吻合术,在胃大部切除后,先将十二指肠残端关闭,而后将残胃与上端空肠吻合。③胃空肠 Roux－en－Y 吻合术,在胃大部切除后,关闭十二指肠残端,在距十二指肠悬韧带 10～15cm 处切断空肠,将残胃与远端空肠吻合,在此吻合口以下 45～60cm 处将空肠与空肠近侧断端吻合。

4)术后并发症:术后胃出血多发生在术后 1～2 日,也有发生在术后 1 周或更长时间者。正常情况下,术后经胃管可引出少量血液,一般 24 小时不超过 300mL,并逐渐减少。若出血量＞500mL/h,经禁食、输血、补液及应用止血药物等治疗无效时,应行手术止血。

十二指肠残端破裂常发生在术后 3～6 日,多见于瘢痕组织较多、难切除的十二指肠溃疡。患者主要表现为突发右上腹疼痛、发热、腹膜炎体征、血白细胞计数升高,应急诊手术治疗,可行缝合修补及腹腔引流术。

吻合口破裂或瘘多发生在术后 1 周左右,是术后早期严重的并发症之一。患者可发生严重的腹膜炎伴全身中毒症状,引流管引出浑浊含肠内容物的液体。无弥漫性腹膜炎者,可行禁食、胃肠减压、充分引流,否则应手术治疗。

术后梗阻包括输入袢梗阻、吻合口梗阻和输出袢梗阻。输入袢梗阻即因输入袢过长而扭曲或过短而成角所致,表现为呕吐伴上腹部疼痛及压痛,呕吐物量少,不含胆汁。患者应采用禁食、胃肠减压、营养支持等治疗,若无缓解,可行输出、输入袢间的空肠侧吻合或改行 Roux－en－Y 胃肠吻合解除梗阻。吻合口梗阻因吻合口过小、吻合口炎症水肿所致,多在术后由流质饮食改为半流质饮食时发生。患者表现为上腹胀及溢出性呕吐,呕吐物含有或不含胆汁。患者可先行禁食、胃肠减压、营养支持等非手术治疗,若无好转,应手术解除梗阻。输出袢梗阻因输出袢肠管受粘连压迫、大网膜炎性肿块压迫等所致,表现为上腹胀及呕吐,呕吐物含胆汁。若禁食、胃肠减压、营养支持等非手术治疗无效,应手术解除梗阻。

残胃排空障碍的病因不明,可能与胆汁进入胃内及输出段空肠麻痹引起胃功能紊乱有关。患者表现为拔胃管进食后出现呕吐,呕吐物含胆汁。上消化道造影显示残胃蠕动减弱、无张力而膨胀。经禁食、胃肠减压、营养支持及应用胃动力药等非手术治疗均能治愈,无须再次手术。

碱性反流性胃炎多见于毕Ⅱ式吻合术后,因碱性胆汁、胰液、肠液流入胃中,破坏胃黏膜而引起化学性炎症。多发生于术后数月至数年,表现为上腹部或胸骨后烧灼痛,进食后疼痛加重,呕吐胆汁样液,吐后疼痛不减轻,体重下降。抗酸剂治疗无效时,可服用胃黏膜保护剂、胃动力药及胆汁酸结合药物等。严重者可改行 Roux－en－Y 胃肠吻合。

倾倒综合征发生于进食后 30 分钟内。由于胃大部切除术后丧失了幽门括约肌的控制,食物排空过快,高渗性食物过快进入十二指肠及空肠,引起肠道内分泌细胞大量分泌肠源性血管活性物质如 5－羟色胺、缓激肽样多肽、血管活性肠肽等,使细胞外液大量移入肠腔,循环血容量骤减,导致患者出现面色苍白、头晕、大汗、心悸、恶心、上腹饱胀、腹泻等症状。治疗应少食多餐,避免过甜食物,减少高渗液体摄入。患者餐后平卧 20 分钟左右,经过一段时间多可治愈;若长时间症状不能缓解,可手术治疗,改行毕Ⅰ式或Roux—en—Y胃肠吻合。

低血糖综合征又称晚期倾倒综合征,多发生在进食后2~4小时。由于胃排空过快,含糖食物快速进入小肠,刺激胰岛素大量分泌,出现反应性低血糖综合征,表现为心慌、出冷汗、面色苍白、头晕甚至昏厥。此时稍进食物即可缓解。治疗应进行饮食调整,严重者可使用生长激素抑制素奥曲肽0.1mg皮下注射,每日3次,以改善症状。

吻合口溃疡多发生于术后两年内,表现为消化性溃疡症状再现,但疼痛较前剧烈,无明显节律,易发生出血及慢性穿孔。可采用抗酸剂、抗幽门螺杆菌感染等治疗,但效果一般较差;无效者可再次手术,扩大胃切除范围或行迷走神经切断术。

营养性并发症包括术后营养摄入量不足,体重减轻;胃排空过快,肠蠕动增强,消化吸收不良,引起腹泻;胃酸减少,壁细胞生成的内因子不足,铁与维生素B_{12}吸收障碍,引起贫血;钙、磷代谢紊乱而出现骨质疏松症。

胃良性病变行胃大部切除术5年以后,残胃发生的原发癌称为残胃癌,多发生于术后20~25年,其原因可能与术后低酸、胆汁反流及肠道细菌逆流入残胃有关,残胃癌以手术治疗为主。

二、胃十二指肠溃疡急性穿孔

急性穿孔是胃十二指肠溃疡的严重并发症,为常见外科急腹症之一。发病急、病情重、变化快,如不及时治疗,可由于腹膜炎而危及生命。

(一)病因与病理

胃十二指肠溃疡急性穿孔多由溃疡向深层侵蚀穿透胃或十二指肠壁而形成。穿孔部位多见于近幽门处的胃或十二指肠前壁,直径一般在0.5cm左右。位于后壁的溃疡在侵蚀穿透胃或十二指肠壁前多与邻近器官或组织发生粘连,形成慢性穿透性的溃疡,很少出现急性穿孔。

溃疡急性穿孔后,胃十二指肠内容物流入腹腔内,由于高度酸性或碱性液体而引起化学性腹膜炎。经6~8小时后,由于病原菌的滋长转变为细菌性腹膜炎,病原菌以大肠埃希菌、链球菌多见。

(二)临床表现

多数患者有较长的消化性溃疡病史和穿孔前加重病史。暴饮暴食、进刺激性食物、情绪波动、过度疲劳或服用糖皮质激素等药物常为诱发因素。

1.腹痛

溃疡急性穿孔的典型表现是突然发生的剧烈腹痛。发生急性穿孔后,由于强烈的化学性刺激引起剧烈的刀割样腹痛,呈持续性或阵发性加重。腹痛一般开始于上腹部或穿孔的部位,并很快扩散至全腹部。以后由于腹膜大量渗出液将消化液稀释,疼痛可以减轻。消化液可沿右结肠旁沟流入右下腹,引起右下腹疼痛。

2.恶心、呕吐

早期为反射性呕吐,可不剧烈;随着病情进展,腹胀、肠麻痹加重,呕吐也加重。

3.休克

患者可出现面色苍白、四肢湿凉、心跳加快等,随着病情进一步发展,可出现血压下降、脉细数、呼吸浅、少尿或无尿等,后期伴有发热、白细胞计数增高,出现感染中毒性休克。

4.腹部体征

患者一般为仰卧位,腹式呼吸减弱,全腹压痛、反跳痛及明显腹肌紧张。腹肌常呈"木板样"强直,以上腹部或右上腹部压痛为重。腹膜大量渗出后,腹腔积液超过 500mL 时,可叩出移动性浊音,肝浊音区可缩小或消失。出现腹腔内游离气体是诊断胃十二指肠溃疡急性穿孔的有力证据。

(三)辅助检查

1.实验室检查

检验血常规可见白细胞计数及中性粒细胞数增高。

2.X 线检查

立位腹部 X 线检查,80%～90%的患者可见膈下新月状游离气体影。

3.诊断性腹腔穿刺

腹腔穿刺抽出液呈黄色浑浊、无臭味的脓性液体,可含有食物残渣。

(四)治疗原则

1.非手术治疗

适应于空腹小穿孔、腹腔渗出少、一般情况好、症状体征轻者,但对伴有出血、幽门梗阻或怀疑有癌变的穿孔患者不采用非手术治疗。非手术治疗的方法是禁食、胃肠减压、补液、营养支持及应用广谱抗生素等。若非手术治疗 6～8 小时后症状体征加重,则应转手术治疗。

2.手术治疗

凡不适应非手术治疗的急性穿孔病例或经非手术治疗无效者,应及早进行手术治疗。

(1)穿孔缝合修补术。

适用于穿孔时间长、腹腔感染重、全身情况差患者,其优点是手术时间短、操作简便、危险性小;缺点是溃疡仍存在、远期效果差、复发率高,需施行第二次彻底手术。

(2)胃大部切除术。

适用于穿孔时间在 12 小时以内、腹腔污染轻、全身情况稳定、有幽门梗阻或出血史者,其优点是一次手术解决了穿孔和消化性溃疡两个问题、远期效果好;缺点是手术时间长、操作复杂、危险性大,而且需要一定的手术设备及技术条件。

三、胃十二指肠溃疡大出血

胃十二指肠溃疡是上消化道出血的最常见原因之一,约占上消化道出血所有病因的 50%。大出血指的是出血量超过 1mL/min,出现大呕血或柏油样黑便,引起红细胞、血红蛋白、血细胞比容急剧下降及引起血流动力学变化的出血。

(一)病因与病理

发生大出血的溃疡多数位于十二指肠壶腹部后壁,也可发生在胃小弯。大出血是溃疡侵蚀基底血管破裂的结果,多为中等动脉出血,常为致命性出血。十二指肠溃疡出血来自胰、十二指肠上动脉或胃十二指肠动脉及其分支,而胃小弯溃疡出血来自胃右动脉、左动脉的分支。由于大出血后血容量减少,血压降低,血管破裂处血块形成,出血常能自行停止,但有少部分患者可出现二次大出血。

（二）临床表现

多数患者在出血前有典型消化性溃疡病史，近期可有服用非甾体抗感染药等情况，其临床表现取决于出血量和出血速度。

1.呕血与柏油样黑便

是胃十二指肠溃疡大出血的主要症状。一般发病突然，出血量大。患者先感觉恶心、眩晕及上腹部不适，随后出现呕血或柏油样黑便。

2.休克

初始时可出现面色苍白、口渴、脉快有力、血压正常或稍高等休克代偿期的表现。在短期内失血量超过 800mL 时，可出现休克表现，患者出冷汗、脉搏细速、呼吸急促、血压下降、少尿或无尿。

3.其他症状

无明显腹疼，腹部体征也可不明显，腹部稍胀，上腹部可有轻度压痛，肠鸣音亢进。

（三）辅助检查

1.血常规检查

大出血早期，由于血液浓缩，血常规变化可能不大，以后红细胞计数、血红蛋白、血细胞比容均成进行性下降。

2.纤维胃镜检查

急诊纤维胃镜检查不但可明确病变性质、确定出血部位，而且可在胃镜直视下采用电凝、激光、注射药物或局部喷洒止血药物等止血治疗。

（四）治疗原则

1.非手术治疗

胃十二指肠溃疡大出血多数经非手术治疗后出血可以停止，包括输血补液、应用止血药、H_2受体拮抗剂或质子泵抑制剂、生长激素抑制素、冷等渗盐液洗胃、内径下止血等，但也有 5%～10% 患者无效而需采用手术治疗。

2.手术治疗

（1）手术适应证。

1）出血严重，短期内即出现休克。

2）在 6～8 小时内输血 600～1000mL 后病情不见好转，或暂时好转而停止输血后又恶化。

3）近期发生过大出血或合并穿孔或幽门梗阻。

4）在进行消化性溃疡药物治疗期间发生大出血，说明溃疡侵蚀性大，非手术治疗难以止血。

5）年龄在 60 岁以上伴动脉硬化症。

6）胃镜检查发现动脉搏动性出血，或溃疡底部血管显露。

需要手术治疗者，应积极进行输血补液抗休克等治疗，同时争取在出血 48 小时内进行手术。若反复止血无效而拖延到病情十分危险时再行手术，则病死率较高。老年患者应争取尽早手术治疗。

(2)手术方式。

1)包括溃疡在内的胃大部切术。

2)对十二指肠溃疡出血患者,在贯穿结扎溃疡出血灶后,再施行迷走神经切断加引流术或行旷置溃疡的毕Ⅱ式胃大部切除术。

3)在患者病情危重、不允许胃大部切除时,可采取单纯贯穿结扎止血法。

四、胃十二指肠溃疡瘢痕性幽门梗阻

因十二指肠壶腹部溃疡、幽门或胃窦部溃疡反复发作形成瘢痕狭窄,合并幽门痉挛水肿可以造成幽门梗阻。幽门梗阻为消化性溃疡最常见的并发症,多见于十二指肠溃疡,偶可见于幽门管或幽门前区溃疡。

(一)病因及病理生理

胃十二指肠溃疡并发幽门梗阻有 3 种情况:痉挛性、水肿性和瘢痕性幽门梗阻,前两种情况是暂时的、可逆性的,常反复发作;而瘢痕性梗阻是永久性的,需要手术治疗才能解除。引起瘢痕性幽门梗阻的溃疡部位常见于十二指肠壶腹部,胃窦及幽门部。患者经常发生呕吐,造成水、电解质紊乱和严重的营养不良;可以出现脱水及低钾低氯性碱中毒。梗阻可致胃壁肌肉肥厚,胃扩张。

(二)临床表现

1.呕吐与腹痛

呕吐、腹痛及腹胀是幽门梗阻的主要表现。呕吐量一次可达 1000mL 以上,呕吐物多为隔夜宿食,伴有腐败酸臭味,不含胆汁。呕吐后腹痛及腹胀可缓解,患者常自行诱发呕吐缓解症状。

2.胃型及蠕动波

上腹部可见胃型,有时可见到胃蠕动波。

3.震水音

胃扩张、胃内潴留物过多时,叩击上腹可闻及震水音。

4.慢性消耗表现

患者尿少、便秘、脱水、消瘦、贫血,严重时呈现恶病质。

(三)辅助检查

1.X 线钡餐检查

可见胃扩张、蠕动弱、有大量空腹潴留液,钡剂下沉出现气、液、钡三层现象,且 24 小时后仍有钡剂存留。完全梗阻时不用钡剂,可口服泛影葡胺 X 线透视检查。

2.纤维胃镜检查

可见胃内大量潴留的胃液及食物残渣。

(四)治疗原则

瘢痕性幽门梗阻以外科手术治疗为主。手术的目的是解除梗阻,使食物和胃液能进入小肠,从而改善全身状况。最常采用的术式是胃大部切除术。对于老年体弱、低胃酸及全身情况极差的患者,可行胃空肠吻合术＋迷走神经切断术。

五、护理

(一)护理评估

1.身体状况

(1)症状。

评估腹痛的部位、性质、程度,是否具有周期性、节律性,进食后腹痛缓解还是加重,服抗酸药物是否能止痛;有无畏寒、发热,是否出现恶心、呕吐,有无腹胀、嗳气,有无呕血或黑便。若有呕吐,则要评估呕吐量、呕吐物、呕吐后腹痛胀是否减轻,患者是否常自己诱发呕吐缓解症状。

(2)体征。

评估腹部是否可见到胃型或胃蠕动波、腹部压痛点位置、有无反跳痛及肌紧张、有无移动性浊音、有无震水音。

(3)辅助检查。

评估实验室检查、X线检查及胃镜检查结果。

2.与疾病相关的健康史

询问患者有无外伤史;有无不洁饮食、暴饮暴食、进刺激性食物、情绪激动或过度疲劳;有无胆、胰疾病史等。

3.心理—社会状况

评估患者对消化性溃疡的病因、治疗、预后的了解;患者有无焦虑、恐惧心理;家庭经济状况以及家庭和社会支持方面的情况。

(二)护理问题/诊断

1.焦虑或恐惧

与对疾病缺乏了解,担心预后有关。

2.疼痛

与胃十二指肠黏膜受胃酸侵蚀,穿孔后胃肠液对腹膜的刺激或手术创伤有关。

3.营养失调

摄入营养低于机体需要量,与疼痛引起摄入不足及溃疡影响消化吸收有关,也与消化道梗阻摄入不足或禁食有关。

4.体液不足

与急性穿孔后禁食、腹膜大量渗出、大出血引起的失血、幽门梗阻大量呕吐或胃肠减压以及大量水、电解质丢失有关。

5.活动无耐力

与手术创伤、术后营养摄入不足、体质虚弱有关。

6.潜在并发症

出血、休克、切口感染、十二指肠残端破裂、吻合口破裂或瘘、倾倒综合征等。

(三)护理措施

1.术前护理

(1)关心、安慰患者,向患者讲解有关疾病和手术的知识。尤其对发生严重并发症如穿孔、大出血的患者,应给予关心、安慰,说明手术的必要性,消除其焦虑或恐惧的心理,使其能够配合治疗和术前、术后的护理。

(2)改善营养、调节饮食,给予高蛋白、高热量、高维生素、易消化、无刺激的食物。术前一日进半流质饮食,术前晚或术晨灌肠清洁肠道,术晨留置胃管吸净胃内容物,便于术中操作,减少手术时对腹腔的污染。幽门梗阻者术前 3 日开始,每晚以 300~500mL 温等渗盐液洗胃,以减轻胃壁水肿和炎症,有利于胃肠吻合口愈合。

(3)胃十二指肠溃疡大出血者,除严密观察其生命体征外,还要监测中心静脉压,建立多条静脉通路,快速补液、输血,维持体液平衡,应用血管活性药物。有呕血者,头偏向一侧,并及时为患者清理呕吐物。

2.术后护理

(1)病情观察。

定时测量血压、脉搏,同时观察意识、呼吸、切口敷料等情况,记录 24 小时液体出入量。

(2)体位与活动。

全身麻醉未清醒者应去枕平卧,头偏向一侧,以免误吸。全身麻醉已清醒者,血压平稳后取半卧位,以利于腹腔引流,减轻腹胀。定时床上翻身,鼓励患者早期活动,以促进肠蠕动恢复,防止肠粘连,促进呼吸和循环。

(3)饮食与胃肠减压。

术后禁食并留置胃管进行持续胃肠减压,胃管应妥善固定,注意胃肠引流液的性质和量。术后 3~4 日,胃肠引流液逐渐减少,肠蠕动恢复后可拔除胃管,拔管当日可进食少量水或米汤,每次 4~5 汤匙,1~2 小时进食一次;第 2 日可进半流质饮食,每次 50~80mL;第 3 日进全流质饮食,每次 100~150mL,如蛋汤、菜汤、藕粉等,避免易产气食物如牛奶、甜食等;若进食后无呕吐、腹胀或腹痛等不适,可进半流质饮食如稀饭 3~7 日,并逐渐过渡到普通饮食。进食开始时应注意少量多餐,以后逐渐减少进食次数及增加每次进食量至恢复到正常饮食;应注意进食易消化的食物,避免生冷、油炸、浓茶、酒等刺激性食物。

(4)静脉营养。

在禁食期间应进行静脉营养,提供患者每日所需的水、电解质及其他营养物质,改善患者的营养状态,有利于切口和吻合口的愈合。

(5)预防感染。

合理预防性应用抗生素。注意患者体温变化以及腹部症状、体征及切口的观察。

(6)加强口腔护理。

注意口腔卫生,减少口腔内细菌的生长繁殖,减轻鼻胃管对鼻咽部的刺激。

(7)预防肺部并发症。

鼓励深呼吸、咯痰、翻身及早期活动,预防肺部感染及其他并发症。

(8)腹腔引流护理。

引流管应妥善固定,防止脱出或受压。要记录引流液的颜色、性状和量。

(9)术后并发症的观察和护理。

1)术后胃出血:术后注意胃肠引流液的性质和量,一般为咖啡色胃液,24 小时量不超过

300mL,并逐渐减少。一旦出血,应安慰患者,消除其紧张心理,注意记录出血量,尽快通知医师,给予禁食、补液、应用止血药物甚至输血等治疗。若无效,则应行手术止血。

2)十二指肠残端破裂:在毕Ⅱ式胃大部切除术后 3~6 日,突然发生右上腹疼痛、发热、腹膜炎体征、血白细胞计数升高时,应立即通知医师,必要时急诊手术治疗。术后加强全身支持治疗,完全胃肠外营养,同时控制感染,积极纠正水、电解质紊乱。

3)吻合口破裂或瘘:表现为术后 1 周左右,自引流管引出浑浊含肠内容物的液体,患者出现腹部剧烈疼痛,伴腹膜炎及全身中毒症状。无弥漫性腹膜炎者,可行禁食、胃肠减压、充分引流,否则应手术治疗。应安慰患者,讲解再次手术的必要性,消除其紧张心理,使其配合治疗和护理。

4)术后梗阻:包括输入袢梗阻、吻合口梗阻和输出袢梗阻,主要表现为呕吐伴上腹部疼痛及压痛。一般输入袢梗阻时呕吐物量少,不含胆汁;吻合口梗阻和输出袢梗阻时呕吐物可含胆汁。术后梗阻者可先行禁食、胃肠减压、营养支持等非手术治疗;若无好转,应手术解除梗阻。

5)残胃排空障碍:表现为拔除胃管进食后出现频繁呕吐,呕吐物含胆汁。上消化道造影检查可确诊。一般无须手术,经禁食、胃肠减压、营养支持及应用胃动力药物等非手术治疗均能治愈。做好患者及其家属的解释安慰工作,稳定患者情绪,使患者树立信心、配合治疗。

6)倾倒综合征和低血糖综合征:当进食高渗性或过甜食物后,患者出现头晕、心慌、大汗、面色苍白、腹泻等症状。应指导患者少食多餐,多进食蛋白、脂肪类食物,控制甜食,限制液体食物或进食时不要饮水,餐后平卧 20 分钟左右,经过一段时间后多可治愈;若长时间症状不能缓解,可手术治疗,改做毕Ⅰ式或 Roux-en-Y 胃肠吻合。

(四)健康教育

(1)术后早期下床活动,促进肠功能恢复,防止发生肠粘连。

(2)指导患者合理饮食,术后早期应少食多餐,多进食蛋白、脂肪类食物,控制甜食,限制液体食物,餐后平卧 20 分钟左右,以预防倾倒综合征的发生。

(3)出院后注意休息,适当活动,保持乐观情绪,有规律地生活,术后 3 个月可恢复正常工作。

(4)吸烟、饮酒有损胃黏膜和健康,劝告患者戒烟酒。

(5)定期复查,若有不适及时就诊。

第二节　胃癌

胃癌是常见的恶性肿瘤之一。在我国,胃癌病死率占各种恶性肿瘤的首位。高发年龄在50 岁以上,多见于男性。

一、病因

胃癌病因尚未明确,与多种因素有关。

(一)地域环境

日本、俄罗斯等国及我国西北与东部沿海地区胃癌发病率高。

(二)生活习惯

长期吸烟,长期食用熏烤、腌渍、含亚硝酸盐的食品或食用被真菌污染的食品等,胃癌的发病危险较高。

(三)幽门螺杆菌感染

是引发胃癌的重要因素之一。

(四)遗传和基因

癌变是一个多因素、多步骤、多阶段发展的过程,与原癌基因、抑癌基因、凋亡相关基因及转移相关基因等的改变有关。

(五)癌前疾病或癌前病变

指易发展为胃癌的良性胃疾病或胃黏膜某些疾病,如慢性萎缩性胃炎、胃息肉、胃黏膜上皮的异型增生及胃部分切除后的残胃等。

二、病理生理

胃癌的好发部位是胃窦部,其次为胃底贲门部,较少见于胃体部。2000 年 WHO 的分类法将胃癌的组织类型分为管状腺癌、乳头状腺癌、黏液腺癌、印戒细胞癌、鳞状细胞癌、腺鳞癌、未分化癌、类癌等。

(一)大体分型

1.早期胃癌

指病变仅限于黏膜或黏膜下层的胃癌,不论病变大小和有无淋巴转移。癌灶直径≤1cm者称为小胃癌,≤0.5cm 者称为微小胃癌。癌灶更小,仅在胃镜黏膜活组织检查时诊断为胃癌,而切除后的胃标本未见癌组织者,称为"一点癌"。早期胃癌临床上较少见,主要由胃镜检查发现。

2.进展期胃癌

指病变深度已经超出黏膜下层的胃癌,又称为中期胃癌、晚期胃癌,临床上比较常见。国际上按 Borrman 分型法分为四型:Ⅰ型(结节型),为突入胃腔的息肉样或块状癌灶,边界清楚;Ⅱ型(溃疡局限型),为突入胃腔的溃疡状癌灶,边界清楚;Ⅲ型(溃疡浸润型),为边缘不清楚的浸润性溃疡状癌灶;Ⅳ型(弥漫浸润型),癌组织沿胃壁各层弥漫性生长,边界不清,若累及全胃,胃腔缩窄,整个胃僵硬而呈皮革状,又称为"皮革胃",恶性程度极高。

(二)扩散与转移

此为恶性肿瘤最基本的生物学特征之一,是导致胃癌患者死亡的主要原因。

1.淋巴转移

是胃癌的主要转移途径,早期胃癌也可发生淋巴转移。通常按淋巴引流方向及原发肿瘤的部位,将胃的区域淋巴结分为 3 站 16 组。淋巴转移通常遵循第 1、2、3 站的顺序,也可发生跳跃式转移。晚期胃癌可经胸导管转移至左锁骨上淋巴结,即 Virchow 结。

2.直接浸润

癌细胞最初局限于黏膜层,逐渐向纵深浸润发展,穿破浆膜后,可直接侵犯横结肠系膜、大网膜、肝、脾、胰等。

3.血道转移

多见于胃癌的晚期,癌细胞进入门静脉或体循环向身体其他部位播散,形成转移灶。常见转移的器官有肝、肺、骨、脑等处,以肝转移多见。

4.腹膜种植转移

当胃癌浸透浆膜层后,癌细胞可自浆膜脱落并种植在腹膜、大网膜或器官浆膜上,形成转移结节。若腹膜广泛播散时,可出现大量癌性腹腔积液。种植于直肠前凹的转移癌,可通过直肠指检发现。在女性患者,胃癌可形成卵巢转移性肿瘤,称为 Krukenberg 瘤。

(三)临床病理分期与组织学分级

美国癌症联合会(AJCC)2010 年发布了胃癌 TNM 分期第七版,其分期的病理依据主要是肿瘤浸润深度、淋巴结及远处转移情况。TNM 分期和组织学分级对胃癌治疗方法选择和判断预后有重要意义。

1.TAM 分期

T(原发肿瘤):

T_x:原发肿瘤无法评估。

T_0:无原发肿瘤的证据。

T_{is}:原位癌(上皮内肿瘤,未侵及固有层)。

T_1:肿瘤侵犯固有层、黏膜肌层或黏膜下层。

T_{1a}:肿瘤侵犯固有层或黏膜肌层。

T_{1b}:肿瘤侵犯黏膜下层。

T_2:肿瘤侵犯固有肌层。

T_3:肿瘤穿透浆膜下结缔组织,而尚未侵犯脏腹膜或邻近结构。

T_4:肿瘤侵犯浆膜(脏腹膜)或邻近结构。

T_{4a}:肿瘤侵犯浆膜(脏腹膜)。

T_{4b}:肿瘤侵犯邻近结构。

N(区域淋巴结):

N_x:区域淋巴结无法评估。

N_a:区域淋巴结无转移。

N_1:1～2 个区域淋巴结有转移。

N_2:3～6 个区域淋巴结有转移。

N_3:7 个或 7 个以上区域淋巴结有转移。

N_{3a}:7～15 个区域淋巴结有转移。

N_{3b}:16 个或以上区域淋巴结有转移。

M(远处转移):

M_0:无远处转移。

M_1:有远处转移。

2.分期及预后分组

0 期：$T_{is}N_0M_0$。

Ⅰ A 期：$T_1N_0M_0$。

Ⅰ B 期：$T_2N_0M_0$，$T_1N_1M_0$。

Ⅱ A 期：$T_3N_0M_0$，$T_2N_1M_0$，$T_1N_2M_0$。

Ⅱ B 期：$T_{4a}N_0M_0$，$T_3N_1M_0$，$T_2N_2M_0$，$T_1N_3M_0$。

Ⅲ A 期：$T_{4a}N_1M_0$，$T_3N_2M_0$，$T_2N_3M_0$。

Ⅲ B 期：$T_{4b}N_0M_0$，$T_{4b}N_1M_0$，$T_{4a}N_2M_0$，$T_3N_3M_0$。

Ⅲ C 期：$T_{4b}N_2M_0$，$T_{4b}N_3M_0$，$T_{4a}N_3M_0$。

Ⅳ 期：任何 T，任何 NM_1。

3.组织学分级(G)

1)G_x：分级无法评估。

2)G_1：高分化。

3)G_2：中分化。

4)G_3：低分化。

5)G_4：未分化。

(四)胃癌对机体代谢的影响

由于肿瘤细胞的生活力较强,体内的营养要素被癌肿优先夺去,进展期胃癌患者的能量消耗明显增加,糖和脂肪的分解代谢增加,当摄入减少时,将导致蛋白质的分解增加;胃癌患者多存在营养物质摄入减少、消化与吸收障碍;胃癌的手术、化疗及放疗等治疗又会加重消化道功能紊乱。这些因素综合作用的结果是患者出现机体代谢紊乱、营养不良和免疫力下降,影响机体对各种抗肿瘤治疗的耐受性、疗效及预后。

三、临床表现

(一)症状

早期胃癌可无症状,有的可有轻度消化不良,故经常被忽视。发展为进展期时可出现上腹不适、隐痛,进食后饱胀,出现食欲下降、消瘦、乏力、贫血及体重减轻。进展期胃癌最常见的症状是疼痛与体重减轻。贲门胃底癌可有胸骨后疼痛、呃逆和进行性吞咽困难;近幽门的胃癌可引起幽门梗阻而出现恶心、呕吐;肿瘤破坏血管后可有呕血、黑便,甚至上消化道大出血。晚期胃癌患者常可出现发热、贫血、消瘦、营养不良甚至恶病质等表现。当胃癌转移至肝和腹膜时,可产生黄疸、腹腔积液等;转移到肺或胸膜时,可有咳嗽和呼吸困难;当出现剧烈而持续的上腹痛并放射到肩背部时,提示肿瘤已穿入胰腺。胃癌穿孔则出现急性腹膜炎的表现。

(二)体征

早期胃癌可无任何体征,进展期胃癌的常见体征是上腹压痛和腹部肿块。能否发现腹块与癌肿的部位、大小及患者腹壁厚度等有关。胃窦部癌扪及腹部肿块者较多。胃癌晚期或转移时可触及左锁骨上淋巴结增大;直肠指检时可扪及坚硬肿块。

四、辅助检查

(一)实验室检查

可出现粪便隐血试验阳性；胃液游离酸测定多显示胃酸缺乏；胃液脱落细胞学检查是一种简便易行的方法，但未找到胃癌细胞，并不能排除患有胃癌。

(二)X 线钡餐检查

胃的气钡双重造影法可清晰显示胃黏膜表面的微细结构，能发现 1cm 以内的小胃癌，甚至 0.5cm 以内的微小胃癌。

(三)内镜检查

纤维胃镜检查可直接观察胃黏膜病变的部位和范围，并可取病变组织做病理学检查，是诊断胃癌的有效方法。内镜下超声检查，还可获得胃壁各层次的组织学特征及周围邻近器官的超声图像，用于确定胃肠黏膜下病变的性质，判断胃癌侵犯深度、范围及周围淋巴结转移情况。

(四)腹部超声检查

主要用于观察胃的邻近器官受浸润及淋巴结转移的情况。由于上腹部空腔器官的气体干扰，腹部超声图像质量和准确度远不如内镜超声。

(五)螺旋 CT 与 PET/CT 检查

多排螺旋 CT 扫描结合三维立体重建和模拟内镜技术，是一种新型无创检查手段，有助于胃癌的诊断和术前临床分期。PET 可以判断淋巴结转移情况及远处转移情况，准确率较高。

五、治疗原则

早期诊断是提高胃癌治疗效果的关键。胃癌的治疗以手术为主，辅以化疗、放疗、生物治疗及中医中药等综合治疗。只要患者全身情况允许、无明确的远处转移，均应施行手术探查，切除肿瘤。

(一)手术治疗

1.根治性手术

原则是整块切除包括癌灶和可能受浸润胃壁在内的胃的部分或全部，按临床分期标准整块清除胃周围的淋巴结，临床上不残留任何癌组织，之后重建消化道。一般根治性胃大部切除的范围，应包括原发病灶在内的胃近侧或远侧的 2/3～3/4，全部大小网膜、肝胃和胃结肠韧带及横结肠系膜前叶、十二指肠第一部分以及胃的区域淋巴结。若癌肿累及横结肠、肝左叶、胰体尾等邻近器官，也可做连同该受累器官的联合器官切除术。

2.微创手术

指在胃镜下行胃黏膜癌灶切除和腹腔镜下的胃部分切除甚至是全胃切除术。

3.姑息性手术

适用于癌肿已发生转移、无法完全切除者。若癌肿已经与周围组织浸润固定，无法切除，可行胃肠吻合术或空肠造口术。虽然姑息性手术不能完全或部分切除肿瘤，但可以缓解幽门梗阻、出血、疼痛等症状，或可降低患者的肿瘤负荷，同样可以延长生存期。

(二)化疗

是最主要的辅助治疗方法。早期胃癌根治术后原则上不必辅助化疗；进展期胃癌根治术后、姑息手术后、术后复发者需要化疗，可在术前、术中和术后用药。给药途径有口服、静脉注射、腹腔内给药、动脉插管区域灌注给药等。

(三)其他治疗

包括放疗、热疗、生物治疗及中医中药治疗等。胃癌细胞对放疗并不敏感,而正常的胃肠道黏膜上皮细胞又易被放射线损伤,因此不宜对胃癌进行单独的放疗。但放疗作为胃癌术前或术中的辅助治疗,有一定价值。中药治疗目前多数是配合手术或化疗进行综合治疗,可以减少化疗的不良反应和增强机体的抗病能力。

六、护理评估

(一)身体状况

1.症状

评估有无上腹不适、隐痛、进食后饱胀、食欲下降、消瘦、乏力、贫血及体重减轻;有无恶心、呕吐、呕血、黑便;有无黄疸、腹腔积液;有无咳嗽和呼吸困难;有无发热、贫血、消瘦、营养不良甚至恶病质等表现。

2.体征

评估有无上腹压痛和腹部肿块;有无左锁骨上淋巴结肿大;直肠指检是否可扪及坚硬肿块。

3.辅助检查

评估实验室及影像学检查结果。

(二)与疾病相关的健康史

询问患者有无胃肠道肿瘤家族史;是否来自胃癌高发病地区;是否长期吸烟,有无食用熏烤、腌渍食品及食用被真菌污染的食品史;有无幽门螺杆菌感染史,有无慢性萎缩性胃炎、胃息肉等癌前疾病或癌前病变史等。

(三)心理-社会状况

评估患者对胃癌的发生、相关因素、治疗、预后的了解;了解患者有无焦虑、恐惧心理,家庭经济状况以及家庭和社会支持方面的情况。

七、护理问题/诊断

(一)焦虑或恐惧

与癌症对生命威胁、患者缺乏对疾病的了解,惧怕手术、化疗等治疗及担心预后有关。

(二)营养失调

营养摄入低于机体需要量,与肿瘤消耗、术后禁食、胃肠道功能障碍有关。

(三)疼痛

与手术创伤、癌肿侵犯神经及患者的耐受力下降有关。

(四)活动无耐力

与手术创伤、术后营养摄入不足、体质虚弱有关。

(五)知识缺乏

缺乏有关胃癌的医疗护理知识。

(六)潜在并发症

出血、感染、吻合口破裂或瘘、术后梗阻、倾倒综合征等。

八、护理措施

(一)术前护理

1.心理护理

当患者得知自己患癌症后,常有一段时期不能接受。要注意发现患者的情绪变化,根据患者的需要程度和接受能力提供信息;根据患者的个体情况进行针对性的心理护理。消除患者的消极心理,增强其对治疗的信心,使其能够积极配合治疗和护理。

2.改善营养、调节饮食

胃癌患者术前要加强营养护理,纠正负氮平衡,纠正水、电解质紊乱,提高患者对手术的耐受力和术后恢复的效果。对能进食的患者要给予高蛋白、高热量、高维生素、易消化、少渣的食物;对不能进食或禁食的患者,应从静脉补给足够能量、氨基酸、电解质和维生素等营养物质。对重度营养不良、低蛋白血症、贫血的患者,尤其要重视术前营养状态的改善,必要时可输血浆或输全血。

3.胃肠道准备

术前一日进半流质饮食,术前晚或术晨灌肠清洁肠道,术晨留置胃管吸净胃内容物。有幽门梗阻者,术前 3 日开始每晚用温等渗盐液洗胃,消除胃内积存物,减轻胃黏膜水肿,以便于术中操作,减少手术时对腹腔的污染。胃体或胃大弯侧癌肿,在估计有切除部分横结肠可能时,术前应做好肠道准备。

4.呼吸道准备

戒烟,了解患者的肺功能。指导患者正确咳嗽、咯痰,痰液较多者给以翻身、叩背、雾化吸入等措施。

(二)术后护理

详见本章第一节。

九、健康教育

术后化疗、放疗期间应定期随访。术后初期每 3 个月复查一次,以后每半年复查一次。如果发病前的症状重现,或近期内出现体重减轻、食欲下降、疲乏无力、肝区肿胀或锁骨上淋巴结肿大应及时就诊。

第三节　肠梗阻

肠梗阻是指部分或全部的肠内容物不能正常流动并顺利通过肠道,是外科常见的急腹症之一。90％的肠梗阻发生于小肠,特别是最狭窄的回肠瓣,而结肠梗阻最常发生于乙状结肠。肠梗阻病情多变、发展迅速,常可危及患者生命。据统计,美国小肠梗阻的病死率为 10％,结肠梗阻病死率为 30％。肠梗阻患者若不能在 24 小时内诊断和及时处理,病死率还将增加。

一、病因及分类

引起肠梗阻的原因很多,可能是炎症、肿瘤、粘连、疝、肠扭转、肠套叠、食团堵塞及外部压力导致的肠腔狭窄;麻痹性肠梗阻、肠系膜血管栓塞及低血钾等也可引起小肠梗阻;另外,严重感染也可引起肠梗阻。80%的大肠梗阻是由肿瘤引起的,其中大部分发生在乙状结肠,其他还包括憩室炎、溃疡性结肠炎、以往的外科手术病史等。按照肠梗阻发生的原因,可将其分为机械性、血运性、动力性肠梗阻。

(一)机械性肠梗阻

1.粘连

是此型肠梗阻最常见原因。因手术或不明原因引起的粘连,尤其是外科手术遗留的异物刺激,都将使纤维和瘢痕组织形成束带,对肠腔形成外部压力,或使肠管与其他组织粘连,引起肠道变形、成角,甚至成为肠道扭转的轴心,造成肠道梗阻。在粘连的疾病基础上,饮食不当、剧烈运动或突然的体位改变可诱发肠梗阻。粘连引起的肠梗阻占各类梗阻的 20%～40%。

2.肠扭转和肠套叠

肠扭转是一段肠管沿肠系膜长轴旋转而形成闭袢性肠梗阻,常以肿瘤或憩室炎症的肠段扭转为多见,最多发生于小肠,其次为乙状结肠。小肠扭转多见于青壮年,常因饱餐后立即剧烈运动而发病;乙状结肠扭转多见于男性老年人,患者常有便秘习惯。肠扭转因血管受压,可在短期内发生肠绞窄和坏死,病死率高达 15%～40%。肠套叠是由于各种原因使近端肠管蠕动、压缩进入远端肠管,常见于婴幼儿及大肠肿瘤患者等。

3.肿瘤

大肠机械性肠梗阻 80%由肿瘤引起,最常发生于乙状结肠。由于肿瘤生长较为缓慢,大肠肠腔较宽,因此多由粪块阻塞在梗阻部位而诱发或加剧肠梗阻的病程。小肠梗阻的表现常是小肠肿瘤的首发症状。

4.其他

嵌顿性疝、绞窄性疝因血运阻断、功能丧失,常引起肠梗阻。另外,先天性的肠道闭锁、寄生虫(蛔虫等)、粪块、结石、异物等也可引起肠梗阻。

(二)血运性肠梗阻

肠道血流由腹腔干和肠系膜上动脉、下动脉供应,各支血流在胰头部及横结肠等部位存在交通支相互连接。血流阻断可以引起部分性或完全性的肠梗阻。

(三)动力性肠梗阻

较为少见,此时肠壁本身无病变,由于神经反射或毒素刺激引起肠壁肌肉功能紊乱,无法正常蠕动,致使肠内容物无法正常通过,可分为麻痹性肠梗阻和痉挛性肠梗阻。麻痹性肠梗阻可见于外科手术后,腹膜受到刺激、交感神经系统反应使肠管蠕动消失长达 72 小时以上,大范围的手术或者后腹膜手术更易发生神经源性肠梗阻;另外,低血钾、心肌梗死和血管供血不足也可引起麻痹性肠梗阻。痉挛性肠梗阻比较少见,由肠壁肌肉异常收缩引起,可见于急性肠炎或慢性铅中毒。

另外,按照肠梗阻发生时是否出现肠壁血运障碍,可将其分为单纯性肠梗阻和绞窄性肠梗阻;按照梗阻发生的部位分为高位(空肠上段)和低位(回肠末段和结肠)肠梗阻;按照梗阻发生的快慢分为急性和慢性肠梗阻;按照梗阻的程度分为完全性和不完全性肠梗阻。若一段肠袢两端完全阻塞,如肠扭转,则称为闭袢性肠梗阻。

二、病理生理

(一)肠管局部的病理生理变化

当肠管梗阻时,首先引起梗阻以上的肠道蠕动加剧,试图克服阻力通过障碍;数小时后肠道蠕动无力,肠腔内压力暂时有所减小。梗阻使肠腔内不断积气、积液,积气主要来自咽下的气体,部分由肠道内容物细菌分解和发酵产生;积液主要来自胃肠道内分泌的消化液。大量的积气、积液引起近端肠管扩张、膨胀,因小肠较为狭窄、蠕动活跃,这一变化出现更早,小肠分泌大量的肠液,后果更为严重。随着梗阻时间延长和加剧,肠腔内压力不断增加,压迫肠壁导致血运障碍,先是肠壁静脉回流受阻,肠壁淤血、水肿,呈暗红色;如压力进一步增加无法缓解,肠壁动脉血流受阻,血栓形成,肠壁失去光泽,呈暗黑色,最后因缺血而坏死、穿孔。

(二)全身性病理生理变化

当肠腔梗阻时,部分肠液无法重吸收,保留在肠管内,另有部分因呕吐被排出体外,导致循环血容量明显减少,患者出现低血压、低血容量性休克。同时,由于体液减少,血细胞和血红蛋白相对增加,血液黏稠,血管梗阻性疾病(如冠心病、脑血管疾病和肠系膜栓塞)的发生率增加。

大量的呕吐和肠液吸收障碍还导致水、电解质丢失,高位肠梗阻患者因严重呕吐丢失大量胃酸和氯离子,低位肠梗阻患者 Na^+、K^+ 丢失更多,脱水、缺氧状态使酸性代谢产物剧增,患者出现严重的水、电解质紊乱和酸碱平衡失调。肠腔内积气、积液产生巨大的压力使肠道的吸收能力减弱,静脉回流减少,静脉充血,血管通透性增加,致使体液自肠壁渗透至肠腔和腹腔;同时,肠壁通透性增加,肠内细菌和毒素渗入腹腔,肠腔内容物潴留导致细菌繁殖并产生大量毒素,可引起腹膜炎、脓毒症,甚至全身感染。另外,肠腔膨胀使腹内压力增高,膈上升,腹式呼吸减弱,影响肺气体交换功能;同时,下腔静脉回流受到阻碍,加剧循环功能障碍。

三、临床表现

(一)症状

肠梗阻患者临床表现取决于受累肠管的部位和范围、梗阻对血运的影响、梗阻是否完全、造成梗阻的原因等多方面因素,主要表现为腹痛、呕吐、腹胀和停止排便、排气等。

1.腹痛

腹痛在不同类型肠梗阻的表现不尽相同。单纯性机械性肠梗阻,尤其是小肠梗阻表现为典型的、反复发作的、节律性的、阵发性绞痛,疼痛的原因是肠管加强蠕动试图将肠内容物推过梗阻部位,不断加剧的腹胀也是疼痛的原因之一。当腹痛的程度不断加重、间歇不断缩短,继而转为持续性腹痛时,可能发生了绞窄性肠梗阻。麻痹性肠梗阻表现为持续性胀痛。

2.呕吐

根据梗阻部位不同,呕吐出现的时间和性质各异。高位肠梗阻时,呕吐出现早且频繁,呕吐物主要为胃液、十二指肠液和胆汁;后期因细菌繁殖出现恶臭的暗色液体,提示感染可能增加。低位肠梗阻呕吐出现较晚,呕吐物常为带臭味的粪汁样物。若呕吐物为血性或棕褐色液体,常提示肠管有血运障碍。麻痹性肠梗阻时的呕吐呈溢出性。

3.腹胀

腹胀一般出现较晚,其程度与梗阻部位有关。高位肠梗阻由于呕吐频繁,腹胀不明显;低位或麻痹性肠梗阻则腹胀明显,遍及全腹,主要因呕吐无法完全排出内容物,造成积气、积液,内容物积聚,肠腔扩大,腹胀明显。

4.停止排气、排便

是肠梗阻必然出现的典型临床症状之一。但梗阻早期,尤其是高位肠梗阻,因梗阻以下肠内残存的粪便和气体仍可排出,故早期有少量排便时,不能否定肠梗阻存在。绞窄性肠梗阻者,可排出血性黏液样便。

单纯性肠梗阻早期全身情况多无明显改变,晚期可有口干舌燥、眼窝内陷、皮肤弹性差、尿少等脱水体征。严重缺水或绞窄性肠梗阻时,可出现脉搏细速、血压下降、面色苍白、四肢发凉等休克征象。

(二)体征

单纯性机械性肠梗阻常出现腹胀、肠型和蠕动波,肠扭转时腹胀多不对称,麻痹性肠梗阻则腹胀均匀。单纯性肠梗阻可有轻度压痛但无腹膜刺激征,绞窄性肠梗阻时可有固定压痛和腹膜刺激征。绞窄性肠梗阻者,腹腔有渗液,可有移动性浊音。机械性肠梗阻者,可闻及气过水声或金属音,肠鸣音亢进。麻痹性肠梗阻者,肠鸣音减弱或消失。

四、辅助检查

(一)实验室检查

查单纯性肠梗阻的早期,变化不明显;随着病情的发展,因缺水和血液浓缩而使血红蛋白值及血细胞比容升高。绞窄性肠梗阻时,可有明显的细胞计数及中性粒细胞增加,并有电解质酸碱平衡失调时可有血清钠、血清钾、血清氯及血气分析值的变化。

(二)影像学检查

一般在肠梗阻发生 4～6 小时,X 线立位平片可见胀气的肠袢,以及多数阶梯状液平面;空肠胀气可见"鱼肋骨刺"状的环形黏膜纹。绞窄性肠梗阻,X 线检查可见孤立、突出胀大的肠袢,不因时间而改变位置。

(三)指肠指检

若见指套染血,应考虑绞窄性肠梗阻;若触及肿块,可能为直肠肿瘤等。

五、治疗原则

肠梗阻的治疗原则为解除梗阻和纠正因梗阻引起的全身性生理紊乱。

(一)基础治疗

1.胃肠减压

是治疗肠梗阻的重要措施之一。通过胃肠减压,吸出胃肠道内的气体和液体,从而减轻腹胀、降低肠腔内压力,减少肠腔内的细菌和毒素,改善肠壁血运。

2.纠正水、电解质紊乱及酸碱平衡失调

输液的量和种类根据呕吐及脱水情况、尿量并结合血液浓度、血清电解质值及血气分析结果决定。肠梗阻已存在数日、高位肠梗阻及呕吐频繁者,需补充钾。必要时输血浆、全血或血浆代用品,以补偿已丧失的血浆和血液。

3.防治感染

使用针对肠道细菌的抗生素防治感染、减少毒素的产生。

(二)解除梗阻

1.非手术治疗

适用于单纯性粘连性肠梗阻、动力性肠梗阻、蛔虫或粪块堵塞引起的肠梗阻,可通过基础疗法使肠管得到休息、症状缓解,避免刺激肠管运动。

2.手术治疗

适用于绞窄性肠梗阻、肿瘤、先天性肠道畸形引起的肠梗阻,以及经非手术治疗无效的肠梗阻患者,其原则是在最短时间内,以最简单的方法解除梗阻或恢复肠腔的通畅。手术方法包括粘连松解术、肠切开取出异物、肠切除吻合术、肠扭转复位术、短路手术和肠造口术等。

六、护理评估

(一)术前评估

1.健康史

了解患者的年龄,以及有无感染、饮食不当、过劳等诱因;既往有无腹部手术及外伤史,有无克罗恩病、溃疡性结肠炎、结肠憩室、肿瘤等病史。

2.身体状况

评估局部和全身各种体征出现的时间及动态变化的过程。

3.辅助检查

评估实验室检查、X线检查及直肠指检结果。

4.心理状况

评估患者对疾病及治疗方法的认识及对术前配合、术后康复知识的了解程度。

(二)术后评估

1.康复状况

评估术后生命体征及饮食卫生情况。

2.术后不适

评估切口疼痛及腹胀发生情况。

3.并发症

评估有无切口感染、术后肠粘连等。

七、护理问题/诊断

(一)体液不足

与大量呕吐、禁食、胃肠减压等有关。

(二)疼痛

与肠内容物不能正常运行或通过肠道障碍有关。

(三)舒适的改变

腹胀、呕吐,与肠梗阻致肠腔积液积气有关。

(四)潜在并发症

休克、腹腔感染、肠坏死、切口感染等。

(五)营养失调

摄入营养低于机体需要量,与禁食、呕吐有关。

八、护理措施

(一)非手术治疗的护理

1.饮食

肠梗阻患者应禁食,待梗阻缓解,患者排气、排便,腹痛、腹胀消失后可进流质饮食,忌食易产气的甜食和牛奶等,以后逐渐转为半流质饮食。

2.胃肠减压

胃肠减压是治疗肠梗阻的重要措施之一,通过持续实行胃肠减压,吸出胃肠道内的积气积液,减轻腹胀及降低肠腔内的压力,改善肠壁的血液循环,有利于改善局部和全身情况。胃肠减压期间注意观察和记录引流液的颜色、性状和量,如发现有血性液体,应考虑有绞窄性肠梗阻的可能。减压期间应做好口腔护理,保存口腔清洁卫生。

3.缓解疼痛

在确定无肠绞窄或肠麻痹后,可应用阿托品类抗胆碱药物,以解除胃肠道平滑肌痉挛,使患者腹痛得以缓解。但不可随意应用吗啡类镇痛药,以免影响观察病情。

4.呕吐的护理

呕吐时应坐起或头侧向一边,及时清除口腔内呕吐物,以免误吸引起吸入性肺炎或窒息;观察记录呕吐物的颜色、性状和量。

5.记录出入液量

准确记录输入的液体量,同时记录胃肠引流管的引流量、呕吐及排泄的量、尿量等,为临床治疗提供依据。

6.缓解腹胀

除行胃肠减压外,可热敷或按摩腹部,针灸双侧足三里穴;如无绞窄性肠梗阻,也可从胃管注入液状石蜡、生植物油或中药,每次 20~30mL,可促进肠蠕动。

7.纠正水、电解质紊乱和酸碱平衡失调

是一项极为重要的措施。基本溶液为葡萄糖、等渗盐水,严重者还需输给血浆或全血。输液所需的种类和量根据呕吐情况、胃肠减压量、缺水体征、尿量,并结合血清钠、血清钾、血气分析结果而定。

8.防治感染和毒血症。

遵医嘱给予抗生素,注意观察药物的效果及不良反应。

9.严密观察病情变化

定时测量记录患者的生命体征,严密观察腹痛、腹胀、呕吐及腹部体征情况,若患者症状与体征不见好转或反而有加重,应考虑有肠绞窄的可能。绞窄性肠梗阻的临床特征为:①腹痛发作急骤,起始即为持续性剧烈疼痛,或在阵发性加重之间仍有持续性剧烈疼痛,肠鸣音可不亢进,呕吐出现早、剧烈而频繁;②病情发展迅速,早期出现休克,经抗休克治疗后改善不明显;③有明显腹膜刺激征,体温升高,脉率增快,白细胞计数增高;④腹胀不对称,腹部有局部隆起或触及有压痛的肿块;⑤呕吐物、胃肠减压抽出液、肛门排出物为血性,或腹腔穿刺抽出血性液体;⑥经积极非手术治疗而症状体征无明显改善;⑦腹部 X 线片,符合绞窄性肠梗阻的特点。此类患者病情危重,多处于休克状态,一旦发生则需紧急做好术前准备,为抢救患者争取时间。

(二)术后护理

1.观察病情变化

观察生命体征变化;有无腹痛、腹胀、呕吐及排气等。如有腹腔引流时,应观察记录引流液颜色、性质及量。

2.体位

血压平稳后给予半卧位。

3.饮食

术后禁食、禁水,禁食期间应给予补液及肠外营养。当肠蠕动恢复并有排气后,可开始进食少量流质饮食,进食后无不适方可逐步过渡到半流质饮食、普通饮食;肠吻合术后进食时间应适当推迟。

4.术后并发症的观察与护理

术后鼓励患者早期活动,防止肠粘连,24 小时可床上活动,3 日后下床活动。若出现腹部胀痛、持续发热、白细胞计数增高、腹部切口处红肿,且以后流出较多带有恶臭味液体,应警惕有腹腔内感染及肠瘘的可能,应及时报告医师并积极处理。

九、健康教育

(1)告知患者注意饮食卫生,不吃不洁的食物,避免暴饮、暴食。嘱患者出院后进易消化食物,少食刺激性食物。

(2)避免腹部受凉和饭后剧烈活动。

(3)保持大便通畅,老年便秘者应及时服用缓泻剂。

(4)出院后若有腹痛、腹胀、停止排气排便等不适,应及时就诊。

第四节 肠瘘

肠瘘是指肠管之间、肠管与其他器官或者体外出现病理性通道,造成肠内容物流出肠腔,引起感染、体液丢失、营养不良和器官功能障碍等一系列病理生理改变。肠瘘可分为内瘘和外瘘两类,内瘘是指肠管与其他空腔器官相通、肠内容物不流出腹壁外者,如胃结肠瘘、肠膀胱瘘;外瘘是指肠壁上有异常穿孔,致肠内容物由此漏出体表外,主要见于术后并发症如小肠瘘、结肠瘘等。

一、病因与分类

(一)非创伤性

(1)急性或慢性炎症和特异性感染,先有弥漫性或局限性腹膜炎,后形成腹腔脓肿,脓肿自行穿破或手术切开后,开始表现为肠外瘘。

(2)各种疾病引起的肠绞窄和急性穿孔。

(3)肿瘤侵蚀腹壁溃破。

(二)创伤性

(1)人造瘘,为达到治疗目的而造成。

(2)手术因肠壁的缝合不妥,致在缝合处先有肠内容物漏出成为腹腔脓肿,以后再自行穿出腹壁或经手术引流而形成肠外瘘;因误伤肠管或其血运引起肠壁坏死穿孔;继腹腔脓肿的引流以后,因引流管放置位置不当或其他异物的刺激而形成肠壁坏死穿孔;手术方式不妥或错误也可造成肠外瘘。

(3)腹部的穿透性损伤、火器伤、锐器伤。

(4)放射损伤。

二、病理生理

肠瘘出现后,将引起一系列特有的病理生理改变,主要包括水与电解质紊乱和酸碱平衡失调、营养不良、消化酶的腐蚀作用、感染以及器官功能障碍等方面。依据瘘口的位置、大小、流量以及原有疾病的不同,肠瘘对机体造成的影响也不相同。瘘口小、位置低、流量少的肠瘘引起的全身病理生理改变小;高位、高流量的瘘则引起的病理生理改变比较明显,甚至出现多器官功能衰竭而导致患者死亡。

(一)水、电解质紊乱和酸碱平衡失调

肠瘘按其流出量的多少分为高流量瘘与低流量瘘。消化液丢失量的多少取决于肠瘘的部位,十二指肠、空肠瘘丢失肠液量大,称为高位肠瘘,而结肠及回肠瘘肠液损失少,称为低位肠瘘。大量肠液流失可引起水、电解质紊乱和酸碱平衡失调,甚至危及患者生命。

(二)营养不良

因肠液丢失,肠液中营养物质和消化酶丢失,消化吸收功能障碍,合并感染等因素,加重了营养不良,其后果与短肠综合征相同。

(三)消化酶的腐蚀作用

肠液腐蚀皮肤可使皮肤发生糜烂、溃疡甚至坏死,消化液积聚在腹腔或瘘管内,可能腐蚀其他器官,也可能腐蚀血管造成大量出血,伤口难以愈合。

(四)感染

肠瘘一旦发生,由于引流不畅可造成腹腔内脓肿形成。肠腔内细菌污染周围组织而发生感染,又因消化酶的腐蚀作用使感染难以局限,如肠瘘与胆道、膀胱相通则引起相应器官的感染,甚至发生败血症。

三、临床表现

(一)症状

肠外瘘的主要临床表现是腹壁有一个或多个瘘口,有肠液、胆汁、气体或食物排出,术后肠外瘘患者可于手术3~5日后出现症状,先有腹痛、腹胀及体温升高,继而出现局限性或弥漫性腹膜炎征象或腹内脓肿。术后1周左右,脓肿向切口或引流口穿破,创口内即可见脓液、消化液和气体排出。

(二)体征

较小的肠外瘘可仅表现为经久不愈的感染性窦道,于窦道口间歇性地有肠内容物或气体排出。严重的肠外瘘可直接在创面观察到破裂的肠管和外翻的肠黏膜,即唇状瘘,或虽不能直接见到肠管,但有大量肠内容物流出,称为管状瘘。由于瘘口流出液对组织的消化和腐蚀,再加上感染的存在,可引起瘘口部位皮肤糜烂或出血。肠外瘘发生后,由于大量消化液的丢失,患者可出现明显的水、电解质紊乱及酸碱平衡失调。由于机体处于应激状态,分解代谢加强,可出现负氮平衡和低蛋白血症。严重且病程长者,由于营养物质吸收障碍及大量含氮物质从瘘口丢失,患者体重可明显下降,并可见皮下脂肪消失或骨骼肌萎缩。

四、辅助检查

(一)实验室检查

1.血常规

白细胞计数和中性粒细胞比例增多,血红蛋白值、红细胞计数下降。

2.血清电解质

可有低血钾、低血钠等血清电解质紊乱的表现。

(二)影像学检查

1.B 超及 CT 检查

可以检查腹腔内有无脓肿及其分布情况,了解有无胸腹腔积液、有无腹腔实质器官的占位病变等,必要时可在 B 超引导下经皮穿刺引流。

2.消化道造影

包括口服造影剂行全消化道造影和经腹壁瘘口行消化道造影,是诊断肠瘘的有效手段。消化道造影常可明确是否存在肠瘘、肠瘘的部位与数量、瘘口的大小、瘘口与皮肤的距离、瘘口是否伴有脓腔以及瘘口的引流情况,同时还可明确瘘口远端、近端肠管是否通畅。对肠瘘患者进行消化道造影检查时,应注意造影剂的选择。一般不宜使用钡剂,因为钡剂不能吸收也难以溶解,会造成钡剂存留在腹腔和瘘管内,形成异物,影响肠瘘的自愈;钡剂漏入腹腔或胸腔后引起的炎性反应也较剧烈。一般对早期肠外瘘患者多使用 60% 泛影葡胺,将 60% 的泛影葡胺 60~100mL 直接口服或经胃管注入。造影时应动态观察胃肠蠕动和造影剂分布的情况,注意造影剂漏出的部位、漏出的量与速度、有无分支岔道和脓腔等。

3.其他

瘘管造影如果是唇状瘘,在明确瘘口近端肠管的情况后,还可经瘘口向远端肠管注入造影剂进行检查。

五、治疗原则

(一)控制感染

(1)在瘘的早期,如引流不畅,在进行剖腹探查时,应用大量等渗盐液冲洗腹腔,并做多处引流;或扩大瘘口以利于引流。

(2)肠瘘或腹腔脓肿部均用双套管 24 小时持续负压引流。

(3)在治疗过程中,严密观察有无新的腹腔脓肿形成,并及时处理。

(二)瘘口处理

(1)早期主要应用双套管做持续负压引流,将漏出的肠液尽量引流至体外。经 1~4 周引流后,可形成完整的瘘管,肠液不再溢出至瘘管以外的腹腔内;再经持续负压引流,如无妨碍瘘口自愈的因素,管状瘘一般在 3~6 周内可自愈。全胃肠道外营养可减少肠液的分泌量,如加用生长激素抑制素则更能降低肠液漏出量,提高管状瘘的自愈率、缩短愈合时间。

(2)感染控制、瘘管形成后,经造影证实无脓腔、远侧肠袢无梗阻时,管状瘘可应用医用黏合剂堵塞瘘管,控制肠液外漏,促进瘘管愈合。

(3)唇状瘘或瘘口大、瘘管短的管状瘘,可用硅胶片内堵,起机械性关闭瘘口的作用,并保持肠道的连续性,控制肠液外漏,恢复肠道功能,达到简化处理与加强肠道营养支持的目的。若远侧肠袢有梗阻,则不能用"内堵",仍应进行持续负压引流。

(4)在肠液引流良好的情况下,瘘口较小、瘘口周围皮肤无糜烂者,可用人工肛门袋,既可保护皮肤、防止皮肤糜烂,又可减少换药次数、方便患者活动。若皮肤有糜烂,应每日更换敷料1~2次,一般不需应用油膏保护;如有需要,可涂敷复方氧化锌软膏。

(三)营养支持

瘘管发生早期或肠道功能未恢复时,可应用全胃肠外营养。若需较长时间应用全胃肠道外营养,应补给谷氨酰胺。

(四)手术治疗

1.手术指征

(1)未愈的管状瘘,影响管状瘘愈合的因素有结核、肿瘤、远侧肠袢梗阻、异物存留、瘘口附近有残余脓肿、瘘管瘢痕化或上皮化等。

(2)唇状瘘,此种瘘很少能自愈。

2.手术方式

肠瘘的手术方式有瘘口局部肠袢楔形切除缝合术、肠段切除吻合术、肠瘘部肠袢旷置术与带血管蒂肠浆肌层片或全层肠片修补术等,其中以肠段切除吻合术最为常用。肠浆肌层片用于修复肠段难以切除的瘘。

六、护理评估

(一)身体状况

1.症状、体征

评估患者生命体征、意识状态,有无有腹痛、腹胀及体温升高等感染性腹膜炎表现。评估瘘口,有无肠液、胆汁、气体或食物排出物;瘘口部位皮肤有无糜烂或出血。由于营养物质吸收障碍及大量含氮物质从瘘口丢失,患者体重可明显下降、皮下脂肪消失或骨骼肌萎缩。

2.辅助检查

结合实验室检查结果判断有无贫血及水、电解质紊乱与酸碱平衡失调。

(二)与疾病相关健康史

(1)有无外伤史及手术史。

(2)有无腹腔内器官的化脓性疾病等因素。

(3)治疗史。

(4)有无其他伴随疾病,如心血管疾病、糖尿病等。

(三)心理－社会支持

患者有无因病程长、工作和生活受到影响、家庭经济负担增加、担心疾病的预后而感到焦虑不安;由于瘘口流出液对组织的消化和腐蚀,再加上感染的存在,可引起瘘口部位皮肤糜烂或出血而使患者感到痛苦。因肠瘘病程长、治疗时间久、药物花费多,应评估家庭成员能否给予足够的心理支持。

七、护理问题/诊断

(一)营养失调

低于机体需要量,与肠液大量外漏、炎症和创伤等所致的高消耗有关。

(二)体液不足

与禁食、肠液大量外漏有关。

(三)皮肤的完整性受损

与瘘口周围皮肤被消化液腐蚀致糜烂后有关。

(四)潜在的并发症

腹腔感染、胃肠道后瘘口出血、肝(肾)功能障碍。

八、护理措施

(一)心理护理

向患者及家属解释肠瘘的发生、发展过程和治疗,使其消除顾虑,增强对疾病治疗的信心。

(二)维持体液平衡

严密监测患者的生命体征及症状、体征的变化;正确记录出入量;遵医嘱收集血标本,分析血清电解质及血气分析结果等。若患者出现口渴、少尿、皮肤弹性差及生命体征的改变,应及时调整输液种类、速度和电解质。

(三)控制感染

取低半坐卧位,以利于漏出液积聚于盆腔和局限化、减少毒素吸收及引流。加强负压引流及灌洗护理,一般情况下负压以-7.0～-20.0kPa为宜,具体应根据肠液黏稠度及日排出量调整。注意避免负压过小致引流不充分,或负压太大造成肠黏膜吸附于管壁引起损伤和出血。当瘘管形成,漏出液少时,应降低压力。保持引流管通畅,妥善固定引流管,保持各处连接紧密,避免扭曲、脱落。定时挤压引流管,及时清除双腔套管内的血细胞凝集块、坏死组织等,以免堵塞。可通过灌洗和吸引的声音判断引流效果,若吸引过程中听到明显气过水声,表明引流效果好。若出现管腔堵塞,可朝顺时针方向缓慢旋转松动外套管;若无效,应通知医师,另行更换引流管。通过灌洗和吸引量判断进出量是否平衡,若灌洗量大于吸引量,常提示吸引不畅,须及时处理。调节灌洗液的量及速度,通过腹腔灌洗可稀释浓稠的肠液,减少其对周围组织的刺激,同时有利于保持负压吸引的通畅。灌洗液的量及速度取决于引流液的量及性状。一般每日的灌洗量为2000～4000mL,速度为40～60滴/分,若引流液量多且黏稠,可适当加大灌洗的量及速度;而在瘘管形成时,肠液溢出减少后,灌洗量可适当减少。灌洗液以等渗盐水为主,若有脓腔形成或腹腔内感染严重,灌洗的等渗盐水内可加入敏感抗生素。灌洗时,注意保持灌洗液的温度在30～40℃,避免过冷所造成的不良刺激。

(四)堵瘘的护理

肠瘘经过引流、冲洗后,成为被控制的瘘(肠液能按治疗的要求引流至体外)。此时可根据瘘的情况选用不同的堵瘘方法,包括外堵法和内堵法两种。外堵法适用于经过充分引流、冲洗,已经形成完整、管径直的瘘管。用医用黏合胶、盲端橡胶管或塑料管、水压等方法将瘘管堵塞,可达到肠液不外溢、瘘口自行愈合的目的。瘘口外堵后,护理时应注意外堵物是否合适、肠液有无继续外漏、患者有无疼痛不适、瘘口周围组织有无红肿,体温、脉搏、呼吸有无变化。若有肠液外渗,除调整外堵方法外,还须及时更换敷料,瘘口周围皮肤涂复方氧化锌软膏保护。内堵法适用于需手术才能治愈的唇状瘘及瘘管短且口径大的瘘。可用乳胶片或硅橡胶片等放入肠腔内将瘘口堵住,使肠液不再流至肠外。护理时应注意观察有无因堵片损伤周围组织而导致的炎症;堵片位置是否合适;注意观察肠液外溢的量,若肠液溢出量大,应注意堵片位置有无移动或堵片质地变软、弹性不够、不能与肠黏膜紧贴,必要时更换堵片。听取患者的主诉并观察腹部体征,若出现腹痛、腹胀、恶心、呕吐、肠鸣音亢进等,可能为堵片位置不合适引起的机械性肠梗阻,应予以及时处理。

(五)营养支持

因大量营养物质从瘘流失,加之禁食、感染及消耗,若不注重营养补充,机体将迅速发生衰竭。在瘘早期时,多采用经中心静脉置管行全胃肠外营养;随着病情的稳定、漏出液减少、肠功能恢复,逐渐恢复肠内营养。

(六)瘘口周围皮肤的护理

瘘管渗出的肠液具有较强的腐蚀性,常造成周围皮肤糜烂,甚至溃疡、出血。应定期观察负压吸引是否通畅,及时处理引流管堵塞;及时发现并吸净漏出的肠液,保持皮肤清洁、干燥;局部清洁后涂抹复方氧化锌软膏保护。清洗皮肤时应选用中性皂液或0.5%氯己定。若局部皮肤发生糜烂,可采取红外线或超短波等理疗处理。

九、健康教育

(一)疾病预防

(1)了解肠液溢出时及时清除的重要性,以防瘘口周围皮肤损伤。

(2)在瘘口封闭后可进行活动。

(二)自我护理

开始进食以低脂肪、适量蛋白、高碳水化合物饮食为宜,随着肠道代谢功能的建立,可逐渐增加一些蛋白质与脂肪。食物宜低渣、易吸收,应由少量逐步增加,以防消化不良。

第九章　肝胆外科常见疾病的护理

第一节　肝脓肿

肝受到感染后,因未及时恰当治疗而形成肝脓肿,是继发性疾病。临床上常有细菌性肝脓肿和阿米巴性肝脓肿。

一、细菌性肝脓肿

细菌性肝脓肿由化脓性细菌感染引起,又称为化脓性肝脓肿。中年男性发病率较高。

(一)病因

肝具有肝动脉和门静脉双重血液供应,胆道系统又与肠道相通,故增加了感染概率。引起细菌性肝脓肿最多见的致病菌为大肠埃希菌与金黄色葡萄球菌,其次为链球菌及类杆菌属等,混合感染的病例也较多。当机体细菌感染尤其为严重腹腔内感染时,若患者抵抗力较弱,则细菌可侵入肝,引发肝脓肿。细菌感染肝的常见途径包括以下 6 种。

1.胆道

是最主要的感染途径。胆管结石及胆道蛔虫症等并发化脓性胆管炎时,细菌沿着胆管逆行感染,是形成肝脓肿常见的原因。但近年来,胆道系统结石及癌性胆道梗阻已成为引发细菌性肝脓肿最主要的因素,发病率为 21.6%~51.5%。胆道系统疾病引发的肝脓肿常以左肝外叶多发性脓肿为主。

2.肝动脉

全身发生化脓性感染如化脓性骨髓炎、肺炎、痈等并发菌血症时,细菌可经肝动脉入侵至肝内而引发多发性脓肿,以右肝多见。

3.门静脉

经门静脉感染播散者以大肠埃希菌为最常见,其次为厌氧性链球菌。当腹腔内感染时,细菌可引起门静脉属支血栓性静脉炎或脱落的脓毒栓子,经门静脉系统侵入肝引起脓肿。这种感染方式随着抗生素的早期使用已较少见。

4.淋巴系统

肝相邻部位发生化脓性感染时,如膈下脓肿、右肾周脓肿、胆囊炎和化脓性腹膜炎等,致病菌可通过淋巴系统感染肝。

5.直接入侵

在肝开放性损伤时,细菌可随致伤异物或从创口直接侵入;而肝闭合性损伤时,破裂的肝内小胆管或肝内血肿均可造成细菌直接侵入而导致肝脓肿。

6.隐匿性感染

不明原因的肝脓肿称为隐匿性肝脓肿,可能与肝内已存在的隐匿性病变有关。目前由于抗生素的滥用,隐匿性肝脓肿的发病率逐年升高。这种隐匿性病变常伴有机体抵抗力减弱,隐匿性肝脓肿中约 25％伴有糖尿病。

(二)病理生理

细菌入侵肝后,发生炎症改变,形成单个或多个小脓肿,在合理治疗下,散在小脓肿大多数可以吸收机化;而当机体抵抗力弱或治疗无效时,感染加重并扩散,肝组织破坏可形成单发或多发较大的脓肿。因此,细菌性肝脓肿可表现为单发或为多发,以后者为常见。

由于肝血运丰富,在脓肿形成、发展过程中,大量毒素被吸收后,临床表现出严重的毒血症症状;而当脓肿进展至慢性期时,脓肿周围的肉芽组织增生、纤维化,临床表现可逐渐减轻甚至消失。若肝脓肿未能得到合理有效的治疗,感染可向膈下或胸腔周围扩散穿孔导致严重并发症。

(三)临床表现

1.症状

(1)寒战和高热。

为最常见的临床症状。患者寒战和高热交替发作,体温多呈现为弛张热,高达 38～41℃,引起大量出汗及脉率加快。

(2)肝区疼痛。

肝大引起肝包膜急性膨胀,导致肝区持续性钝痛。肝周围炎性渗出物可刺激膈肌,严重时可穿孔导致胸膜及肺感染,出现肝区持续性胀痛、右肩牵涉痛及胸痛、刺激性咳嗽和呼吸困难。

(3)消化道及全身症状。

主要因全身脓毒症反应及消耗所致,患者常有乏力、食欲下降、恶心和呕吐的重病症状,少数患者还可出现腹泻、腹胀以及难以忍受的呃逆等症状。

2.体征

患者呈急性面容,肝区压痛和肝大为最常见的体征,还可出现右下胸部和肝区的叩击痛。若脓肿位于肝表面,可伴有相应体表部位皮肤红肿及凹陷性水肿。若脓肿位于右肝下部,可使右季肋区呈饱满状态或甚至局限性隆起。左肝脓肿时,上述体征则局限在剑突下。并发胆道梗阻的患者可有黄疸。其他原因引起的肝脓肿,一旦有黄疸症状,则表示病情严重,预后差。

(四)并发症

细菌性肝脓肿若治疗不及时或疗效欠佳,可导致脓肿向邻近器官或组织穿破引起严重并发症。

(1)脓肿严重破溃入腹腔引起腹膜炎。

(2)右侧肝脓肿向膈下穿破而形成膈下脓肿,也可再穿破膈肌形成脓胸。

(3)左肝脓肿可穿入心包,发生心包积脓,甚至发生心脏压塞。

(4)少数肝脓肿穿破门静脉、下腔静脉和胆道血管引发大出血。

(五)辅助检查

1.实验室检查

(1)血中白细胞计数。

白细胞计数明显升高,总数可达 $15×10^9/L$;中性粒细胞百分比在 90％以上;有核左移现象及出现中毒颗粒。

（2）肝功能检查。

提示血清氨基转移酶、碱性磷酸酶升高。

2.影像学检查

（1）X线检查。

肝阴影增大，右膈抬高、局限性隆起及活动受限，或伴有右下肺不张和胸腔积液，X线钡剂造影或可见胃小弯侧受压及移位。

（2）B超。

为首选方法，阳性诊断率为96％，能帮助确定肝内直径约1cm的病灶，并确定其距体表深度、部位和大小，辅助肝脓肿穿刺。

（3）CT、MRI、肝动脉造影。

对于诊断困难的肝脓肿帮助其定位与定性。

3.诊断性肝穿刺

可在B超定位引导下或肝区压痛最明显处行脓肿穿刺定性诊断，其脓液可送细菌涂片和培养，以帮助选择有效的抗菌药物。

（六）治疗原则

肝脓肿的治疗原则为早期诊断、合理治疗、积极处理原发病、预防脓肿并发症。

1.非手术治疗

对于急性期肝局限性炎症、脓肿未形成时或多发性小脓肿，应予以非手术治疗。

（1）全身支持疗法。

应积极补液、对症治疗，纠正水与电解质紊乱，给予B族维生素、维生素C、维生素K；也可多次输新鲜血液及血浆，以纠正低蛋白血症。必要时监测肝功能，给予保肝对症治疗。

（2）使用抗菌药物。

大剂量应用有效抗生素。在未查明致病菌以前，可首选对大肠埃希菌、金黄色葡萄球菌、厌氧性细菌等敏感的广谱抗生素，再根据药物敏感试验结果决定是否调整抗菌药物。若多发性小脓肿在全身抗生素治疗不能控制时，可经肝动脉或门静脉置导管后应用抗生素。

（3）积极处理原发病。

尽早治疗胆道结石及感染、化脓性阑尾炎和腹膜炎等。

（4）经皮肝穿刺抽脓和经皮穿刺置管引流术。

单个较大的脓肿可在B超定位引导下穿刺吸脓，尽可能吸尽脓液后注射抗生素至脓腔内。也可采用经皮穿刺置管到脓腔内，引流脓液，冲洗脓腔，注入抗生素，待脓腔缩小且无脓液排出后拔除引流管。

2.手术治疗

（1）脓肿引流术。

近年来，随着在B超引导下穿刺引流治疗肝脓肿的广泛应用，经前侧或后侧腹膜外脓肿切开引流术很少使用，必要时可行经腹腔切开引流术。对于脓腔较大，估计有可能穿破，或已并发腹膜炎、脓胸及胆源性肝脓肿或慢性肝脓肿者，在抗生素治疗同时，应及时行脓肿切开引流术。

(2)肝叶切除术。

对于慢性厚壁肝脓肿或者行切开引流术后脓肿长期不愈，以及肝内胆管结石合并肝左外叶多发性脓肿，而导致肝叶失去功能者，可行肝叶切除术。

(七)护理评估

1.身体状况

(1)症状、体征。

评估患者的生命体征，有无寒战和高热，发作的时间和规律；有无肝区增大和疼痛，注意疼痛的程度和范围；有无乏力、食欲下降、恶心和呕吐等症状。体格检查注意有无肝区压痛、肝大和肝区的叩击痛，观察有无黄疸。

(2)辅助检查。

了解患者的血常规和肝功能结果，了解 X 线检查和 B 超等定位检查证实有无病灶，必要时行 CT、MRI 或肝动脉造影，如行 B 超引导下脓肿穿刺，可了解引流物的性质。

2.与疾病相关的健康史

了解患者的年龄、性别；有无胆管结石、胆道蛔虫症及癌性胆道梗阻；有无腹腔内感染、肝相邻部位的化脓性感染和全身化脓性感染；有无糖尿病、慢性肾病等病史。

3.心理—社会状况

(1)疾病认知程度。

患者及家属对肝脓肿疾病的概念、治疗的方案与预后以及术中、术后并发症和康复相关知识的了解和掌握。

(2)心理承受能力。

患者及家属对本病产生的焦虑、恐惧，和对手术、术后并发症焦虑程度和应对疾病的心理承受能力。

(3)社会支持状况。

家属对患者的关心和安慰程度，对患者手术和治疗的经济承担能力、社会医疗保险系统的保障程度。

(八)护理问题/诊断

1.体温过高

与细菌感染肝所形成的脓肿及毒素作用于体温调节中枢有关。

2.营养失调

低于机体需要量，与患者恶心、呕吐、食欲下降使摄入量减少以及感染、高热引起分解代谢增加有关。

3.水与电解质紊乱

与高热致大量出汗、呕吐等有关。

4.疼痛

肝脓肿所致右上腹痛。

5.并发症

腹膜炎、膈下脓肿、胸腔感染、休克。

(九)护理措施

1.非手术治疗护理/术前护理

(1)高热护理。

1)调整温度及湿度:病房定时开窗,保持空气流通,保证室内温度稳定在 18℃左右,湿度为 50%～70%。

2)保持患者舒适:减少患者衣服,床褥勿盖过多,及时更换汗湿的衣裤和床单,保持身体的清洁和舒适。

3)加强对体温的动态观察:掌握体温升高程度及变化规律,动态观察体温,特别是当患者发生寒战及高热达＞39℃时,应每隔两小时测量体温一次(测口腔温度)。未明确病原菌时,可在发热时抽血做血培养。观察生命体征、意识状态及食欲情况,以便及时处理。

4)控制体温:当发热达 38.5℃以上时,先给予物理降温(冰袋外敷、温水或乙醇擦浴、冰水灌肠等);若无效则按医嘱药物降温。退热过程中注意观察出汗情况、保暖等。

5)补充水的摄入量:除必须控制摄水量者(如心功能、肾功能障碍)外,一般高热患者每日应摄入＞2000mL 液体,预防高渗性脱水;肠内摄水量不足者,应予以静脉补液,保持体液平衡。

(2)用药护理。

1)按医嘱早期、合理应用敏感抗生素治疗,注意给药间隔时间及药物配伍禁忌,并密切观察药物疗效及毒副反应。

2)长时间给予抗菌药物治疗患者,要注意观察口腔黏膜,注意有无发热、腹泻、腹胀等,预防发生假膜性肠炎及继发二重感染,可做咽拭子及大小便等真菌培养明确诊断。

(3)营养支持治疗。

应鼓励患者进食高蛋白、高维生素、高热量及富含膳食纤维食物;还要保证体液平衡;贫血及低蛋白血症者应给予反复多次输注新鲜血液及白蛋白;进食减少、营养不良患者,必要时给予肠内、肠外高营养支持。

(4)观察病情变化。

密切监测生命体征,观察腹部和呼吸系统的症状与体征,预防脓肿穿破导致的急性腹膜炎、右膈下脓肿、胸腔肺部感染及心包感染等并发症。肝脓肿若发生感染性休克危及生命时,应立即告知值班医师治疗并协助抢救。

(5)经皮肝穿刺抽脓和经皮脓肿置管引流的术后护理。

1)穿刺后护理:送脓液进行细菌培养外,还须密切观察以下内容。①注意观察腹部体征,预防脓液漏入腹腔和创面出血并发症;②膈下的肝脓肿穿刺后须注意呼吸等胸部体征,防止发生血、气胸及脓胸等;③观察发热变化、肝区疼痛缓解程度等肝脓肿病情改善情况;④及时复查B超,明确脓肿治疗情况。

2)引流管的护理:①稳妥固定,防止滑脱;②患者体位取半卧位,有助于脓液的引流;③冲洗脓腔应遵循无菌操原则,用等渗盐液或甲硝唑盐水每日多次或持续性冲洗脓腔,记录出入量,观察引流液的性状、颜色和液量;④防止继发性感染,每日更换引流袋并严格无菌操作;⑤当每日脓液量＜10mL 时,可拔除引流管、适时换药,直到脓腔闭合。

2.术后护理

已手术行脓肿切开引流或肝叶切除患者,除上述常规护理措施外,还应密切观察术后有无腹腔出血、胆漏;而对于右肝后叶、右膈下脓肿引流术后,特别注意膈是否受损及胸腔是否穿透发生血气胸等并发症;术后早期不予以冲洗,避免脓液漏入腹腔,引发腹膜炎,术后1周后开始冲洗脓腔。

(十)健康教育

做好患者及家属的解释安慰工作,稳定患者情绪,使其保持良好心态;介绍保护肝功能的相关知识,宜进高热量、高维生素易消化的食物,忌用对肝功能有损害的药物,提高其认识并配合治疗和护理;如出现肝区不适、体温升高等症状,应及时就诊。

二、阿米巴性肝脓肿

阿米巴性肝脓肿为肠道阿米巴病最常见的并发症,多见于温、热带地区。国内最新统计,肠阿米巴病患者有1.8%~20%并发肝脓肿,其中绝大多数为年龄在30~50岁的男性,肠阿米巴病急性期发生率为50%。

(一)病因与病理

机体抵抗力低时,阿米巴原虫通过破损的肠壁小静脉或淋巴管或直接进入肝内。大多数到达肝的滋养体即被消灭,少数存活者在门静脉内迅速繁殖而阻塞门静脉分支末梢导致肝细胞缺血性坏死,产生的溶组织酶可溶解肝组织,使肝形成脓肿,脓腔内为血液及液化的肝组织。阿米巴性肝脓肿常为单发性大脓肿,容积可达1000~2000mL;大多数发生于肝右叶顶部,仅1%为多发,同时分布在左右肝两叶。

(二)临床表现

本病病程长,症状较细菌性肝脓肿轻。患者发病前常有痢疾或腹泻病史,然后可有发热、肝痛、肝大症状。成年男子如果既往有持续或间歇性高热伴食欲下降、体质虚弱、肝大伴触痛等不适,应高度怀疑阿米巴性肝脓肿。患者若在阿米巴痢疾急性发病期或既往有阿米巴痢疾史,且肝穿刺为典型的巧克力样脓液时,可初步诊断为阿米巴性肝脓肿。

(三)治疗原则

1.非手术治疗

主要采用抗阿米巴药物(如甲硝唑、氯喹、依米丁、环丙沙星等),可反复穿刺抽脓,加强全身营养支持治疗,较小的脓肿经非手术治疗常可治愈。合并细菌感染时及早使用抗生素。经皮肝穿刺置管闭式引流术适用于脓腔较大、有穿破危险或经非手术治疗脓肿未见缩小的患者,应在严格无菌操作下进行,以避免细菌感染。

2.手术治疗

阿米巴性肝脓肿切开引流会增加细菌感染的概率。但在下列情况时,应在严格保持无菌操作的前提下,行手术切开排脓后并采用持续负压闭式引流。

(1)经抗阿米巴药物治疗及穿刺吸脓后,脓腔未见缩小、持续高热。

(2)脓肿伴继发细菌感染,经合理治疗未见明显疗效。

(3)脓肿破溃入胸腹腔或周围器官。

(4)浅表脓肿或较大脓肿(直径≥10cm)。

(5)脓肿位于左肝,可能有破溃入心包。

第二节　肝癌

肝恶性肿瘤可分为原发性和继发性(转移性)两类,原发性肝恶性肿瘤来源于上皮组织为原发性肝癌,最多见;来源于间叶组织为原发性肝肉瘤,如血管内皮瘤、恶性淋巴瘤、纤维肉瘤等,比较少见。转移性肝癌是指全身其他器官的原发癌或肉瘤转移到肝所致,转移性肝癌较原发性肝癌多见。

一、原发性肝癌

原发性肝癌是我国常见的恶性肿瘤之一,高发于东南沿海地区,病死率很高。据最新统计显示,肝癌发病率在常见恶性肿瘤中排第三位,每年发病患者数在 60 万左右,发病率有逐年增高的趋势。肝癌可在任何年龄段发病,我国发病年龄常见于 40～50 岁,男性较女性多见。

(一)病因

原发性肝癌的病因至今未能完全阐明,但已证明与以下因素密切相关。

1.肝硬化

肝癌合并肝硬化的发生率在我国很高,占 53.9%～85%。肝癌中以肝细胞癌合并肝硬化占绝大多数,为 64.1%～94%,而胆管细胞癌合并肝硬化发生率很低。

2.病毒性肝炎

临床上肝癌患者发病过程常经历急性肝炎→慢性肝炎→肝硬化→肝癌,表明肝癌与乙型病毒性肝炎、丙型病毒性肝炎和丁型病毒性肝炎有较肯定的关系。乙肝表面抗原(HBsAg)表达阳性者肝癌的发病率为阴性者的 10～50 倍,而在我国肝癌患者中约 90% 有乙型肝炎病毒感染背景。

3.黄曲霉毒素

黄曲霉毒素主要产生于霉变的玉米和花生等。据调查显示,在粮食被黄曲霉素及其毒素污染的程度较高的温湿地带,肝癌的发病率较高。黄曲霉毒素可成功诱导肝癌动物实验模型,诱发率最高达 80%。

4.其他

亚硝酸盐是一种强烈的化学致癌物,此外,烟酒、寄生虫和肥胖等多种因素可能与肝癌发病有密切关系。肝癌还表现出家族聚集性。

(二)病理生理

1.大体病理类型

原发性肝癌的大体病理形态可分为结节型、巨块型和弥漫型 3 型,传统分为小肝癌(直径<5cm)和大肝癌(直径>5cm)。

2.组织学分型

肝癌可分为 3 类:肝细胞癌(HCC)、肝内胆管细胞癌(ICC)和两者同时出现的混合型肝癌。我国以肝细胞癌最为常见,约占 91.5%,男性患者居多。

3.转移途径

早期转移是原发性肝癌预后较差的重要原因之一,通常先为肝内播散再发生肝外转移(约占 1/3),其主要的转移途径有以下 5 种。

(1)肝内播散。

原发性肝癌最容易侵犯门静脉分支,癌栓经门静脉属支形成肝内播散,甚至阻塞门静脉主干引起门静脉高压的临床表现。

(2)肝外血道转移。

最多见于肺,其次为骨、脑等。

(3)淋巴转移。

肝癌经淋巴转移至肝门淋巴结为最多,其次为胰周、腹膜后、主动脉旁和左锁骨上淋巴结。

(4)直接浸润转移。

肝癌也可向附近器官直接蔓延浸润。

(5)腹腔种植性转移。

癌细胞脱落种植于腹腔引起腹膜转移及血性腹腔积液。

(三)临床表现

原发性肝癌早期缺乏典型临床症状及特异性体征,晚期可有局部及全身表现。

1.症状

(1)肝区疼痛。

多数患者以此为首发症状,多呈持续性钝痛、胀痛或刺痛。夜间或劳累后疼痛加重,主要是由于肿瘤生长迅速,使肝包膜张力增加所致。疼痛部位与病变位置相对应,如位于肝右叶顶部的癌肿易直接累及膈肌,疼痛可放射至右肩背部;病变位于左肝临床表现为胃痛;当肝癌结节发生坏死、破裂,造成腹腔内出血时,表现为突然引起右上腹持续性剧痛和压痛,出现腹膜刺激征。

(2)消化道症状。

早期不明显,随着病情发展可出现食欲下降、腹胀、恶心、呕吐或腹泻等。

(3)全身症状。

1)消瘦、乏力,早期多不明显,随病情发展而逐步加重,晚期体重进行性下降,可伴有黄疸、贫血、皮下出血、腹腔积液和下肢水肿等恶病质表现。

2)发热,呈持续性低热或不规则低热。少数患者会出现低血糖症、红细胞增多症、高脂血症、高钙血症、性早熟和类癌综合征等特殊表现。

2.体征

(1)肝大。

是中期、晚期肝癌最常见的体征。肝呈不对称性增大,其质地较硬、边缘欠规则、表面凹凸有明显大小结节或肿块。肿瘤位于肝右叶顶部者可使肝浊音界上移,膈上升或活动受限,有时可出现胸腔积液。晚期患者可自己偶然触及巨大的肝肿块而就诊,表现为右季肋部明显隆起。

(2)黄疸和腹腔积液。

多见于晚期患者。

3.原发性肝癌的并发症

主要有上消化道出血、肝性脑病、肝性肾病（肝肾综合征）、肝癌结节破裂出血及继发性感染。

（四）辅助检查

1.实验室检查

（1）甲胎蛋白测定。

血清甲胎蛋白是诊断原发性肝癌最常用的指标和特异性最强的肿瘤标志物,其正常值＜20μg/L。目前国内甲胎蛋白诊断标准为:甲胎蛋白≥400μg/L 且持续 1 个月或甲胎蛋白≥200μg/L 且持续 2 个月,并除外妊娠、活动性肝炎、生殖胚胎源性肿瘤及肝样腺癌,均应高度怀疑为肝细胞癌。

（2）血清酶学。

血清碱性磷酸酶、γ－谷氨酰转酞酶等各种血清酶检测缺乏专一性和特异性,只能作为原发性肝癌诊断的辅助指标。

（3）肝功能及病毒性肝炎检查。

肝功能异常、乙肝标志物及 HCV－RNA 阳性,常提示有肝病基础,有助于肝细胞癌的定性诊断。

（4）肝功能储备功能的评估。

临床上较常用的有 Child－Pugh 分级和吲哚菁绿清除试验等综合评价肝实质功能,有助于评估手术耐受性。

2.影像学检查

（1）腹部 B 超。

是检查肝最常用的方法,因操作简便、直观、无创和价廉可作为肝癌的普查首选工具。腹部 B 超用于明确肝内占位病变,可显示肿瘤的大小、形态、所在部位及明确与肝静脉或门静脉等重要血管的关系及有无癌栓等,其判断准确率可达 90% 左右,可发现直径 1cm 左右的微小病变。

（2）CT 和 MRI。

用来观察肿瘤的形态及血供状况,能清楚显示肿瘤的位置、大小、数目及其与周围器官和重要血管的关系,有助于制订手术方案。可检出直径 1.0mm 左右的微小肝癌,有助于进一步提高肝癌的检出敏感率和定性准确率。

（3）选择性肝动脉造影。

是诊断肝癌最准确的影像学方法,其检查的意义不仅在于诊断,而且在术前和治疗前可用于评估病变的范围,特别是了解肝内播散的状况。对于判断手术切除的可能性和彻底性有重要的价值。选择性肝动脉造影是一种侵入性检查,仅用于其他检查未能确诊的患者。

（4）PET－CT。

可以了解患者整体状况和评估肿瘤转移情况,更能全面判断肿瘤分期及预后。但其价格较为昂贵,另外,检查本身需要注射放射性药物,不宜作为首选检查和筛查手段。

3.肝穿刺活组织检查及腹腔镜探查

在超声引导下经皮肝穿刺空芯针活组织检查或细针穿刺活组织检查(FNA)可以直接获得病理学材料,有可能获得确切诊断,但有可能造成大出血、肿瘤破裂和肿瘤沿针道转移种植。对经各种检查未能确诊而临床又高度怀疑肝癌者,也可行腹腔镜探查以明确诊断。

(五)治疗原则

手术切除是肝癌最有效的治疗方法,主要包括肝切除术和肝移植术。

1.手术治疗

肝切除术严格遵循彻底性和安全性两个原则,即最大限度地完整切除肿瘤、最大限度地保留正常肝组织、降低手术病死率及术后并发症。能否切除和切除的疗效除与肿瘤大小和数目有关,还与肝功能、肝硬化程度、肿瘤部位、肿瘤界限、有无完整包膜及静脉癌栓等有非常密切的关系。肿瘤局限于 1 个肝叶者,可行肝叶切除;已累及 1 个肝叶或刚累及邻近肝叶者,可行半肝切除;如已累及半肝,但并无肝硬化者,可考虑行 3 叶切除;位于肝边缘的肿瘤,也可做肝段或次肝段切除或局部切除;对伴有肝硬化的小肝癌,可采用距肿瘤 2cm 以外切肝的根治性局部肝切除术。肝切除手术一般应至少保留 30% 的正常肝组织,对有肝硬化者,肝切除体积不应超过 50%。

(1)手术治疗适应证。

1)患者一般情况较好,无明显心、肺、肾等重要器官器质性病变;肝功能正常或仅有轻度损害(Chind—PughA 级)或属 B 级,经短期对症治疗可恢复至 A 级者。

2)肿瘤病灶可以切除,无不可切除的肝外转移性肿瘤。

(2)不能切除肝癌的外科治疗。

可行液氮冷冻、激光气化、微波或做肝动脉结扎插管,以便术后做局部化疗;也可行皮下植入输液泵、术后连续灌注化疗。

(3)根治性手术后复发肝癌的手术。

对于肝癌根治性切除术后复发性肝癌,如病灶局限、患者能耐受手术的情况下,可再次实施手术切除。

(4)肝移植术。

原发性肝癌是肝移植的指征之一,疗效优于肝切除术,尤其对于合并肝硬化、肝功能失代偿的小肝癌患者,肝移植手术是最佳的选择。关于肝癌的肝移植术目前存在争议,但其适应证对无大血管侵犯、淋巴结转移及肝外转移的要求比较一致。

2.非手术治疗

(1)消融治疗。

是借助医学影像技术的引导对肿瘤靶向定位,局部采用物理或化学的方法直接杀死肿瘤组织的一类治疗手段,包括射频消融(RFA)、微波消融(MWA)、冷冻治疗、高功率超声聚焦消融(HIFU)及无水乙醇注射治疗(PEI)。其优点是安全、简便、创伤小,部分患者可获得较好的治疗效果。消融治疗适用于瘤体较小,而又不能或不宜手术切除的患者,尤其是肝切除术后肿瘤早期复发者。

（2）化学药物治疗。

原则上不做全身化疗。近年来,亚砷酸注射液（As203)奥沙利铂（OXA)被证实对晚期肝癌有一定疗效。经剖腹探查发现肿瘤不能切除者,可采用肝动脉和门静脉置泵做区域化疗或栓塞化疗。也可做放射介入治疗（TACE)即经股动脉做超选择性插管至肝动脉,注入栓塞剂和抗癌药物,有一定的姑息性治疗效果。

（3）放疗。

由于有放疗耐受及放疗诱导肝炎的危险,放疗在原发性肝癌的治疗中价值有限,仅适用于肿瘤较局限、肝功能不佳不能手术者或无远处广泛转移而又不适宜手术切除者,或手术切除后复发者。

（4）生物治疗。

主要是免疫治疗及基因治疗联合应用,改善患者生活质量,减低术后复发率。常用的有核糖核酸、胸腺素、干扰素和白细胞介素－2 等。此外,还可用细胞毒性 T 细胞（CTL)和肿瘤浸润淋巴细胞（TIL)等免疫活性细胞行过继性免疫治疗,使用基因转染的癌苗治疗肝癌,临床试验已显示出较好的应用前景。

（5）中医中药治疗。

多用于配合其他疗法,对减轻其他治疗的不良反应、提高机体免疫力有较好的作用。

（6）分子靶向药物治疗。

分子靶向药物治疗在控制肝癌肿瘤增生、延缓复发转移以及延长晚期患者生存期等方面有一定的作用。索拉非尼是第一个可以改善晚期肝癌生存期的药物,是一种口服的多靶点、多激酶抑制剂,疗效明显且安全性较好。

(六)护理评估

1.术前评估

（1）身体状况。

1）症状:注意有无肝区压痛、食欲下降症状。观察有无消瘦、乏力等晚期患者的恶病质表现。明确有无肝性脑病、上消化道出血及各种感染,如肺炎、败血症;有无腹腔积液、脾大等肝硬化表现。

2）体征:评估有无肝大、黄疸和皮肤瘙痒等肝功能受损表现。注意有无肝病面容、贫血、水肿等体征及肝肿块的大小、部位,观察肝肿块质地是否较硬、表面是否光滑,有无肝浊音界上移。

3）辅助检查:明确患者血清甲胎蛋白水平、血清酶谱、肝炎标志物等检查结果,了解 B 超、CT、MRI、PET－CT 和肝动脉造影等影像学检查证实有无肝占位并注意其影像学特征;评估肝功能及其他重要器官损害程度;可行肝穿刺活组织检查或腹腔镜探查,明确诊断。

（2）与疾病相关的健康史。

1）一般情况:详细了解患者的年龄、性别及是否长期居住于肝癌高发区。

2）病因和相关因素:询问患者有无病毒性肝炎、肝硬化等肝病史;了解有无长期进食含霉变食品和亚硝胺类致癌物等不良饮食习惯;近亲中有无肝癌或其他癌症患者。

3）既往史:详细询问有无癌症和手术外伤史;明确有无其他系统伴随疾病;有无过敏史等。

(3)心理-社会状况。

1)疾病认知程度:患者及家属对肝癌的认识、治疗方案、预后及术中、术后并发症的了解,以及对院外康复相关知识的掌握程度。

2)心理承受能力:患者及家属对本病产生的怀疑、恐惧、悲观心理,对手术、术后并发症和预后的焦虑程度及应对疾病的心理承受能力。

3)社会支持状况:评估家属对患者的关心和安慰程度;对患者手术和治疗的经济承担能力;社会医疗保险系统对患者的保障程度。

2.术后评估

(1)手术情况。

了解患者施行手术方式、麻醉方式、术中创伤程度、术中出血、用药、补液、输血和引流管放置等情况。

(2)身体情况。

注意观察患者意识状态,监测患者生命体征、血氧饱和度、尿量及肝功能等;观察腹部及切口愈合情况,注意胃管和腹腔引流管固定情况及是否通畅,观察并记录引流液的量、性状及颜色。

(3)心理状态和疾病认知程度。

有无紧张、恐惧、焦虑的心理状态;对早期主动适当活动是否了解;对疾病的康复有无信心;对于院外的后续治疗是否了解。

(七)护理问题/诊断

1.悲伤焦虑

与担心手术痛苦、疗效、预后、生存时间有关。

2.疼痛

与瘤体生长致肝包膜张力增加或手术创伤、介入治疗和放疗、化疗引起的不良反应有关。晚期全身疼痛与肿瘤广泛转移侵犯至腹腔器官、后腹膜、腹腔神经、骨等或肿瘤破裂出血有关。

3.营养失调

低于机体需要量,与食欲下降、胃肠道功能紊乱、放疗和化疗所致的胃肠反应及肿瘤慢性消耗等有关。

4.潜在并发症

出血、肝肾综合征、肝性脑病、膈下脓肿等。

(八)护理措施

1.术前护理

(1)心理护理。

一般肝癌患者得知自己患有癌症,常会害怕、绝望,这时应鼓励患者说出内心感受,疏导、安慰患者并科学而委婉地回答患者所提的问题。当患者产生悲观、失望情绪,表现为失望多于期待、抑郁不乐,此时应给予患者关怀,并说明疾病正在得到治疗,同时强调心情舒畅有利于疾病预后;与患者多沟通交流,通过各种心理护理措施减轻患者焦虑和恐惧心理,使其建立战胜癌症的信心,并以主动积极的态度配合治疗和护理。

（2）疼痛护理。

观察患者疼痛的性质、持续时间及患者所能够忍受的程度；按三级止痛的原则应用镇痛药物。

（3）改善营养状况。

多进食高热量、高蛋白、高维生素、低脂肪饮食，有肝硬化者禁食硬、热、刺激性食物并适当限制蛋白质的摄入；必要时予以肠内、肠外营养支持治疗及输注新鲜血浆或人血白蛋白等，纠正低蛋白血症。补充维生素 K 和凝血因子，以改善凝血功能。

（4）保肝治疗。

在保证患者充分休息的同时，禁酒、烟。遵医嘱应用保肝药物，禁用对肝有毒副反应的药物。

（5）维持体液平衡。

肝功能较差合并腹腔积液者，应限制水、钠盐的摄入，适当补液与合理利尿，记录出入量。预防低钾血症等水、电解质紊乱，每日记录计算体重和腹围变化程度。

（6）预防出血。

1）提高凝血功能：肝癌多合并肝硬化等慢性肝病，患者凝血功能较差，为此应术前 3 日给予注射维生素 K_1，并且补充血浆及凝血因子，以减少术中和术后出血。

2）降低出血可能：应尽量避免剧烈咳嗽、用力排便等致腹内压升高的动作，降低癌肿破裂出血和食管下段胃底静脉曲张破裂出血的可能。

3）应用抑酸药物：防止出现应激性溃疡及出血。

4）腹部观察：如患者出现突发性腹痛合并腹膜刺激征，应考虑肝癌破裂出血，立即通知值班医师并积极配合抢救，准备急诊手术；对不能耐受手术的晚期患者，可对对症支持治疗，积极补液、输血、使用止血药等。

（7）术前准备。

如患者拟行手术治疗，应准备充足的血和血浆，防止术中大量失血；备全术中所需器械及物品，如化疗药物皮下埋藏式灌注装置、特殊治疗设备以及预防性应用的抗菌药物等。

2.术后护理

执行术后一般护理及肝性脑病的护理，其他并发症的观察及护理包括以下内容。

（1）体位与活动。

病情平稳后宜取半卧位。患者肝手术后一般不宜过早起床活动，尤其是肝叶切除术后过早活动易致肝断面出血。但可卧床活动，鼓励深呼吸及咳嗽，防止肺炎、肺不张等并发症发生。

（2）出血。

是肝切除术后常见的并发症。

1）监测病情变化：术后两日内监测生命体征，密切注意其变化情况。

2）引流管的观察：肝手术后可使用多种引流，应保持各种引流管通畅，妥善固定，详细观察并记录引流量和内容物的性状以及变化情况。注意无菌操作，每日更换引流接管及引流袋。肝切除部位或膈下引流常用双套管闭式负压吸引装置，应保持有效负压吸引。有"T"形管引流者，见胆道外科术后"T"形管护理。

3)如检查为凝血功能障碍,可遵医嘱使用止血药物(含凝血酶原复合物、纤维蛋白原),输注新鲜血液等。

4)若短时间内引流出较大量的新鲜血性液体,或患者血压降低、脉搏快,经输血、补液后不见好转时,应考虑行二次手术探查的准备。

(3)膈下积液及脓肿。

如发现患者术后体温平稳后再度发热,或术后持续高热,同时有右上腹胀痛、顽固性呃逆、白细胞计数升高、中性粒细胞百分比升高,则怀疑膈下积液及脓肿,行 B 超检查可明确诊断。该并发症的护理措施包括:

1)保持引流管通畅,卧位时注意引流袋不能高于腋中线水平,活动时引流袋不能高于手术切口。若引流量逐日减少,通常在术后 3~5 日拔除引流管;若引流液过多、颜色过深或有其他疑问,应及时通知医师。

2)若确诊有膈下脓肿,应协助医师在 B 超定位下穿刺抽脓及置管引流,引流后注意脓腔冲洗和吸引护理;嘱患者取半坐卧位,便于呼吸和引流。

3)体温调节,低热时可予以物理降温,体温>38.5℃时遵医嘱药物降温。

4)给予营养支持治疗和使用抗菌药物的护理。

(4)胆漏。

常由肝创面小胆管渗漏、胆管结扎线脱落或胆管损伤导致。术后应密切观察有无发热、腹痛和腹膜刺激征,观察腹腔引流液有无胆汁。若发现胆漏,应调整引流管位置,保持引流通畅,并观察记录引流液的量与性状。若胆汁形成局部积液,及早在 B 超定位引导下穿刺或置管引流;当有胆汁性腹膜炎时,进行急症手术治疗。

3.介入治疗的护理

(1)介入术前的准备。

常规检查,记录生命体征及实验室检查,如凝血时间、血常规、肝(肾)功能及心电图检查。经 B 超、CT 或 MRI 进行确诊。术前备皮,清洗两侧腹股沟及会阴皮肤,触摸穿刺部位远端动脉搏动情况,便于术中、术后对照。术前常规留置导尿至术后 24 小时无特殊情况后拔除。

(2)介入治疗后的护理。

1)术后一般护理:一般术后 24 小时内监测生命体征,记录尿量变化。

2)发热的护理:发热与栓塞肿瘤部位坏死、吸收有关。向患者说明体温不高于 38℃ 属于低热,可物理降温、大量饮水。若高于 38℃ 时,则应用药物降温。

3)疼痛的护理:栓塞使肿瘤组织缺血、水肿、坏死而引起不同程度的腹痛,主要表现为右上腹肝区局部灼热痛。一般术后 1 周内疼痛消失,要告知患者不要紧张,放松心情以免加重疼痛,必要时遵医嘱给予镇痛药。

4)肝损伤的护理:肝功能异常多为抗癌药物所致。嘱患者注意休息,保证睡眠充足、心情舒畅,遵医嘱行保肝、降酶等对症治疗。

5)穿刺部位护理:患者回到病房进行加压包扎后(沙袋压迫止血)平卧制动 24 小时,绝对卧床休息。观察术侧肢体颜色、皮肤温度、足背动脉搏动情况,观察穿刺点敷料情况,一旦有渗血或血肿形成,立即报告医师,采取有效措施。

(九)健康教育

1.疾病指导

注意预防肝炎,忌食霉变食物。肝癌高危人群应定期做甲胎蛋白检测及 B 超检查,以便于早期发现。

2.心理护理

指导患者保持乐观情绪,参加社会活动,建立积极的生活方式,坚持综合治疗。对于晚期患者,鼓励其与家属共同面对疾病,尽可能让患者平静地度过生命的最后历程。

3.饮食指导

多食高蛋白、高热量、维生素丰富和多纤维素食物。伴有腹腔积液、水肿者,应严格控制入量,限制食盐摄入量。

4.自我观察和定期复查

如出现进行性消瘦、贫血、乏力、发热等症状,及时就医。定期随访,第 1 年每 1~2 个月复查甲胎蛋白、胸部 X 线片和 B 超检查一次,以便监测复发或转移。

二、继发性肝癌

继发性肝癌又称转移性肝癌,是身体其他部位原发恶性肿瘤转移至肝,并在肝内继续生长而形成病理组织学特征与原发性肝癌相同的肿瘤。肝是最常见的血道转移器官,大多数癌都可转移到肝,尤其来自消化系统的胃癌、直肠癌、结肠癌、胰腺癌等,其他的还有造血系统恶性肿瘤、卵巢癌、肺癌、乳腺癌等。癌细胞可通过门静脉、肝动脉、淋巴回流和直接蔓延 4 种途径转移至肝。继发性肝癌可以是单发或成多个结节,以弥漫性多见。转移性肝癌较少伴有肝硬化,而同时肝硬化也很少发生转移癌。

(一)临床表现

继发性肝癌常表现为肝外原发肿瘤的症状和体征。肝内转移灶较小时常无症状,常于影像学检查及剖腹探查时发现。有少数诊断为转移性肝癌者找不到肝外原发病变。若原发肿瘤切除后出现肝区不适及疼痛,应考虑肝转移癌。随肿瘤进展,患者可出现乏力、食欲下降、体重减轻等症状。晚期可触及肿大的肝和质地坚硬的癌结节,并出现贫血、黄疸和腹腔积液等恶病质表现。

(二)辅助检查

血清甲胎蛋白检测可为阴性,且肝功能检查多正常。肿瘤标志物 CEA、CA19−9、CA125异常等对胃肠道癌、胰腺癌、胆囊癌的肝转移有一定的诊断价值。影像学检查如 B 超、CT、MRI、PET−CT、肝动脉造影等具有重要的诊断和鉴别诊断意义。

(三)治疗原则

肝切除是治疗转移性肝癌最有效的治疗手段。手术要符合以下条件:①转移灶为单发或虽为多发但范围局限于半肝;②原发灶能够切除或已切除;③无肝外转移灶或肝外转移灶能够得到有效治疗。

非手术治疗包括肝动脉化疗栓塞、射频消融、微波治疗、冷冻治疗、瘤内乙醇注射、免疫调节及生物治疗。

第三节　胆石症

胆石症指胆道系统包括胆囊和胆管内发生的结石,其临床表现取决于结石所在的部位、是否引起梗阻和感染等因素,是胆道系统的常见病和多发病。在我国,胆石症的患病率为0.9%～10.1%,平均5.6%。女性明显多于男性。随着生活条件及营养状况的改善,胆石症的发生率有逐年增高的趋势,尤其是胆囊结石的发生率明显增高。常见结石类型如下。

1.按化学组成分类

(1)胆固醇结石。

80%位于胆囊内,以胆固醇为主要成分,其外观为白黄、灰黄或黄色,形状及大小不一,呈多面体、圆形或椭圆形,质硬表面多光滑,剖面呈放射状排列的条纹。X线检查多不显影。

(2)胆色素结石。

以胆色素为主要成分,其外观呈棕黑色或棕褐色,形状及大小不一,呈粒状、长条状铸管形,质地松软、易碎,剖面呈层状。X线检查常不显影。

(3)混合型结石。

由胆红素、胆固醇、钙盐等多种成分混合而成。根据所含成分比例的不同,呈现不同的形状、颜色和剖面结构。X线检查常显影。

2.按结石所在部位分类

分为胆囊结石、肝外胆管结石、肝内胆管结石。

一、胆囊结石

胆囊结石是指发生在胆囊内的结石,多数是以胆固醇为主的混合型结石,为消化系统常见病和多发病。胆囊结石主要见于成年人,40岁以后发病率随年龄增长而增高,女性多于男性。

(一)病因

胆囊结石成因非常复杂,是多种因素综合作用的结果。任何影响胆固醇与胆汁酸浓度比例改变和造成胆汁淤滞的因素都能导致结石形成,如某些地区和种族的居民、女性妊娠、肥胖、长期肠外营养、胃切除或胃肠吻合手术后、回肠末端疾病、肝硬化等。我国西北地区的胆囊结石发生率相对较高,可能与饮食相关。

(二)病理生理

结石开始在胆囊内形成时,可能为单个、大的胆固醇结石,也可以为多个小结石。大的结石多不引起严重的症状,而小结石却较容易导致严重的胆绞痛或急性胰腺炎。小的胆囊结石在自然排石过程中可诱发急性胰腺炎及Oddi括约肌处的炎症、水肿或狭窄。此时的胆囊尚保持其正常的功能。由于进食油腻食物、饱餐等刺激因素,结石移位并嵌顿于胆囊颈部,造成胆汁排出受阻,胆囊内压力升高,胆囊内容物不能排出,高浓度的胆汁酸盐可引起胆囊黏膜的损害,而胆囊黏膜的炎症、充血、水肿和渗出进一步增高胆囊内的压力,此时可产生严重的临床表现。随着病程的进展,可出现胆囊外并发症,如胆囊周围积液、积脓、胆道肠道内瘘、化脓性胆管炎等,甚至结石及炎症反复刺激胆囊黏膜可诱发胆囊癌。

(三)临床表现

胆囊结石的症状取决于结石的大小和部位,以及有无阻塞和炎症等。单纯性胆囊结石,如未合并梗阻或感染,可终身无症状,仅在健康体格检查时发现。当结石造成胆道阻塞时,则可出现明显症状和体征。

1.症状

(1)胆绞痛。

当结石嵌顿于胆囊颈部或胆囊管时,则出现典型的胆绞痛发作。其起病多与饮食(吃油腻的食物)、劳累及精神因素有关。典型的发作是在饱餐、进食油腻食物或睡眠中体位改变时,表现为突然发生的右上腹阵发性疼痛或持续性绞痛,呈阵发性加剧,同时向右肩或胸背部放射。

(2)消化不良等胃肠道症状。

患者在进食过多、进食油腻食物、工作紧张或疲劳时感觉上腹部或右上腹隐痛,伴有恶心及呕吐,或者有饱胀不适、嗳气、呃逆等,常被误诊为"胃病"。

(3)胆囊积液。

胆囊结石长期嵌顿或阻塞胆囊管但未合并感染时,胆囊黏膜吸收胆汁中的胆色素,并分泌黏液性物质,导致胆囊积液。积液呈透明无色,称为白胆汁。

(4)Mirizzi 综合征。

持续嵌顿和压迫胆囊壶腹部和颈部的较大结石,可引起胆总管狭窄或胆囊胆管瘘,以及反复发作的胆囊炎、胆管炎及梗阻性黄疸,称为 Mirizi 综合征。

2.体征

(1)腹部体征。

常不明显,如合并感染,右上腹胆囊区可有压痛、反跳痛或肌紧张,有时可在右上腹触及肿大的胆囊。

(2)黄疸。

可见于胆囊炎症反复发作合并 Mirzzi 综合征的患者。

(四)辅助检查

影像学检查可确诊。B超是首选检查方法,其诊断胆囊结石的准确率接近100%。B超典型表现是胆囊内有强回声团,随体位改变而移动,其后伴有声影。CT、MRI 也可显示胆囊结石,但不作为常规检查。

(五)治疗原则

(1)无症状的胆囊结石,在健康成人中可不进行治疗,定期随访观察。

(2)有症状的胆囊结石的治疗方法有两类。

1)清除结石而保留有功能的胆囊。

①药物溶石治疗,可用于胆固醇结石,适用于肝功正常、胆囊收缩功能正常、直径<1cm 的结石患者。②体外冲击波碎石,用于有症状的胆固醇结石;胆囊功能正常;单个的胆固醇结石,直径<2cm;在 3 个以内的胆固醇结石,直径总和<2cm。

以上方法虽有一定效果,除有并发症或不良反应外,尚有一共同的问题就是结石复发。药物溶石治疗停止后 1 年,可有约 11% 的胆囊结石复发;碎石治疗后 5 年内,可有近半数的患者复发。

2)手术切除胆囊。

胆囊切除术是治疗胆囊结石的最佳选择,包括腹腔镜胆囊切除术(LC)、开腹胆囊切除术(OC)、小切口胆囊切除术(OM)。OC 是一种较为成熟、经典的手术方法,LC 与经典的 OC 相比效果同样确切,但具有切口小、痛苦轻、出血少、对器官功能干扰轻、恢复快、住院时间短等优点。在条件合适的情况下,LC 是首选的手术方法。

(六)护理评估

1.身体状况

(1)症状和体征。

了解腹痛的诱因、部位、性质及有无肩背部放射痛等;有无肝大、肝区压痛和叩痛等,是否触及胆囊增大以及有无腹膜刺激征等;有无食欲下降、恶心、呕吐、体重减轻、贫血、体温增高等症状。

(2)辅助检查。

白细胞计数及中性粒细胞比例是否明显升高;肝功能是否异常;B 超及其他影像学检查结果是否提示胆囊结石。

2.与疾病相关健康史

(1)一般情况。

了解患者的年龄、性别、家族史、饮食习惯等。

(2)既往史。

有无反酸、嗳气、餐后饱胀等消化道症状、右肩背部放射性痛症状、胸前区不适症状;有无过敏史及其他腹部手术史。

3.心理—社会状况

了解患者及家属对疾病的认识;患者的社会支持系统情况、家庭经济状况等。

(七)护理问题/诊断

1.疼痛

与胆囊结石嵌顿、胆囊收缩、感染和手术有关。

2.知识缺乏

缺乏胆囊结石和胆囊切除术手术的相关知识。

3.体温升高

与继发胆囊感染有关。

4.潜在并发症

胆瘘、出血和感染。

(八)护理措施

1.术前护理

(1)缓解疼痛。

评估疼痛的程度,了解疼痛的部位、性质、发作时间、诱因及缓解的相关因素;评估疼痛与饮食、体位、睡眠的关系,了解有无腹膜刺激征及 Murphy 征是否阳性等,为下一步治疗和护理提供依据。屈膝侧卧位、有节律的呼吸可缓解疼痛,对于诊断明确且疼痛剧烈难忍者,可遵医嘱给予消炎利胆、解痉镇痛药物,以缓解症状。

(2)合理饮食。

应少量且低脂饮食,以防引起急性胆囊炎发作。

(3)心理护理。

患者术前都有焦虑、紧张等心理,要向患者及家属介绍胆囊切除术及 LC 手术的优缺点、手术相关情况及患者需注意的事项,解除患者的顾虑,缓解其心理压力,使其积极配合治疗。

2.术后护理

(1)一般护理。

术后去枕平卧 6 小时,6 小时后即可起床活动。常规持续低流量吸氧。

(2)病情观察。

监测生命体征如体温、血压、呼吸、脉搏等,观察有无腹部压痛、腹肌紧张等体征,注意有无体温升高、血压下降等症状,及时发现出血和胆瘘。

(3)对放置腹腔引流管的患者。

观察引流物的性状和引流量,定期更换引流袋。

(4)饮食护理。

待麻醉清醒时,无呕吐者可少量饮水;术后禁食 6 小时后进流质饮食;术后 24 小时内以无脂流质、半流质饮食为主,逐渐过渡至低脂饮食。

(5)并发症的观察与预防。

1)胆瘘:注意观察腹部体征及引流液情况。若患者出现发热、腹胀和腹痛等腹膜炎表现,或腹腔引流液呈黄绿色胆汁样,引流液在每小时 50mL 以上者,常提示发生胆瘘。一旦发现,应及时报告医师并协助处理。

2)高碳酸血症:表现为呼吸浅慢、$PaCO_2$ 升高。为避免高碳酸血症的发生,LC 术后常规予以低流量吸氧,鼓励患者深呼吸、有效咳嗽,促进机体内 CO_2 排出。

(九)健康教育

1.饮食与营养

进高糖、低脂肪、低胆固醇、适量蛋白质饮食,要坚持吃早餐,不可空腹时间太长;饮食宜软、易消化,少量多餐,多食新鲜蔬菜、水果等。

2.疾病指导

告知患者避免进食高胆固醇、高脂肪食物,以免刺激胆囊收缩,导致疼痛;避免暴饮、暴食,否则会促使胆汁大量分泌和胆囊强烈的收缩诱发胆囊炎和胆绞痛等;忌食辛辣刺激的调味品,这些食品会使胆囊剧烈收缩而易导致胆道括约肌痉挛、胆汁排出困难,易诱发胆绞痛;让患者了解胆囊结石胆囊切除后短期出现消化不良、脂肪性腹泻等原因,解除其焦虑情绪;出院后坚持适量运动,避免过度疲乏,出现不适时应停止活动;如果出现黄疸、陶土样大便等情况,应及时就诊。

3.定期复查

中年以上未行手术治疗的胆囊结石患者应加强自我检测、定期复查或尽早手术治疗,以防结石及炎症的长期刺激而诱发胆囊癌。

二、胆管结石

胆管结石分为原发性和继发性胆管结石。原发性胆管结石是在胆管内形成的结石,继发性胆管结石是指胆管内结石来自于胆囊。

(一)病因与分类

原发性胆管结石与肝内感染、胆汁淤积、胆道蛔虫有关,以胆色素结石或混合性结石为主。继发胆管结石主要由胆囊结石排进并停留在胆管内引起,也可因肝内胆管结石排入胆总管引起,故多为胆固醇结石或胆色素结石。根据结石所在部位,分为肝外胆管结石和肝内胆管结石。

(二)病理生理

1.肝外胆管结石病理改变

(1)胆道梗阻。

胆管结石可致不同程度的胆道梗阻,阻塞近段的胆管扩张,引起胆汁淤滞、结石积聚。

(2)继发性感染。

胆管梗阻后,胆管壁充血、水肿,炎性渗出,加重梗阻,继发化脓性感染;胆管梗阻后,胆道内压增加,感染胆汁可逆向经毛细胆管进入血液循环,导致脓毒症。

(3)肝细胞损害。

胆道化脓性炎症可致肝细胞坏死或肝脓肿形成。

(4)胆源性胰腺炎。

结石嵌顿于壶腹时可引起胰腺的急性和(或)慢性炎症。

2.肝内胆管结石

可局限于一叶肝内胆管,也可广泛分布于两叶,以肝左叶居多。

(三)临床表现

1.肝外胆管结石

不发作时无症状,当结石阻塞胆管时可造成胆道梗阻。其典型症状是在开始时有胆绞痛,常伴有恶心、呕吐,有胆道感染的患者有寒战、高热;24 小时后临床上出现黄疸,出现典型的 Charcot 三联征,即腹痛、寒战高热和黄疸。经过恰当的治疗后,上述症状可缓解,但又可重复再发。

(1)腹痛。

多位于剑突下或右上腹绞痛,呈阵发性或持续性疼痛阵发性加剧,常向右肩、背部放射。

(2)寒战、高热。

常于剧烈腹痛后出现,呈弛张热,体温可高达 39～40℃。

(3)黄疸。

为胆管梗阻后胆红素逆流入血所致。黄疸的发生、持续时间和轻重程度取决于梗阻的程度、部位和是否继发感染。例如,部分梗阻时黄疸较轻,完全性梗阻时黄疸较深;合并胆管炎时,胆管黏膜与结石的间隙随炎症的发作及控制而变化,黄疸呈现间歇性和波动性。出现黄疸时,患者可有尿色变黄、大便颜色变浅,完全梗阻时呈陶土样大便,随黄疸加重,部分患者可出现皮肤瘙痒。

2.肝内胆管结石

可无症状或有肝区、胸背部的深在而持续性的疼痛,影响睡眠。发生急性梗阻性化脓性胆管炎时,可有寒战、发热、一侧肝大、有触痛,黄疸可无或较轻,晚期可发生败血症、休克。

(四)辅助检查

1.实验室检查

血常规检查可见白细胞计数及中性粒细胞比例正常或升高;胆道阻塞时血清胆红素升高,其中直接胆红素升高明显,氨基转移酶、碱性磷酸酶升高,尿胆红素增高,尿胆原降低或消失。

2.影像学检查

B超是诊断胆管结石的首选方法,可发现结石并明确其大小和部位。CT能清楚地显示出肝内胆管结石,还能显示出肝门的位置、胆管扩张及肝增大、萎缩的变化;系统地观察各个 CT 层面,可以了解结石在肝内胆管分布的情况。X线胆道造影(包括 PTC、ERCP、TCG)是用于肝内胆管结石诊断的经典方法,一般均能做出正确的诊断。MRCP 属无创性检查,不需要行十二指肠镜即可诊断肝内、肝外胆管结石,对胆管结石有较大诊断价值,但 MRCP 影像清晰度略低于 ERCP。

(五)治疗原则

1.手术治疗

(1)肝外胆管结石的手术治疗。

1)胆总管切开取石、"T"形管引流术:为首选方法,可采用开腹或腹腔镜手术,适用于单纯胆总管结石、胆管上下端通畅、无狭窄或者其他病变者。胆总管下端通畅者取石后放置"T"形管,其目的为:①引流胆汁和减压,正常人的胆管内有一定的压力,胆道探查时会引起胆总管下端开口处水肿,加重胆管内胆汁流通的阻力,使胆管内压力增高;不放置"T"形管,则胆汁会自胆管缝合处溢出,造成胆漏,甚至可能会引起胆汁性腹膜炎。②预防结石残留,如胆道内有残余结石,尤其是泥沙样结石,可通过"T"形管排出体外;也可经"T"形管行造影或胆道镜检查、取石。③防止胆管狭窄,胆管的炎症及胆管切口的瘢痕挛缩可导致胆管管腔变小,放置"T"形管后,将在切口处起到一个有利的支撑作用,可以防止胆管狭窄的发生。

2)胆肠吻合术:即胆汁内引流术,适用于胆总管远端炎症造成的梗阻无法解除,胆总管扩张者;胆胰汇合部异常,胰液直接流入胆管者;胆管因病变而部分切除无法再吻合者。

3)Oddi 括约肌成形术:适用于胆总管扩张程度较轻的胆总管结石合并胆总管下端短段(<1.5cm)狭窄或胆总管下端嵌顿结石者。

4)微创外科治疗:即在 ERCP 检查的同时行 Oddi 括约肌切开、取石,适用于胆石嵌顿于壶腹部和胆总管下端良性狭窄者。

(2)肝内胆管结石的手术治疗。

1)胆管切开取石术:单纯胆管切开取石引流手术多用于急症和重症病例,目的是暂时通畅胆道、控制胆道感染、改善肝功能以挽救患者生命或为二期确定性手术做准备。

2)肝部分切除术:切除病变肝段以最大限度地清除含有结石、狭窄及扩张胆管的病灶,是治疗肝内胆管结石的最常用、最有效手段。

3)肝门部胆管狭窄修复重建术:如胆管狭窄成形、空肠 Roux－en－Y 吻合术或胆管狭窄成形、组织补片修复术,适用于肝内病灶和上游肝管狭窄已去除的肝门部胆管狭窄病例。

4)肝移植术:适合于肝和胆管系统均已发生弥漫性不可逆损害和功能衰竭的肝内胆管结石患者。

2.非手术治疗

包括抗感染、解痉止痛、取石、溶石、中西医结合疗法等。

(六)护理评估

1.术前评估

(1)身体状况。

1)症状、体征:评估腹痛的诱因、部位、性质及有无肩背部放射痛等;有无食欲下降、恶心、呕吐、体重减轻;有无意识淡漠、烦躁、谵妄、昏迷;有无贫血、黄疸、寒战、高热、腹腔积液等;有无肝大、肝区触痛和叩痛等,是否触及胆囊增大,有无腹膜刺激征等。

2)辅助检查:了解血常规白细胞计数和中性粒细胞比例是否明显升高;肝功能是否异常,凝血酶原时间有无延长;B超及其他影像学检查结果是否提示肝内外胆管扩张和结石。

(2)与疾病相关的健康史。

1)一般情况:了解患者的年龄、性别、饮食习惯和健康状况等。

2)既往史:了解患者有无反酸、嗳气、上腹饱胀症状和类似发作史;家族中有无类似病史;有无胆囊结石、胆囊炎和黄疸病史;了解既往有无肝胆手术史及药物过敏史。

(3)心理—社会状况。

了解患者的心理状况、性格特点、既往疾病体验,有无紧张、烦躁和恐惧情绪;了解患者及家属对疾病的表现、发展和治疗的认知程度;了解患者的社会支持系统情况、家庭经济状况等。

2.术后评估

(1)手术情况。

了解手术、麻醉方式;手术创伤程度;各引流管放置的位置、目的和固定情况等。

(2)身体情况。

连续评估生命体征,各引流管是否通畅,注意引流液的颜色、性状和量等;观察手术切口情况,有无并发症发生。

(3)认知—心理状况。

评估患者及家属对术后康复知识的掌握程度;是否担心并发症及预后等。

(七)护理问题/诊断

1.疼痛

与结石阻塞致胆道梗阻、继发感染有关。

2.体温过高

与结石致胆道梗阻、继发急性胆管炎有关。

3.焦虑

与胆道疾病反复发作、复杂的检查和担心治疗效果有关。

4.营养失调

低于机体需要量,与长时间发热、疾病消耗、摄入不足以及手术创伤等有关。

5.皮肤完整性受损

与梗阻性黄疸、引流液的刺激及创伤性检查有关。

6.潜在并发症

感染、胆道出血、胆瘘。

(八)护理措施

1.术前护理

(1)心理护理。

患者术前都有焦虑、紧张等心理,要向患者及家属详细介绍麻醉、手术方式、可能出现的并发症及预防措施,解除患者的顾虑,缓解其心理压力,使其积极配合治疗。

(2)病情观察。

密切观察患者病情变化,注意预防急性梗阻性胆管炎或胆源性胰腺炎发生,如患者出现寒战、高热、腹痛、黄疸等情况,应考虑发生急性梗阻性胆管炎,要及时报告医师并协助处理。

(3)疼痛护理。

评估疼痛的程度,观察疼痛的部位、性质、发作的时间、诱因及缓解的相关因素,有针对性的采取措施缓解疼痛,对诊断明确且剧烈疼痛者,可遵医嘱给予解痉镇痛药物;禁用吗啡,以免引起 Oddi 括约肌痉挛。

(4)降低体温。

根据患者的体温升高情况,采取物理降温和(或)药物降温;遵医嘱使用有效抗生素,以控制感染、降低体温。

(5)营养支持。

未禁食者,给予低脂、高蛋白、高碳水化合物、高维生素的半流质饮食;禁食者,可通过肠外途径补充足够的热量,氨基酸、维生素、水、电解质等,以维持良好的营养状态。

(6)皮肤护理。

可用温水擦洗皮肤,减轻瘙痒。瘙痒剧烈者,可遵医嘱使用外用药物和(或)其他药物治疗。

2.术后护理

(1)病情观察。

连续监测生命体征,观察腹部体征及引流情况,了解有无出血、胆漏及休克征象。

(2)营养支持。

术后常规禁食,待肠道排气后开始进流质食物。此期间应通过肠外营养途径补充足够的热量、氨基酸、维生素、水、电解质等,维持患者良好的营养状态。胃肠功能恢复后,由无脂流质逐渐过渡至低脂饮食。

(3)"T"形管引流的护理。

1)妥善固定、防止滑脱:将"T"形管妥善牢固固定于腹壁,以防翻身、活动时无意牵拉造成管道脱出。

2)保持引流管通畅、预防感染:防止引流管扭曲、折叠、受压。经常挤捏,防止管道堵塞。必要时用无菌等渗盐液低压冲洗,勿加压冲洗,以防引起胆管出血。引流管口周围皮肤每日以

75％乙醇消毒,以无菌纱布覆盖,保持局部干燥,防止胆汁浸润皮肤引起炎症反应。平卧时引流管的远端不可高于腋中线,坐位、站立或行走时不可高于腹部手术切口,以防胆汁逆流引起感染。长期带"T"形管者,应定期冲洗,每日更换无菌引流袋,更换中严格无菌操作。

3)加强观察:定期观察并记录"T"形管引流胆汁的颜色、性状和量。正常成人每日胆汁分泌量为 800～1200mL,呈黄或黄绿色,且清亮、无浑浊、有一定黏性。术后 24 小时内引流量为300～500mL,恢复饮食后可增至每日 600～700mL,以后逐渐减少至每日 200mL 左右。术后1～2 日引流液可呈淡黄色浑浊状,后颜色逐渐加深、清亮。若胆汁浑浊,应考虑结石残留或胆管炎症未被控制;若胆汁过多,提示胆道下端有梗阻的可能;若胆汁突然减少甚至无胆汁流出,则可能有受压、扭曲、折叠、阻塞或脱出,应立即检查,并及时处理。

4)拔管:术后 10～14 日,若患者无发热、腹痛、黄疸等症状,血常规、血清黄疸指数正常,"T"形管引流出的胆汁色泽正常,且引流量减少至 200mL,胆管造影或胆道镜证实胆管无狭窄、结石、异物,胆道通畅,夹管试验无不适,可考虑拔管。拔管前引流管应开放 1～2 日,使造影剂完全排出。拔管后,残留窦道用凡士林纱布堵塞,1～2 日内可自行闭合。若胆道造影发现有残留结石,则需保留"T"形管 6 周以上再做处理。

(4)并发症的预防和护理。

1)出血:术后早期出血的原因可能与术中血管结扎线脱落、肝断面渗血及凝血功能障碍有关,应加强预防和观察。腹腔引流管引流大量血性液体超过每小时 100mL、持续 3 小时以上并伴有心率增快、血压下降、面色苍白等休克征象时,提示腹腔内出血,应及时报告医师并配合抢救。

2)胆瘘:术后患者出现发热、腹胀和腹痛等腹膜炎表现,或腹腔引流液呈黄绿色胆汁样,常提示发生胆瘘。护理措施:①妥善固定引流管,保留适当的长度以利翻身,防止牵扯引流管导致胆汁渗漏;②按时挤捏引流管,防止堵塞,保证引流通畅,防止胆汁性腹膜炎发生;③观察腹部置管处有无胆汁外渗或有无腹痛、发热等感染症状;④及时更换引流管周围被胆汁浸湿的敷料,给予氧化锌软膏涂敷局部皮肤;⑤胆汁外渗较多时,可给予引流口处持续负压吸引,以保持皮肤干燥;⑥加强营养,可经胃肠道或静脉补充;⑦如需手术治疗,做好手术准备。

(十)健康教育

1.饮食指导

指导患者选择低脂、高糖、高蛋白、高维生素易消化饮食,忌油腻食物及饱餐。

2.定期复查

非手术治疗患者应遵医嘱坚持治疗,定期复查。若出现腹痛、黄疸、发热等症状时,应及时就诊。

3.带"T"形管出院患者的指导

注意防止"T"形管受压、牵拉,加强日常护理,避免"T"形管堵塞、脱出及胆道逆行感染。若引流出现异常,应及时就诊。

第四节　胆道感染

胆道感染是指胆道内有细菌感染,可单独存在,但多与胆石症同时并存、互为因果。感染的胆道易形成结石,胆石阻塞胆管则多半合并感染。

一、急性胆囊炎

急性胆囊炎是胆囊发生的急性化学性和(或)细菌性炎症,是一种常见急腹症。根据胆囊内有无结石,将胆囊炎分为结石性胆囊炎和非结石性胆囊炎。结石性胆囊炎多见,约占95%。

(一)病因

1.胆囊管梗阻

结石阻塞胆囊管造成胆囊内胆汁滞留,继发细菌感染而引起急性炎症。胆汁排出受阻,胆汁淤滞、浓缩,高浓度的胆盐可损伤胆囊黏膜,引起急性炎症反应。

2.细菌感染

细菌可通过血液循环、淋巴途径或胆道进入胆囊。在胆汁流出不畅时或梗阻时,胆囊的内环境有利于细菌的繁殖和生长。致病菌主要是革兰阴性杆菌、厌氧菌等。

(二)病理生理

急性胆囊炎开始阶段,胆囊管梗阻,胆囊内压力增高、黏膜充血水肿、渗出增多,此时为急性单纯性胆囊炎。如果病因没有解除,炎症发展,病变可累及胆囊壁的全层,白细胞弥漫浸润,浆膜也有纤维性和脓性渗出物覆盖,成为急性化脓性胆囊炎。若胆囊内压继续增高,导致胆囊壁血液循环障碍,引起胆囊壁组织坏疽,即为急性坏疽性胆囊炎。胆囊壁坏死穿孔发生较急时,会导致胆汁性腹膜炎,穿孔部位多在颈部和底部。若胆囊坏疽穿孔发生过程较慢,被周围组织器官粘连包裹,形成胆囊周围脓肿。当合并有细菌感染时,上述病理过程发展的更为迅速。

(三)临床表现

1.症状

(1)腹痛。

多为右上腹阵发性剧烈绞痛或胀痛,常在饱餐、进食油腻食物后或夜间发作,疼痛可放射至右肩胛、右腰背部。若病情持续发展,疼痛可为持续性、阵发性加剧。

(2)消化道症状。

腹痛发作同时常伴有恶心、呕吐、厌食等消化道症状。

(3)发热。

合并感染化脓时伴高热,体温可高达40℃。

(4)黄疸。

10%～25%的患者可出现轻度黄疸,多见于胆囊炎症反复发作合并Mirizzi综合征的患者。

2.体征

大多数患者在右上腹部有压痛、腹肌紧张,有时可触及肿大而有触痛的胆囊。将左手医于腹直肌外缘与右肋缘下交界处,患者腹式呼吸,如出现因疼痛而突然屏气则称为 Murphy 征阳性,是急性胆囊炎的典型体征。

(四)辅助检查

1.实验室检查

血常规检查表现为白细胞计数及中性粒细胞增高,部分患者可有血清胆红素、氨基转移酶或淀粉酶升高。

2.影像学检查

B 超可见胆囊增大、胆囊壁增厚,明显水肿时可见"双边征",胆囊内结石显示强回声影、其后伴声影。CT、MRI 均能协助诊断。

(五)治疗原则

急性胆囊炎主要为手术治疗,根据患者的病情决定手术时机、手术方式。

1.非手术治疗

包括对患者的全身支持;纠正水、电解质紊乱和酸碱平衡失调;禁食;解痉止痛;抗生素使用和严密的临床观察。对伴发病如老年人的心血管系统疾病、糖尿病等给予相应的治疗,也同时可作为术前准备。

2.手术治疗

(1)急诊手术适应证。

1)48~72 小时内发病者。

2)经非手术治疗无效并且恶化者。

3)并发胆囊穿孔、弥漫性腹膜炎、急性化脓性胆管炎者。

(2)手术方式。

OC 是急性胆囊炎、胆囊结石治疗的常规术式。胆囊炎症较轻者可应用 LC,但急性化脓性、坏疽穿孔性胆囊炎者不宜采用 LC,即使在 LC 施行过程中发现胆囊管炎症较重、周围组织严重粘连等,应果断地中转为开腹手术,确保安全。对高危患者,不能耐受胆囊切除者,或局部粘连解剖不清者,不能行胆囊切除术的情况下,可先行胆囊造口术减压引流。

(六)护理评估

1.身体状况

(1)症状。

了解腹痛的诱因、部位、性质及有无肩背部放射痛等;有无胆囊增大,是否触及胆囊增大,Murphy 征是否阳性,有无腹膜刺激征等。

(2)体征。

有无寒战、高热、恶心、呕吐;有无面色苍白等贫血现象;有无黏膜皮肤黄染;有无体重减轻;有无意识及神经系统改变等。

(3)辅助检查。

了解白细胞计数及中性粒细胞比例是否明显升高;血清胆红素、氨基转移酶有无升高;B

超及其他影像学检查结果是否提示胆囊增大或结石；心、肺、肾等器官功能有无异常。

2.与疾病相关的健康史

（1）一般情况。

了解患者的年龄、性别、居住地及饮食习惯；女性患者的月经周期及妊娠史等。

（2）既往史。

有无胆囊结石、胆囊炎和黄疸病史；有无消化性溃疡及类似疼痛发作史；有无呕吐蛔虫或粪便排出蛔虫史；有无过敏史及其他腹部手术史。

3.心理—社会状况

了解患者及家属对疾病的认识；家庭经济状况；心理承受程度及对治疗的期望。

（七）护理问题/诊断

1.知识缺乏

与缺乏疾病和手术相关知识。

2.疼痛

与胆汁排出受阻致胆囊强烈收缩、继发感染或手术后伤口疼痛有关。

3.营养失调

低于机体需要量，与恶心、呕吐不能进食和手术前后禁食有关。

4.潜在并发症

胆囊穿孔、出血、胆瘘等。

（八）护理措施

1.术前护理

（1）心理护理。

患者术前可有烦躁、紧张等心理，护士要向患者及家属详细介绍麻醉、手术方式、手术治疗的益处以及术后可能出现的并发症及预防措施，消除患者、家属的顾虑，缓解其心理压力，使其积极配合治疗。

（2）病情观察。

监测生命体征。观察腹痛部位及性质变化，如出现寒战、高热或腹痛加重甚至波及全腹，应考虑病情加重，及时报告医师并协助处理。

（3）缓解疼痛。

患者取舒适体位并卧床休息，腹膜炎患者宜取半卧位；对诊断明确且疼痛剧烈者可给予解痉镇痛药物，以缓解疼痛。

（4）控制感染。

应合理使用抗生素，通常选择对革兰阴性菌及厌氧菌有效的抗生素联合用药。

（5）高热的护理。

高热患者遵医嘱给予药物或物理降温，并密切观察体温变化，加强营养；及时更换潮湿被褥，增进患者舒适；密切观察血压、脉搏、呼吸、意识变化；遵医嘱经静脉补充足够的水、电解质、热量和维生素等，维持水、电解质及酸碱平衡。

2.术后护理

参见本章胆囊结石患者的术后护理。

(十)健康教育

(1)注意饮食习惯,忌食高胆固醇、高脂肪食物。

(2)坚持按时服用利胆药物。

(3)生活起居要有规律,不要过度劳累,心情要舒畅。

(4)按时复查,再次出现腹痛、黄疸、消化不良等情况,要立即到医院就诊,以免延误病情。

二、慢性胆囊炎

慢性胆囊炎是胆囊慢性炎症过程,大多数合并胆囊结石,少数为非胆石性慢性胆囊炎,大多为慢性起病,也可由急性胆囊炎反复发作而来。

(一)病理生理

胆囊因炎症和结石的反复刺激,病理改变可以从轻度的胆囊壁的慢性炎细胞浸润直至胆囊的组织结构破坏、纤维瘢痕增生、完全丧失其生理功能,或合并有胆囊外的并发症。

(二)临床表现

慢性胆囊炎临床症状常不典型,大多数患者有胆绞痛的病史,而后有厌油脂饮食、腹胀、嗳气等消化不良的症状;也可有右上腹和肩背部的隐痛。

(三)辅助检查

B超最有诊断价值,可显示胆囊大小、囊壁厚度、囊内结石和胆囊收缩情况。

(四)治疗原则

慢性胆囊炎临床症状明显并伴有胆囊结石者应行胆囊切除术,既可解除症状又可防止胆囊恶变。对年迈体弱或伴有重要器官严重器质性病变者,可采用非手术治疗,包括限制脂肪饮食、口服胆盐和消炎利胆药物或中西医结合治疗等。

(五)护理

参见本章急性胆囊炎患者的护理。

三、急性梗阻性化脓性胆管炎

急性梗阻性化脓性胆管炎(AOSC)是在胆道梗阻的基础上,并发胆道系统的急性化脓性细菌感染,又称急性重症胆管炎,是急性胆管炎的严重类型。

(一)病因

最常见的原因是胆道结石,此外还有胆道蛔虫、胆管狭窄、胆肠吻合口狭窄、恶性肿瘤、先天性胆道解剖异常等。胆道发生梗阻时,胆盐不能进入肠道,易造成细菌移位致急性化脓性炎症。

(二)病理生理

AOSC的基本病理变化是胆管的梗阻及感染。胆总管常呈明显扩大、壁厚、黏膜充血、水肿,黏膜上常有多发性溃疡。管腔内充满脓性胆汁,致使胆管内压力进一步升高,当胆管内压力超过 $2.94kPa(30cmH_2O)$ 时,胆汁中的细菌和毒素即可逆行进入肝窦,产生严重的脓毒血症,发生感染性休克。

（三）临床表现

大多数患者有胆道疾病史或胆道手术史。根据胆道梗阻的部位不同，梗阻的程度及胆道感染程度的不同，其临床表现也不完全相同。患者发生胆道梗阻和感染后，出现腹痛、发热、黄疸等症状，但难于胆道梗阻部位有肝内与肝外之别，腹痛与黄疸的程度差别甚大，而急性胆道感染的症状则为各类胆管炎所共有。

1.肝内胆管炎

左、右肝管汇合以上梗阻合并感染者，腹痛较轻，一般无黄疸，以高热、寒战为主要临床表现。患者腹部多无明显压痛及腹膜炎体征，常可表现为肝大，一侧肝管梗阻可出现不对称性肝大，患侧肝区叩痛或压痛。

2.肝外胆道梗阻合并感染

由于严重胆道化脓性炎症、胆道高压、内毒素血症、脓毒败血症，患者表现为弛张热，或黄疸日渐加重，脉快而弱，有中毒症状。患者典型表现为上腹剧烈疼痛、寒战、高热和黄疸，即 Charcot 三联征。当病情进一步发展时，可出现血压下降、意识淡漠、嗜睡、昏迷等感染性休克和意识改变，称为 Reynolds 五联征。

本病发病急，病情进展迅速，如未予以及时有效的治疗，病情恶化，将发生急性呼吸衰竭和急性肾衰竭，严重者可在短期内死亡。

（四）辅助检查

1.实验室检查

白细胞计数升高，甚至可超过 $20 \times 10^9 / L$；中性粒细胞比例明显升高；胞浆内可出现中毒颗粒；凝血酶原时间延长。

2.影像学检查

B 超是最常应用的简便、快捷、无创伤性辅助诊断方法，可显示胆管扩大范围和程度以估计梗阻部位。若病情稳定，可行 CT 或 MRCP 检查。

（五）治疗原则

本病患者应紧急手术，切开胆总管减压，取出结石解除梗阻和通畅引流胆道。应在抗休克的同时积极进行手术准备。

1.非手术治疗

既是治疗又是术前准备。

（1）抗休克。

通过输液、输血补充血容量，必要时应用升血压药物；预防急性肾功能不全的发生。

（2）控制感染。

选用广谱抗生素静脉内滴注，然后根据胆汁及血液的细菌培养及抗生素敏感度测定结果加以调整。

（3）纠正水、电解质紊乱及酸碱平衡失调。

常见为等渗或低渗性缺水、代谢性酸中毒。

（4）全身支持治疗。

包括吸氧、降温、解痉镇痛、营养支持等。

2.手术治疗

以切开胆总管减压并引流胆道挽救生命为主要目标。手术的基本方法为胆总管切开引流术。手术时宜先探查胆总管,取出胆管内的结石,放置"T"形管引流。若肝管开口处梗阻,则必须将其扩大或将狭窄处切开。尽量取出狭窄上方的结石,然后将引流管的一臂放至狭窄处上方肝管内,才能达到充分引流的目的,也可采用内镜鼻胆管引流术(ENAD)、PTCD 等引流胆道。但病情危重者,不宜做过于复杂的手术。

(六)护理评估

1.身体状况

(1)症状和体征。

了解腹痛的诱因、部位、性质及有无放射痛等;腹部有无不对称性肿大,有无腹膜刺激征等;有无感染中毒表现;有无发绀、恶心、呕吐;有无面色苍白等贫血现象;有无皮肤、巩膜黄染及黄染程度;有无体重减轻;有无意识及神经系统改变等。

(2)辅助检查。

了解白细胞计数及中性粒细胞比例是否明显升高;细胞内是否出现中毒颗粒;尿常规有无异常;血生化检查是否提示肝功能损害、电解质紊乱;心、肺、肾等器官功能有无异常等。

2.与疾病相关的健康史

了解患者的居住地及饮食习惯,既往有无胆囊结石、胆囊炎和黄疸病史;有无胆道手术史;有无过敏史及其他腹部手术史。

3.心理—社会状况

了解患者及家属对疾病的认识;家庭经济状况;心理承受程度。

(七)护理问题/诊断

1.体液不足

与恶心、呕吐及感染性休克有关。

2.体温过高

与胆管梗阻并继发感染有关。

3.低效性呼吸形态

与感染中毒有关。

4.营养失调

低于机体需要量,与胆道疾病致长期发热、肝功能损害及禁食有关。

5.潜在并发症

脓毒血症、感染性休克。

(八)护理措施

1.术前护理

(1)心理护理。

患者术前可有烦躁、紧张等心理,护士要向患者及家属详细介绍麻醉、手术方式、手术治疗的益处以及术后可能出现的并发症及预防措施,消除患者、家属的顾虑,缓解其心理压力,使其积极配合治疗。

（2）病情观察。

严密观察意识、生命体征、腹部体征及尿量变化，动态监测血常规、电解质、血气分析等结果。如患者出现体温升高、意识淡漠、黄疸加深、少尿或无尿、PaO_2 降低、代谢性酸中毒及凝血酶原时间延长等，提示发生 MODS，及时报告医师并协助处理。

（3）保持体液平衡。

1）补充血容量，快速建立有效静脉通路，迅速补充晶体液和胶体液以恢复有效循环血量，必要时使用多巴胺等血管活性药物。

2）维持水、电解质及酸碱平衡，根据病情及监测结果及时补充水和电解质，适时调整补液的种类和量。

（4）发热护理。

1）降温，依据体温升高的程度可先采用温水擦浴、冰敷等物理降温方法，必要时使用药物降温。

2）合理使用抗素，遵医嘱联合应用足量有效的抗生素，有效控制感染，以降低体温。

（5）改善气体交换。

非休克患者采取半卧位，使腹肌放松、膈肌下降，有利于改善呼吸状况；休克患者取仰卧位。根据呼吸功能检测结果选择给氧方式确定氧气流量或浓度，可经鼻导管、面罩、呼吸机辅助等方法给氧，改善缺氧状态。

（6）营养指导。

经静脉补充能量、氨基酸、维生素、水及电解质，以维持和改善营养状况。凝血功能障碍者，遵医嘱予维生素 K_1 肌内注射。

（7）完善术前准备。

积极完善相关各项术前检查及准备。

2.术后护理及健康教育

参见本章胆管结石患者的术后护理。

第十章　骨外科常见疾病的护理

第一节　骨折

一、肱骨髁上骨折的护理

肱骨髁上骨折是指肱骨内外髁上 20cm 以内的骨折,多见于 5～12 岁儿童,由间接暴力所致,可分为伸直型和屈曲型,以前者多见。主要表现为肘部弥漫性肿胀、瘀斑、起水疱,疼痛,活动受限,有时呈枪托样双曲畸形;有正中神经损伤时,表现为"猿手";尺神经损伤时表现"爪形手";出现手指伸直引起剧烈疼痛,则为前臂屈肌缺血早期症状,对于早期诊断骨筋膜室综合征有重要意义,但若神经损伤、缺血同时存在,则此征可为阴性。X 线检查可明确诊断。若受伤时间短,局部肿胀轻,无血液循环障碍者,可在麻醉后行手法复位,用石膏托固定。如骨折部严重肿胀,可先行尺骨鹰嘴悬吊牵引,待肿胀消退后再行手法复位。对手法复位失败、小的开放伤、污染不重及有神经血管损伤者,可行手法复位加外固定。主要护理要点:采用上肢制动抬高,促进血液循环,减轻患肢肿胀和疼痛;观察上肢末端血运情况,有无疼痛、麻木、肿胀、苍白或发绀。开放性骨折和手术后患者注意有无红、肿、热、痛及分泌物等,观察神经损伤的恢复情况,预防骨筋膜室综合征。后期进行上肢的功能锻炼。

二、尺、桡骨骨折的护理

尺桡骨干双骨折较多见,占各类骨折的 6％左右,以青少年多见,易并发前臂骨筋膜室综合征,多为重物直接打击或刀砍伤等直接暴力引起。间接暴力如跌倒时手掌着地,地面的反作用力沿腕及桡骨下段上传,也可致桡骨中 1/3 部骨折。暴力又通过骨间膜斜行向远端,造成尺骨低位骨折。在遭受扭转暴力作用时,尺、桡骨在极度旋前或旋后位互相扭转,出现骨折线方向一致成角相反、平面不同的螺旋形或斜形骨折,尺骨的骨折线多高于桡骨的骨折线。

评估见前臂疼痛、肿胀、功能障碍,尤其是不能旋转活动。骨折部位压痛、明显畸形、有骨擦音和反常活动。严重者可出现疼痛进行性加剧、肢体肿胀、手指呈屈曲状态、皮肤苍白发凉、毛细血管充盈时间延长等骨筋膜室综合征的早期临床表现。X 线片可确定骨折的准确部位、类型和移位方向,以及是否合并桡骨小头脱位或尺骨小头脱位。治疗时手法复位重点在于矫正旋转移位,使骨间膜恢复其紧张度,骨间隙正常;复位后用小夹板或石膏托固定。难以手法复位或复位后不稳定的尺、桡骨干双骨折,可行切开复位,用钢板螺丝钉或髓内针内固定。

护理要点如下。

1.维持患肢良好的血液循环

(1)加强观察:注意评估患肢皮肤颜色、温度,有无肿胀及桡动脉搏动情况。观察是否出现剧痛,手部皮肤苍白、发凉、麻木,被动伸指疼痛,桡动脉搏动减弱或消失等表现,一旦出现立即通知医生。

(2)定时检查夹板及石膏绷带等固定松紧是否合适,及时给予调整。

(3)支持并保护患肢,防止腕关节旋后或旋前。

2.合理功能锻炼

(1)受伤臂肌的舒缩运动:指导复位固定后的患者进行,上臂肌和前臂肌的舒缩运动,做用力握拳和充分屈伸手指的动作。

(2)肩、肘、腕关节的运动:伤后2周,局部肿胀消退,开始肩、肘、腕关节的运动,但禁止做前臂旋转运动。

(3)前臂旋转和推墙动作:4周后练习前臂旋转和用手推墙动作。

(4)各关节全范围功能锻炼:去除外固定后,进行各关节全活动范围的功能锻炼。

三、桡骨下端骨折的护理

桡骨下端骨折以Colles骨折最多见,是指跌倒后手掌先着地,骨折的远端向桡背侧,近端向掌尺侧移位的骨折,常发生在中老年人。评估可发现Colles骨折的典型表现为伤侧腕关节明显肿胀、疼痛、活动受限,骨折移位明显时,由于远端向背侧移位侧面呈"餐叉"样畸形,又因远端向桡侧移位且有缩短,桡骨茎突上移,正面呈"枪刺"样畸形。

护理要点:患侧前臂抬高,石膏固定时注意观察患侧手指的血液循环;门诊患者注意提醒患者2周后更换石膏。Colles骨折复位后,进行握拳、运动手指的练习、伤后2周进行腕关节背伸,桡侧偏斜练习,同时进行肩关节的各种活动,3~4周后解除外固定,进行腕关节的活动。

四、股骨颈骨折的护理

股骨颈骨折多发生于老年人,尤其女性在平地滑倒,床上跌下,下肢突然扭转时因骨质疏松易发生。由于股骨颈血供较差,骨折不愈合率高,易发生股骨头坏死及塌陷。护理评估时可见髋关节处疼痛,不能站立行走,患肢呈轻度屈髋屈膝、内收、外旋缩短畸形。大转子明显上移突出,髋部有压痛,向叩击痛阳性。嵌插骨折的患者,有时仍能行走或骑自行车,易造成漏诊。应高度注意防止使无移位的稳定骨折变成有移位的不稳定骨折。

护理要点:①采用平卧位,下肢抬高,一般放在勃朗架上或托马斯架上,保持下肢外展中立位,防止内旋、外旋、足下垂,必要时穿"丁"字鞋,肢体长期固定于功能位。②注意观察患肢的血液循环。③卧床患者,做好一般护理,防止压疮、肺炎等并发症。④饮食一般给予高蛋白、高热量、高维生素饮食,多饮水,多食粗纤维饮食。⑤后期解除外固定后锻炼下肢各关节的功能。

五、股骨干骨折的护理

股骨干骨折是指股骨小转子以下、股骨髁以上的骨折,约占全身各类骨折的6%,多见于青壮年。多由强大的直接或间接暴力所致。直接暴力可引起股骨横断或粉碎性骨折,间接暴力可引起股骨的斜形或螺旋形骨折。

(一)股骨上1/3骨折

近折段受髂腰肌、臀中肌、臀小肌外旋肌群的作用,向前、外及外旋方向移位,远折段则可受内收肌群的牵拉向内、向后方向移位,造成向外成角及缩短畸形。

(二)股骨中1/3骨折

骨折端移位无一定规律,与暴力方向有关;若骨折端接触而无重叠时,由于内收肌的作用,骨折可向外成角。

(三)股骨下 1/3 骨折

远折段受腓肠肌的牵拉可向后移位,压迫或损伤腘动、静脉和胫、腓总神经,骨折近折段内收向前移位。

评估时可见局部疼痛、肿胀和畸形较明显,活动障碍,远端肢体异常扭曲,出现反常活动、骨擦音。股骨干骨折可因出血量大出现休克症状和体征,包括髋、膝关节的正、侧位 X 线片可确定骨折的部位、类型和移位情况。处理可牵引治疗,如 3 岁以内儿童用垂直悬吊式皮牵引,成人股骨干骨折则用骨牵引、手法复位外固定等非手术治疗,也可切开复位内固定。

护理要点:①监测患者生命体征。②维持有效循环血量,遵医嘱输液、输血抗休克。③加强功能锻炼,促进康复。如伤后 1～2 周,练习股四头肌的等长舒缩,以促进静脉回流,减轻水肿,防止肌萎缩和关节僵硬。去除牵引或外固定后遵医嘱进行膝关节的屈伸锻炼和髋关节的各种运动锻炼。初期需扶助行器或拐杖,使患肢在不负重情况下练习行走。

六、胫腓骨干骨折的护理

胫腓骨干骨折指胫骨平台以下至踝关节以上部分发生的骨折,很常见,占全身各类骨折的17%,以青壮年和儿童居多。多为直接暴力打击和压轧所致,也可由高处坠落、滑倒等所致。胫骨上 1/3 骨折,由于骨折远端向上移位,腘动脉分叉处受压,易造成小腿缺血或坏疽,腓骨上端骨折易损伤腓总神经。中 1/3 骨折,可导致骨筋膜室综合征。胫骨下 1/3 骨折,由于血运差,软组织覆盖少,易发生骨折延迟愈合,甚至不愈合。评估可出现反常活动和畸形,局部有疼痛、肿胀,常伴有腓总神经或腘动脉损伤的症状和体征,胫前区和腓肠肌区张力增高。小儿青枝骨折表现为不敢负重和局部压痛。开放性骨折可见骨折端外露。X 线片可确定骨折的部位、类型和移位情况。治疗以胫骨复位为主,也应重视腓骨的复位。

护理要点:①维持患肢的正常血运,防止并发骨筋膜炎综合征。②功能锻炼以促进静脉回流,防止肌萎缩和关节僵硬,有夹板外固定的患者可进行膝、距小腿关节活动,但禁止在膝关节伸直情况下旋转大腿,防止发生骨不连,去除牵引或外固定后遵医嘱进行距小腿、膝关节的屈伸锻炼和髋关节的各种运动锻炼,逐步下地行走。

第二节　关节脱位

一、概述

组成关节的各骨面失去正常的对合关系,称为关节脱位(俗称脱臼),多见于儿童、青壮年,常见的有肩关节脱位,肘关节脱位,髋关节脱位。

(一)分类

(1)按发生脱位的原因分为创伤性脱位、病理性脱位、先天性脱位、习惯性脱位。

(2)按脱位程度分为全脱位、半脱位。

(3)按关节腔是否和外界相通分为开放性脱位、闭合性脱位。

(4)按脱位发生的时间长短分为新鲜脱位(脱位时间在 3 周以内)、陈旧脱位(脱位时间超过 3 周)。

(二)护理评估

1.健康史

了解受伤的经过,暴力的大小、方向性质,受伤部位、受伤的时间及治疗情况;评估有无化脓性关节炎、关节结核、骨关节肿瘤病史。对婴幼儿应了解妊娠期及出生情况。

2.身体状况

(1)一般表现。

关节肿胀、疼痛、淤血斑、局部压痛,关节功能障碍。有时可见伤口,有血液流出。

(2)专有表现。

1)畸形:关节脱位后,骨端移位外形改变,产生各种畸形,可在关节附近触到关节头,肢体的长度缩短或延长。

2)弹性固定:脱位产生疼痛,使关节周围肌肉发生痉挛,加上关节囊和周围韧带的牵拉,使患肢固定于某种异常位置,当被动活动时又被弹回或有弹性感。

3)关节盂空虚:关节脱位后在体表触摸关节盂,其内空虚,可在附近异常位置触及移位骨端,若肿胀严重则难以触知。

3.心理—社会状况

脱位后关节疼痛、功能障碍以及关于预后和治疗费用的忧虑,常使患者产生焦虑和烦躁情绪。对于肿瘤等原发病变导致的脱位,肢体的功能可暂时或永久地丧失,患者常产生悲观失望情绪,甚至产生轻生念头。

4.辅助检查

(1)X 线检查:可了解有无脱位,脱位的程度、类型、方向,是否合并骨折,还可指导复位,判断疗效,故 X 线检查是诊断脱位最简便、最常用的方法。

(2)CT 检查:主要用于髋关节,可看到是否合并骨折及股骨头坏死。

5.治疗要点

脱位的治疗原则是复位、固定、功能锻炼。对于新鲜的闭合性脱位,采用手法复位外固定。对于开放性脱位及早进行清创缝合,预防感染,复位固定。对于陈旧性脱位、手法复位失败或合并有关节内骨折者应行切开复位外固定。

(三)护理诊断及合作性问题

1.疼痛

与关节周围软组织损伤、神经受压有关。

2.躯体活动障碍

与脱位后关节功能丧失、疼痛及制动有关。

3.知识缺乏

缺乏有关复位后继续治疗及正确功能锻炼的知识。

4.潜在并发症

与血管、神经损伤等有关。

(四)护理目标

(1)患者的疼痛缓解或消失。

(2)肢体功能恢复。

(3)患者能了解预防,康复知识。

(4)患者逐步恢复生活自理。

(五)护理措施

1.急救护理

开放性的关节脱位,积极做好清创前的准备,及时配合医生实施清创术。闭合性脱位配合医生进行复位、固定。固定期间注意观察,做好常规的护理。

2.非手术治疗的护理

(1)病情观察。

1)观察局部症状和体征。

2)复位后症状和体征是否消失。

3)患肢末端的血液循环、感觉、运动。

(2)治疗配合。

1)解除疼痛。

a.早期正确复位,可使疼痛缓解或消失。

b.遵医嘱使用镇痛剂。

2)固定。

复位后将关节固定于适当位置,使损伤的软组织得以修复,一般固定2~3周。陈旧性脱位经手法复位后,固定时间应适当延长。

3)功能锻炼。

在固定期间要经常进行关节周围肌肉和患肢其他关节活动,防止骨萎缩和关节僵硬。固定解除后,逐步扩大创伤关节的活动范围,并辅以理疗、中药熏洗等手段,逐渐恢复关节功能,切忌粗暴的活动,以免加重损伤。

(3)心理护理。

多与患者交流了解其心理感受,正确引导患者正视疾病,介绍疾病发生、治疗、预后、康复锻炼的目的等,给予精神安慰,减轻紧张心理使其树立战胜疾病的信心,配合医疗、护理和各项操作。

(4)手术前常规准备。

包括清洁、消毒及术前禁饮、禁食等,重点是皮肤准备。

3.手术后护理

(1)一般护理:肩、肘关节脱位后,功能位石膏固定并稍抬高,以利于静脉回流,减轻肿胀。髋关节脱位后,石膏固定于外展并稍抬高,防止髋关节屈曲、内收、旋转。

(2)病情观察:手术后密切观察生命体征、伤口敷料,伤口有无红、肿、热、痛,肢体远端感觉、运动、温度、肿胀情况。

(3)治疗配合:伤口出血较多时,协助医生包扎止血;伤口有感染迹象,及时进行换药,必要时遵医嘱使用有效的抗生素。

(六)护理评价

(1)患者疼痛是否消失。

(2)患者是否掌握疾病的预防和康复知识。

(3)脱位的关节功能是否恢复正常生活能不能自理。

(4)并发症未发生或发生后得到及时处理。

(七)健康指导

1.功能锻炼

向患者及家属解释功能锻炼的目的、意义、方法、重要性,正确指导患者进行功能锻炼。在固定期间,非固定关节进行功能锻炼,固定关节进行骨肉舒缩活动。在外固定解除后,逐渐地进行肢体功能的主动锻炼。肩关节主要锻炼前屈、后伸、旋转、环转、上举等功能,肘关节屈、伸功能,髋关节屈、伸、内收、外展、负重、行走功能。

2.家庭护理

对于门诊患者,向家属和患者交代应坚持固定。肩、肘关节固定2周后进行功能锻炼。观察局部肿胀,疼痛情况,如有异常及时来医院复诊。习惯性脱位要注意保护,避免再发生脱位。

二、常见关节脱位的护理

临床上常见的脱位有肩关节脱位、肘关节脱位、髋关节脱位,以肩关节脱位最多见。

(一)肩关节脱位

肩关节脱位男性发病率高于女性,好发于20～50岁青壮年,多由间接暴力引起,约占全身关节脱位的50%。根据肱骨头的位置,可分为前脱位、后脱位,以前脱位多见。脱位如在初期治疗不当,过早活动可发生习惯性脱位,护理评估可见伤肢轻度外展,弹性固定于外展内旋位,肘屈曲,用健侧手托住患侧前臂,肩关节外展呈"方肩"畸形。征阳性:患侧肘部紧贴胸部时,其手不能搭到健侧肩部,或手搭在健侧肩部,肘部不能贴近胸壁。脱出的肱骨头可压迫神经、血管,并出现相应症状。肱骨头压迫腋神经或臂丛神经出现运动障碍、感觉异常、反射减弱或消失,也可损伤腋动脉,引起上肢血液循环障碍。治疗要点:常用足蹬法、旋转法复位。

护理要点:协助医生及时复位,复位后用三角巾悬吊固定2周,2周内活动腕关节及指关节,2周后进行肩、肘关节功能锻炼。切忌过早活动,以免发生习惯性脱位。

(二)肘关节脱位

肘关节脱位发病率仅次于肩关节脱位,多发生于青壮年,由外伤导致。根据尺桡骨近端移位的情况,可分为前脱位和后脱位。可合并肱骨髁上骨折,尺骨鹰嘴或冠状突骨折。表现为肘部明显畸形,肘窝部饱满,肿胀明显,易压迫正中神经、尺神经使手指感觉迟钝功能障碍。后脱位时,肘关节弹性固定于120～140°的半伸位,前臂外观变短;前脱位时前臂延长。肘关节脱位后,肘后三角关系失常。治疗时常用推拉法复位。

护理要点是:及时复位,复位后固定2～3周,解除固定后进行功能锻炼。

(三)髋关节脱位

髋关节脱位多由强大暴力引起,多发生于青壮年,可分为前脱位、后脱位、中心脱位三种类型,以后脱位最常见。它也可由结核、肿瘤等引起病理性脱位。髋关节先天发育不良,可形成先天性脱位。主要表现是下肢弹性固定于屈曲、内收、内旋位,足尖触及健侧足背,患肢缩短、活动受限,腹股沟部关节空虚,髂骨后可摸到隆起的股骨头,大转子上移。治疗常用提拉法、旋转法复位。

护理要点:协助医生进行及时复位、固定,复位后皮牵引固定2周,防止股骨头发生无菌性坏死,牵引期间保持下肢中立位,防止足下垂。3个月经X线片证实血液供应良好后下地活动,但不能负重劳动,6个月后进行负重劳动。卧床期间加强基础护理,防止并发症。

第三节　骨肿瘤

一、概述

骨肿瘤是发生于骨内或起源于各种骨组织成分的肿瘤的统称,病因不明,男性多于女性。按肿瘤的发生部位可分为原发性骨肿瘤和继发性骨肿瘤。按组织学一般分为良性骨肿瘤和恶性骨肿瘤。

(一)护理评估

1.健康史

评估年龄、性别、发育、营养状况、职业及生活习惯,特别要注意有无发生肿瘤的相关因素,有无癌前病变和其他肿瘤,家族中有无类似疾病发生。

2.身体状况

(1)肿块:肿块是肿瘤最常见、最早、最重要的体征。良性肿瘤肿块质硬、无压痛,恶性肿瘤肿块发展迅速,可见表面浅静脉怒张。

(2)疼痛:良性骨肿瘤多无疼痛,但骨样骨瘤可因生长而产生剧痛。恶性肿瘤几乎均有疼痛,早期疼痛较轻,随着病情进展,疼痛逐渐加剧且呈持续性,以夜间疼痛为重。

(3)关节功能障碍:发生于长骨干骺端的骨肿瘤,多邻近关节由于疼痛、肿胀、畸形使关节活动受限。

(4)压迫、浸润症状:压迫神经、血管,可使神经支配区域的运动、感觉、反射、自主神经功能发生障碍。侵犯邻近关节出现肿胀、疼痛、功能障碍。压迫脊髓,出现压迫部位以下截瘫,转移至其他器官,出现相应功能障碍。良恶性肿瘤均可引起压迫症状或截瘫。

3.心理—社会状况

骨肿瘤患者对于预后、手术、康复知识了解很少,害怕手术,害怕肢体缺如,从而引起焦虑心理。担忧巨额医疗费用,家庭经济承担困难,得不到社会的有效支持,担忧残疾、化疗、放疗引起的自我形象改变社会的遗弃,对生活丧失信心,从而产生悲观绝望心理。

4.辅助检查

(1)影像学检查。

1)X线检查:X线检查对诊断骨肿瘤有重要价值,能显示骨与软组织的基本改变。①良性肿瘤肿块形态规则,与周围组织界限清楚,密度均匀,以硬化边为界,骨皮质因膨胀而变薄,但仍保持完整,无骨膜反应。②恶性肿瘤的肿块不规则,密度不均,边缘模糊不清,溶骨现象明显,骨质破坏、变薄、断裂、缺失;原发性恶性肿瘤常出现骨膜反应,如骨肉瘤患者其形状可呈日光放射状、葱皮样及 Codman 三角。

2)CT、BMI、ECT 检查:可检查骨盆、脊柱等部位的肿瘤。

(2)生化检查:溶骨性肿瘤血钙浓度增高。成骨性肿瘤如骨肉瘤,血中碱性磷酸酶升高。尿液中出现球蛋白,要考虑细胞性的骨髓瘤。

(3)病理学检查:骨肿瘤的病理学检查主要是活组织检查,在手术中进行活组织检查,可决定手术方式,也是最后诊断骨肿瘤的唯一确定性诊断检查。

5.治疗要点

良性肿瘤多以局部刮除、灭活、植骨或肿瘤切除为主。恶性肿瘤尚无特效疗法,多采用手术为主,辅助放疗、化疗、中医中药、免疫治疗的综合方法。截肢、关节离断是最常用的手术方法。

(二)护理诊断及合作性问题

1.焦虑

与肢体功能障碍和对预后担忧有关。

2.慢性疼痛

与肿瘤浸润和压迫神经有关。

3.躯体活动障碍

与疼痛、关节功能障碍、制动有关。

4.知识缺乏

缺乏术前配合、术后康复有关知识

5.潜在并发症

病理性骨折、关节脱位。

(三)护理目标

(1)患者焦虑缓解,能面对现实,适应身体的改变。

(2)疼痛减轻或消失。

(3)关节功能得到恢复与重建。

(4)患者了解术前配合、术后康复的有关知识,能主动配合治疗和护理。

(5)无并发症发生,若发生能够得到及时治疗和处理。

(四)护理措施

1.一般护理

(1)体位与休息:患者置于舒适的体位,关节保持功能位,必要时进行固定、制动。手术后根据不同麻醉方式采取不同体位,麻醉过后采取制动并抬高患肢,促进血液循环,减轻水肿。术后根据康复情况开始床上或床旁活动。

(2)饮食:肿瘤的消耗较大,化疗、放疗的不良反应,使患者的营养状况低下,应合理供给高蛋白、高热量、高维生素、高纤维饮食,必要时进行静脉补充营养。

(3)皮肤护理:卧床患者及时翻身、拍背、局部按摩,保护皮肤,防止压疮的发生,加强患者的皮肤护理,防止发生糜烂和溃疡。

2.病情观察

(1)非手术及手术前观察:注意局部有无疼痛、肿胀、畸形,有无转移、浸润、压迫症状等。如果疼痛、畸形明显,可能是病理性骨折,及时报告医生采取相应的措施。患者如有体温升高、胸痛、咳嗽、呼吸困难或有神经系统表现时,应警惕肺、脑转移。

(2)手术后观察:手术后密切观察体温、脉搏、呼吸、血压,直至生命体征平稳;观察伤口有无出血,出血量的多少;伤口有无红、肿、热、痛等感染征象;观察引流管的引流情况;远端肢体有无肿胀、感觉有无障碍,运动反射有无异常等。查明原因,进行针对性处理。截肢后注意有无髋、膝关节挛缩,有无幻肢痛。观察有无麻醉引起的并发症,术后并发症,以及手术治疗效果。

3.治疗配合

(1)协助检查:骨肿瘤患者需要做许多诊断性检查,耐心向患者及家属解释检查的目的、意义、检查过程、注意事项,减轻患者及家属的焦虑心理,使其主动配合。

(2)做好手术前准备。

(3)缓解疼痛:分散患者的注意力;采取舒适体位,局部制动,避免触碰;压迫引起疼痛者,解除压迫;必要时遵医嘱使用镇痛剂,采用三级镇痛。

(4)适当活动,可促进关节功能恢复。指导患者床上或床旁活动,正确应用拐杖、轮椅。

(5)提供相关知识:如告知患者如何预防可能发生的后遗症等。

4.心理护理

了解患者心理变化,介绍治疗方法及手术的重要性,理解患者情绪反应,给予安慰和心理支持,消除其恐惧和焦虑,介绍治疗成功的患者与其交流,使患者能正视肢体缺如放化疗的不良反应,保持乐观的人生,积极配合治疗。

(五)护理评价

(1)患者情绪是否稳定,能否正确对待疾病。

(2)能否主动配合治疗。

(3)疼痛能否缓解或消失。

(4)功能恢复能否满足日常活动需要。

(六)健康指导

(1)保持平稳心态,树立战胜疾病的信心。

(2)恶性肿瘤患者,应坚持按计划接受综合治疗。

(3)指导正确使用各种助行器。

(4)制订康复锻炼计划,指导患者按计划锻炼。

(5)定期到医院复诊。

二、常见骨肿瘤的护理

(一)骨软骨瘤

骨软骨瘤是一种常见的良性骨肿瘤,多见于青少年,发生于长骨的干骺端,当骨骺线闭合后,骨软骨瘤的生长也停止。骨软骨瘤有单发性及多发性骨软骨瘤两种。单发性骨软骨瘤多见,又名外生性骨。多发性骨软骨瘤较少见,常合并骨骼发育异常,并有遗传性,故又称遗传性多发性骨软骨瘤。约有1%的单发性骨软骨瘤可恶变,多发性骨软骨瘤恶变概率较单发性骨软骨瘤的高。

1.临床表现

可长期无自觉无症状,多因无意中发现骨性肿块而就诊。肿块多位于股骨下端、肱骨上端或胫骨上端。骨性包块生长缓慢,当增大到一定程度可压迫周围组织,如肌腱、神经、血管等而影响相应组织的功能。多发性骨软骨瘤可妨碍正常长骨的生长发育,以致患肢有短缩、弯曲畸形。

2.辅助检查

X线检查表现为干骺端有骨性突起,其皮质和骨松质与正常骨相连,基底部可窄小成蒂或宽扁无蒂,一般小于临床所见。软骨帽和滑囊常不显影,有时呈不规则钙化影。肿块可为单发或多发。

3.处理原则

无症状者,一般无须治疗,但应密切观察。若肿瘤过大、生长较快、出现压迫症状或影响功能时应手术切除。切除范围从肿瘤基底四周正常骨组织开始,包括纤维膜或滑囊、软骨帽等,以免复发。

4.护理诊断及合作性问题

(1)焦虑与恐惧:与肢体功能障碍及担心疾病预后有关。

(2)躯体活动障碍:与疼痛及肢体功能受损有关。

(3)潜在并发症:病理性骨折。

(4)知识缺乏:缺乏术后康复的有关知识。

5.护理措施

(1)减轻焦虑、恐惧:主动与患者沟通,了解其产生焦虑、恐惧的具体原因。解释骨软骨瘤属良性骨肿瘤,无症状者,无须治疗;有症状者,可手术切除。向患者介绍治疗方法。

(2)缓解疼痛:指导患者应用非药物方法缓解疼痛,若疼痛不能控制,可遵医嘱应用镇痛药物。

(3)预防病理性骨折:提供无障碍环境,教会患者正确使用拐杖等助行器,避免肢体负重,预防病理性骨折。

(4)提供术后康复的相关知识:术后抬高患肢,预防肿胀。观察敷料有无渗血,肢体远端有无感觉和运动异常,若发现异常,应立即配合医生处理并采取相应护理措施。骨软骨瘤手术一般对关节功能的影响较小。术后伤口愈合后即可下地开始功能锻炼。

(二)巨细胞瘤

骨巨细胞瘤是较常见的原发性骨肿瘤之一,属于一种潜在恶性或介于良、恶性之间的溶骨性肿瘤。发病年龄多在20~40岁,女性发病率高于男性,好发部位为股骨下端和胫骨上端。

1.临床表现

主要表现为疼痛,局部肿胀及压痛,皮肤温度增高,病变关节活动受限。瘤内出血或病理性骨折时伴有严重疼痛。

2.辅助检查

X线表现:骨骺处偏心性溶骨性破坏,无骨膜反应。骨皮质膨胀变薄,呈"肥皂泡"样改变。常伴病理性骨折。

3.处理原则

以手术治疗为主。可采用局部切除加灭活处理,再用松质骨和骨水泥填充,但术后易复发。对于复发者,行肿瘤节段截除、假体植入。对于恶性无转移者,可行广泛、根治性切除或截肢术。对手术清除肿瘤困难者,可试行放疗,但照射后易发生肉瘤变。

4.护理诊断及合作性问题

(1)疼痛:与肿瘤压迫周围组织有关。

(2)躯体活动障碍:与疼痛及肢体功能受损有关。

(3)潜在并发症:病理性骨折。

5.护理措施

(1)缓解疼痛。

(2)促进关节功能恢复。

1)做好术前准备,预防术后并发症。

2)术后注意观察伤口情况;有无出血、水肿,局部皮肤温度和肢体末梢血运有无异常。保持引流管通畅,记录引流液颜色、性质和引流量。鼓励患者进行功能锻炼,预防肌萎缩和关节僵硬。

(3)预防病理性骨折。

(4)其他:放疗期间,注意保护照射部位皮肤,避免物理、化学因素的刺激,如皮肤破溃,应使用无刺激性药物治疗直至愈合。每周检查白细胞计数和血小板计数,若白细胞计数过低,应暂停放疗。对于脱发的患者,可建议其使用假发或戴帽子,以减轻脱发引起的自卑感。

(三)骨肉瘤

骨肉瘤是最常见的原发性恶性骨肿瘤,恶性程度高,预后差。发病年龄以 10～20 岁青少年多见。好发于长管状骨干骺端、股骨远端、胫骨和肱骨近端是常见发病部位。其组织学特点是瘤细胞直接形成骨样组织或未成熟骨,故又称成骨肉瘤。近年来,由于早期诊断和化疗的发展,使骨肉瘤的 5 年存活率大大提高。

1.临床表现

早期症状为疼痛,可发生在肿瘤出现以前,起初为间断性疼痛,逐渐转为持续性剧烈疼痛,尤以夜间为甚。骨端近关节处可见肿块,触之硬度不一,有压痛,局部皮肤温度高,静脉怒张,可伴有病理性骨折。肺转移发生率较高。

2.辅助检查

X线检查示骨质表现为成骨性、溶骨性或混合性破坏,病变多起于骺端。因肿瘤生长及骨膜反应可见三角状新骨,称 Codman 三角,或垂直呈放射样排列,称日光射线现象。

3.处理原则

骨肉瘤采用综合治疗。术前大剂量化疗,然后做根治性瘤段切除、灭活再植或置入假体的保肢手术。无保肢条件者行截肢术,截肢平面应超过病骨的近侧关节。术后仍需做大剂量化疗。

4.护理诊断及合作性问题

(1)躯体活动障碍:与疼痛、关节功能受限及制动有关。

(2)活动无耐力:与恶病质长期卧床及化疗等有关。

(3)自我形象紊乱:与截肢和化疗引起的不良反应有关。

5.护理措施

(1)增强耐力,加强化疗护理。

1)改善营养状况:鼓励患者增加经口饮食,摄入蛋白质。能量和维生素丰富的食物。对经口摄入不足者,应根据医嘱提供肠内或肠外营养支持,并实施相应的护理措施。

2)化疗患者的护理:手术前后实施大剂量化疗,有利于骨肉瘤的根治。常用药物包括:环磷酰胺、长春新碱、博来霉素等。化疗药物的主要不良反应包括胃肠道反应、骨髓抑制、肝功能受损、心肌受损、感染、溃疡等。因此,患者在接受大剂量化疗过程中,应加强护理。①化疗期间的护理:化疗药物一般经静脉给药,药物的剂量严格根据体重进行计算,药物应现配现用,避免搁置过久,降低疗效。联合使用多种药物时,每种药物之间应用等渗溶液间隔。化疗药物对血管的刺激性较大,要注意保护血管,防止药液外渗。一旦药物外渗应立即停止静脉滴注,局部用50%硫酸镁湿敷,防止皮下组织坏死。②化疗后的观察和护理:a.胃肠道反应:最常见,可在化疗前半小时给予止吐药以预防恶心、呕吐。b.骨髓抑制:定期检查血常规,一般用药后7~10d,即有白细胞计数和血小板计数的下降。若白细胞计数降至$3\times10^9/L$,血小板计数降至$80\times10^9/L$,应停止用药,给予患者支持治疗。c.皮肤及附件受损:化疗患者均有脱发,可在头部放置冰袋降温,减少毛囊部血运,降低头部皮下组织的血药浓度,预防脱发。d.心、肝、肾功能:定期检查肝、肾功能以及做心电图。鼓励患者多饮水,尿量保持在每日3000mL以上,预防泌尿系统感染。

(2)促进患者对自我形象的认可:向患者解释脱发是暂时现象,停药后头发可再生,建议患者戴假发或帽子修饰。对于面部的色素沉着,可化淡妆掩饰,一般停药后可消退。对于截肢者,可向其介绍各类助行器或义肢。介绍有类似经历的患者现身说法,消除患者的心理顾虑或障碍。加强心理护理,促使患者逐渐接受和坦然面对自身形象。

(3)截肢术后的护理。

1)体位:术后24~48h应抬高患肢,预防肿胀。下肢截肢者,每3~4h俯卧20~30min,并将残肢以枕头支托,压迫向下;仰卧位时,不可抬高患肢,以免造成膝关节的屈曲挛缩。

2)观察和预防术后出血:注意观察截肢术后肢体残端的渗血情况,创口引流液的性质和引流量。对于渗血较多者,可用棉垫加弹性绷带加压包扎;若出血量较大,应立即扎止血带止血,并告知医生,配合处理。截肢术后患者床旁应常规放置止血带,以备急用。

3)幻肢痛:绝大多数截肢患者在术后相当长的一段时间内感到已切除的肢体仍然有疼痛或其他异常感觉,称为幻肢痛。疼痛多为持续性,尤以夜间为甚,属精神因素性疼痛。引导患者注视残肢、接受截肢的现实。应用放松疗法等心理治疗手段逐渐消除幻肢感。对于持续时间长的人,可轻叩残端,或用理疗、封闭、神经阻断的方法消除幻肢痛。

4)残肢功能锻炼:一般术后2周,伤口愈合后开始功能锻炼。方法是:用弹性绷带每日反复包扎,均匀压迫残端,促进软组织收缩;残端按摩、拍打及蹬踩,增加残端的负重能力。制作临时义肢,鼓励患者拆线后尽早使用,可消除水肿,促进残端成熟,为安装义肢做准备。

第四篇　儿科护理

第十一章　新生儿疾病的护理

第一节　新生儿高胆红素血症

一、概述

新生儿高胆红素血症是新生儿期常见的疾病,主要为血清未结合胆红素增高所致,该病预后差,病死率高。对较严重新生儿黄疸,如未及时采取正确的治疗手段和护理,有可能发展为新生儿胆红素脑病(又称核黄疸),主要是游离胆红素通过血脑屏障引起脑组织的病理性损害。光照疗法是一种降低血清未结合胆红素简单易行的方法。

(一)病因

约50％的足月新生儿和更高比例的早产儿在生后24h后,其生理性高胆红素血症足以引起轻度的黄疸表现。引起生理性高胆红素血症的原因尚不明确。开始喂养的延迟和一些经肠道营养障碍的情况(如肠闭锁)常导致未结合型高胆红素血症,因为新生儿肠道内存在β-葡萄糖醛酸苷酶,能使结合胆红素转变为未结合胆红素,当胃肠道转换时间延迟时,产生胆红素的肠肝循环。新生儿高胆红素血症是由于胆红素产生增加(如过量输血使血红蛋白增高,溶血病,血肿),胆红素排泄减少(如早产儿葡萄糖醛酸转移酶活性低,肝炎,胆道闭锁)所导致,或兼而有之,因此黄疸的出现是多种疾病的征象。新生儿高胆红素血症以未结合型最为多见,过量积累大量未结合胆红素可导致核黄疸。结合型高胆红素血症(直接高胆红素血症)偶尔可能发生在肠道外营养,并发胆汁淤积。阻塞性疾病表现有结合型高胆红素血症,但新生儿败血症和胎儿型有核红细胞增多症也可表现为结合型高胆红素血症。母乳型黄疸是新生儿未结合型高胆红素血症的一种形式,其发病机制尚不明确,偶尔有母乳喂养的足月儿在第1周内发生进行性的未结合型高胆红素血症,在以后的怀孕中有再发生的趋势。

(二)临床表现

(1)生理性黄疸轻者呈浅黄色,局限于面颈部或波及躯干,巩膜亦可黄染,2~3日后消退,至第5~6日皮色恢复正常;重者黄疸同样先头后足可遍及全身,呕吐物及脑脊液等也能黄染,时间长达1周以上,特别是个别早产儿可持续至4周,其粪仍是黄色,尿中无胆红素。

(2)黄疸色泽轻者呈浅花色,重者颜色较深,但皮肤红润,黄里透红。

(3)黄疸部位多见于躯干、巩膜及四肢近端,一般不过肘膝。

(4)新生儿一般情况好,无贫血,肝脾不肿大,肝功能正常,不发生核黄疸。

(5)早产儿生理性黄疸较足月儿多见,可略延迟1~2d出现,黄疸程度较重,消退也较迟,可延至2~4周。

(三)并发症

胆红素脑病、败血症、新生儿肺炎、胆道闭锁、母乳性黄疸。

二、护理

(一)评估

1.健康史

了解患儿胎龄、分娩方式、Apgar 评分、母婴血型、体重、喂养及保暖情况,询问患儿体温变化及大便颜色、药物服用情况、有无诱发物接触等。

2.身体状况

观察患儿反应、精神状态、吸吮力、肌张力等情况,监测体温、呼吸、患儿皮肤黄染的部位和范围,注意有无感染灶,有无抽搐等。了解胆红素的变化。

3.心理—社会状况

了解患儿家长心理状况,对本病病因、性质、护理、预后的认识程度,尤其是胆红素脑病患儿家长的心理状况和有无焦虑。

(二)常见护理问题

1.潜在并发症

胆红素脑病。

2.知识缺乏(家长)

缺乏黄疸护理的有关知识。

(三)护理目标

(1)患儿胆红素脑病的早期征象得到及时发现、及时处理。

(2)患儿家长能根据黄疸的病因,出院后给予正确的护理。

(四)护理措施

(1)胎黄常因孕母遭受湿热侵袭而累及胎儿,致使胎儿出生后出现胎黄,故妊娠期间,孕母应注意饮食有节,不过食生冷,不过饥过饱,并忌酒和辛热之品,以防损伤脾胃。

(2)母亲如曾生过有胎黄的婴儿,再妊娠时应作预防。

(3)婴儿出生后就密切观察其巩膜黄疸情况,发现黄疸应尽早治疗,并观察黄疸色泽变化以了解黄疸的进退。

(4)注意观察胎黄婴儿的全身症候,有无精神萎靡、嗜睡、吮乳困难、惊悸不安、两目斜视、四肢强直或抽搐等症,以便对重症患儿及早发现、及时处理。

(5)密切观察心率、心音、贫血程度及肝脏大小变化,早期预防和治疗心力衰竭。

(6)注意保护婴儿皮肤,脐部及臀部保持清洁,防止破损感染。

(7)需进行换血疗法时,应及时做好病室空气消毒,备齐血及各种药品、物品,严格操作规程。

(五)评价

评价患儿黄疸是否消退,患儿家长能否给予患儿正确的照护。

第二节 新生儿窒息与复苏

一、概述

(一)呼吸循环过渡

胎儿娩出后,产生第一次吸气,克服肺液的黏性、肺表面张力、气道阻力等,需很大的负压才能使肺泡张开。肺泡张开后,肺血管压力降低,血量增加,肺液吸收,建立有效的气体交换。血氧升高,动脉导管、卵圆孔关闭,脐带结扎,使左心压力上升,体循环阻力上升,血压升高,转为成人循环。这个过程即呼吸循环的过渡,是正常产程的一部分。

(二)窒息定义

是指胎儿出生时或生后数分钟无呼吸或呼吸抑制。新生儿窒息的发生率为 5%～6%,是死亡和残废的重要原因。

1.病因

影响母体和胎儿间血液循环和气体交换的因素。

(1)母亲因素:母亲患全身性慢性或严重疾病,如心肺功能不全、严重贫血、糖尿病、高血压、妊娠高血压综合征、多胎妊娠,母亲吸毒、吸烟或高龄等。

(2)胎盘因素及脐带血流中断。

(3)新生儿生后肺不能充气:如呼吸发动不良、气道梗阻、宫内感染、先天畸形、中枢抑制,以及麻醉剂、镇静剂、手术创伤等。

2.临床表现

(1)宫内窒息:出现胎动增强,胎心增快或减慢,不规则,羊水可被胎粪污染。

(2)生后:临床表现为呼吸暂停,无论是原发性还是继发性,心率都可降至 100 次/min 以下。鉴别的方法是前者仅需极少帮助,能恢复呼吸;而继发性则不能,必须开始复苏。此外心率慢,皮肤发绀,苍白,肌张力低。

(3)诊断标准:新生儿出生后 1 分钟及 5 分钟的阿氏评分(Apgar)概括反映了新生儿出生时情况,对诊断窒息和评价复苏效果很重要。

二、护理

(一)评估

1.病史

了解母亲孕期健康史,有无影响胎盘血流灌注的疾病,了解分娩过程和母亲用药情况,询问患儿的出生情况,包括 Apgar1 分钟评分及 5 分钟评分。

2.身体状况

详细体格检查,评估各脏器功能,皮肤、黏膜被污染程度。了解辅助检查的结果及意义。

3.心理—社会状况

了解患儿父母的心理状况,对本病的病因、临床表现、护理和预后等疾病相关知识的了解程度,评估患儿家庭的居住环境及经济状况等。

(二)常见护理问题

1.气体交换功能受损

与缺氧致低氧血症和高碳酸血症有关。

2.体温过低

与缺氧、环境温度低下有关。

3.有感染的危险

与机体抵抗力低下有关。

4.潜在并发症

颅内压增高。

5.恐惧(家长)

与病情危重预后不良有关。

(三)护理目标

(1)患儿能维持有效的自主呼吸,呼吸平稳。

(2)体温及其他生命体征平稳。

(3)住院期间无感染的发生。

(4)家长了解疾病的相关知识,消除恐惧心理,能进行早期康复干预。

(四)护理措施(ABCD复苏方案)

1.准备工作

任何一次分娩都是一个紧急过程,做好人力及物力准备。

2.复苏程序

(1)初步复苏(保暖,置正确体位,吸口鼻分泌物,吸气管内胎粪,轻微触觉刺激,20s内完成)。

(2)气囊面罩正压通气。

指征:初步复苏后无自主呼吸或心率≤100次/min。

面罩安置:拇、示、中指压,无名指固定,不压眼、喉。

检查密闭性:指尖压气囊,胸呈浅呼吸状。

扩张不好:不密闭,梗阻,压力不够。重放面罩,体位,吸引,张口,加压。

速率:40~60次/min。

压力:第一次 30~40cmH$_2$O,以后 15~20cmH$_2$O,病肺 20~40cmH$_2$O。

时间:15~30s后测心率。

评价心率:①心率>100次/min,如有自主呼吸,停止通气。②心率 80~100次/min(增加),面罩正压通气。③心率 80~100次/min(不增加),正压通气及心脏按压。④心率<80次/min,正压通气(气管插管)心脏按压。

(3)胸外心脏按压。

指征:正压通气 15~30s后心率<80次/min,或 80~100次/min不增加。

部位:胸骨下 1/3,两乳头连线中点下方。

深度:1.3~1.8cm。

频率:120次/min。

按 3:1 给予正压呼吸。

时间:30s,后测心率,仍<80 次/min,开始气管插管,用药。

3.复苏用药

(1)建立有效的静脉通路。

(2)保证药物的应用:胸外心脏按压不能恢复正常循环时,遵医嘱给予 1:10000 肾上腺素 0.1~0.3mL/kg,静脉或气管内注入;如心率仍<100 次/分,可根据病情酌情用纠酸、扩容剂,有休克症状者可给多巴胺或多巴酚丁胺;对其母亲在婴儿出生前 6h 内曾用过麻醉药者,可用纳洛酮静脉或气管内注入。

4.成功复苏的关键及注意点

(1)操作者面对患儿头顶部,右手持气囊,左手扶面罩。保持最佳体位,肩下垫布 2~3cm。

(2)对揩干羊水及吸分泌物无反应,可弹足底或摩擦背部刺激呼吸,两次,如无效,应用正压呼吸,不用其他过强刺激。

(3)氧流量以 5L/min 为宜,距口鼻越近氧浓度越高,距离为 1cm 时,氧浓度约为 80%。

(4)气管插管指征包括:需气管内吸引,面罩无效,需长时间人工通气,疑为膈疝。

(5)吸引时间每次不宜超过 10s。如胎粪污染羊水,头娩出后挤净口鼻分泌物,如胎粪黏稠,立即气管插管吸引,边吸边拔出,不要刺激患儿,以免大哭或深吸气导致吸入。

(五)评价

(1)患儿临床表现是否逐渐改善或消失。

(2)呼吸道是否保持通畅,体温及其他生命体征是否逐渐恢复正常。

(3)能否减少并发症的发生。

第三节　新生儿缺氧缺血性脑病

一、概述

新生儿缺氧缺血性脑病(HIE)是指各种原因引起的缺氧和脑血流量减少而导致的新生儿脑损伤,脑组织以水肿、软化、坏死和出血为主要病变,是新生儿窒息重要的并发症之一,是导致儿童神经系统伤残的常见原因之一。

(一)病因

引起新生儿缺氧缺血性脑损害的因素很多。

1.缺氧

(1)围生期窒息:包括产前、产时和产后窒息,宫内缺氧,胎盘功能异常,脐带脱垂、受压及绕颈;异常分娩,如急产、滞产、胎位异常;胎儿发育异常,如早产、过期产及宫内发育迟缓。

(2)呼吸暂停:反复呼吸暂停可导致缺氧缺血性脑损伤。

(3)严重肺部感染:新生儿有严重呼吸系统疾病,如严重肺部感染,也可致此病。

2.缺血

(1)严重循环系统疾病:心搏骤停和心动过缓,严重先天性心脏病,重度心力衰竭等。

(2)大量失血:大量失血或休克。

(3)严重颅内疾病:如颅内出血或脑水肿等。

在 HIE 病因中新生儿窒息是导致本病的主要原因,产前和产时窒息各占 50% 和 40%,其他原因约占 10%。

(二)临床表现

主要临床表现为意识障碍、肌张力低下、中枢性呼吸衰竭。病情轻重不一,可分为轻、中、重三度。轻度 24h 内症状明显,以兴奋症状为主,以后逐渐减轻,无意识障碍。中度有嗜睡及肌张力低下,约 50% 的患儿出现惊厥。重度患儿以抑制症状为主,表现为昏迷、肌张力低下、呼吸暂停,生后 12h 以内出现惊厥。重度患儿病死率高,存活者多留有严重的后遗症。

患儿有严重的宫内窘迫或出生时严重窒息史,出生后 12～24h 内出现神经系统症状,意识、肌张力改变,原始反射异常,惊厥和脑干受损等表现。

1.轻度

主要表现为兴奋,易激惹,肌张力正常,拥抱反射活跃,吸吮反射正常,呼吸平稳,无惊厥。症状多在 3d 内逐渐消失,预后良好。

2.中度

表现为嗜睡或抑制,肌张力降低,吸吮反射和拥抱反射减弱,约半数病例出现惊厥。足月儿上肢肌张力降低比下肢严重,提示病变累及矢状窦旁区。早产儿如表现为下肢肌张力降低比上肢重,则提示病变为脑室周围白质软化。如症状持续 7～10d 以上,可能有后遗症。

3.重度

患儿处于昏迷状态,肌张力极度低下,松软,拥抱反射、腱反射消失,瞳孔不等大,对光反应差,前囟隆起,惊厥频繁,呼吸不规则或暂停,甚至出现呼吸衰竭。重度患儿病死率高,存活者常留后遗症。

若缺氧缺血发生在出生前几周或几个月时,患儿在出生时可无窒息,也无神经系统症状,但在数天或数周后出现亚急性或慢性脑病的表现,临床上较难与先天性脑畸形或宫内病毒感染相区别。

(三)并发症

常合并吸入性肺炎,常并发颅内出血、脑水肿、脑实质坏死及脑积水、脑性瘫痪、智力低下、癫痫、耳聋、视力障碍等。

二、护理

(一)评估

1.病史

了解母亲孕期健康史,有无影响胎盘血流灌注的疾病,了解分娩过程和母亲用药情况,询问患儿的出生情况,包括 Apgar1 分钟评分及 5 分钟评分。

2.身体状况

详细体格检查,评估各脏器功能,皮肤、黏膜被污染程度。了解辅助检查的结果及意义。

3.心理—社会状况

了解患儿父母的心理状况,对本病的病因、临床表现、护理和预后等疾病相关知识的了解程度,评估患儿家庭的居住环境及经济状况等。

(二)常见护理问题

(1)低效性呼吸形态与缺氧缺血导致呼吸中枢损伤有关。

(2)潜在并发症颅内压升高、呼吸衰竭。

(3)有废用综合征的危险与缺氧缺血导致的后遗症有关。

(三)护理目标

(1)患儿能维持有效的自主呼吸,呼吸平稳。

(2)体温及其他生命体征平稳。

(3)住院期间无感染的发生。

(4)家长了解疾病的相关知识,消除恐惧心理,能进行早期康复干预。

(四)护理措施

1.HIE 患儿常可引起抽搐

抽搐可增加脑细胞的耗氧,采用心电监护仪监测呼吸、心率、血压、血氧饱和度,注意观察患儿的意识、瞳孔、前囟张力、眼球有无凝视、肌张力、吸吮反射、哭声、面色、肢体有无颤抖等病情变化,及时反馈给医生。采取积极治疗及有效的护理措施,减少并发症,尤其减少后遗症的发生。

2.维持静脉输注的通畅

遵医嘱匀速输液,准确给药。由于 HIE 患儿静脉用药较为频繁,为保证药物及时准确的应用,故采用静脉留置针输液,且保持 24h 通畅,留置针一般保留时间为 3~5d。由于新生儿心肺发育不完善,生后最初液体摄入量应限制在每天 60~80mL/kg,应用微量泵严格控制输液速度(每小时 4mL/kg),并及时监测血糖及电解质,以便及时调整能量的供给。

3.合理氧疗

窒息新生儿复苏成功后,及早合理给氧是提高血氧浓度、减轻脑组织损伤的关键。经皮监测血氧饱和度,根据血氧饱和度合理选择吸氧方法及浓度,对于重度缺氧的患儿,选择避免刺激鼻黏膜的头罩法吸氧,氧流量为 5~6L/min;轻度缺氧的患儿采用鼻导管吸氧,一般足月儿为 0.5~1.0L/min;早产儿极低体重儿氧流量为 0.3~0.5L/min。吸氧过程中,注意调节氧流量,高浓度吸氧一般不超过 3d,以免引起氧中毒,特别警惕视网膜病变的发生。

4.控制惊厥

保持病室安静,患儿取侧卧位,避免声光刺激,操作轻柔,体现对患儿的人文关怀;及时发现惊厥的前兆,如出现烦躁尖叫等立即报告医师;及时监测血糖和血钙的浓度,维持血糖在正常范围。对于惊厥患儿,准确及时遵医嘱使用镇静剂控制惊厥,并注意观察用药后的反应,防止发生呼吸抑制反应低下等。

5.注意保暖

新生儿特别是早产儿的体温调节中枢发育不成熟,皮下脂肪少,体表面积相对较大,离开母体的新生儿,由于环境温度的改变使患儿体温处于下降期,易导致低体温,低体温不仅可以引起硬肿症,还可造成低血糖。因此,保暖应贯穿于整个抢救过程。急救时可置辐射台保暖,做好皮肤温度监测,病情平稳后置入暖箱保暖,温度 30～33℃,湿度 55％～65％,每小时测体温 1 次。热水袋保暖时,热水袋水温维持在 50℃,冷却后及时更换,防止烫伤。

6.早期护理干预

对新生儿缺氧缺血性脑病的患儿,采用传统的综合治疗措施加早期干预和康复治疗进行序贯治疗,能明显提高缺氧缺血性脑病患儿发育问题,改善预后,从而有效降低后遗症的发生,且明显减轻其严重程度。在病情允许的情况下,实施早期干预措施:①视听觉刺激,在床头挂彩球,播放音乐等。②触觉刺激,根据患儿病情恢复情况制订抚触计划,实施整套抚触治疗方案,以满足患儿的心理需要,促进康复。③在医生的指导下,让家属早期对患儿进行语言和动作训练等。

7.合理喂养

合并颅脑出血者早期禁食,静脉给予营养。当患儿病情稳定时,先评估其吸吮能力及吞咽能力,不能吸吮者可采用滴管或鼻饲喂养,宜少量多餐,速度宜缓慢,喂奶时取头稍高侧卧位,以免误吸导致窒息。

8.严格消毒隔离

防止交叉感染,加强标准预防,强调医护人员洗手的依从性,严格执行消毒隔离制度。病室每天用紫外线消毒,每天 2 次,每次 30min。每日清洗暖箱并更换水槽内的无菌水。持续吸氧者每天更换湿化瓶及湿化水,病室每月做空气培养一次以及物品表面的细菌监测。

9.安慰家属

护理人员应以多种形式向家属提供 HIE 的有关知识,耐心细致地予以解答,并给予家属适当的安慰和鼓励,使家属有安全感,减轻其焦虑,增添希望和信心,与患儿父母建立良好的关系,让其参与制订康复计划。

(五)评价

(1)患儿临床表现是否逐渐改善或消失。

(2)呼吸道是否保持通畅,体温及其他生命体征是否平稳或逐渐恢复正常。

(3)能否减少并发症的发生。

第四节　新生儿颅内出血

一、概述

新生儿颅内出血是新生儿常见的严重疾病,是常见的一种脑损伤,系由产伤和缺氧引起,也是造成围生新生儿死亡的主要原因之一。新生儿颅内出血部位包括硬膜下出血、蛛网膜下隙出血、脑室周围室管膜下－脑室内出血、小脑出血和脑实质出血。以室管膜下－脑室内出血最常见,预后较差。近年由于产科技术的进步,产伤所致的硬膜下出血明显减少,而早产儿缺氧所致的脑室周围－脑室内出血已成为新生儿颅内出血最常见的类型。新生儿颅内出血病死率高,是新生儿早期死亡的主要原因之一,部分存活的小儿常常有各种神经系统的严重后遗症,如脑积水、脑性瘫痪、癫痫和智力障碍等,应积极防治。

(一)病因

1.缺氧缺血

一切在产前、产程中和产后可以引起胎儿或新生儿缺氧、窒息、缺血的因素,缺氧缺血性脑病常导致缺氧性颅内出血,早产儿多见,胎龄越小,发生率越高。可因宫内窘迫、产时和产后窒息、脐绕颈、胎盘早剥等,缺氧缺血时出现代谢性酸中毒,致血管壁通透性增加,血液外溢,多为渗血或点状出血,出血量常不大,而出血范围较广和分散,导致室管膜下出血、脑实质点状出血、蛛网膜下隙出血。

2.产伤

胎儿头部受到挤压是产伤性颅内出血的重要原因,以足月儿巨大儿多见。可因胎头过大、产道过小、头盆不称、臀位产、产道阻力过大、急产、高位产钳、吸引器助产等,使头部受挤压、牵拉而引起颅内血管撕裂、出血。出血部位以硬脑膜下多见。

3.其他

颅内先天性血管畸形或全身出血性疾病,如某些凝血因子表达减少,也可引起颅内出血或加重 IVH,如维生素 K 依赖的凝血因子缺乏、血小板减少等,可引起颅内出血。快速扩容、输入高渗液体、血压波动过大、机械通气不当、吸气峰压或呼气末正压过高等医源性因素,也在一定程度上促使颅内出血的发生。

(二)临床表现

1.颅内出血共同的临床表现

颅内出血的临床表现与出血部位、出血程度有关,主要表现为中枢神经系统的兴奋、抑制症状,多在出生后 3d 内出现。

(1)兴奋症状:早期常见,颅内压增高表现,如前囟隆起、颅缝增宽、头围增加;意识形态改变,易激惹、过度兴奋、烦躁、脑性尖叫、惊厥等;眼症状,如凝视、斜视、眼球上转困难、眼球震颤;肌张力早期增高等。

(2)抑制状态:随着病情发展,意识障碍则出现抑制状态,如淡漠、嗜睡、昏迷、肌张力低下、拥抱反射减弱或消失;常有面色苍白、发绀,前囟饱满或隆起,双瞳孔大小不等或对光反射消失和散大;呼吸障碍改变,呼吸节律由增快到缓慢、不规则或呼吸暂停等;原始反射减弱或消失等表现。

(3)其他:如贫血和无原因可解释的黄疸等。

2.各部位出血的临床特点

各类型颅内出血的不同临床特点如下。

(1)硬膜下出血:多数系产伤,出血量大。产伤致天幕、大脑镰撕裂和大脑表浅静脉破裂所造成的急性大量出血,在数分钟或几小时内神经系统症状恶化、呼吸停止死亡;亚急性者,在出生 24h 后出现症状,以惊厥为主,有局灶性脑征,如偏瘫、眼斜向瘫痪侧等;亦有症状在新生儿期不明显,而在出生数月后产生慢性硬脑膜下积液,有惊厥发作、发育迟缓和贫血等。小脑幕上出血先表现为激惹、脑性尖叫、两眼凝视惊厥等兴奋表现,病情进一步发展,可出现抑制状态。小脑幕下出血因出血灶压迫延髓,可出现意识障碍、呼吸不规则、阵发性呼吸暂停甚至呼吸停止、肌张力低下。

(2)蛛网膜下隙出血:多见于早产儿,常有窒息史,可为原发,也可为脑室内出血或硬膜下出血时血液流入蛛网膜下隙所致。原发性蛛网膜下隙出血,出血起源于蛛网膜下隙内的桥静脉,典型症状是在生后第 2d 发作惊厥,发作间歇情况良好,大多数预后良好,个别病例可因粘连而出现脑积水后遗症,少量出血者无症状,或仅有易激惹、肌张力低下,常在 1 周内恢复。出血量多者症状明显,可出现惊厥,但惊厥间期神志清楚。蛛网膜下隙出血不易压迫脑干,故预后较好,但出血严重者也可病情迅速恶化甚至短期内死亡,可遗留有脑积水后遗症。

(3)脑实质出血:多为早产儿。临床表现无特殊,当出血使脑干受压时,可表现为呼吸暂停及心动过缓。

(4)脑室周围及脑室内出血:多见于早产儿和出生时有窒息史者。大部分在出生 3d 内发病,症状轻重不一。最常见症状为 Moro 反射消失、肌张力低下、淡漠及呼吸暂停。严重者可急剧恶化,在数分钟或数小时内进入昏迷、抽搐、四肢肌张力低下、前囟饱满、瞳孔对光反射消失、呼吸暂停等。出血量多者有贫血、血压不升。

根据头颅 CT 图像可分为 4 级:①Ⅰ级:脑室管膜下出血。②Ⅱ级:脑室内出血,无脑室扩大。③Ⅲ级:脑室内出血伴脑室扩大。④Ⅳ级:脑室内出血伴脑实质出血。

小量Ⅰ、Ⅱ级出血可无症状,预后较好;Ⅲ、Ⅳ级出血则神经系统症状进展快,在数分钟到数小时内意识状态从迟钝转为昏迷、瞳孔固定、对光反射消失、惊厥及去大脑强直状态和血压下降、心动过缓、呼吸停止致死亡。部分患儿在病程中有好转间隙,有的患儿病情不再加重,有的经过稳定期后,出现新的症状,存活者常留有脑积水和其他神经系统后遗症。

(5)硬膜外出血:常见于产钳助产者,常伴颅骨骨折。颅内压增高症状明显,严重者出现脑干功能障碍逐渐加重甚至死亡。

(6)小脑内出血:特点为多发生在胎龄<32 周的早产儿和极低体重儿,频发呼吸暂停。起病急,小脑出血可表现为呼吸暂停、心动过缓、贫血和脑干功能障碍,病情常急骤恶化。患儿通常有臀位难产史,临床症状大多开始于生后 2d 之内,以后很快出现脑干受压症状,如木僵、昏迷、脑神经异常、频繁呼吸暂停、心动过缓或角弓反张等,最后因呼吸衰竭死亡。

(三)并发症
颅内压增高。

二、护理
(一)常见护理问题

1.调节颅内压能力下降
与颅内出血有关。

2.体温调节无效
与感染、体温调节中枢受损有关。

3.有窒息的危险
与惊厥、昏迷有关。

4.低效型呼吸形态

与呼吸中枢受抑制有关。

5.潜在并发症

颅内压增高。

(二)护理措施

1.严密观察病情

注意生命体征改变,如意识形态、眼症状、囟门张力、呼吸、肌张力和瞳孔变化。仔细耐心观察惊厥发生时间、部位,避免漏诊。定期测量头围,及时记录阳性体征,并与医生取得联系。

2.保持绝对静卧

减少噪声,一切必要的治疗、护理操作要轻、稳、准,尽量减少对患儿移动和刺激,静脉穿刺最好用留置针保留,减少反复穿刺,避免头皮穿刺,以防止加重颅内出血。

3.合理用氧

根据缺氧程度给予用氧,注意用氧的方式和浓度。病情好转及时停用。

4.合理喂养

根据病情选择鼻饲或吮奶喂养,保证热量供给。

5.合理用药

准时用药,确保疗效。

6.维持体温稳定

体温过高时应予以物理降温,体温过低时用远红外辐射床、暖箱或热水袋保暖,避免操作后包被松开。

7.保持呼吸道通畅

改善呼吸功能,及时清除呼吸道分泌物,避免物品压迫胸部,影响呼吸。

8.健康教育

鼓励坚持治疗和随访,有后遗症时,教会家长对患儿进行功能训练,增强战胜疾病的自信心。加强围生期保健工作,减少异常分娩所致的产伤和窒息。

第五节　新生儿肺炎

一、概述

新生儿肺炎是新生儿期感染性疾病中最常见的疾病,发病率高,病死率也较高。以弥漫性肺部病变及不典型的临床表现为其特点,需及早诊断和正确处理。大多数新生儿肺炎是生后感染引起的,称晚发型肺炎,主要是家庭中与新生儿密切接触的成员感冒或呼吸道感染后通过飞沫传播给新生儿的;少数是在宫内或分娩过程中感染的。主要分为吸入性肺炎及感染性肺炎两大类,可以单独发生,也可同时并存,新生儿肺炎一般指感染性肺炎。于宫内、分娩过程中感染的称为内感染性肺炎,于出生后感染的称为生后感染性肺炎,或称新生儿早发型肺炎(出生 7d 内发生的肺炎)和晚发型肺炎(出生 7d 后发生的肺炎)。据统计,全世界每年有 100～200 万新生儿死于新生儿肺炎。

(一)病因

1.吸入性肺炎

多因吸入胎粪、羊水、乳汁等引起,也可因吞咽反射不成熟、吞咽动作不协调、食管反流或腭裂等因素引起乳汁或分泌物吸入而引起。早产儿及颅脑疾病患儿因吞咽功能不协调,反射差或阙如,易发生呕吐物、乳汁吸入性肺炎。

2.感染性肺炎

感染性肺炎分为宫内、产时感染和生后感染。

(1)产前、产时感染性肺炎。

如为胎儿在宫内感染,多为母亲有感染,通过血行传播所致。产时感染性肺炎多与产科因素有关。

1)产前感染:母孕期受病毒(如巨细胞病毒、单纯疱疹病毒、风疹病毒等)、细菌、原虫(如弓形体病)、衣原体和支原体等感染,病原体经血行通过胎盘和羊膜侵袭胎儿。

2)产时感染:胎膜早破超过 6h,羊水可能被污染,若胎膜早破超过 24h 以上,发生感染的可能达 30%,或羊膜绒毛膜炎时,产道内细菌如大肠埃希菌、克雷伯杆菌、李斯特菌、B 族链球菌等,上行导致感染,或胎儿在宫内吸入污染羊水而致病。另外,急产、滞产或产道未彻底消毒等情况,胎儿在分娩过程中吸入产道内污染的分泌物而发生肺炎。

(2)出生后感染性肺炎。

1)呼吸道途径:接触新生儿者如患呼吸道感染,其病原体可经飞沫由婴儿上呼吸道向下传播至肺;也可因婴儿抵抗力下降时(如受凉等),其上呼吸道感染下行引起肺炎。

2)血行传播感染:患脐炎、皮肤感染、败血症时,病原体经血行传播至肺而引起肺炎。病原体以 B 组溶血性链球菌、金黄色葡萄球菌、大肠埃希菌及巨细胞病毒、呼吸道合胞病毒等多见。

(3)医源性传播感染:医源性感染可由铜绿假单胞菌、厌氧菌及某些致病力低的细菌引起。由于医用器械如吸痰器、雾化器、供氧面罩、气管插管等消毒不严,暖箱湿度过高使水生菌易于繁殖,或使用呼吸机时间过长等引起肺炎;病房拥挤,消毒制度不严,医护人员洗手不勤,将患儿的致病菌带给其他新生儿;广谱抗生素使用过久容易发生真菌性肺炎等。晚发型肺炎最常见于新生儿监护室内,由于慢性肺部疾病需要长期气管插管的新生儿中。

3.其他

护理不当、受凉等也是发生肺炎的诱因。

(二)临床表现

1.吸入性肺炎

羊水、胎粪吸入者多有窒息史,在复苏或出生后出现呼吸急促、呼吸困难伴发绀、呻吟。胎粪吸入者病情往往较重,可引起呼吸衰竭、肺不张、肺气肿、肺动脉高压及缺氧缺血性脑病的中枢神经系统表现(参见胎粪吸入综合征)。可并发气胸、纵隔气肿,病情突变甚至死亡。乳汁吸入者常有喂乳呛咳,乳汁从口、鼻流出,伴气急、发绀等,严重者可导致窒息。

2.感染性肺炎

细菌、病毒、衣原体等都可引起新生儿肺炎。起病可急可缓,产前、产时和生后感染性肺炎临床表现不同,分述如下。

(1)产前感染性肺炎:宫内感染发病早,也称早发型肺炎,是全身性败血症的一部分,出现在出生时或生后数小时内,多在娩出后24h内发病。婴儿出生时多有窒息,复苏后可见呼吸快、呻吟、体温不稳定、反应差,逐渐出现啰音等表现。严重病例可出现呼吸衰竭。血行感染者常缺乏肺部体征,而以黄疸、肝脾大、脑膜炎等多系统受累为主。通过羊水感染者,常有明显的呼吸困难和肺部啰音。

(2)产时感染性肺炎:产时感染性肺炎常为出生时获得的感染,需经过数天至数周潜伏期后始发病,如细菌性肺炎常在出生后3~5h发病,疱疹病毒感染多在分娩后5~10d出现症状,而衣原体感染潜伏期则长达3~12周。出生时感染的肺炎,患儿因病原不同而临床表现差别较大,且容易发生全身感染。

(3)出生后感染:出生后感染发病较晚。

1)症状不典型:由于新生儿咳嗽反射尚未完全形成,所以很少有咳嗽。又由于新生儿胸廓发育相对不健全,呼吸肌软弱,新生儿呼吸运动范围小、呼吸运动表浅、不会深呼吸等特点,其临床表现上缺乏特异性,临床症状往往不典型。呼吸困难仅表现为呼吸不规则、暂停或气促,缺氧严重时可出现发绀现象。肺部听诊时,可听不到肺部啰音,可不发热,也可发热或体温不升等。

2)一般特点:起病前有时有上呼吸道感染的症状,主要表现为一般情况差,呼吸浅促、鼻翼扇动、点头呼吸、口吐白沫、发绀、食欲差、呛奶、反应低下、哭声轻或不哭、呕吐、体温异常。肺部体征早期常不明显,少数可在脊柱两旁闻及细湿啰音或在吸气末闻及捻发音等。新生儿肺炎最有价值的症状是患儿口吐泡沫,这是新生儿咳喘的一种表现形式。其他表现有精神萎靡或烦躁不安、拒奶、呛奶等。

3)重症:病情严重者可出现呼吸困难、呼吸暂停、点头呼吸和吸气时胸廓三凹征,出现不吃、不哭、体温低、呼吸窘迫等,严重时发生呼吸衰竭和心力衰竭。金黄色葡萄球菌肺炎在新生儿室中常有发生,并可引起流行,患儿中毒症状重,易并发化脓性脑膜炎、脓胸、脓气胸、肺大疱等。大肠埃希菌肺炎时患儿有神萎、脓胸之液体黏稠,有臭味。呼吸道合胞病毒性肺炎可表现为喘憋、咳嗽,肺部闻及哮鸣音。

(三)并发症

1.全身感染

易引发全身感染,如败血症、化脓性脑膜炎、脑室膜炎和感染性休克。

2.肺部并发症

当患儿突然气促、呼吸困难、发绀明显加重时,可能并发脓胸、脓气胸、肺大疱或纵隔气肿等。

3.心力衰竭

患儿烦躁不安、心率加快、呼吸急促,肝在短时间内显著增大时,提示合并心力衰竭。

二、护理

(一)评估

1.健康史

评估发病情况、患儿食欲情况及生长发育情况,既往有无反复呼吸道感染史,家族中有无呼吸道疾病史,病前有无呼吸道传染病,如麻疹、百日咳。

2.身体状况

评估患儿有无发热、咳嗽、气促、呼吸困难、鼻扇、三凹征、唇周发绀及肺部啰音等症状和体征,并注意热型及痰液情况;观察有无循环、神经、消化系统受累的临床表现。及时了解血常规、胸片等结果及意义。根据病原学检查结果评估用药效果、药物敏感程度及不良反应。

3.心理—社会状况

评估家长对疾病的心理反应,对疾病的病因和防护知识的了解程度,居住环境及经济状况如何,了解患儿既往有无住院经历,家长对患儿有无照顾能力等。

(二)常见护理问题

1.清理呼吸道无效

与呼吸急促、患儿咳嗽反射功能不良及无力排痰有关。

2.气体交换受损

与肺部炎症有关。

3.体温调节无效

与感染后机体免疫反应有关。

4.营养失调(低于机体需要量)

与摄入困难,消耗增加有关。

(三)护理目标

(1)患儿能保持呼吸道通畅。

(2)患儿呼吸困难、发绀消失,呼吸平稳。

(3)患儿体温恢复正常。

(4)患儿住院期间不出现并发症。

(四)护理措施

1.保持呼吸道通畅

及时有效清除呼吸道分泌物,呼吸道黏稠者应采用雾化吸入,以湿化气道,促进分泌物的排出。加强呼吸道的管理,定时翻身、拍背,体位引流。

2.合理用氧,改善呼吸功能

根据病情和血氧监测情况,采用鼻导管、面罩、头罩等方式给氧,使 PaO_2 维持在 $60\sim80mmHg(7.9\sim10.6kPa)$,重症并发呼吸衰竭者,给予正压通气。保持室内空气清新、温湿度适宜。

3.维持体温正常

体温过高时给予降温,体温过低时给予保暖,遵医嘱应用抗生素、抗病毒药物,并密切观察药物的作用。

4.供给足够的能量和水分

少量多餐,细心喂养,喂养时防止窒息。重症予以鼻饲或由静脉补充营养物质及液体。

5.密切观察病情

注意患儿的反应、呼吸、心率等的变化,做好急救准备。

(五)评价

患儿气促等缺氧症状、体征是否消失;能否有效地咳痰,呼吸道是否通畅;体温是否恢复到正常;住院期间是否产生各种并发症。

第六节 新生儿化脓性脑膜炎

一、概述

新生儿化脓性脑膜炎,以下简称化脑,是新生儿期化脓菌引起的脑膜炎症。化脑是常见的危及新生儿生命的疾病,本病常为败血症的一部分,或继发于败血症,但有的患儿无败血症症状,而仅有暂时的菌血症,也可作为一种局部感染而存在。其发病原因是产前其母患有严重的细菌感染,出生时分娩时间长,羊膜早破或助产过程中消毒不严格,生后细菌通过脐部、皮肤、黏膜、呼吸道及消化道侵入人体而发病。少数病例细菌从颅骨裂、脊柱裂、脑脊膜膨出、皮肤黏膜窦道直接进入脑膜引起炎症。其临床症状常不典型(尤其早产儿),主要表现为烦躁不安、哭闹尖叫、易激惹,严重者昏迷抽搐。有时表现反应低下、嗜睡、拒奶等症状。故疑有化脓性脑膜炎时,应及早检查脑脊液,早期诊断,及时彻底治疗,减少病死率和后遗症。

(一)病因

以大肠埃希菌、金黄色葡萄球菌和表皮葡萄球菌为最多见,其他也有由变形杆菌、克雷伯杆菌、铜绿假单胞菌和不动杆菌引起的脑膜炎,至于脑膜炎双球菌、流感杆菌、李斯特菌则很少见。欧美国家则以GBSⅢ型和大肠埃希菌为最多见。

1.免疫功能不成熟

新生儿,尤其是早产儿的免疫功能尚不成熟,过早娩出未能从母体获得足够的 IgG,出生后极易发生低免疫球蛋白血症而引起严重感染。新生儿严重感染时,又会导致血清 IgG 及其亚类浓度下降,白细胞介素-2(IL-2)活性亦下降。

2.血脑屏障功能差

新生儿血脑屏障通透性大,补体浓度低,中性多形核粒细胞吞噬及趋化功能差,血液循环相对旺盛,病原菌极易通过血脑屏障形成化脑。

3.发病的高危因素

大多数新生儿脑膜炎病例是由血行播散引起,少数是由病原菌直接侵入脑膜引起,如肺炎链球菌脑膜炎。

(1)有感染病灶:如脐炎、肺炎、肠炎、皮肤脓疱病、中耳炎等。

(2)围产因素:如早产儿、新生儿窒息、羊水早破或污染、母亲有产时感染或发热等。

(3)其他:也可由脑脊膜膨出、神经管缺损、先天性窦道、胎儿头皮采血标本穿透伤,或因胎内心电图监测致邻近播散所引起。

(二)临床表现

1.一般表现

新生儿化脓性脑膜炎临床表现常不典型,尤其是早产儿,一般表现包括面色苍白、反应欠佳、少哭、少动、拒乳或吮乳减少、呕吐、发热或体温不升、黄疸、肝大、腹胀、休克等。

2.特殊表现

(1)神经系统症状:烦躁、易激惹、惊跳、突然尖叫和嗜睡、神疲等。可见双眼凝视、斜视、眼球上翻、眼睑抽动,面肌小抽如吸吮状,也可阵发性青紫、呼吸暂停、一侧或局部肢体抽动。

(2)颅内压增高:前囟紧张、饱满或隆起、骨缝分离,由于新生儿颈肌发育很差,颈项强直较少见。

(三)并发症

由于新生儿抵抗力差和脑膜炎症状不典型,使早期确诊和及时治疗存在一定困难,因此并发症及后遗症相对较多。并发症中以硬脑膜下积液、积脓较多见,后遗症中以脑积水、智力低下等较常见。

1.硬脑膜下积液

治疗过程中脑脊液检查好转,而体温持续不退,临床症状不消失;病情好转后又出现高热、抽搐、呕吐;前囟饱满或隆起;硬脑膜下穿刺有黄色液体>1mL;颅骨透照及头颅 CT 有助诊断。

2.脑室炎

其发生率可达 65%~90%,甚至 100%。年龄愈小,化脑的诊断和治疗愈延误者,则发病率愈高。临床表现可有患儿经常规治疗后,疗效和化验结果不见好转;病情危重,频繁惊厥,出现呼吸衰竭或脑疝,脑脊液培养出少见细菌(大肠埃希菌、流感杆菌、变形杆菌等),颅内压增高,已排除硬脑膜下积液及化脓性脑膜炎复发者,确诊必须行脑室穿刺术取脑脊液检查。

二、护理

预防化脑的发生,重在杜绝细菌入侵机体并向脑部蔓延,如防治呼吸道、胃肠道和皮肤感染,及时治疗鼻窦炎、中耳炎和新生儿脐部感染等。

1.做好产前保健

每个孕妇均应做好产前保健,避免感冒等发热性疾病。

2.防止围生期感染

(1)生产过程中严格消毒:实行新法接生,严格消毒接生人员的双手及接生用具等。

(2)注意皮肤、黏膜护理:产后应注意新生儿皮肤护理,防止脐部被水或尿液浸湿,浸湿后要及时消毒处理。护理好新生儿的皮肤黏膜,防止损伤和感染。小儿啼哭不要让泪水流入外耳道,如流入应及时处理。

(3)母乳喂养:进行合理喂养,以增强新生儿抵抗力。

(4)减少感染机会:注意小儿与有感染的人员隔离,减少感染机会。

3.积极防治新生儿败血症

一旦发现有感染灶应迅速治疗,使用抗生素并处理局部感染部位,积极防治新生儿败血症,防止细菌侵入脑膜引起化脓性脑膜炎。

第七节　新生儿脐炎

一、概述

新生儿脐炎是指新生儿脐部有黏液、脓性分泌物,并带有臭味或脐窝周围皮肤发红的脐部炎症。

(一)病因

新生儿脐炎是由于断脐时或出生后处理不当而被金黄色葡萄球菌、大肠杆菌或溶血性链球菌等侵染脐部所致。

(二)临床表现

轻症者除脐部有异常外,体温及食欲均正常,重症者则有发热吃奶少等表现。脐带根部发红,或脱落后伤口不愈合,脐窝湿润、流水,这是脐带发炎的最早表现。以后脐周围皮肤发生红肿,脐窝有浆液脓性分泌物,带臭味,脐周皮肤红肿加重,或形成局部脓肿,败血症,病情危重会引起腹膜炎,并有全身中毒症状,如发热、不吃奶、精神不好、烦躁不安等。慢性脐炎时局部形成脐部肉芽肿,为一小樱红色肿物突出,常常流黏性分泌物,经久不愈。

(三)并发症

轻者脐轮与脐周皮肤轻度红肿,可伴有少量浆液脓性分泌物。重者脐部和脐周明显红肿发硬,分泌物呈脓性,且量多,常有臭味。可向周围皮肤或组织扩散,引起腹壁蜂窝织炎、皮下坏疽、腹膜炎、败血症、门静脉炎,以后可发展为门静脉高压症、肝硬化。

二、护理

(1)保持局部干燥,勤换尿布,防止尿液污染。

(2)局部换药。

(3)抗生素治疗:轻者局部用2%碘酒及75%酒精清洗,每日2~3次,重者需选用适当的抗生素静脉注射,如有脓肿形成,则需行切除引流。

(4)普及新法接生,断脐时严格执行无菌操作,做好断脐后的护理,保持局部清洁卫生。

第八节　新生儿红细胞增多症

一、概述

新生儿红细胞增多症－高黏滞度综合征是新生儿期常见的问题,其确切的病因、病理生理、治疗及预后仍不清楚。血细胞比容、红细胞变形及血浆黏滞度这3个主要因素决定全血黏滞度,但最重要的是血细胞比容,当其在0.60~0.65(60%~65%)以下时,血细胞比容与血黏度呈线性相关,如再增高,则呈指数相关。因此实际应用,临床上将此两种情况合二为一,因为红细胞增多症的临床症状都与高黏滞度有关,而大部分高黏滞度婴儿都有红细胞增多症,反之亦然。新生儿红细胞增多症和高黏滞度综合征不是同义名称,因常同时存在,而合称为新生儿红细胞增多症－高黏滞度综合征。由于血液黏度增加,影响各器官的血流速率,导致缺氧、酸中毒及营养供应减少,带来一系列症状。目前大多数学者认为诊断标准为静脉血血细胞比容≥0.65,血液黏滞度在 11.5s 时>18 厘泊/s。血细胞比容生后增加,2h 达高峰,12h 后下降至正常水平,因此生后 12h 采血检测为较理想时间。

（一）病因

本病的发生与一些因素有关,应注意询问相关病史。有关因素为:①围产因素;②环境因素;③生后脐带结扎时间。本病病因可分为主动型及被动型两大类。

1.主动型

胎盘功能不全伴有宫内缺氧者可产生大量红细胞,在周围循环中网织红细胞及有核红细胞亦有增加,这可能是由于胎儿红细胞生成素的介导作用。这种情况包括小于胎龄儿过期产儿,母亲有先兆子痫、严重心脏病、吸烟及产前用药(如普萘洛尔)等。其他导致红细胞生成素浓度或活力增加的情况亦可发病,如母亲有妊娠糖尿病,患儿为唐氏综合征、13 或 18 三体综合征、先天性甲状腺症、先天性肾上腺增生过长及 Beckwith 综合征等。

2.被动型

发生于胎儿接受红细胞输注者,正常足月儿最常见的原因是脐带结扎延迟,有人比较早期及延迟结扎脐带对足月新生儿血黏滞度及其他血液流变学参数影响,发现早期结扎脐带儿(<10s),其血细胞比容从出生时的 0.48±0.04 降至 0.43±0.06(生后 24h),血黏滞度无明显改变;而延迟结扎脐带儿(3min),血细胞比容出生时为 0.6±0.04,生后 2h 升至 0.63±0.05,24h 降至 0.59±0.05,血液黏滞度在 2h 内增加 40%,但以后 5d 无明显改变。被动型中还包括母－胎输血及双胎间输血的受血儿。

（二）临床表现

由于本病累及各个器官,因而临床表现无特性。大部分患儿虽然有血细胞比容增加,但无症状。

1.外观

外观皮肤正常,在活动后皮肤表现红色或发绀,呈多血质,35%患儿有高胆红素血症。

2.呼吸系统

肺循环血的淤滞,引起气体交换障碍,肺循环压力增加,当肺循环压力大于体循环压力时,可发生动脉导管或卵圆孔水平的右向左分流,表现为气促、发绀、呼吸暂停。

3.循环系统

由于冠状动脉灌注不足,氧及葡萄糖供应减少,可引起心肌损害,若同时有血容量增加及血管阻力增加,导致心率加快、心脏扩大甚或心力衰竭。微循环系统:血黏滞度增加致微循环淤滞,微血栓形成,并可消耗凝血因子及血小板,引起出血,较大血栓可造成脑、冠状动脉、肺、肾、肠系膜、大网膜、肢端等的血栓栓塞,从而出现一系列相应症状。

4.消化系统

可致拒食、呕吐、腹胀、消化道出血或发生坏死性小肠结肠炎。

5.神经系统

脑血流速度减慢致脑组织缺氧缺血,引起烦躁、呕吐、呼吸暂停、肌张力低下、嗜睡甚或抽搐。

6.泌尿系统

肾血流量减少而致尿少、蛋白尿、血尿甚或肾功能衰竭。

7.血液系统

可出现高胆红素血症、有核红细胞增多症、血小板减少症等。

8.代谢方面

因血流量减慢,致葡萄糖消耗增加而出现低血糖、酸中毒;缺氧尚可损害甲状旁腺致低血钙。

(三)并发症

部分患儿可并发心、肺系统症状,如肺动脉高压、呼吸暂停等,并发低钙血症、低血糖症、脑梗死、脑出血、抽搐、痉挛性双瘫,并发坏死性小肠结肠炎、肾功能衰竭、心力衰竭,并发高胆红素血症,酸中毒等。

二、护理

无症状者是否治疗仍有争议,应个别对待。有症状者应进行治疗。

(一)症状治疗

低血糖症与红细胞增多症关系密切,应测血糖,高胆红素血症者应进行光疗。其他治疗包括保暖、吸氧、输液等处理。

(二)部分换血疗法

根据个体不同情况选择。

1.应注意下面 3 个问题

(1)静脉血血细胞比容值。

(2)确定患儿是否真的无症状。

(3)婴儿日龄。

对有症状的本病患儿给予部分换血治疗是无争议的,而无症状患儿,当其静脉血细胞比容在 0.65～0.70,应密切观察;如超过 0.70,大部分临床医师即给治疗,以避免并发症发生的危险。前已述及婴儿在出生后最初 2～12h 血细胞比容上升,故在决定部分换血治疗时要考虑患儿生后的日龄。

2.方法

部分换血疗法稀释液体可用新鲜冻干血浆、20％人血白蛋白或生理盐水,使静脉血细胞比容降至安全值,约 0.55。换血计算:换血量＝总血容量×[实际血细胞比容(HCT)－预期血细胞比容(HCT)]/实际 HCT。新生儿血容量计算为 85mL/kg。可用脐静脉插管或从周围动脉(如颞浅动脉、胫后动脉)抽血,置换的血浆从周围静脉输入。

(三)放血法

由于红细胞增多症患儿血容量可能正常,放血可以造成低血容量休克,应慎重采用。如证实血容量增多,可从静脉放血 10％。

(四)右旋糖酐治疗

对换血有困难者,可用低分子右旋糖酐静脉注射,疗程 5～7d,可降低血黏滞度,改善微循环,减轻症状。

第九节 早产儿呼吸暂停

一、概述

呼吸暂停指在一段时间内无呼吸运动。呼吸暂停时,若呼吸停止 20s 以上,或短于 20s 而伴发绀,或突发明显的苍白及肌张力减退,或心率过缓(心率少于 100 次/min),均被认为是病理性呼吸暂停。如果呼吸暂停 5～10s 以后又出现呼吸,叫周期性呼吸。周期性呼吸是良性的,因呼吸停止时间短,未影响气体交换,在周期性呼吸时心率不慢或稍慢。呼吸暂停是一种严重现象,是引起新生儿猝死的原因之一,如不及时处理,长时期缺氧可造成脑损害及其他后遗症。因此早期识别、及时处理极为重要。有的新生儿监护病室采用心率监护来检测呼吸暂停,呼吸暂停时心率<100 次/min。由于经皮氧分压监护在临床的应用,发现有时呼吸暂停使氧分压降至危险程度却无心率改变,故有人提出应用经皮氧分压监护来检测呼吸暂停。但目前临床上最普遍使用的还是用有呼吸暂停报警的心肺监护仪监护呼吸暂停。

(一)病因

1.早产儿

胎龄越小,体重越低,发生率越高,主要是呼吸中枢发育不良所致。一般生后 2～18d 多见,不伴有其他疾病症状。

2.低氧血症

如肺炎、肺透明膜病、重度窒息、先天性心脏病、呼吸道梗阻、贫血、血容量减少等。

3.呼吸中枢受损或功能紊乱

如颅内出血和感染、核黄疸、低血糖、低血钙、低血钾、严重感染、休克、低血钠等。

4.反射性

咽部分泌物的积聚或插胃管的刺激均可引起。

5.温度

环境温度过高或过低也可引起。如继发其他疾病而发作者,大多为足月儿。呼吸暂停发作时,要酌情寻找原因,并给予及时抢救,加强观察。如患败血症、颅内出血、动脉导管开放或坏死性小肠结肠炎时均可抑制呼吸中枢,此时呼吸暂停常为这些疾病的早期表现。

(二)临床表现

1.原发性呼吸暂停

生后 3～5d 多见,主要见于早产儿,胎龄愈小,发病率愈高,不伴其他疾病。由于呼吸中枢发育不完善,任何细微外界干扰均可影响呼吸调节。早产儿在体温过高或过低时,喂奶后和咽喉部受到刺激时(导管吸引插胃管),均易发生呼吸暂停。胃内容物刺激喉部黏膜化学感受器,以及酸性溶液进入食管中段,胃食管反流,可反射性地发生呼吸暂停。因此在给早产儿喂奶时必须密切观察,即使未呕吐,少量奶汁反流即可引起呼吸暂停。早产儿若颈部向前弯或气管受压时也易发生呼吸暂停,在护理早产儿时切忌枕头太高,用面罩吸氧时,面罩下缘应放在颏部,如放在颏下,可使气管受压发生呼吸暂停。

2.继发性呼吸暂停

新生儿期有不少病理因素可引起呼吸暂停,常表示病情加重。引起呼吸暂停的病理因素如下:

(1)组织供氧不足:包括任何引起低氧血症的肺部疾患、严重贫血、休克、某些先天性心脏病等。低氧血症常见于许多新生儿心肺疾病如肺透明膜病、胎粪吸入综合征、持续性肺动脉高压、动脉导管开放和青紫型心脏病。低氧血症对呼吸的抑制作用通常在生后 3～4 周内最明显,此时如设法将动脉血氧分压维持在 6.65～9.31kPa(50～70mmHg),便可减少呼吸暂停发作。

(2)感染性疾病:如败血症、化脓性脑膜炎、新生儿坏死性小肠结肠炎等。

(3)中枢神经系统功能紊乱:如窒息、脑水肿、颅内出血、红细胞增多症及抽搐等。

(4)代谢紊乱:如低血糖、低血钙、低血钠、高血钠及酸中毒等。

(5)环境温度影响:环境温度过高或过低;婴儿发热或低体温等。

(6)母亲用麻醉止痛药:母亲用过量麻醉止痛药等。

(7)中枢神经系统损伤:如高胆红素血症并发核黄疸等。

(8)低碳酸血症:$PaCO_2<4.65kPa(35mmHg)$有抑制脑干化学感受器的作用。临床上低碳酸血症见于机械呼吸的患者或代谢性酸中毒合并代偿性呼吸性碱中毒。在某些情况下,如肺动脉高压或颅内压增高,呼吸性碱中毒作为一种治疗手段,可用来降低血管张力,因而可缓解脑水肿。除了这类情况外,碱中毒常为不必要的过度通气的后果,势必影响呼吸中枢的敏感性,因而引起呼吸暂停。此时就需降低机械呼吸的每分通气量,使 $PaCO_2$ 逐步提高。有呼吸暂停时,首先应考虑是否有上述疾病的可能,并做进一步检查明确病因。此类疾病常同时伴有低氧血症和高碳酸血症,用药物治疗呼吸暂停常无效,需用机械辅助通气。

3.惊厥性呼吸暂停

通常见于中枢神经系统疾病,如颅内出血、缺氧缺血性脑病的早期,此时呼吸暂停是惊厥的一种表现形式。惊厥性呼吸暂停常同时伴有其他轻微发作型惊厥的表现,或伴有肢体强直性惊厥。在早产儿脑室内出血时,呼吸暂停往往是唯一症状,直至临终前出现呼吸循环衰竭。惊厥性呼吸暂停发作时做脑电图监护,可见有节律性 δ 波,与新生儿惊厥时所见相同。若面部、四肢或躯干均无抽搐,又无脑电图监护,则很难区分惊厥性与非惊厥性呼吸暂停,有一点可供鉴别,即在惊厥性呼吸暂停时,即使持续时间较长,也不一定引起心搏徐缓。

(三)并发症

可致呼吸、循环衰竭,可发生猝死,可造成不可逆性脑损害及其他后遗症。

二、护理

注意呼吸状况,有条件者可使用监护仪。呼吸暂停发作时应给予弹足底、托背等刺激,或用面罩接呼吸囊作加压呼吸,咽喉部有分泌物者应将其吸净。维持体温在正常范围,纠正低氧血症和酸中毒等。继发性呼吸暂停应及时针对原发病进行治疗。

(一)呼吸暂停发作时的紧急处理

当监测仪报警时,应注意首先观察患儿而不是去看监测仪。若患儿有发绀或苍白,应立即给予刺激。反之,患儿四肢正在活动、面红及外周组织灌注充足,表明其情况不严重,那么在给予强刺激之前应进行仔细检查。警报出现时,对患儿的表现,包括心率、发绀或苍白的出现以及需要刺激的方式及时间等做一记录。在危重患儿的床边应放置皮囊与面罩,以便在呼吸暂停发生时,进行紧急复苏。对呼吸暂停的紧急处理是恢复足够的通气,增加传入冲动,发作时给予患儿托背、弹足底或其他触觉刺激,用摇动、轻拍打患儿的方式,对 80%～90% 的患儿有效,常能缓解呼吸暂停的发作,但是其缺点是需要专人守护。将患儿置于振动水床,可以通过增加前庭的位觉刺激而增加呼吸中枢的传感神经冲动,减少呼吸暂停的发作。鼻咽有分泌物或胃内容物反流时,应轻轻吸引。在刺激无效的患儿,应给予面罩、皮囊加压通气,并采取以下措施:

1.吸氧

氧浓度(FiO_2)应与患儿正在使用的一致。

2.调整氧浓度

若呼吸暂停发作持续严重,可将 FiO_2 提高,但尽可能快地降回原来水平。应用经皮氧分压监测仪或用脉搏氧饱和监测仪有利于 FiO_2 的调整。

3.防气道阻塞

面罩垂直置于患儿面部,头应轻度后仰,避免下颌承受向后的过度压力而造成气道阻塞。用一手指在下颌支后方轻推向上,使下颌骨前移。

4.通气频率

用气囊加压通气时,肺扩张程度仅限于胸部抬起,应与患儿的生理性呼吸频率一致,直到恢复正常的呼吸及心率为止。

5.避免寒冷刺激

通气时应避免寒冷刺激。

(二)对反复发作的呼吸暂停的继续治疗

呼吸暂停反复、持续发作(即每小时发作 2～3 次),伴有发绀及心动过缓,并需要频繁面罩气囊加压通气时,应给予药物治疗,以免增加继发性损害及危及生命。

1.确定及治疗原发病因

患儿首次发作呼吸暂停时,应分析其可能存在的潜在病因,针对原发病进行治疗。一旦病因确定,应进行相应的治疗。低氧血症常见于许多新生儿心肺疾病,如肺透明膜病、胎粪吸入综合征、持续性肺动脉高压、动脉导管开放和青紫型心脏病。如纠正低血糖和高胆红素血症,抗感染,保持呼吸道通畅,脱水,减低颅内高压等。应特别警惕胎龄 34 周以上的新生儿呼吸暂停发作的诱因。绝大多数情况下通过详尽地查询病史及体格检查,可排除大多数诱发因素,而仅需进行少量诊断性检查。然而,当患儿情况不好,应在培养结果未知之前给广谱抗生素。

2.治疗及预防低氧血症

应积极治疗呼吸窘迫综合征(RDS)、肺炎及心衰。输血使红细胞容积维持在 40% 以上,亦可减少呼吸暂停的发生率。若缺氧是造成呼吸中枢功能:减退、周期性呼吸、呼吸暂停这一循环的原因,应增加 FiO_2,以减少呼吸暂停发生的频率及严重性。一些新生儿在 PaO_2 为 6.67～8kPa(50～60mmHg)这一正常范围会出现呼吸暂停,而 PaO_2 达 9.32～10.66kPa(70～80mmHg)时便不会出现。因此提高 FiO_2 为 0.25～0.30,使 PaO_2 达 9.32～10.66kPa(70～

80mmHg),可以有效地减少呼吸暂停的发作。在呼吸暂停发作开始时有充足氧供的患儿较氧供不足的患儿,其血氧不会急剧下降,因而较少发生心动过缓。极少需要持续高浓度供氧,一旦临床指征消失,应立即停止供氧。脉搏氧饱和度在90%左右,以防高氧血症。应避免以动脉穿刺时所测PaO_2为据,因在穿刺过程中患儿的PaO_2会降低。建议使用经皮血氧分压监测或脉搏血氧饱和度监测,以维持充足的氧合。

3.控制温度及湿度

降低环境温度至中性温度的低限(即维持体表温度在36℃,而非通常的36.59℃),已能提供足够的温度刺激以减少呼吸暂停的发作。同样,保持患儿周围的湿度在50%～60%,可容许较低的外界温度,也可减少呼吸暂停的发作。但这些测量数据尚未进行随机选择临床试验。应仔细监测患儿复温过程,患儿的体温上升每30min不应超过1℃。在小早产儿身体周围放置一隔热罩,可防止体温波动,减少辐射热失,并可防止呼吸暂停发作。

4.避免触发反射

负压抽吸及置胃管时应小心。颈部过度屈曲,面罩下缘的压力及颏下受压,均会阻塞气道,引起呼吸暂停,应注意避免。避免对面部的寒冷及其他皮肤刺激。气囊加压通气时,应避免含氧量过高或使肺的过度扩张。患儿俯卧位可能会有益。要确保双侧鼻腔通畅。若用奶瓶喂养可致呼吸暂停,应停止使用,改用鼻饲,必要时甚至可用胃肠道外营养。

5.增加传入冲动

降低环境温度为一方法,间断给予敲、摇动、轻轻拍打躯干及四肢的刺激,也是可能有效的方法,但应注意,处理过度可致医源性感染。使用振荡水垫可以增加前庭定位感受的冲动,以减轻呼吸暂停,但不能防止呼吸暂停的发生。不规则刺激较规则刺激对呼吸暂停的影响似乎更大。毫无疑问,大多数患儿在室内常受到光、声、触摸过度刺激。额外经常的本体感受刺激可能并非完全有益。

6.辅助通气

(1)持续气道正压(CPAP)。在大多数早产儿,CPAP可明显地减少呼吸暂停的发生率。CPAP减少呼吸暂停的确切机制尚不清楚,可能的机制包括:减少肋间－膈神经抑制反射以维持胸壁稳定性;增加功能残气量以稳定PaO_2及增加肺顺应性,使牵张感受器的敏感性及其对呼吸中枢的抑制反射(H－B反射)减轻。CPAP在呼吸周期中维持上气道内的正压使上气道通畅。但CPAP仅能减少混合及阻塞性呼吸暂停,对中枢性呼吸暂停作用甚微或者无效。建议使用0.294～0.49kPa(3～5cmH_2O)的低扩张压力,常用的途径是鼻塞、鼻咽管及气管内插管。鼻塞若使用不当可致创伤;另外,使用鼻塞尚存在吸入的危险及胃内胀气,造成患儿喂养困难。相反,气管内插管则更加安全,但仅用于严重的呼吸暂停及估计需较长时间的呼吸支持时。

(2)通气支持。对药物治疗无效的顽固的呼吸暂停应考虑通气支持。一些营养状况差、有呼吸暂停发作的极低体重儿,在辅助通气时期,他们的营养摄取可达最高量,而用于呼吸的能量消耗最少。由于这些患儿的肺相对正常及顺应性良好。用0.98～1.4kPa(10～15cmH_2O)的低膨胀压,小于0.25或室内空气的FiO_2,0.196～0.392kPa(2～4cmH_2O)的呼气末正压,及10～20次/min的频率,1∶3的生理性吸呼比,通常便可以获得正常的血气。应尽可能缩短呼吸机通气时间。应间隙拔管代之以用鼻塞进行 CPAP,否则可能出现继发感染、分泌物积聚、氧需求增加。

第十节　新生儿湿肺

一、概述

新生儿湿肺又称新生儿暂时性呼吸困难或第 Ⅱ 型呼吸窘迫综合征(RDS type Ⅱ),是一种自限性疾病。出生后出现短暂性气促,与新生儿呼吸窘迫综合征及羊水吸入综合征稍相似,但多见于足月儿或足月剖宫产儿,其症状很快消失,预后良好,1966 年 Avery 首次叙述此症。近年来国内亦时有报道。

(一)病因

本症与肺内的液体增加及肺淋巴引流不足有关,为一种暂时性呼吸功能不全,正常胎儿出生前肺泡内含液体约 30mL,在正常生产过程中通过狭窄的产道,当头部娩出而胸廓受挤压时,有 1/2～2/3 的肺泡液被挤出体外,开始呼吸后,空气进入肺泡,剩下的肺泡液即被肺泡壁毛细血管所吸收,如肺泡内及间质内液体多,吸收延迟,或有液体运转困难,以致出生 24h 内肺泡存留较多液体而影响气体交换,出现呼吸困难,再加上转运功能不全,这是本病发生的主要机制,常多见于剖宫产儿,因其肺泡液未被挤出,亦多见于吸入过多羊水窒息儿。

(二)临床表现

患儿大都为足月婴儿,多数在出生后 6h 内即出现呼吸加速(>60 次/min),轻症较多,症状仅持续 12～24h,重症较少见,可拖延到 2～5d,表现为哭声低弱、青紫、轻度呻吟、鼻扇、三凹征、呼吸急促(可超过每分钟 100 次),肺部阳性体征不多,听诊可有呼吸音减低和粗湿啰音,PaO_2 略下降,个别病例可见呕吐,$PaCO_2$ 上升及酸中毒均不常见,患儿一般情况较好,能哭,亦能吮奶。

(三)诊断

(1)出生时呼吸大多正常,约于出生后 6h 内出现呼吸急促、发绀,轻者呼吸 60～80 次/min,一般情况好,吸乳无影响,偶尔有重者,呼吸可达 100 次/min,伴有呻吟、反应差、不吃、不哭等现象,窒息婴儿经抢救复苏后即出现症状,病情多较重。

(2)体温大都正常。

(3)肺部体征不明显,仅呼吸音降低或有粗湿啰音。

(4)气促多在 24h 内消失。

(5)X 线检查可见两侧肺野透明度较低,肺纹理增多,增粗及斑点状密度增深的阴影,有时可见叶间或胸腔积液,因代偿性肺气肿而于肺野出现广泛而散在的小透亮区,胸廓前后径增宽,横膈顶扁平并降低位,第 2 天以后连续摄片时可见这些异常所见迅速恢复正常,其表现与体征不成正比,可有下列 5 种表现:①肺泡积液,为广泛性小斑片状密度浅淡或颗粒状、结节状阴影;②间质积液,为粗短的条状密度增高阴影,边缘略毛糙;③叶间和(或)胸腔积液,多在右侧肺叶间,积液量不多;④肺血管淤血,致肺门影增深,肺纹增粗,向外呈放射状;⑤肺气肿,较多见,可同时具有上述数项表现。

(四)并发症

重症患儿可出现呼吸性酸中毒和代谢性酸中毒,甚至窒息,应密切观察。

二、护理

凡婴儿出生时正常,生后 2～5h 内出现呼吸急促,一般情况好,呼吸音减低或啰音者,均应疑及新生儿湿肺的可能。在治疗和护理上,应密切观察早期发现,并注意与呼吸窘迫综合征以及吸入性肺炎鉴别。产妇勿用过量的镇静药物,应限制不必要的剖宫产,需要时可及时作体位引流。

对症治疗:

(1)当呼吸急促和出现青紫时给予氧气,如果新生儿过小还不能吃奶,可静脉滴注 10% 葡萄糖液 60～80mL/(kg·d),注意要间歇给氧,不主张用持续正压呼吸,以免加重肺气肿。

(2)当出现代谢性酸中毒时加用 5% 碳酸氢钠,一次可给 2～3mL/kg,静脉滴注或稀释后缓慢静脉注射,必要时可重复,及时纠正酸中毒。

(3)当新生儿出现烦躁、呻吟的症状,可用苯巴比妥每次 3～5mg/kg。

(4)新生儿两肺湿啰音多时可用呋塞米 1mg/kg,并注意纠正心力衰竭。

(5)静脉滴注地塞米松,以减轻肺水肿。

(6)病程超过 2 天的病例可用抗生素防止继发感染。

第十二章　儿科常见疾病的护理

第一节　急性上呼吸道感染

一、概述

急性上呼吸道感染是由各种病原引起的上呼吸道的急性感染,俗称"感冒",是小儿最常见的疾病。该病主要侵犯鼻、鼻咽和口咽部,根据主要感染部位的不同可诊断为急性鼻炎、急性咽炎、急性扁桃体炎等。

(一)病因

各科病毒和细菌均可引起急性上呼吸道感染,但90%以上为病毒,主要有鼻病毒、呼吸道合胞病毒、流感病毒、副流感病毒、腺病毒、冠状病毒等。病毒感染后可继发细菌感染,最常见为溶血性链球菌,其次为肺炎链球菌、流感嗜血杆菌等。肺炎支原体不仅可引起肺炎,也可引起呼吸道感染。

婴幼儿时期由于上呼吸道的解剖和免疫特点易患本病。儿童有营养障碍性疾病,如维生素D缺乏性佝偻病、锌或铁缺乏症等,或有免疫缺陷病、被动吸烟、护理不当气候改变等均可使病情反复。

(二)临床表现

1.症状

(1)一般症状:鼻塞、流涕、喷嚏、干咳、咽部不适和疼痛等。

(2)全身症状:多表现为发热、烦躁、头痛、不适、乏力;部分患儿可有呕吐、腹痛等消化道症状。

2.体征

咽部充血,有时可见疱疹或扁桃体肿大伴渗出,颌下淋巴结肿大、触痛。肠道病毒感染可见不同形态的皮疹。

3.两种特殊类型的上呼吸道感染

(1)疱疹性咽峡炎:由科萨奇病毒A组感染引起,好发于夏秋季节。起病急骤,表现为高热、咽痛、流涎、厌食、呕吐等。咽部或口腔其他部位可见多个2~4mm灰白色疱疹,病程约为1周。

(2)咽—结合膜热:由腺病毒引起,常发于夏季。表现为高热、咽痛、眼睛刺痛、一侧或双侧眼结膜炎(无分泌物)及颈部或耳后淋巴结肿大。

4.血常规检查

病毒感染时血白细胞计数正常或偏低,淋巴细胞升高。细菌感染时白细胞计数增高,中性粒细胞增多。

(三)并发症

常见并发症有中耳炎、鼻窦炎、咽后壁脓肿、扁桃体周围脓肿、颈部淋巴结炎、喉炎、支气管炎、肺炎等。

(四)护理

1.评估

(1)健康史:询问健康情况,既往有无反复上呼吸道感染情况,询问及评估患儿生长发育情况,评估发病前有无流感、麻疹、百日咳等接触史。

(2)症状、体征:发热、鼻塞、流涕、喷嚏、咳嗽、咽部不适和疼痛等症状。

(3)社会、心理:评估患儿及家长的心理状态,对疾病的了解程度,家庭环境及经济状况等。

(4)辅助检查:查看血常规检查结果。

2.常见护理问题

(1)舒适的改变:与鼻塞、咽痛等有关。

(2)体温过高:与上呼吸道炎症有关。

(3)潜在并发症:惊厥。

3.护理措施

(1)提高患儿舒适度:①各种诊疗操作尽量集中完成,保证患儿有足够时间休息;②保持气道通畅,分泌物较多时取侧卧位,并及时清除口鼻腔分泌物;③保持室内温湿度适宜,定时通风;④鼻塞的护理:严重时用5%麻黄碱液滴鼻,对因鼻塞而影响哺乳的婴儿,可在哺乳前15min滴鼻以保证吸吮;⑤咽部护理:观察咽部充血、水肿、化脓情况,及时发现病情变化,声音嘶哑时可雾化吸入治疗。

(2)高热的护理:密切监测体温变化,38.5℃以上时采取正确、合理的降温措施,并保证患儿摄入充足的水分。

(3)病情观察:观察全身症状,如精神、食欲等,若小儿精神萎靡及时通知医生处理。

第二节　急性感染性喉炎

一、概述

急性感染性喉炎为喉部黏膜急性弥漫性炎症,尤以犬吠样咳嗽、声音嘶哑、喉鸣、吸气性呼吸困难为特征,好发于声门下部,冬春季发病较多,常见于1～3岁幼儿。以病毒感染最为常见。

(一)病因

常为急性上呼吸道病毒或细菌的一部分,也可并发于流行性感冒或其他传染病。由于小儿喉腔狭小,软骨柔软,黏膜下组织疏松,炎症时易充血水肿而出现喉梗阻。

(二)临床表现

此病起病急,症状重,出现不同程度的发热、声音嘶哑、犬吠样咳嗽、吸气性呼吸困难和三凹征。一般白天症状较轻,夜间加重,因入睡后喉部肌肉松弛分泌物潴留阻塞喉部,刺激喉部发生痉挛所致。严重时迅速出现烦躁不安、吸气性呼吸困难、发绀、心率加快等缺氧症状。体检可见喉部充血,肺部无湿性啰音。可有不同程度的发热。咽喉部充血,伴喉梗阻时呈吸气性呼吸困难,鼻翼扇动,吸气时出现三凹征,可有面色发绀,不同程度烦躁不安。

喉梗阻分为四度:

Ⅰ度:安静时如常人,只在活动后出现吸气性喉鸣和呼吸困难,胸部听诊呼吸音清,心音无改变。

Ⅱ度:安静时出现喉鸣及吸气性呼吸困难,胸部听诊可闻及喉传导音或管状呼吸音,心音无改变,心率较快,120～140 次/分。

Ⅲ度:除Ⅱ度梗阻症状外,出现阵发性烦躁不安,口唇及指趾发绀,胸部听诊呼吸音明显降低或听不见,心音较钝,心率在 140～160 次/分以上。

Ⅳ度:呈半昏睡状态或昏睡状态,面色灰白或发灰,呼吸音几乎全消失,仅有气管传导音,心音微弱、极钝,心率或快或慢,不规律。

(三)辅助检查

间接喉镜检查可见声带肿胀,声门下黏膜呈梭形肿胀。排除白喉、喉痉挛、急性喉气管支气管炎、支气管异物等所致的喉梗阻即可诊断。

(四)并发症

喉梗阻、喉痉挛、呼吸困难、喉头水肿。

二、护理

(一)评估

(1)健康史询问健康状况,既往有无反复上呼吸道感染情况,询问及评估患儿生长发育情况,及其他疾病接触史。

(2)症状、体征发热、犬吠样咳嗽、声嘶、喉鸣、吸气性呼吸困难等症状。

(3)社会、心理状态评估患儿及家长的心理状态,对疾病了解情况,家庭环境及经济状况等。

(二)常见的护理问题

(1)体温过高与病毒或细菌感染有关。

(2)呼吸困难与喉梗阻有关。

(3)舒适度改变与犬吠样咳嗽、声音嘶哑、吸气性呼吸困难有关。

(三)护理目标

(1)患儿体温稳定。

(2)患儿咳嗽症状减轻,痰液减少,声音嘶哑减轻或消失。

(3)无喉梗阻、无呼吸困难及其他并发症发生。

(四)护理措施

1.一般护理

(1)环境:保持室内空气清新,温湿度适宜。

(2)饮食:保证患儿营养,喉炎患儿进食时容易呛咳而加重病情,注意喂哺时抱起患儿,宜进食清淡的流质、半流质。

（3）休息：卧床休息，减少活动，避免哭闹。一般情况下不用镇静剂，若患儿过于烦躁不安，可用地西泮、苯巴比妥等肌内注射或水合氯醛灌肠。

（4）体位：抬高床头 20～30°，以保持体位舒适。

2.对症护理

（1）缺氧的护理：凡出现呼吸困难、口唇发绀等缺氧表现时，立刻持续低流量吸氧，一般采用鼻导管给氧。

（2）保持呼吸道通畅：遵医嘱给予 1‰～3‰麻黄碱 10～20mL 和肾上腺皮质激素雾化吸入，或进行喉头喷雾，可快速减轻喉头水肿、稀释分泌物、缓解症状，改善呼吸功能，提高患儿舒适度。

（3）喉梗阻的护理：密切观察病情变化，并根据患儿三凹征、喉鸣、青紫及烦躁的表现来判断缺氧的程度，加大吸氧流量，及时进行血氧饱和度监测，维持血氧饱和度 90％～95％，及时抢救喉梗阻，随时做好气管切开的准备，以免因吸气性呼吸困难而窒息致死。

3.用药观察与护理

密切观察用药效果及不良反应。应用激素期间和雾化吸入治疗期间要密切观察药物的不良反应，防止口腔念珠菌感染，每日注意加强口腔护理，喉头水肿减轻或消失可逐渐减量。

4.健康教育

急性感染性喉炎，起病急进展快，患儿和家长均可有焦躁不安的心理反应，护士应守护并安抚患儿，应给予心理支持和关怀，介绍相关的疾病知识和治疗方法，以取得其配合。由于喉头水肿所致的呼吸困难逐渐加重，患儿常有恐惧感，护士要鼓励其将不适感及时告诉医护人员，快速采取治疗措施，缓解症状，确保患儿安全，使患儿放松，缓解其恐惧心理。加强体格锻炼，增强抵抗力，避免去人多拥挤的公共场所。

（五）评价

解除患儿的呼吸困难，解除喉梗阻，缺氧情况改善，声音嘶哑消失，患儿进食时无呛咳发生，食欲增加，患儿恐惧感消失，精神好转。

第三节　急性支气管炎

一、概述

急性支气管炎是指各种病原体引起的支气管黏膜感染，因气管常同时受累，故又称为急性气管支气管炎。本病是儿童时期常见的呼吸道疾病，婴幼儿多见，常继发于上呼吸道感染之后，或为急性传染病的一种表现。

（一）病因

病原体为各种病毒、细菌或病毒及细菌的混合感染。凡能引起上呼吸道感染的病原体皆可引起支气管炎，而以病毒为主要病因。特异性体质、免疫功能失调、营养不良、佝偻病及支气管局部的结构异常等均为本病的危险因素。

(二)临床表现

起病可急可缓,大多先有上感的症状,之后以咳嗽为主要表现。初为刺激性干咳,1～2d后有痰液咳出。婴幼儿症状较重,常有发热,体温高低不一,多在 38.5℃左右,可伴有呕吐、腹泻等消化道症状,一般全身症状不明显。肺部听诊呼吸音粗糙,或有少许散在干、湿啰音。啰音的特点是易变,常在体位改变或咳嗽后减少甚至消失。一般无气促和发绀。

(三)并发症

肺炎、肺炎心衰、高热者会并发惊厥等。

(四)辅助检查

(1)胸部 X 线检查无异常改变或有肺纹理增粗。

(2)血常规检查白细胞正常或稍高,合并细菌感染时,可明显增高。

二、护理

(一)评估

1.健康史

询问健康状况,既往有无反复上呼吸道感染情况,询问及评估患儿生长发育情况,及其他疾病接触史。

2.症状、体征

发热、咳嗽、气促、发绀等症状。

3.社会、心理状态

评估患儿及家长的心理状态,对疾病了解情况,家庭环境及经济状况等。

(二)常见的护理问题

(1)体温过高与病毒或细菌感染有关。

(2)清理呼吸道无效与痰液黏稠不易咳出有关。

(3)舒适度减弱与支气管炎症有关。

(三)护理目标

(1)患儿体温稳定。

(2)患儿咳嗽症状减轻,痰液减少。

(3)无其他并发症发生。

(四)护理措施

1.一般护理

(1)保持室内空气新鲜、温湿度适宜:每日定时通风 2 次,湿度 50%～60%,支气管炎患儿的呼吸道分泌物多时,室内湿度宜在 60%左右,有利于稀释呼吸道分泌物,保持环境安静,以利于患儿休息。

(2)饮食:给予充足的水分和营养,易消化、半流质饮食,少量多餐。

(3)体位:平卧位时头胸部稍抬高,根据病情可取半卧位,以利于改善呼吸困难。保持呼吸道通畅有利于痰液的引流。

(4)休息:发热或病情较重者,应卧床休息,避免烦躁、哭闹,减少氧耗,避免加重心脏负担。

各种护理、治疗、操作集中进行,保证患儿充足的睡眠和休息。

2.对症护理

(1)保持呼吸道通畅:及时清除患儿鼻腔及咽部分泌物。给予拍背,鼓励患儿咳嗽,或进行体位引流,使呼吸道分泌物借助重力和震动易于排出,痰液黏稠者给予雾化吸入,以稀释痰液利于咳出。

(2)咳嗽的护理:轻度咳嗽,不需用药,咳嗽加重时,保持呼吸道通畅、减少刺激;定时雾化吸入,以湿化气道。剧烈咳嗽时,应适当给予平喘止咳药物或镇静剂。

3.心理护理

护士应当关心患儿,做到态度和蔼、亲切、耐心,多与患儿沟通交流,给予安慰、鼓励性语言或动作。各种操作时应动作轻柔,并集中进行,以保证患儿安静,避免哭闹。

4.健康教育

加强户外运动,室内空气保持清新,温湿度适宜,尽量不要带小儿去公共场合,及时向家长介绍有关疾病的知识,积极配合医务人员治疗。

(五)评价

患儿体温维持稳定,咳嗽减轻,能自行咳出痰液,患儿情绪平稳,沟通交流无障碍,无其他并发症发生。

第四节　毛细支气管炎

一、概述

毛细支气管炎的病变主要发生在肺部的细小支气管,也就是毛细支气管,所以病名为"毛细支气管炎",通常是由普通感冒、流行性感冒等病毒性感染引起的并发症,也可能由细菌感染所致,是小儿常见的一种急性下呼吸道感染。是2岁以下婴幼儿特有的呼吸道感染性疾病,与该年龄毛细支气管的解剖特点有关。

(一)发病原因

毛细支气管炎的病原主要为呼吸道合胞病毒,可占80%或更多;其他依次为腺病毒、副流感病毒、鼻病毒、流感病毒等;少数病例可由肺炎支原体引起。感染病毒后,细小的毛细支气管充血、水肿,黏液分泌增多,加上坏死的黏膜上皮细胞脱落而堵塞管腔,导致明显的肺气肿和肺不张。炎症常可累及肺泡、肺泡壁和肺间质,故可以认为它是肺炎的一种特殊类型。

(二)临床表现

典型的毛细支气管炎常发生在上呼吸道感染2~3d后,出现持续性干咳和发热,体温以中、低度发热多见,发作喘憋为其特点,病情以喘憋发生后的2~3d较严重,喘憋发作时呼吸明显增快,可达每分钟60~80次以上,并伴有呼气延长和呼气性喘鸣;重症患儿明显表现出鼻煽和"三凹征"(即吸气时出现锁骨上窝,胸骨上窝及上腹部凹陷),脸色苍白,口周发青,或出现发绀,患儿常烦躁不安、呻吟不止;病情更重的患儿可合并心力衰竭或呼吸衰竭,大部分病例治疗后均可缓解,极少发生死亡。

(三)并发症

支气管肺炎、支气管扩张、慢性支气管炎、呼吸困难、急性呼吸衰竭,甚至出现肺不张、肺气肿、脓胸、脓气胸、肺脓肿、心包炎、败血症等并发症,可危及生命。

(四)辅助检查

(1)X线检查。

(2)血常规。

(3)病情较重的患儿行血气分析。

二、护理

(一)评估

1.健康史

询问及评估患儿生长发育情况,评估发病前有无流感、麻疹、百日咳等接触史。

2.症状、体征

小儿常常有不同程度的发热、咳嗽、喘憋、喘息等毛细支气管炎表现。

3.社会、心理评估

患儿及家长的心理状态,对疾病的了解程度。

(二)常见的护理问题

(1)舒适的改变与咳嗽、喘憋有关。

(2)体温过高与感染有关。

(3)潜在并发症心衰。

(4)知识缺乏家属缺乏毛细支气管炎的治疗、护理等相关知识。

(三)护理目标

(1)患儿憋喘减轻,咳嗽减轻,呼吸道分泌物减少。

(2)患儿体温维持正常。

(3)无并发症发生。

(四)护理措施

1.保暖

温度变化,尤其是寒冷的刺激可降低支气管黏膜局部的抵抗力,加重支气管炎病情,因此,家长要随气温变化及时给患儿增减衣物,尤其是睡眠时要给患儿盖好被子,使体温保持在36.5℃以上。

2.多喂水

毛细支气管炎时有不同程度的发热,水分蒸发较大,应注意给患儿多喂水。可用糖水或糖盐水补充,也可用米汤、蛋汤补给。饮食以半流质为主,以增加体内水分,满足机体需要。

3.营养充分

小儿患毛细支气管炎时营养物质消耗较大,加之发热及细菌毒素影响胃肠功能,消化吸收不良,因而患儿体内营养缺乏是不容忽视的。对此,家长对患儿要采取少量多餐的方法,给予清淡、营养充分、均衡易消化吸收的半流质或流质饮食,如稀饭、煮透的面条、鸡蛋羹、新鲜蔬菜、水果汁等。

4.保持呼吸道通畅、翻身拍背

患儿咳嗽、咳痰时，表明支气管内分泌物增多，为促进分泌物顺利排出，可用雾化吸入剂帮助祛痰，每日 2～3 次，每次 5～20min。如果是婴幼儿，除拍背外，还应帮助翻身，每 1～2 小时1 次，使患儿保持半卧位，有利于痰液排出。

5.高热的护理

毛细支气管炎时多为中低热，如果体温在 38.5℃ 以下，一般无须给予退热药，主要针对病因治疗，从根本上解决问题。如果体温高，较大儿童可予以物理降温，即用冷毛巾头部湿敷或用温水擦澡，但幼儿不宜采用此方法，必要时应用药物降温。

(五)健康教育

(1)患儿所处居室要温暖，通风和采光良好，并且空气中要有一定湿度，防止过分干燥。如果家中有吸烟者最好戒烟或去室外吸烟，防止烟雾对患儿的不利影响。

(2)要注意患儿冷热，不要穿得太热，要让他有适当的耐寒锻炼。随时要注意不要让小孩穿着过热，免得汗湿衣服更容易引起感冒。如果孩子感冒，要尽可能早地给予药物治疗，不要延误病情。

(六)评价

患儿体温维持正常，咳嗽减轻，喘憋消失，呼吸道分泌物减少，进食时无呛咳发生，未发生心衰等并发症，患儿食欲增加，无消化道症状，体重增加，精神反应好。

第五节　支气管哮喘

一、概述

支气管哮喘简称哮喘，是由嗜酸性粒细胞、肥大细胞和 T 淋巴细胞等多种细胞参与的气道慢性炎症性疾病。这种慢性炎症导致易感个体气道高反应性，当接触物理、化学、生物等刺激因素时，发生广泛多变的可逆性气流受限，从而引起反复发作的喘息、咳嗽、气促、胸闷等症状，常在夜间和清晨发作或加剧，多数患儿可经治疗缓解或自行缓解。

(一)病因

病因尚未完全清楚。遗传过敏体质与本病有密切的关系，多数患儿有婴儿湿疹、过敏性鼻炎和过敏史，部分患儿伴有轻度免疫缺陷。本病大多为多基因遗传病，70%～80%患儿发病于5 岁以前，20%的患儿有家族史，发病常与环境因素有关。

(二)临床表现

哮喘的典型症状是咳嗽、胸闷、喘息及呼吸困难，呈阵发性发作，以夜间和晨起为重，婴幼儿起病较缓，发病前 1～2d 常有上呼吸道感染；年长儿大多起病较急，且多在夜间发作。发作前常有刺激性干咳、喷嚏、流泪、胸闷等先兆症状，随后出现咳嗽、喘息，接着咳大量白色黏痰，伴有呼气性呼吸困难和喘鸣声。严重者烦躁不安、面色苍白、鼻翼扇动口唇及指甲发绀、呼吸困难,甚至大汗淋漓,被迫采取端坐位。

哮喘发作一般可自行或用平喘药物后缓解。若哮喘严重发作,经合理应用缓解药物后仍有严重或进行性呼吸困难者,称为哮喘持续发作状态,此时,由于通气量减少,两肺几乎听不到呼吸音,称"闭锁肺",是支气管哮喘最危险的体征。随着病情的变化,患儿由呼吸严重困难的挣扎状态转为软弱无力,甚至死于急性呼吸衰竭。反复发作者,常伴营养障碍和生长发育落后。

(三)辅助检查

(1)胸部 X 线检查。

(2)变态反应状态的测试。

(3)肺功能检查。

(4)气道高反应性、运动激发试验。

二、护理

(一)评估

1.健康史

详细询问发病情况,了解有无呼吸道感染史,发病前家庭成员是否有呼吸道疾病病史,有无住院病史。

2.身体状况评估

患儿有无咳嗽、胸闷、喘息的情况,有无接触变应原、冷空气、物理、化学性刺激、呼吸道感染以及运动有关的情况。

3.心理—社会状况

了解患儿既往是否有住院的经历,家庭经济情况,父母文化程度,对本病的认识程度等。

(二)常见护理问题

1.低效性呼吸形态

与支气管痉挛、气道阻力增加有关。

2.清理呼吸道无效

与呼吸道分泌物黏稠、体弱无力排痰有关。

3.焦虑

与哮喘反复发作有关。

4.知识缺乏

缺乏有关哮喘的防护知识。

(三)护理措施

1.环境与休息

保持室内空气清新,温湿度适宜,避免有害气味及强光的刺激,给患儿一个安静、舒适的环境以利于休息,护理操作集中进行。

2.维持气道通畅,缓解呼吸困难

(1)使患儿采取坐位或半卧位,以利于呼吸;给予吸氧,及时调节氧流量,及时进行血气分析。

(2)遵医嘱给予支气管扩张剂和糖皮质激素,观察其效果和不良反应。

(3)给予雾化吸入,以促进分泌物的排出;对于痰多而无力咳出者,及时给予吸痰护理。

(4)保证患儿摄入足够的水分及营养。

(5)有感染者,遵医嘱给予抗生素治疗。

(6)教会并鼓励患儿做深而慢的呼吸运动。

3.密切观察病情变化

监测生命体征,注意呼吸困难的表现及病情变化,若出现意识障碍、呼吸衰竭等及时给予机械通气;若患儿出现发绀、大汗、心率增快、血压下降、呼吸音减弱等表现,应立即通知医生进行抢救。

4.做好心理护理

哮喘发作时,患儿及家长会产生恐惧感,护士应守护并安抚患儿,鼓励患儿将不适告诉医护人员,尽量满足患儿合理要求,采取措施缓解患儿的恐惧心理。

(四)健康教育

指导家长确认哮喘发作的诱因,避免可能接触的过敏原,去除各种诱发因素,介绍用药方法及预防知识,如哮喘患儿定量吸入器的正确使用(储物罐),每次用药后,应用清水漱口,长期吸入者,可用2%的碳酸氢钠漱口。教会患儿及家长辨认哮喘发作的早期征象,以便及时就医。

(五)评价

呼吸困难减轻或消除,能自行咳出痰液,无恐惧心理,精神好转,食欲增加,通过有效的哮喘防治教育与管理,建立医患之间的伙伴关系,实现哮喘临床控制。

第六节　支气管肺炎/重症肺炎

一、概述

支气管肺炎为儿童时期最常见的肺炎,以2岁以下儿童最多见。起病急,四季均可发病,以冬春寒冷季节多见,居室拥挤、通风不良、空气污浊、阳光不足、冷暖失调等均可使机体的抵抗力降低,易患肺炎。低出生体重儿以及合并营养不良、维生素 D 缺乏性佝偻病、先天性心脏病的患儿病情严重,常迁延不愈,病死率较高。

(一)病因

常见的病原体为病毒和细菌。病毒以呼吸道合胞病毒最多见,其次是腺病毒、流感病毒、副流感病毒等;细菌以肺炎链球菌多见,其他有链球菌、葡萄球菌、革兰阴性杆菌及厌氧菌等。近年来,肺炎支原体、衣原体及流感嗜血杆菌肺炎日见增多。发达国家儿童肺炎以病毒感染为主,发展中国家以细菌为主。病原体常由呼吸道入侵,少数由血行入肺。

婴幼儿机体的免疫功能不健全,加上呼吸系统解剖生理特点,使得婴幼儿不仅容易发生肺炎,且一旦发生,大多病情严重。

(二)临床表现

本病 2 岁以下的婴幼儿多见。起病大多较急,发病前数日患儿有上呼吸道感染史。

1.呼吸系统症状和体征

主要表现为发热、咳嗽、气促、肺部固定的中细湿啰音。

(1)发热:热型不一,多数为不规则热,亦可为弛张热或稽留热,新生儿、重度营养不良儿可不发热或体温不升。

(2)咳嗽:较频,初为刺激性干咳,以后有痰,新生儿、早产儿可仅表现为口吐泡沫。

(3)气促:多在发热、咳嗽之后出现,呼吸每分钟可达 40~80 次,重者可有鼻翼扇动点头样呼吸、三凹征、唇周发绀。

(4)肺部湿啰音:除上述症状外,患儿常有精神不振、食欲减退、烦躁不安、轻度腹泻或呕吐等全身症状。重者除全身症状及呼吸系统的症状加重外,常出现循环、神经、消化等系统的功能障碍,出现相应的临床表现。

2.循环系统表现

轻度缺氧可致心率增快;重症肺炎可合并心肌炎、心力衰竭。心力衰竭的表现主要为:①呼吸困难加重,呼吸突然加快超过 60 次/min。②心率突然增快超过 180 次/min。③心音低钝,奔马律。④骤发极度烦躁不安,面色苍白或发灰。⑤肝脏迅速增大。⑥尿少或无尿。重症肺炎还可发生微循环衰竭,出现面色灰白、四肢发凉、脉搏细弱等。

3.神经系统表现

轻度缺氧表现为精神萎靡,烦躁不安或嗜睡;脑水肿时,出现意识障碍、惊厥、前囟膨隆,可有脑膜刺激征,呼吸不规则,瞳孔对光反射迟钝或消失。

4.消化系统表现

轻者常有食欲减退、吐泻、腹胀等;重者可发生中毒性肠麻痹,因严重的腹胀,使膈肌抬高,呼吸困难加重。有消化道出血时,可吐咖啡渣样物,大便潜血试验阳性或排柏油样便。

5.弥漫性血管内凝血

重症患儿可出现弥漫性血管内凝血,表现为血压下降、四肢凉、脉细数、皮肤、黏膜及胃肠道出血。

若延误诊断或病原体致病力强者,可引起脓胸、脓气胸及肺大疱等并发症。

(三)辅助检查

(1)外周血检查。

(2)病原学检查采集痰液、鼻咽拭子、气管分泌物检查。

(3)胸部 X 线检查。

二、护理

(一)评估

1.健康史

详细询问发病情况,了解有无呼吸道感染史,发病前是否有麻疹、百日咳等呼吸道传染病;询问患儿生长发育是否正常,家庭成员是否有呼吸道疾病病史。

2.身体状况评估

患儿有无发热、咳嗽、咳痰的情况,体温增高的程度、热型,咳嗽、咳痰的性质;有无气促、缺氧的表现,有无循环、神经、消化系统受累的表现。评估血常规、胸片、病原学等检查结果。

3.心理—社会状况

了解患儿既往是否有住院的经历,家庭经济情况,父母文化程度,对本病的认识程度等。

(二)常见的护理问题

1.气体交换受损

与肺部炎症有关。

2.清理呼吸道无效

与呼吸道分泌物多、黏稠,患儿体弱、无力排痰有关。

3.体温过高

与肺部感染有关。

4.营养失调

与摄入不足、消耗增加有关。

5.潜在并发症

心力衰竭、中毒性脑病、中毒性肠麻痹。

(三)护理目标

(1)患儿气促、发绀症状逐渐改善以至消失,呼吸平稳。

(2)患儿能顺利有效地咳出痰液,呼吸道通畅。

(3)患儿体温恢复正常。

(4)患儿在住院期间能得到充足的营养。

(5)患儿未发生并发症或发生时得到及时发现和处理。

(四)护理措施

1.改善呼吸功能

休息、氧疗,遵医嘱给予抗生素治疗,促进气体交换。

2.保持呼吸道通畅

及时清除患儿口鼻分泌物;经常变换体位,指导患儿进行有效咳嗽,必要时可进行雾化吸入,使痰液变稀薄利于排出,如上述方法仍不能有效咳出者,可进行吸痰护理。

3.维持体温稳定

见急性上呼吸道感染。

4.补充营养及水分

5.密切观察病情

(1)观察患儿神志、面色、呼吸、心音、心率等变化,有无心衰的表现,做好抢救准备。

(2)观察意识、瞳孔、囟门及肌张力等变化,若有烦躁或嗜睡、惊厥、昏迷、呼吸不规则、肌张力增高等颅内高压表现时,立即报告医师,共同抢救。

(3)观察有无腹胀、肠鸣音是否减弱或消失、呕吐的性质、是否有便血等,以便及时发现中毒性肠麻痹及胃肠道出血。

（4）如患儿病情突然加重，出现剧烈咳嗽、呼吸困难、烦躁不安、面色青紫、胸痛及一侧呼吸运动受限等，提示出现了脓胸、脓气胸，应及时报告医师并配合胸穿或胸腔闭式引流。

（五）健康教育

指导家长加强患儿的营养，培养良好的饮食和卫生习惯。经常户外活动，增强体质，改善呼吸功能。婴幼儿应少去人多的公共场所，尽可能地避免接触呼吸道感染者。定期健康检查，按时预防接种。

（六）护理评价

评价患儿是否能顺利有效地咳出痰液，呼吸道是否通畅；气促、发绀症状是否逐渐改善以致消失，呼吸平稳；住院期间体温及其他生命体征是否恢复正常，能否得到充足的营养。

第七节　溶血性贫血

一、红细胞葡萄糖－6－磷酸脱氢酶缺乏症

（一）概述

葡萄糖－6－磷酸脱氢酶（G－6－PD）缺乏症是遗传性红细胞酶缺乏所致的溶血性贫血中最常见的一型。可分为以下五型：①蚕豆病：指进食蚕豆后发生的急性溶血性贫血。②先天性非球形红细胞性溶血性贫血。③新生儿黄疸：感染是最主要的诱因，各种药物诱发溶血也占一定比例。④药物性溶血：除伯氨喹外尚有许多药物诱发G－6－PD缺乏溶血性贫血，此类药物均具有氧化剂或具有催化血红蛋白氧化变性作用的特点。典型表现为毒药2～3日有血管内溶血发作，一周左右贫血最严重，甚至发生周围循环或肾衰竭。停药后7～10日溶血现象逐渐减退。糖尿病、酸中毒及继发感染，均可加重或诱发溶血性贫血。重复用药可再度发作。⑤感染性溶血。

1.病因

（1）G－6－PD基因突变。

（2）诱因：①蚕豆；②氧化药物：解热镇痛药、磺胺药、硝基呋喃类、伯氨喹、维生素K、对氨基水杨酸等。③感染：病原体有细菌或病毒。

2.临床表现

（1）面色苍黄。

（2）头晕、乏力、恶心、呕吐、腹痛。

（3）尿少，尿呈茶色或酱油色（血红蛋白尿）。

（4）肝脾肿大可有可无。

3.并发症

急性溶血危象。

(二)护理

1.评估

(1)健康史:患儿家族史,健康史,有无感染、进食蚕豆及其制品等。

(2)症状体征:患儿有无出现面色苍黄、头晕、乏力、恶心、呕吐、血红蛋白尿等。

(3)社会、心理:评估患儿及家长的心理状态,对疾病的了解程度,家庭环境及经济状况。

2.常见护理问题

(1)活动无耐力:与贫血致组织器官缺氧有关。

(2)潜在并发症:急性肾功能衰竭、溶血危象。

(3)知识缺乏:家长缺乏本病的诱因、护理及预防知识。

3.护理目标

(1)活动耐力逐渐增强。

(2)患儿未发生并发症,或并发症得到及时正确处理。

(3)家长知道本病的诱因及预防方法。

4.护理措施

(1)卧床休息。

(2)遵医嘱补充足够的液体,并口服或静脉滴注碳酸氢钠以碱化尿液。

(3)重度贫血症遵医嘱输血,观察输血后反应。

(4)密切观察病情变化:监测患儿生命体征及神志变化;监测尿量、尿色及其动态变化;观察黄疸的进展情况。

(5)避免进食蚕豆及其制品,忌服有氧化作用的药物,预防各种感染。

5.健康教育

(1)讲解水化碱化的重要性,尿液变化的动态观察。

(2)告知本病的各种诱因。

6.出院指导

(1)出院后避免进食蚕豆及其制品。

(2)忌服有氧化作用的药物:解热镇痛药、磺胺药、硝基呋喃类、伯氨喹、维生素 K、对氨基水杨酸等;

(3)预防各种感染:注意口腔清洁及肛门卫生。坚持饭后、睡前漱口,高热大汗者及时更衣,避免受凉感冒。

(4)如有不适,及时就诊。

7.评价

(1)患儿家长是否了解本病的诱因。

(2)能否及时发现患儿病情变化。

二、地中海贫血

(一)概述

珠蛋白生成障碍性贫血又称地中海贫血,是由于血红蛋白的珠蛋白肽链合成障碍或速率降低,血红蛋白产量减少所引起的一组遗传性溶血性贫血。

1.病因

珠蛋白基因的缺失和点突变。以 α 和 β 地中海贫血多见。

2.临床表现

(1)α 地中海贫血:静止型患者无症状;轻型患者无症状;中间型,又称血红蛋白 H 病。大多在婴儿期以后逐渐出现贫血、肝脾大,年龄较大患者可出现类似重型 β 地中海贫血的特殊面容,外周血常规和骨髓象的改变类似重型 β 地中海贫血,HbA2 及 HbF 含量正常,HbH 升高;重型:胎儿常于 30~40 周时流产、死胎或出生后半小时内死亡,胎儿呈中度贫血、黄疸、水肿、肝脾肿大、腹腔积液、胸腔积液。外周血常规改变如重型 β 地中海贫血。

(2)β 地中海贫血:根据病情轻重的不同,分为以下三型。

1)重型:患儿生后出现贫血,呈慢性进行性加重,面色苍黄,肝脾大,生长发育落后。由于骨髓代偿性增生导致骨骼变大、髓腔增宽,1 岁后颅骨改变明显,表现为头颅增大、额部隆起、颧高、鼻梁塌陷,形成地中海贫血特殊面容。实验室检查:外周血常规呈小细胞低色素性贫血,出现异形、靶形、碎片红细胞;HbF 含量明显增高,大多大于 0.40,这是诊断 β 地中海贫血的重要依据。

2)轻型:患者无症状或轻度贫血,血红蛋白电泳显示 HbA2 含量增高(0.035~0.060),这是本型的特点。

3)中间型:多于幼童期出现症状,其临床表现介于轻型和重型之间,中度贫血,脾脏轻或中度大。外周血常规和骨髓象的改变如重型,HbF 含量为 0.40~0.80,HbA2 含量正常或增高。

3.并发症

常见的并发症有生长发育异常,铁沉积等。

(二)护理

1.评估

(1)健康史:询问患儿家族史、健康史。

(2)症状体征:患儿有无贫血、黄疸、肝脾肿大等。

(3)社会、心理:评估患儿及家长的心理状态,对疾病的了解程度,家庭环境及经济状况。

2.常见护理问题

(1)活动无耐力:与贫血致组织器官缺氧有关。

(2)生长发育异常:与慢性进行性溶血性贫血、长期缺氧有关。

(3)潜在并发症:铁负荷过重:与长期反复输血有关。

(4)预期性悲伤:与本病的治疗前景不佳有关。

3.护理目标

(1)患儿活动耐力逐渐增强。

(2)生长发育落后不明显。

(3)未发生铁负荷过重的并发症。

(4)家长能说出其感受,心理负担逐渐减轻并积极参与患儿的治疗和护理。

4.护理措施

(1)合理安排休息与活动。

(2)监测生长发育指标;保证营养摄入;纠正机体缺氧状态。

(3)遵医嘱去铁治疗。

(4)心理护理:保持心情舒畅、乐观,避免过激。

5.出院指导

(1)预防感冒。

(2)进食富含营养的食物。

(3)多进行室外活动,进行适宜的体育锻炼以增强体质和抗病能力。

(4)定时监测血常规,如有不适,及时就诊。

6.评价

(1)患儿家长是否对疾病有一定的了解。

(2)患儿家长是否了解患儿的饮食需要。

(3)能否及时发现患儿病情变化。

第八节　特发性血小板减少性紫癜

一、概述

特发性血小板减少性紫癜又称自身免疫性血小板减少性紫癜,是小儿最常见的出血性疾病。临床上以皮肤、黏膜自发性出血、血小板减少、出血时间延长、血块收缩不良、束臂试验阳性为特征。

(一)病因

病因尚不明确,急性病例通常发病前1~3周有病毒感染史。

(二)临床表现

本病分为急性和慢性。

1.出血

出血是本病的主要症状,常表现为皮肤与黏膜的出血,患者可表现为皮肤紫癜和瘀斑、鼻出血和牙龈出血。出血一般与血小板计数水平相关但不平行。

2.肝脾

偶见轻度肿大,无淋巴结肿大。

(三)治疗

1.一般支持治疗

适当休息,避免各种创伤,应用止血药物如酚磺乙胺静脉滴注;出血严重时输注血小板。

2.糖皮质激素

是治疗特发性血小板减少性紫癜主要的药物,首选泼尼松,每日 1.5~2mg/kg,分 3 次口服。严重出血者可用冲击疗法:地塞米松每日 1.5~2mg/kg 静脉滴注一周左右改为口服;或甲泼尼龙 20~40mg/kg/d 静脉滴注,连用 3 天,症状缓解后改用泼尼松口服。2~3 周后逐渐减量停药,一般不超过 4 周。

3.大剂量丙种球蛋白

每日 0.4g/kg,静脉滴注,连用 5 日,或每日 2g/kg 静脉滴注 1 次。

4.输注血小板和红细胞

因输入的血小板很快被破坏,故通常不主张输血小板,只有在颅内出血或急性内脏大出血危及生命时才输注血小板。因出血致贫血者可输浓缩红细胞。

5.脾切除

主要用于慢性 ITP 经糖皮质激素治疗 6 个月以上无效者或泼尼松治疗有效但需要较大剂量维持的患者。

6.免疫抑制剂

主要用于糖皮质激素和脾切除后疗效仍不好的患者或不适合糖皮质激素和脾切除的患者。常用的免疫抑制剂包括长春新碱、环磷酰胺、硫唑嘌呤等。

二、护理

(一)常见护理问题

1.皮肤黏膜完整性受损

与血小板减少致皮肤黏膜出血有关。

2.有感染的危险

与糖皮质激素和(或)免疫抑制剂应用致免疫功能下降有关。

3.潜在并发症

内脏出血。

4.恐惧

与严重出血有关。

(二)护理目标

(1)患者血小板低下得以纠正,皮肤完整性不受损。

(2)患者体温控制在正常范围内。

(三)护理措施

1.控制出血

口、鼻黏膜出血可用浸有 1%麻黄碱或 0.1%肾上腺素棉球、纱布或吸入性吸入性明胶海绵局部压迫止血,无效者请耳鼻喉医生会诊,以油纱条填塞,2～3 天后更换。遵医嘱用止血药或输同型血小板。

2.密切观察病情

(1)监测生命体征,观察神志、面色,记录出血量。如面色苍白加重,呼吸、脉搏增快,出汗,血压下降提示失血性休克;若患儿烦躁、嗜睡、头痛、呕吐,甚至惊厥、昏迷等,提示可能有颅内出血;若呼吸变慢或不规则,双侧瞳孔不等大,对光反射迟钝或消失,提示合并脑疝。消化道出血常伴腹痛、便血;肾出血伴血尿、腰痛等。

(2)观察皮肤淤点、瘀斑变化,监测血小板数量变化,对血小板极低者密切观察有无其他出血情况发生。

3.避免损伤出血

(1)急性期减少活动,避免受伤;有明显出血时卧床休息。

(2)尽量减少肌肉注射或深静脉穿刺抽血,必要时应延长压迫时间,以免形成深部血肿。

(3)禁食坚硬、多刺的食物。

(4)保持大便通畅,防止用力大便时诱发颅内出血。

(5)提供安全的生活环境,家具用软垫包上。

(6)限制剧烈运动及玩锐利玩具。

4.预防感染

与感染患儿分室居住;保持出血部位清洁;注意个人卫生;及时增减衣服,避免受凉;严格无菌操作。

5.消除恐惧心理

关心、安慰患儿及家长,介绍疾病的基本知识及预后,增强信心,取得配合。

6.健康指导

(1)指导预防损伤:如不做剧烈的、有对抗性的游戏,不玩尖锐的玩具,常剪指甲,用软毛牙刷刷牙等。

(2)指导进行自我保护,如忌服阿司匹林类药物,服药期间不与感染患儿接触,去公共场所时戴口罩,衣着厚薄适度,尽量避免感冒等。

(3)教会家长识别出血征象和学会压迫止血方法。

(4)脾切除的患儿在术后2年内定期随诊,并遵医嘱应用抗生素和丙种球蛋白,以增强抗感染能力。

(四)出院指导

(1)避免进食坚硬、多刺的食物。

(2)保持大便通畅,勿用力排便。

(3)为患儿提供安全的生活环境,不玩尖锐的玩具、剪刀等危险物品。

(4)一旦发现出血现象,及时到医院就诊。

(五)评价

(1)患儿家长是否对疾病有一定的了解。

(2)是否了解出血的预防方法,出血后的处理方法是否正确。

第九节　急性白血病

一、概述

白血病是造血系统的恶性增生性疾病,为造血组织中某血细胞系统过度增生,进入血流并浸润各组织和器官,引起一系列临床表现,是儿童时期最常见的恶性肿瘤。学龄前期多见,男孩多于女孩。儿童主要为急性白血病,占90%以上。

(一) 病因及发病机制

目前病因尚不清楚,可能与下列因素有关:

1.病毒感染

属于 RNA 病毒的反转录病毒与人类 T 淋巴细胞白血病有关。病毒感染宿主后,激活宿主癌基因的癌变潜力,从而导致白血病的发生。

2.物理与化学因素

电离辐射、放射、核辐射等。苯及其衍生物、重金属、氯霉素、保泰松等。

3.遗传因素

研究证明患有其他遗传性疾病或严重免疫缺陷病的患儿,白血病的发病率明显高于一般儿童;白血病患儿家族中可有多发性恶性肿瘤现象;单卵孪生儿中一个患白血病,另一个患白血病的可能为 $20\%\sim30\%$。

(二) 临床表现

1.起病

大多较急,早期可出现面色苍白、精神不振、乏力、食欲差、鼻及齿龈出血等,少数患儿以发热和骨关节疼痛为首发症状。

2.发热

患儿多有发热,热型不定,常不伴有寒战,抗生素治疗无效,合并感染时常伴持续高热。

3.贫血

出现较早,随病情进展而逐渐加重,表现为面色苍白、虚弱无力、活动后气促等。贫血主要是由于骨髓细胞受到抑制所致。

4.出血

以皮肤、黏膜出血多见,表现为皮肤紫癜、瘀斑,可见鼻及齿龈出血、消化道出血、血尿等,偶有颅内出血,是造成死亡的重要原因之一。

5.白血病细胞浸润的表现

(1)肝、脾、淋巴结增大:可有压痛。纵隔淋巴结肿大时可出现呛咳、呼吸困难和静脉回流受阻等压迫症状。

(2)骨和关节浸润:骨、关节疼痛多见于急淋患儿。

(3)中枢神经系统浸润:白血病细胞侵犯脑实质或脑膜时引起中枢神经系统白血病(CNSL),患儿可出现头痛、呕吐、嗜睡、惊厥甚至昏迷等颅内压增高的表现,查体可见脑膜刺激征。

(三) 并发症

常见的并发症有恶心呕吐、疼痛、感染、出血等。

二、护理

(一) 评估

1.健康史

患儿的过去史、接触史、家族史及现病史。

2.身体状况

评估患儿的生命体征,观察贫血及其程度,有无出血倾向,肝脾淋巴结有无肿大,有无骨痛、关节痛等。

3.心理—社会状况

评估患儿及家长的心理状态,对突发事件的应对能力,对疾病的认识程度及家庭经济状况。

(二)常见护理问题

(1)体温过高与大量白细胞浸润、坏死和(或)感染有关。

(2)活动无耐力与贫血致组织器官缺氧有关。

(3)营养失调低于机体的需要量,与疾病过程中消耗增加,抗肿瘤治疗致恶心、呕吐,与食欲下降、摄入不足有关。

(4)有感染的危险与机体免疫功能低下有关。

(5)疼痛与白血病细胞浸润有关。

(6)恐惧与病情重、侵入性治疗、护理技术操作多、预后不良有关。

(7)潜在并发症药物不良反应如骨髓抑制、胃肠道反应等。

(8)预感性悲哀与白血病久治不愈有关。

(三)护理目标

(1)患儿体温维持在正常范围。

(2)患儿或家长能合理安排患儿休息。

(3)患儿摄入足够的能量和营养素,体重无减轻。

(4)患儿在治疗过程中无感染或感染得到及时发现和处理。

(5)患儿疼痛得到较好的控制。

(6)患儿能说出自己的感受,恐惧心理逐渐减轻。

(7)患儿的并发症能得到及时发现和处理。

(8)患儿和家长逐渐接受疾病事实,积极配合治疗,有战胜疾病的信心。

(四)护理措施

1.维持正常体温

监测体温,高热者根据医嘱给予药物降温;忌用安乃近和酒精擦浴,以免降低白细胞和增加出血倾向。

2.休息

患儿需卧床休息,但一般不需绝对卧床。长期卧床者,应经常更换体位。

3.加强营养

给予高蛋白、高维生素、高热量饮食。鼓励进食;不能进食者,可静脉补充。食物应清洁、卫生,食具应消毒。

4.预防感染

(1)保护性隔离:白血病患儿应与其他病种患儿分室居住,以免交互感染;房间每日进行消毒;对粒细胞数极低和免疫功能明显低下者住单间,有条件者住空气层流室或无菌单人层流床。限制探视人数,感染者禁止进入病室。接触患儿前认真洗手,必要时以消毒液洗手。

(2)注意患儿个人卫生:保持口腔清洁,进食前后用温开水或漱口液漱口;用软毛刷刷牙,以免损伤口腔黏膜及牙龈;每日沐浴有利于汗液排泄,减少皮肤感染;保持大便通畅,便后用温开水或盐水清洁肛周,防止肛周脓肿;肛周溃烂者,每日坐浴。

(3)严格执行无菌技术操作,遵守操作规程。

(4)避免预防接种:免疫功能低下者,避免接种减毒活疫苗如麻疹、风疹、水痘、流行性腮腺炎、脊髓灰质炎糖丸等,以防发病。

(5)密切观察感染早期征象:监测生命体征,观察有无牙龈肿胀、咽红、咽痛,皮肤有无破损、红肿,外阴、肛周有无异常等。发现感染先兆,及时处理,遵医嘱应用抗生素。

5.防止出血

(1)控制出血:口、鼻黏膜出血可用浸有1%麻黄碱或0.1%肾上腺素棉球、纱布或吸入性吸入性明胶海绵局部压迫止血,无效者请耳鼻喉医生会诊,以油纱条填塞,2～3天后更换。遵医嘱用止血药或输同型血小板。

(2)避免损伤出血:①急性期减少活动,避免受伤;有明显出血时卧床休息。②尽量减少肌肉注射或深静脉穿刺抽血,必要时应延长压迫时间,以免形成深部血肿。③禁食坚硬、多刺的食物。④保持大便通畅,防止用力大便时诱发颅内出血。⑤提供安全的生活环境,家具用软垫包上。⑥限制剧烈运动及玩锐利玩具。

6.正确输血

输注血制品时注意观察疗效及有无输血反应。

7.应用化疗药物的护理

(1)正确给药:①化疗药物多为静脉给药,且有较强的刺激性,按医嘱调节滴速,避免药液外渗而导致局部疼痛、红肿,甚至软组织坏死;注射前应确认静脉通畅,输注过程中密切观察,发现渗漏,立即停止输液,并做局部处理。②光照可使某些药物如依托泊苷、替尼泊苷等分解,在静脉滴注时应避光。③某些药物如门冬酰胺酶可引起过敏反应,用药前要询问用药史及过敏史,用药过程中观察有无过敏反应。④鞘内注射术后应平卧4～6小时。

(2)观察及处理药物不良反应:①骨髓抑制:定期监测血常规,观察有无出血倾向,防治感染。②消化道反应:恶心、呕吐严重者,用药前半小时给予止吐药。③加强口腔护理,有溃疡者给予清淡、易消化的流质或半流质饮食,疼痛明显者进食前可给局麻药或敷以溃疡膜、溃疡糊剂等。④环磷酰胺可致出血性膀胱炎,应让患儿多饮水以利尿,并给予碳酸氢钠碱化尿液。⑤脱发:可在化疗前先将头发剃去,或戴假发、帽子或围巾。⑥糖皮质激素长期应用可致满月脸及情绪改变,应告知患儿及家长停药后可恢复正常。

(3)保护患儿血管:有计划地应用血管,采用留置针、PICC、PORT等减少穿刺次数,减少对血管的损伤。保证静脉通道通畅,防止药物渗漏,一旦渗漏及时处理。

8.解除恐惧

(1)向家长和患儿宣传白血病的有关知识,了解治疗进展,树立战胜疾病的信心。

(2)让患儿及家长了解定期进行各项检查的必要性及操作过程中可能出现的不适,告知如何配合。

(3)对可能出现的如自我形象紊乱、失望及恐惧心理及时进行心理疏导。

(4)定期召开病友联谊会,让患儿、家长相互交流、调整心理状态,增强治愈的信心。

9.健康指导

(1)教会家长和年长患儿预防感染和观察感染及出血现象,出现异常及时就诊。

(2)让家长及年长患儿明确坚持定期化疗的重要性。化疗间歇期可出院,酌情到学校学习,但应按医嘱用药及休养,并定期随访。

(3)在身体条件许可的情况下,鼓励患儿做一些家务或参加一些社会活动及体格锻炼,增强抗病能力。

10.出院指导

(1)进食富含营养的高蛋白、高维生素、高热量饮食。

(2)做好口腔、肛周皮肤护理,保持皮肤清洁干燥。

(3)适当活动,外出做好防护措施,避免接触感染的患者。

(4)定时复查血常规,如有不适,及时就诊。

11.评价

(1)住院期间患儿体温是否正常,体重有无增长。

(2)患儿是否有疼痛及疼痛控制的效果。

(3)患儿恐惧心理是否减轻。

(4)患儿及家长对本病的认识,能否配合治疗,有无战胜疾病的信心等。

第五篇　妇产科护理

第十三章 妇科常见疾病的护理

第一节 外阴部炎症

一、外阴炎与前庭大腺炎的疾病概要

(一)外阴炎

外阴炎指外阴部的皮肤与黏膜的炎症。

1.病因

外阴常受阴道分泌物、月经血、产后恶露、尿液、粪便的刺激,若不注意皮肤清洁,易引起病原体繁殖从而导致外阴炎;其次糖尿病患者糖尿的刺激、穿紧身化纤内裤、使用透气差的月经垫以及粪瘘和尿瘘患者长期粪便、尿液浸渍等均可诱发外阴炎。

2.临床表现

外阴瘙痒、疼痛、灼热,性交及排尿时加重。局部皮肤红肿、湿疹、糜烂,偶见溃疡、皮肤粗糙、皲裂甚至苔藓样变等。

3.处理原则

祛除病因,保持局部清洁、干燥,局部应用抗生素。

(二)前庭大腺炎

前庭大腺炎是指病原体侵入前庭大腺引起的炎症,包括前庭大腺脓肿和前庭大腺囊肿。

1.病因

前庭大腺位于两侧大阴唇后 1/3 深部,前庭大腺的腺管开口于小阴唇与处女膜之间,在性交、月经期、流产、分娩或其他情况污染外阴部时,病原体易侵入引起炎症。主要病原体为葡萄球菌、链球菌、大肠杆菌、肠球菌、淋病奈瑟菌及沙眼衣原体等。

急性炎症发作时,细菌先侵犯前庭大腺的腺管,使前庭大腺的腺管开口肿胀、阻塞,脓性渗出物积存而形成脓肿,称前庭大腺脓肿。当急性炎症消退后,前庭大腺的腺管口粘连、闭塞,分泌物不能排出,脓液逐渐转为清亮的液体而形成前庭大腺囊肿。

2.临床表现

初起时外阴局部肿胀、疼痛、有灼热感,行走受限,可伴有发热。检查局部可见皮肤红肿、皮肤温度升高、压痛明显;当脓肿形成时,局部可触及波动感,脓肿内压力增大时可自行破溃。若破孔大,可自行引流,炎症较快消退而痊愈;若破孔小,引流不畅,则炎症持续不退或反复发作。

前庭大腺囊肿时,若囊肿小且无感染,患者可无自觉症状;若囊肿大,患者可有外阴坠胀感或性交不适。检查见外阴部后下方有一大小不等的椭圆形囊肿,可向大阴唇外侧突起。

3.处理原则

急性炎症期需卧床休息、抗感染治疗;脓肿及囊肿形成后可切开引流及行造口术。

二、护理评估

(一)病史

询问有无不洁性生活史、经期卫生习惯不良、穿紧身化纤内裤等诱因;有无流产、分娩、外阴阴道手术后感染史;是否患有糖尿病、尿瘘、粪瘘等疾病。

(二)身体评估

1.全身表现

前庭大腺炎急性期可有发热、白细胞增多等。

2.局部表现

了解有无外阴瘙痒、红肿、灼热、胀痛,有无行走不便及其程度,上述症状是否在性交、活动、大小便时加重。妇科检查外阴有无糜烂、溃疡或湿疹;皮肤或黏膜有无增厚、粗糙;前庭大腺区有无囊性肿块、压痛或波动感。

3.辅助检查

阴道分泌物检查寻找病原体。必要时可测血糖。

(三)心理-社会评估

患者因外阴局部不适而影响工作、睡眠和性生活,常产生焦虑情绪。多因炎症位于患者隐私处羞于就医,使炎症发展或转为慢性。

三、护理问题

(一)舒适改变

与外阴瘙痒、疼痛、肿胀、分泌物增多有关。

(二)焦虑

与疾病反复发作及影响正常生活有关。

(三)组织完整性受损

与炎性分泌物刺激、搔抓等有关。

四、护理措施

(一)一般护理

急性炎症期嘱患者卧床休息,注意体温变化。勿吃辛辣食物,避免局部使用刺激性药物或清洗液,注意外阴清洁卫生。

(二)心理护理

关心、理解患者,介绍坚持按医嘱规范治疗即可治愈,以缓解其焦虑的情绪。

(三)医护配合

(1)认真执行医嘱,必要时给予抗生素治疗。

(2)配合医生对前庭大腺脓肿、囊肿患者行切开引流及造口术。术后每天更换引流条;外阴用氯己定棉球擦洗,2次/日;伤口愈合后改用1:5000高锰酸钾溶液坐浴,也可局部用清热解毒中药坐浴,2次/日。

(3)指导患者进行外阴局部擦洗、热敷、坐浴等护理。可用0.1%聚维酮碘液或1:5000高锰酸钾液坐浴,每次 15～30 分钟,2 次/日,坐浴后涂抗生素软膏或紫草油,5～10 次为 1 个疗程。注意配制的溶液浓度、温度不宜过高,以免灼伤皮肤。坐浴时要使会阴部浸没于溶液中,月经期暂停坐浴。也可选用中药煎水熏洗外阴部,1～2 次/日。急性期还可选用微波或红外线局部物理治疗。

五、健康教育

加强卫生宣传教育,保持外阴清洁、干燥。指导患者注意经期、妊娠期、产褥期卫生,积极治疗阴道炎、糖尿病等诱因。纠正不良饮食及卫生习惯,勿饮酒,少吃辛辣食物,勤换内裤,宜穿棉质内裤,局部严禁搔抓,勿用刺激性药物或肥皂擦洗外阴。

第二节　阴道炎症

一、滴虫阴道炎

滴虫阴道炎是由阴道毛滴虫引起的常见阴道炎。

(一)病因

阴道毛滴虫属厌氧寄生原虫,呈梨形,无色透明,体积为多核白细胞的 2～3 倍。虫体顶端有 4 根鞭毛,体侧有波动膜,后端尖并有轴柱凸出。鞭毛随波动膜的波动而活动。阴道毛滴虫适宜在 25～40℃,pH 为 5.2～6.6 的温暖、潮湿的环境中生长。月经后阴道 pH 接近中性,故阴道毛滴虫于月经前后大量繁殖,引起炎症的发作。阴道毛滴虫能消耗或吞噬阴道上皮细胞内的糖原,阻碍乳酸生成,使阴道 pH 升高。阴道毛滴虫还可侵入尿道或尿道旁腺、膀胱、肾盂以及男性的包皮皱褶、尿道、前列腺等处。

(二)传播方式

1.直接传播

经性交传播,为主要传播方式。

2.间接传播

通过公共浴池、浴盆、浴巾、游泳池、坐式便器、衣物、污染的器械及敷料等传播。

(三)临床表现

1.症状

主要症状是阴道分泌物增加及外阴瘙痒,偶有局部灼热、疼痛、性交痛等。分泌物的典型特点是灰黄色、稀薄、泡沫状(因阴道毛滴虫无氧酵解糖类产生气体所致),有臭味。若有混合感染,可呈黄绿色脓性并有臭味。若合并尿道口感染,可有尿频、尿痛,有时可见血尿。阴道毛滴虫能吞噬精子,并能阻碍乳酸生成,影响精子在阴道内存活,可导致不孕。少数患者阴道内有阴道毛滴虫存在而无炎症反应,称为带虫者。

2.体征

阴道黏膜充血、水肿,严重者有散在出血斑点,呈草莓状外观。阴道后穹隆有多量灰黄色稀薄白带或黄绿色脓性白带,多有泡沫。

（四）治疗原则

1.全身用药

口服甲硝唑、替硝唑等药物。

2.局部用

1％乳酸或 0.1％～0.5％醋酸溶液冲洗阴道后，将甲硝唑泡腾片置入阴道内。

（五）护理评估

1.病史

了解个人卫生习惯，是否接触污染的公共浴池、浴盆、浴巾、游泳池、坐式便器、衣物、污染的器械及敷料等，是否曾患阴道炎，阴道炎的发作与月经周期的关系，阴道炎的治疗经过与效果。

2.身体评估

（1）症状：评估阴道分泌物的量、性状、气味，外阴瘙痒程度，有无伴随症状。

（2）体征：观察阴道分泌物性状、量，注意阴道黏膜是否充血及有无"草莓状"外观。

（3）辅助检查。

1）悬滴法：从阴道后穹隆取少许分泌物混于玻片上的生理盐水中，在低倍镜下找到阴道毛滴虫即可确诊。

2）培养法：多次悬滴法阴性的可疑患者，可取分泌物进行病原体培养。

3.心理—社会评估

了解是否因怕羞或不重视而延误诊治；有无与丈夫共同治疗的障碍；是否因反复发作或久治不愈而焦躁、心情低落等。

（六）护理问题

1.舒适改变

与阴道炎引起白带异常及外阴瘙痒有关。

2.焦虑

与治疗效果不佳、反复发作、担心影响生育有关。

3.组织完整性受损

与阴道炎症有关。

4.知识缺乏

与不了解滴虫阴道炎防治方法及预后有关。

（七）护理措施

1.一般护理

加强个人卫生，保持外阴清洁、干燥，勤洗勤换，勿用肥皂等刺激性物品，避免搔抓。

2.心理护理

耐心解释该疾病是妇女常见炎症，坚持正规治疗可治愈，减轻患者的焦虑与顾虑，增强治疗信心。对反复发作病例，应帮助患者寻找原因，指导治疗注意事项与调整治疗方法。鼓励患者及其性伴侣积极配合与坚持治疗，以早日彻底治愈疾病。

3.医护配合

(1)指导全身用药:按医嘱顿服甲硝唑 2g 或替硝唑 2g,也可口服甲硝唑 400mg,2 次/日,7 天为 1 个疗程。因甲硝唑抑制乙醇在体内氧化而产生有毒的中间代谢产物,故用药期间、甲硝唑停药 24 小时内、替硝唑停药 72 小时内禁酒。甲硝唑可透过胎盘达胎儿体内致胎儿畸形,亦可从乳汁中排出,故孕 20 周前或哺乳期禁用。甲硝唑口服后偶见胃肠道反应;此外,偶有头痛、皮疹、血白细胞计数减少、视力模糊、四肢麻木、运动失调等不良反应发生,一旦发现应及时报告医生并停药。

(2)教会局部用药:每晚用 1%乳酸或 0.5%醋酸溶液冲洗阴道或坐浴后,取下蹲位将甲硝唑泡腾片放入阴道深部,7~10 天为 1 个疗程。

(3)指导随访与治愈标准:滴虫阴道炎常于月经后复发,判断其彻底治愈前应于月经干净后随访。其治愈标准为:每次月经干净后复查白带,连续 3 次检查均为阴性。

(八)健康教育

(1)加强公共卫生知识宣传,积极开展普查普治,消灭传染源;切断传染途径;切勿与他人共用毛巾、浴巾等物品;提倡淋浴、蹲厕,尽量避免在公共浴池泡澡;治愈前避免进入游泳池、浴池等公共场所;避免无保护性性交;鼓励患者与其性伴侣共同治疗。

(2)复查时,告知患者取分泌物前 24~48 小时避免性生活、阴道灌洗或局部用药。分泌物取出后应及时送检并注意保暖,否则阴道毛滴虫活动力减弱,易漏诊。

(3)嘱患者遵医嘱按疗程坚持用药,治疗期间禁止性生活。

(4)学会自我护理,用药前洗净双手及会阴,减少感染机会;内裤、坐浴盆具及洗涤用物应消毒 5~10 分钟以消灭病原体,避免重复感染。

(5)养成良好卫生习惯,保持外阴清洁、干燥。

二、外阴阴道假丝酵母菌病

外阴阴道假丝酵母菌病(VVC)是由假丝酵母菌引起的常见外阴阴道炎。

(一)病因

外阴阴道假丝酵母菌病是一种常见的真菌性阴道炎,80%~90%的病原体为白假丝酵母菌,白假丝酵母菌为双相菌,有酵母相和菌丝相。假丝酵母菌对热的抵抗力不强,加热至 60℃ 1 小时即可死亡;但对于干燥、日光、紫外线及化学制剂的抵抗力较强。此菌适宜在 pH 为 4.0~4.7 的酸性环境中生长。

假丝酵母菌为条件致病菌,当阴道内糖原增加、酸度增高、全身及阴道局部细胞免疫力下降时,适合假丝酵母菌繁殖而引起炎症,多见于孕妇、糖尿病患者及接受大量雌激素治疗者。此外,长期应用抗生素,能抑制阴道乳酸杆菌生长,有利于假丝酵母菌繁殖;服用大量免疫抑制剂(如糖皮质激素)或患有免疫缺陷综合征,会使机体的抵抗力降低;穿紧身化纤内裤、肥胖者可使会阴局部温度及湿度增加,使假丝酵母菌得以繁殖而引起感染。

(二)传播方式

1.内源性传播

其为主要方式。白假丝酵母菌为条件致病菌,平时寄生于阴道、口腔、肠道,一旦条件适宜可引起感染。这 3 个部位的白假丝酵母菌可互相传染。

2.直接传播

少数患者可通过性交传染。

3.间接传播

极少数患者通过接触污染的衣物传染。

(三)临床表现

1.症状

主要为外阴瘙痒,甚至是难以忍受的奇痒,严重者可有尿痛、尿频、性交痛。急性期阴道分泌物增多,特征性分泌物呈白色稠厚、凝乳状或豆渣样。

2.体征

外阴红肿、有抓痕,小阴唇内侧及阴道黏膜附有白色膜状物,擦去后露出红肿黏膜,急性期可见糜烂及浅表溃疡。

(四)治疗原则

1.消除诱因

合并糖尿病患者应给予积极治疗,及时停用广谱抗生素、雌激素及糖皮质激素。

2.局部治疗

单纯性外阴阴道假丝酵母菌病,用 $2\%\sim4\%$ 碳酸氢钠溶液冲洗阴道后,放入咪康唑栓剂、制霉菌素栓剂或片剂于阴道内局部治疗。

3.全身治疗

局部用药效果差或病情顽固者,可选用伊曲康唑、氟康唑等药物口服。

(五)护理评估

1.病史

询问疾病发生情况,患者有无糖尿病及是否长期使用广谱抗生素、雌激素及糖皮质激素,了解疾病发生与月经的关系,目前是否妊娠等。

2.身体评估

(1)症状。

评估外阴瘙痒程度,阴道分泌物的量、性状、气味,有无伴随症状。

(2)体征。

评估阴道黏膜受损程度,有无充血、糜烂、溃疡及白色块状物等。

(3)辅助检查。

1)悬滴法:从阴道后穹隆取少许分泌物混于玻片上的 10% 氢氧化钾溶液中,低倍镜下找到白假丝酵母菌的芽生孢子和假菌丝即可确诊。

2)培养法:可疑患者多次阴性,可取分泌物进行病原体的培养,提高确诊率。

3.心理—社会评估

患者因外阴瘙痒而异常痛苦焦虑、坐卧不安,影响休息和工作。

(六)护理问题

1.舒适改变

与阴道炎引起外阴奇痒、灼痛、阴道分泌物多有关。

2.焦虑

与治疗效果不佳、反复发作有关。

3.组织完整性受损

与外阴奇痒及反复搔抓有关。

4.知识缺乏

与不了解外阴阴道假丝酵母菌病防治方法及预后有关。

(七)护理措施

1.一般护理

指导清淡饮食;急性期减少活动,避免摩擦外阴;保持外阴清洁、干燥,穿棉质内裤,并注意勤洗、勤换。

2.心理护理

介绍该病诱因、治疗注意事项,分析易复发的因素,解除思想顾虑;对于反复复发的病例,寻找原因,及时调整治疗方案,指导自我护理,缓解焦虑情绪,增强治疗信心。

3.医护配合

(1)指导阴道局部用药先用2%～4%碳酸氢钠溶液冲洗阴道或坐浴,降低阴道酸度,抑制假丝酵母菌生长;再将咪康唑栓剂、克霉唑栓剂或制霉菌素栓剂放于阴道深部,每晚1粒,连用7～10天。妊娠合并白假丝酵母菌感染者,为避免胎儿感染,应坚持局部治疗,直至妊娠8个月。教会患者配制阴道冲洗药液的浓度、温度、治疗时间,冲洗药物要充分溶解,温度一般为40℃,月经期间暂停阴道用药。

(2)指导全身用药反复复发的病例、未婚女性可给予全身治疗,按医嘱顿服氟康唑150mg,或伊曲康唑200mg,1次/日,连用3～5天,有肝病史及孕妇禁用。

(3)性伴侣治疗有症状的性伴侣应同时治疗。

(4)指导随访与治愈标准外阴阴道假丝酵母菌病易在月经前复发,治愈前应随访。月经前连续3个月复查白带均为阴性即为治愈。

(八)健康教育

基本同滴虫阴道炎。另注意积极治疗原发病,正确使用广谱抗生素、雌激素、糖皮质激素,消除诱因。

三、细菌性阴道病

细菌性阴道病是由于阴道内正常菌群失调引起的混合感染,其临床及病理特征无炎性改变。

(一)病因

生理情况下,阴道内有各种厌氧菌及需氧菌,其中以产生过氧化氢的乳酸杆菌占优势。本病常见于生育年龄,当阴道内乳酸杆菌减少时其他细菌大量繁殖,主要有加德纳尔菌、厌氧菌以及人型支原体,其中以厌氧菌居多,破坏了正常阴道菌群之间的相互平衡,引起细菌性阴道病。可能与性交过频、有多个性伴侣、抗生素的应用、阴道灌洗使阴道碱化有关。

(二)临床表现

10%～40%患者无明显临床表现。典型表现有阴道分泌物增多,呈灰白色、匀质、稀薄,有鱼腥臭味,性交后加重,少数患者有轻微外阴瘙痒或烧灼感。妊娠期妇女可致羊膜绒毛膜炎、胎膜早破、早产;非孕妇女可引起子宫内膜炎、盆腔炎等。

(三)治疗原则

以全身和局部抗厌氧菌治疗为主,主要药物有甲硝唑、克林霉素等。

(四)护理评估

1.病史

了解是否频繁性交、有多个性伴侣或长期阴道灌洗,是否患糖尿病及长期使用抗生素或雌激素,了解月经周期与发病的关系,询问曾进行的检查、治疗经过及治疗效果,询问孕妇有无胎膜早破及早产史等。

2.身体评估

(1)症状:评估阴道分泌物的量、性状,是否有特殊的鱼腥臭味。

(2)体征:评估阴道黏膜有无充血。

(3)辅助检查。

1)胺臭味试验:取阴道分泌物少许放于玻片上,加入 10%氢氧化钾溶液 1~2 滴,产生烂鱼肉样腥臭味为阳性,是细菌性阴道病的典型特征。

2)线索细胞检查:取阴道分泌物放在玻片上,加 1 滴生理盐水混匀后,置于高倍显微镜下见到 20%以上的线索细胞,即可考虑细菌性阴道病的诊断。

3)阴道 pH 检查:阴道 pH 大于 4.5。

3.心理—社会评估

患者延误治疗,或未遵医嘱,或自我护理不当,可导致反复发作或久治不愈而易产生焦虑、烦躁情绪。

(五)护理问题

1.舒适改变

与阴道炎引起白带异常及外阴瘙痒、灼痛有关。

2.焦虑

与治疗效果不佳、反复发作有关。

(六)护理措施

1.一般护理

加强休息与锻炼,增强机体抵抗力;保持外阴清洁与干燥,指导注意性生活卫生,避免过频或无保护性生活;避免不必要的阴道灌洗。

2.心理护理

向患者介绍本病的病因、治疗及预后,消除忧郁、焦躁等情绪,鼓励积极配合治疗。

3.医护配合

(1)指导全身治疗:首选甲硝唑,按医嘱每次 400mg,2 次/日,7 天为 1 个疗程。甲硝唑口服后偶见胃肠道反应,此外,偶有头痛、皮疹、血白细胞计数减少、视力模糊、四肢麻木等不良反应发生,一旦发现应报告医师并停药。性伴侣不需常规治疗。

(2)指导局部用药:每晚用 1%乳酸或 0.5%醋酸溶液冲洗阴道或坐浴后,取下蹲位将甲硝唑泡腾片放入阴道深部,7 天为 1 个疗程。

(七)健康教育

加强性卫生知识宣传,避免不洁性行为和不必要的阴道灌洗;保持外阴清洁,促使恢复阴道自净作用,增强局部防御力;用药期间禁酒。

第三节　子宫颈炎症

子宫颈炎症简称宫颈炎,是生育期妇女常见的疾病,有急性宫颈炎和慢性宫颈炎两种。

一、病因、病理

(一)急性宫颈炎

多因淋病奈瑟菌、沙眼衣原体感染致病,多见于性传播疾病高危人群。病原体沿阴道黏膜上行多侵袭宫颈管,同时还会侵入尿道移行上皮、尿道旁腺及前庭大腺。其病理表现主要为宫颈黏膜充血、水肿、有脓性渗出物。

(二)慢性宫颈炎

常因急性宫颈炎未治疗或治疗不彻底转变而来,多见于流产、分娩或手术损伤宫颈,导致病原体入侵所致。也可由于各种理化因素、炎性分泌物长期刺激宫颈,使鳞状上皮脱落,病原体侵入而致病。病原体主要有葡萄球菌、链球菌、大肠杆菌及厌氧菌,近年来淋病奈瑟菌、沙眼衣原体已成为常见病原体。慢性宫颈炎有以下几种病理类型:

1.宫颈糜烂

最常见,是由于宫颈外口处鳞状上皮受炎症刺激脱落,被柱状上皮所覆盖,外观呈鲜红色,称为宫颈糜烂。

(1)根据糜烂的深浅程度分型。

单纯型:糜烂面仅为单层柱状上皮所覆盖,表面平坦。

颗粒型:炎症继续发展,由于腺上皮过度增生并伴有间质增生,糜烂面凹凸不平呈颗粒状。

乳头型:当间质增生显著,表面凹凸不平现象更加明显,呈乳头状突起。

(2)根据糜烂面积的大小分度。

轻度:糜烂面积小于整个宫颈面积的 1/3。

中度:糜烂面积占整个宫颈面积的 1/3～2/3。

重度:糜烂面积占整个宫颈面积的 2/3 以上。

2.宫颈肥大

由于慢性炎症长期刺激,宫颈组织充血、水肿,腺体和间质增生,使宫颈呈不同程度的肥大,硬度增加,但表面多光滑。

3.宫颈息肉

慢性炎症长期刺激,使宫颈管局部黏膜增生并向宫颈外口突出形成息肉。息肉为一个或多个不等,直径约1cm,色红、呈舌形、质软而脆,易出血,蒂细长。由于炎症存在,除去息肉后仍可复发。

(三)宫颈腺体囊肿

在宫颈糜烂愈合过程中,新生的鳞状上皮覆盖宫颈腺管口或伸入腺管,将宫颈腺管口阻塞;或腺管被周围增生的结缔组织或瘢痕压迫而变窄,甚至阻塞,宫颈腺体分泌物不能排出、潴留形成囊肿,又称纳氏囊肿。子宫颈表面有大小不等的白色透明或淡黄色突出物。

(四)宫颈黏膜炎

宫颈黏膜炎又称宫颈管炎,病变局限于宫颈管黏膜及黏膜下组织,宫颈管黏膜增生向外口突出,子宫颈口充血、红、肿。由于炎性细胞浸润及结缔组织增生,可致子宫颈肥大。

二、临床表现

(一)急性宫颈炎

主要为白带增多,呈黏液脓性,严重者可出现性交后出血、月经间期出血。若合并尿道感染,可出现尿急、尿频、尿痛。妇科检查:见宫颈红肿、黏膜外翻,有脓性分泌物从宫颈管流出,若累及尿道旁腺及前庭大腺,可见尿道口、阴道口红肿并有多量脓性分泌物。

(二)慢性宫颈炎

主要为白带增多,呈乳白色黏液状,也可为淡黄色脓性,伴有息肉形成时为血性白带或出现性交后出血。当炎症沿宫骶韧带向盆腔扩散时则出现腰骶部疼痛及腹部下坠感。黏稠白带或脓性白带均不利于精子活动,可致不孕。

三、处理原则

(一)急性宫颈炎

针对病原体给予敏感抗生素治疗。淋病奈瑟菌感染常用第 3 代头孢菌素,沙眼衣原体感染主要用四环素类(多西环素)、红霉素类(阿奇霉素)等。

(二)慢性宫颈炎

以局部治疗为主,治疗前先排除早期宫颈癌。可采用物理治疗、药物治疗及手术治疗,其中物理治疗是目前治疗效果较好、疗程最短的方法,因而较为常用。

四、护理评估

(一)病史

了解婚育史,有无不洁性生活史、多次流产史、妇科手术史,急性宫颈炎的治疗情况等。

(二)身体评估

1.症状

评估阴道分泌物的量、性状、气味;有无腰骶部疼痛、下腹坠痛;有无血性白带或性交后出血;有无尿急、尿频、尿痛等。

2.体征

评估子宫颈是否充血、有无脓性分泌物;评估宫颈糜烂面积大小和程度,有无子宫颈肥大、息肉、宫颈腺体囊肿。

3.辅助检查

急性宫颈炎者可行宫颈分泌物涂片检查及病原体培养;慢性宫颈炎者可行阴道分泌物检查,以了解阴道的清洁度、有无炎性细胞及特异性感染。常规进行宫颈刮片细胞学检查,必要时可行宫颈活组织检查,以排除早期宫颈癌。

(三)心理-社会评估

由于白带增多引起不适或治疗效果不佳使病程较长,患者思想压力大;若有血性白带或性交后出血而怀疑癌变时,常导致患者和家属精神紧张和恐惧。

五、护理问题

(一)组织完整性受损

与炎症及分泌物刺激有关。

(二)焦虑

与病程长、担心癌变有关。

(三)舒适改变

与白带增多、腰骶部疼痛有关。

六、护理措施

(一)急性宫颈炎的护理

1.一般护理

给予高蛋白、高维生素饮食;做好生活护理,保证患者充分休息;嘱患者及时更换衣物,保持外阴清洁卫生。

2.心理护理

耐心讲解疾病知识,关心安慰患者,强调彻底治疗的重要性,鼓励患者积极配合诊治。

3.医护配合

(1)遵医嘱针对病原体给予敏感抗生素治疗。淋病奈瑟菌感染主张大剂量、单次给药,常用头孢曲松钠 250mg,单次肌内注射;沙眼衣原体感染主要用多西环素、阿奇霉素,一般连服 7 天。注意观察用药后反应。

(2)指导患者随访,若治疗后症状持续存在,应随时复诊。

(二)慢性宫颈炎的护理

1.一般护理

宣传计划生育,知情避孕,减少人工流产发生;注意个人卫生,保持外阴清洁、干燥。

2.心理护理

向患者讲解有关宫颈炎的知识,消除患者的思想顾虑与恐癌心理,使其接受和配合治疗。

3.医护配合

向患者解释检查的方法和必要性,协助医生进行宫颈刮片或宫颈活组织检查,以排除癌变。

4.物理治疗的护理

常用的设施有激光、冷冻、红外线凝结及微波等。生殖器官急性炎症时禁行物理治疗,治疗时间宜选择在月经干净后 3~7 天内进行。协助医生做好物理治疗准备,术后告知患者物理治疗的注意事项:①术后阴道分泌物增多,甚至有大量水样排液,在术后 1~2 周脱痂时可有少量出血。特别注意保持外阴清洁。②术后 2 个月内禁盆浴、性生活及阴道冲洗。③一般于 2 次月经干净后 3~7 天到医院复查,未痊愈者可择期再行第 2 次治疗。④对接受物理治疗后的患者若有异常阴道流血或感染,应立即就诊。

5.手术治疗的护理

包括息肉摘除术和宫颈锥形切除术,手术时间为月经干净后 3～7 天内,术后应及时送病理检查。

6.药物治疗的护理

子宫颈局部涂硝酸银、中药等,注意保护正常组织。

七、健康教育

(1)指导妇女定期妇检,向患者传授防病知识,注意性生活卫生,积极预防、彻底治疗急性宫颈炎。

(2)宣传计划生育,避免多次分娩及意外妊娠手术操作损伤宫颈。

(3)养成良好卫生习惯,注意月经期、孕产期、产褥期卫生,避免感染。

第四节　盆腔炎症

女性上生殖道及其周围结缔组织、盆腔腹膜发生炎症时称为盆腔炎(PID)。盆腔炎大多发生在性活跃期妇女,分为急性盆腔炎和慢性盆腔炎两种。

一、急性盆腔炎

(一)病因

急性盆腔炎的病因有以下几种:

1.宫腔内手术操作后感染

刮宫术、放置和取出宫内节育器、输卵管通液术、子宫输卵管造影术、宫腔镜检查等,因消毒不严或术前适应证选择不当而导致感染。

2.产后或流产后感染

产道损伤、妊娠组织残留于宫腔内合并感染引起急性盆腔炎。

3.经期卫生不良

使用不洁的月经垫、经期性交等,均可导致炎症。

4.感染性传播疾病

不洁性生活史、早年性交、多个性伴侣、性交过频者导致性传播疾病的病原体入侵,引起炎症。

5.邻近器官炎症

如阑尾炎、腹膜炎等蔓延至盆腔。

6.慢性盆腔炎急性发作。

(二)病理

1.急性子宫内膜炎、子宫肌炎

表现为子宫内膜充血、水肿、坏死、有脓性渗出物。侵及子宫肌层的称子宫肌炎,表现为肌层肥厚及炎性细胞浸润。

2.急性输卵管炎、输卵管积脓、输卵管卵巢脓肿

急性输卵管炎主要由化脓性细菌引起。病原体经宫颈淋巴结蔓延至宫旁结缔组织,首先侵及浆膜层引起输卵管周围炎,然后累及肌层,而内膜层未受累或轻度受累。此外,炎症经子宫内膜向上蔓延引起输卵管内膜炎,输卵管内膜肿胀、间质充血、水肿伴中性粒细胞浸润,重者可引起输卵管黏膜粘连,若脓液积聚于管腔,则形成输卵管积脓。

卵巢与发炎的输卵管伞端粘连而发生卵巢周围炎,称为输卵管卵巢炎,习称附件炎。炎症通过卵巢排卵的破孔侵入卵巢实质而形成卵巢脓肿,脓肿壁与输卵管积脓粘连并穿通,形成输卵管卵巢脓肿。

3.急性盆腔结缔组织炎

病原体经淋巴管进入盆腔结缔组织,引起结缔组织充血、水肿及中性粒细胞浸润。

4.急性盆腔腹膜炎

盆腔腹膜充血、水肿伴渗出,形成盆腔脏器粘连,甚至形成盆腔脓肿,脓肿破溃进入腹腔形成弥漫性腹膜炎。

5.败血症及脓毒败血症

病原体毒力强、数量多、机体抵抗力低时,可发生败血症及脓毒血症。

(三)临床表现

1.症状

发病时有明显下腹痛伴发热,重者可有寒战、高热、头痛、食欲不振、腹胀,月经期发病可出现月经量增多、经期延长,非月经期发病可有白带增多等。有时可有尿频、排尿困难或肛门坠胀等局部压迫与刺激的症状。

2.体征

严重病例呈急性病容,体温升高,腹膜刺激征阳性。妇科检查阴道有大量脓性分泌物,有臭味;后穹隆饱满、触痛;子宫颈举痛,子宫压痛、活动受限。双附件增厚或触及肿块且有波动感、压痛明显。

(四)治疗原则

控制感染为主,辅以支持疗法。根据细菌培养及药敏试验选择敏感抗生素。若脓肿形成或破裂,则应采取手术治疗。

(五)护理评估

1.病史

了解患者生育史、手术史、月经史、月经期卫生习惯,有无阑尾炎、慢性盆腔炎、不洁性生活等。

2.身体评估

(1)症状了解患者有无下腹痛、发热、寒战,饮食、大小便等有无异常。

(2)体征测量体温、脉搏,观察面色,妇科检查阴道有无脓性分泌物;后穹隆是否饱满、触痛;子宫颈有无举痛,子宫是否有压痛、活动是否受限;双附件是否增厚或是否触及肿块等。

(3)辅助检查检查血常规、尿常规了解患者一般身体状况,提示炎症程度。脓液或血培养

查找致病菌。B型超声有助于盆腔炎性包块的诊断。

3.心理—社会评估

发热、疼痛使患者烦躁不安,因担心治疗效果不佳、需手术或转为慢性炎症而恐惧、焦虑。

（六）护理问题

1.疼痛

与盆腔炎有关。

2.体温过高

与炎症有关。

3.潜在并发

症败血症、感染性休克。

4.焦虑

因担心治疗效果不佳及预后有关。

（七）护理措施

1.预防措施

(1)做好妇女经期、孕期、产褥期的卫生保健。

(2)严格掌握妇科、产科手术指征;宫腔手术应严格进行无菌操作;保持外阴清洁卫生。

(3)注意性生活卫生,防止性传播疾病。

2.一般护理

(1)嘱患者取半卧位休息,有利于炎症局限。

(2)给予高热量、高蛋白、高维生素的流质或半流质饮食,及时补液。高热时给予物理降温;有腹胀时应行胃肠减压术;出汗多时及时更衣、更换床单,保持清洁舒适。

(3)保持会阴清洁干燥,会阴垫、便盆等物品用后应立即消毒。

3.心理护理

关心理解患者,耐心倾听患者诉说。向患者解释疾病的原因、发展及预后,说明手术的重要性,减轻患者的焦虑、忧郁等心理压力。

4.观察病情

(1)定时监测体温、脉搏、血压,并做好记录。发现感染性休克征象应及时报告医生并协助抢救。

(2)观察下腹部疼痛程度,注意有无压痛与反跳痛;产妇注意观察会阴伤口有无感染及脓性分泌物等。

5.医护配合

(1)正确采集各种检验标本,及时送检并收集结果。

(2)按医嘱给予足量抗生素,常联合用药,注意观察输液反应,做好配血等准备,必要时少量输血。

(3)对手术患者做好术前准备、术中配合及术后护理。

（八）健康教育

指导患者注意休息,增加营养,保持会阴部清洁,不断提高机体抵抗能力,预防慢性盆腔炎急性发作。遵医嘱及时彻底治愈急性盆腔炎,防止其转为慢性。

二、慢性盆腔炎

(一)病因

慢性盆腔炎常为急性盆腔炎未彻底治愈,患者体质较差,病程迁延所致。亦可无急性盆腔炎病史。慢性盆腔炎病情顽固,反复发作,久治不愈,严重影响妇女健康,困扰妇女生活和工作。当机体抵抗力下降时,可导致急性发作。

(二)病理

慢性盆腔炎的主要病理改变为组织破坏、广泛粘连、增生及瘢痕形成。

1.慢性输卵管炎与输卵管积液

多为双侧性,输卵管肿大,输卵管伞端可部分或完全闭锁,并与周围组织粘连。当输卵管峡部和伞端粘连闭锁时,输卵管内积脓被吸收,浆液性渗出物潴留于宫腔形成输卵管积水。输卵管积水时,管壁薄而透亮,表面光滑,似腊肠状。

2.输卵管卵巢炎及输卵管卵巢囊肿

输卵管炎症波及卵巢时可相互粘连,形成输卵管卵巢炎;输卵管卵巢脓肿脓液被吸收或输卵管伞端与卵巢粘连贯通、液体渗出,形成输卵管卵巢囊肿。

3.慢性盆腔结缔组织炎

炎症蔓延至子宫旁结缔组织使其增生、变厚、变硬,与盆壁粘连;炎症蔓延至宫骶韧带处,韧带纤维组织增生、变硬,子宫固定、活动受限,形成"冰冻骨盆"。

(三)临床表现

1.症状

全身症状多不明显,有时可有低热、乏力,病程长者可出现神经衰弱症状。局部表现主要为下腹坠胀、疼痛及腰骶部酸痛,常在劳累、性交后及月经前后加重;亦可有经量增多、月经失调、不孕等症状。

2.体征

妇科检查子宫常呈后位,活动受限或粘连固定等;输卵管炎症时子宫一侧或两侧可触及条索状增粗的输卵管,伴有压痛;盆腔结缔组织炎有子宫旁结缔组织、子宫骶韧带明显增厚、增粗、变硬,触痛明显;输卵管积水或输卵管卵巢囊肿,可触及囊性肿物。

(四)治疗原则

多采用综合性方案控制炎症,包括中药治疗、物理治疗、药物治疗和手术治疗,同时注意增强局部和全身的抵抗力。

(五)护理评估

1.病史

了解患者的性生活史、生育史、宫腔手术操作史及个人卫生习惯,急性盆腔炎发作史,治疗方法,使用的药物及其效果。

2.身体评估

(1)症状:评估体温变化,是否出现低热、乏力。了解下腹部、腰部疼痛的性质,与月经及性交的关系,月经周期是否正常。

（2）体征：妇科检查时注意子宫的位置、活动度，输卵管卵巢有无增粗、积液、囊肿等。

（3）辅助检查：B型超声及腹腔镜检查了解盆腔情况，确定炎性包块、脓肿、囊肿的部位和大小。

3.心理—社会评估

病程长、治疗效果不明显易引起患者焦虑、精神不振、失眠等神经衰弱症状，严重者可影响正常生活和工作，因不孕甚至可影响夫妻关系。了解患者及家属对疾病的心理反应、对不孕的态度。

（六）护理问题

1.疼痛

与炎症引起下腹疼痛、腰骶痛有关。

2.焦虑

与病程长、疗效差、反复发作有关。

3.睡眠形态紊乱

与炎症反复发作、长期慢性疼痛、正常生活受干扰有关。

（七）护理措施

1.预防措施

（1）及时、彻底治疗急性盆腔炎，防止扩散、迁延转为慢性盆腔炎。

（2）注意经期卫生、性生活卫生，减少感染机会。

（3）加强营养与锻炼，增强体质。

2.一般护理

（1）疼痛时注意休息，防止受凉，必要时可遵医嘱给予镇静止痛药，以缓解症状。

（2）保持生活规律，劳逸结合，若患者睡眠不佳，可在睡眠前用热水泡脚、饮热牛奶等；保持室内安静或在睡前进行按摩，必要时服用安眠药。

3.心理护理

耐心讲解疾病的病因、发生发展和治疗，倾听患者诉说不适和烦恼，提供心理支持，减轻患者压力，增强治疗信心，鼓励按疗程治疗。

4.观察病情

观察患者精神状态，有无焦虑、烦躁、失眠，注意腹痛程度、性质，了解白带、月经是否正常等。

5.医护配合

（1）指导患者服用清热利湿、活血化瘀的中药，遵医嘱帮助患者以不同途径用药，如口服、保留灌肠和外敷等；灌肠后嘱患者俯卧休息30分钟以上。

（2）协助医生进行物理治疗，此法有利于炎症吸收和消退，可选用短波、超短波、微波、激光、离子透入（可加入各种药物如青霉素、链霉素等），或用食盐炒热放入袋中，热敷下腹部。

（3）盆腔炎性肿块体积大或经药物、物理治疗无效，可考虑手术切除病灶，做好术前准备、术中配合，术后护理。

(八)健康教育

加强卫生宣教,注意经期、孕期、产褥期及性生活的卫生;彻底治愈急性盆腔炎,防止转为慢性;坚持治疗;积极锻炼身体,提高机体抵抗能力;注意劳逸结合,避免长时间站立、行走和过度疲劳等。

第五节　宫颈癌

宫颈癌是最常见的妇科恶性肿瘤,是女性除乳腺癌以外居第 2 位的恶性肿瘤。原位癌高发年龄为 30～35 岁,浸润癌为 50～55 岁。由于宫颈癌有较长的癌前病变阶段,且近 40 年来宫颈癌筛查方法得到普遍应用,宫颈癌和癌前病变得以早期发现、及时治疗,故发病率和病死率呈现明显的下降趋势。

一、病因

宫颈癌真正的病因目前尚不是很清楚。目前的研究认为引发宫颈癌的因素有生物学因素、行为因素、遗传因素 3 个方面。

(一)生物学因素

生物学因素包括各种微生物的感染。人乳头瘤病毒(HPV)感染是宫颈癌的主要致病因素。目前已知 HPV 有多种亚型,高危型 HPV－16、高危型 HPV－18 可以导致宫颈上皮细胞周期控制失常而发生癌变。90% 以上宫颈癌伴有高危型 HPV 感染。此外,慢性宫颈炎、淋病、艾滋病、单纯疱疹病毒Ⅱ型、巨细胞病毒、滴虫等感染,也可增加对 HPV 的易感性,从而与宫颈癌发生有一定关系。

(二)行为因素

行为因素包括性行为、怀孕和分娩的次数、口服避孕药、吸烟等。

1.性相关因素

初次性生活年龄低于 16 岁、早年分娩、多产等,与宫颈癌发生密切相关。青春期宫颈发育尚未成熟,对致癌物较敏感。分娩次数增多,宫颈创伤概率也增加,分娩及妊娠期内分泌和营养也有改变,患宫颈癌的危险性增加。孕妇免疫力较低,HPV－DNA 检出率很高。与有阴茎癌、前列腺癌或其性伴侣曾患宫颈癌的高危男子性接触的妇女也易患宫颈癌。

2.其他

长期口服避孕药、吸烟易患宫颈癌。

(三)遗传因素

有家族史者患病概率比正常人高 4.7～7 倍,一旦感染 HPV,更容易发生癌变。

在诱发宫颈癌的 3 个危险因素中,各种微生物的感染是关键因素,其中 HPV 感染最为主要。宫颈癌的发生最终可归纳为致癌因子、性行为和易感(包括未成熟的)上皮 3 个环节。致癌因子可以通过性行为接种到宫颈易感上皮(如未成熟或病变的宫颈上皮),发生宫颈癌前病变(CIN),最终导致癌变。

二、宫颈癌的发生

宫颈上皮由宫颈阴道部的复层鳞状上皮和宫颈管的柱状上皮共同组成,两者在宫颈外口的交接处,称为原始鳞状－柱状上皮交接部。此部位随体内雌激素水平变化发生移行:新生女婴、妊娠期妇女体内雌激素水平增多,使柱状上皮外移;而幼女期、老年期妇女雌激素水平降低可使此部位内移。这种随体内雌激素水平变化而发生移位的部位称为生理性鳞状－柱状上皮交接部。

宫颈癌在宫颈阴道部和宫颈管部皆可发生,但好发于宫颈外口原始鳞状－柱状上皮交接部和生理性鳞状－柱状上皮交接部的移行区,宫颈后唇较多见,宫颈管次之,前唇又次之。

三、病理

宫颈癌以鳞状上皮细胞癌为主,占 80%～85%;腺癌占 15%～20%;腺鳞癌占 3%～5%。最初,肿瘤仅局限于子宫颈黏膜上皮层内,没有浸润,称为原位癌。当肿瘤侵入黏膜下间质时,称为浸润癌。原位癌时宫颈大致正常,早期浸润性癌的病变常限于宫颈某一处,稍隆起,横径多在 1cm 以下,发红、发硬、触之易出血。若发生在宫颈管内,一般不易发现,当宫颈癌进一步发展到一定程度,外观表现可有如下 4 种不同类型:菜花状或乳头状型(最多见)、内生型、宫颈管型和溃疡型。不论何种类型,晚期均可产生溃疡,由于肿瘤组织大块坏死与脱落,此时宫颈原形大部分或全部消失,呈火山口样。

宫颈癌的转移途径主要为直接蔓延及淋巴转移,血行转移极少见。

四、临床分期

宫颈癌的临床分期采用国际妇产科联盟(FICO)的临床分期标准。

五、临床表现

宫颈癌早期常无明显症状和体征,宫颈管型患者因宫颈外观正常易漏诊或误诊。随病变发展,可出现以下表现:

(一)症状

1.阴道流血

早期多为接触性出血;晚期为不规则阴道流血。出血量根据病灶大小、侵及间质内血管的情况而不同,若侵蚀大血管可引起大出血。老年患者常为绝经后不规则阴道流血,年轻患者可表现为经期延长、月经量增多。

2.阴道排液

多数患者阴道有白色或血性、稀薄如水样或米泔状、有腥臭的渗出液。晚期患者因肿瘤组织坏死伴感染,可有大量米汤样或脓性恶臭白带。

3.晚期症状

根据肿瘤累及范围不同,出现不同的继发症状,如尿频、尿急、便秘、下肢肿痛等;肿瘤压迫或累及输尿管时,可引起输尿管梗阻、肾盂积水及尿毒症;晚期出现贫血、恶病质等全身衰竭症状。

(二)体征

原位癌及微小浸润癌可无明显病灶,宫颈光滑,随病情发展可出现不同体征。菜花状或乳头状型宫颈癌宫颈可见息肉状、菜花状赘生物,常伴感染,质脆、易出血;内生型宫颈癌表现为宫颈肥大、质硬、宫颈管膨大;晚期癌组织坏死脱落,形成溃疡或空洞伴恶臭。阴道壁受累时,可见赘生物生长或阴道壁变硬;宫旁组织受累时,双合诊检查、三合诊检查可扪及宫颈旁组织增厚、呈结节状、质硬或形成"冰冻骨盆"。

六、治疗原则

采用以手术和放疗为主、化疗为辅的综合治疗方案。

(一)手术治疗

主要用于早期宫颈癌(Ⅰa~Ⅱa期)患者,优点在于年轻患者可保留卵巢及阴道功能。可根据患者年龄、有无生育要求等情况,选择宫颈锥形切除术、全子宫切除术、根治性子宫切除术及盆腔淋巴结切除术等不同的手术方式。

(二)手术和放疗

病灶较大时,可以先行术前放疗,使病灶局限再进行手术。

(三)放疗

放射治疗适用于Ⅱb~Ⅳ期或不能耐受手术的患者,或作为手术治疗后病理检查发现有高危因素患者的辅助治疗。

(四)化疗

主要用于晚期或复发转移的患者。

七、护理评估

(一)病史

详细了解患者有无接触性出血、异常阴道流血情况;评估患者有无患病的高危因素存在,如慢性宫颈炎的病史及是否有 HPV、巨细胞病毒或滴虫等的感染;婚育史、性生活史、高危男性性接触史等;了解疾病的发病及诊治过程;有无药物过敏史。

(二)身体评估

1.症状

评估患者有无妇科检查或性交后的接触性出血及阴道出血的时间、量、质、色等;阴道排液的性状、气味;有无邻近器官受累的症状;有无疼痛、疼痛的部位、性质、持续时间等;全身有无贫血、消瘦、乏力等恶病质表现。

2.体征

评估妇科检查结果,如宫颈有无异常,如糜烂或赘生物、出血、肥大、质硬、宫颈管外形如桶状等。

3.辅助检查

(1)宫颈刮片细胞学检查:宫颈癌筛查的主要方法。

(2)宫颈和宫颈管活组织检查:确诊宫颈癌及宫颈癌前病变的最可靠依据。宫颈有明显病灶,可直接在癌灶取材;宫颈无明显癌变可疑区时,可在宫颈 3、6、9、12 点 4 处取材或在碘试验、阴道镜下取材做病理检查。所取组织应包括间质及邻近正常组织。宫颈刮片阳性,但宫颈光滑或宫颈活检阴性,应用小刮匙搔刮宫颈管,刮出物送病理检查。

1)碘试验:正常宫颈或阴道鳞状上皮含有丰富的糖原,可被碘液染为棕色,而宫颈管柱状上皮、宫颈糜烂及异常鳞状上皮区(包括鳞状上皮化生、不典型增生、原位癌及浸润癌的区域)

均无糖原存在,所以不着色。临床上用阴道窥器暴露宫颈后,擦去表面黏液,以碘液涂抹宫颈及阴道穹隆,不着色区取活组织送病理检查。

2)阴道镜检查:阴道镜可协助选择进行宫颈活体组织检查的部位。在阴道镜检查的协助下取活体组织检查,早期宫颈癌的诊断准确率可达到 98% 左右。但阴道镜检查不能代替宫颈刮片细胞学检查及宫颈和宫颈管活体组织检查,也不能发现宫颈管内病变。

(3)宫颈锥形切除术:在宫颈和宫颈管活体组织检查不能肯定有无浸润癌时,可进行宫颈锥形切除术。但目前诊断性宫颈锥形切除术已很少采用。

(三)心理－社会评估

了解患者及其家属对于患病及治疗的心理反应,评估患者和家属是否具备良好的应对机制。找出具体问题,对问题出现的原因进行详细的分析。

八、护理问题

(一)恐惧

与确诊为恶性肿瘤有关。

(二)知识缺乏

与缺少宫颈癌术前、术后相关知识有关。

(三)有感染的危险

与腹部伤口、留置导尿管、引流管有关。

(四)自我形象紊乱

与手术摘除子宫或卵巢导致雌激素分泌不足等引起的性别认同感下降有关。

九、护理措施

(一)心理护理

宫颈癌大多数能够被早期发现,早期得到治疗。但是宫颈癌作为一种恶性肿瘤,仍会引起患者及其家属较为强烈的心理反应。护士应对患者疾病的总体情况详细评估,分析原因,告知患者宫颈癌相应的诊疗和护理过程、可能出现的不适,指导患者掌握有效应对措施(如向家属、朋友倾诉及培养兴趣爱好,以转移对疾病的过多关注等)。与患者家属沟通,获得其支持与配合。可以介绍性格乐观、治疗效果好的患者与其交谈,增强其战胜疾病的信心。

(二)医护配合

(1)按照常规做好患者术前的各项护理和功能锻炼指导。菜花状或乳头状型宫颈癌患者术前应行阴道低压冲洗,动作轻柔以免损伤宫颈癌组织而引起大出血。

(2)术后注意观察患者生命体征、切口情况,做好各种引流管的护理,指导患者正确安置体位、恢复饮食及适度运动。

(3)手术治疗是治疗宫颈癌首选的治疗方案。当手术涉及范围较大时,可能会损伤支配膀胱的神经组织,造成神经性膀胱麻痹,影响膀胱正常张力,使膀胱功能恢复受到影响,所以术后应保留导尿管 1~2 周,有的可达 3 周。应指导患者进行缩肛运动,在拔导尿管的前 3 天开始夹尿管锻炼膀胱肌肉,减少拔导尿管后尿潴留的情况发生。拔导尿管后,应鼓励患者饮水、排尿,3 次正常排尿后测膀胱内残余尿量,低于 100mL 为合格,大于 100mL 或患者不能自主排尿的,需重新留置导尿管,保留 3~5 天后,再拔导尿管导出残余尿液,直至残余尿量少于 100mL。

（4）对术前进行放疗或癌症晚期进行化疗的患者，做好放疗、化疗相应的护理。

（5）对晚期癌症患者做好症状护理，注意观察病情的变化，发生阴道大出血的应及时报告医生进行抢救；有大量米汤样或恶臭脓样阴道排液的患者，可用 1：5000 高锰酸钾溶液擦洗阴道。擦洗时动作应轻柔，以避免引起大出血；有持续疼痛者可选用止痛剂；出现全身恶病质表现的患者，应加强护理，预防肺炎、口腔感染、压疮等并发症的发生。

十、健康教育

1.术后随访指导

50％的宫颈癌患者在治疗后 1 年内复发，75％～80％的宫颈癌患者在治疗后 2 年内复发。治疗后 2 年内应密切监测，每 3 个月复查 1 次；3～5 年内每 6 个月复查 1 次；第 6 年开始每年复查 1 次。随访内容包括盆腔检查、阴道刮片细胞学检查、胸部 X 线片及血常规检查等。术后半年禁止性生活。

2.防癌的宣教

结合宫颈癌的致病因素，对健康人群做好防癌的宣教，早期发现并及时诊治宫颈癌的癌前病变，阻断宫颈癌的发生。

（1）开展性卫生教育，注意性卫生，避免无保护性生活。

（2）提倡晚婚少育。

（3）积极治疗宫颈慢性炎症和各种性传播疾病。

（4）HPV 阳性患者应每年至少随访 1 次。

（5）重视高危人群（如发生性行为年龄过早、性生活紊乱、多个性伴侣、高危男性性伴等），有异常症状者及时就医。

（6）对发生性行为时间不少于 3 年的女性进行宫颈癌的筛查，以期早发现、早诊断、早治疗。

第六节　子宫肌瘤

子宫肌瘤是女性生殖系统最常见的良性肿瘤，主要由子宫平滑肌细胞增生而成，其中有少量纤维结缔组织，所以也称为子宫平滑肌肌瘤。常见于 30～50 岁妇女，20 岁以下少见，40～50 岁发生率最高。很多患者因子宫肌瘤体积较小或无症状而不易发现，临床报道的子宫肌瘤发病率远低于子宫肌瘤真实发病率。随着 B 型超声等影像技术的发展及广泛应用，近年来有很多无症状的子宫肌瘤患者被发现。

一、病因

子宫肌瘤形成及生长的确切病因尚未明了。

因子宫肌瘤好发于生育年龄，青春期前少见，妊娠期生长迅速，绝经后萎缩或消退，提示其发生可能与女性性激素相关。有的研究发现，子宫肌瘤组织中雌二醇和雌激素受体浓度明显高于其周边肌组织，故认为子宫肌瘤组织局部对雌激素的高敏感性是子宫肌瘤发生的重要因素之一。此外,孕激素有促进子宫肌瘤有丝分裂活动、刺激子宫肌瘤生长的作用。

二、病理

(一)局部检查

子宫肌瘤可单发,但常为多发性。大小不一,大的可达足月妊娠子宫大小,小的只有米粒大小,甚至只有在显微镜下才能识别。子宫肌瘤为实质性、球形包块,表面光滑,质硬,子宫肌瘤压迫周围肌壁纤维形成假包膜。

(二)显微镜镜检

显微镜下可见排列成漩涡状或栅状的平滑肌细胞和不等量的纤维结缔组织。

子宫肌瘤的供血来自子宫肌瘤的假包膜。血管呈放射状排列穿入假包膜供给子宫肌瘤营养,子宫肌瘤生长越快、越大,血管越容易受压而引起循环障碍,子宫肌瘤缺血,发生各种退行性改变。常见的子宫肌瘤变性有玻璃样变性(又称透明变性,最常见)、囊性变、红色样变、肉瘤样变和钙化。

三、分类

(1)按照子宫肌瘤所在部位不同,分为宫颈肌瘤和宫体肌瘤。子宫肌瘤可以发生于子宫的任何部位。绝大多数发生于宫体部(90%),发生于宫颈部约占10%。

(2)按照子宫肌瘤与子宫肌壁的关系,分为肌壁间肌瘤、浆膜下肌瘤和黏膜下肌瘤。子宫肌瘤原发于肌层,在不断长大的过程中,可以朝不同方向发展,从而改变与肌层的关系:①肌壁间肌瘤:子宫肌瘤位于子宫肌层内,周围被肌层包围,最多见,占60%～70%;②浆膜下肌瘤:子宫肌瘤向子宫浆膜方向发展,并突出于子宫表面,子宫肌瘤表面仅由子宫浆膜覆盖,约占20%;③黏膜下肌瘤:子宫肌瘤向宫腔方向生长,突出子宫腔,表面仅为黏膜层覆盖,占10%～20%。若子宫肌瘤突入阔韧带,则称为阔韧带肌瘤。

四、临床表现

(一)症状

与子宫肌瘤大小、数目关系不大,与子宫肌瘤生长的部位、有无变性相关。患者常无明显症状,多数仅在体检时偶然发现。

1.月经量增多及经期延长

多见于大的肌壁间肌瘤及黏膜下肌瘤。子宫肌瘤使宫腔增大,子宫内膜面积增加并影响子宫收缩,此外,子宫肌瘤可能使肿瘤附近的静脉受挤压,导致子宫内膜静脉丛充血与扩张,从而引起月经量增多、月经期延长。黏膜下肌瘤伴有坏死、感染时,可有不规则阴道流血或血样脓性排液。

2.腹部包块

多见于肌壁间肌瘤,当子宫肌瘤较小时在腹部摸不到包块,当子宫肌瘤逐渐增大使子宫超过3个月妊娠大时可从腹部触及,尤其在清晨膀胱充盈将子宫推向上方时更明显。包块常位于下腹部正中,少数偏于一侧,质地硬,形状不规则。

3.白带增多

肌壁间肌瘤使宫腔面积增大,内膜腺体分泌增多,伴有盆腔充血,致使白带增多;黏膜下肌瘤一旦感染,可有大量脓样白带。若有溃烂、坏死、出血时,可有血性或脓血性、有恶臭的阴道溢液。

4.其他

(1)贫血:黏膜下子宫肌瘤患者长期月经过多,可引发继发性贫血。

(2)不孕或流产。

(3)压迫症状:子宫前壁下段肌瘤可压迫膀胱引起尿频、尿急;宫颈肌瘤可引起排尿困难、尿潴留;子宫后壁肌瘤(峡部或后壁)可引起下腹坠胀不适、便秘等症状。阔韧带肌瘤或宫颈巨型肌瘤向侧方发展,嵌入盆腔内压迫输尿管使上泌尿道受阻,形成输尿管扩张甚至发生肾盂积水。

(4)疼痛:常见下腹坠胀、腰酸背痛,月经期加重。肌瘤红色样变时有急性下腹痛,伴呕吐、发热及局部压痛;浆膜下肌瘤蒂扭转可有急性腹痛;黏膜下肌瘤由宫腔向外排出时也可引起腹痛。

(二)体征

体积大的子宫肌瘤可在下腹部扪及实质性不规则肿块。妇科检查:子宫均匀或不规则增大、质硬,或明显触及表面不规则的单个或多个结节状突起。浆膜下肌瘤可扪及单个实质性球状肿块与子宫有蒂相连。黏膜下肌瘤位于宫腔内者子宫均匀增大;脱出于宫颈外口者,内窥镜检查即可看到宫颈口处有肿物,粉红色,表面光滑,宫颈四周边缘清楚。若伴感染时可有坏死、出血及脓性分泌物。

五、治疗原则

根据患者年龄、有无生育要求、症状及子宫肌瘤的部位、大小、数目,选择合适的治疗方案。可采取保守治疗和手术治疗。

(一)保守治疗

1.随访

每3～6个月随访1次。适用于子宫肌瘤体积小、无症状、近绝经期妇女。

2.药物治疗

常用促性腺激素释放激素激动剂或米非司酮。适用于症状轻、近绝经年龄或全身情况不宜手术者。

(二)手术治疗

1.子宫肌瘤切除术

希望保留生育功能的患者,可经腹或腹腔镜下切除子宫肌瘤,黏膜下肌瘤可经阴道或宫腔镜下切除。

2.子宫切除术

不要求保留生育功能或有恶变可能的患者,可行子宫切除术。

六、护理评估

(一)病史

询问患者一般情况,评估月经史、婚育史;询问有无长期使用雌激素类药物;了解患者疾病诊疗过程及用药情况;有无药物过敏史。

(二)身体评估

1.症状

评估有无月经异常、腹部肿块、白带增多或贫血、腹痛等临床表现,了解出现症状的时间及具体表现。

2.体征

了解妇科检查结果,子宫是否均匀或不规则增大、变硬,阴道有无子宫肌瘤脱出等情况。

3.辅助检查

B型超声检查是子宫肌瘤常用的辅助诊断方法,也可采用宫腔镜检查、腹腔镜检查等方法协助诊断。

(三)心理-社会评估

评估各种临床症状对患者造成的心理影响;了解患者及其家属对疾病诊断和治疗的反应,并对患者的社会支持系统情况进行评估。

六、护理问题

(一)有感染的危险

与长期反复出血造成贫血、机体抵抗力下降有关。

(二)焦虑

与反复阴道流血、担心影响生育有关。

(三)知识缺乏

缺乏子宫肌瘤治疗、护理的相关知识。

(四)活动无耐力

与子宫肌瘤导致的月经量异常增多、贫血有关。

七、护理措施

(一)一般护理

提供安静、舒适的休养环境,保证患者充足睡眠;为患者提供高热量、高蛋白、高维生素、含铁丰富的食物;协助患者术后早期下床活动,保持会阴清洁干燥,每天擦洗2次。

(二)心理护理

子宫肌瘤作为常见的妇科良性肿瘤,预后较好,患者确诊后很少有强烈的恐惧心理。但对疾病本身和治疗过程中可能引起的各种问题的担心,使患者长时间处于一种焦虑状态。护士可以通过对疾病的治疗及护理过程、治疗可能出现的躯体解剖和功能改变进行相应的解释或说明,为患者提供表达内心感受的机会,并促进家庭支持系统的合作,减轻焦虑和紧张等不良情绪。

(三)病情观察

阴道出血较多、需要住院治疗的患者,要注意观察贫血的程度;保留会阴垫,准确评估阴道出血量;进行外阴擦洗,每日2次、注意严格执行无菌操作;观察生命体征变化,及时发现感染、休克等异常情况。

(四)医护配合

(1)协助完成各项辅助检查(如B型超声、血常规、交叉配血等),指导患者如何进行相应的配合。

(2)手术治疗的患者,做好围手术期的各项护理。

(3)药物治疗时,注意观察用药后的不良反应。服用铁剂的患者,做好用药指导。

(4)突然发生急性腹痛、体温升高的子宫肌瘤患者,应配合做好术前准备。

八、健康教育

(1)宣传月经保健知识,提高患者自我保护意识,及早就诊。

(2)对于随访者,告知随访的目的、时间和联系方式,确保患者能够按时随访,以便根据病情变化进行治疗方案的调整。

(3)对于药物治疗的患者,要讲明用药目的、药物名称、使用剂量、方法、可能出现的不良反应及应对措施。

(4)全子宫切除术后患者,若术后 7～14 天出现阴道流血,多为阴道残端肠线吸收所致,出血量不多时可先观察,如果出血量较多,需要到医院进行检查和处理。术后 1 个月应到医院随访,检查术后伤口的愈合情况。

(5)患者出院后,应加强营养,适当运动,经期注意休息,避免疲劳。

第七节　子宫内膜癌

子宫内膜癌又称子宫体癌,是发生于子宫内膜的一组上皮性恶性肿瘤,以腺癌最常见,占女性全身恶性肿瘤的 7%,占生殖道恶性肿瘤的 20%～30%。近年来子宫内膜癌发病率在世界范围内呈上升趋势。子宫内膜癌好发于绝经后的妇女,75% 发病于 50 岁后,20% 发生于 40～50 岁,5% 发生于 40 岁以下,极少数发生于 20 岁左右女性。平均发病年龄为 60 岁左右。

一、病因

子宫内膜癌的病因尚不清楚。

子宫内膜癌有非雌激素依赖型和雌激素依赖型 2 种。非雌激素依赖型,发病与雌激素无明确关系,病理形态属少见类型,多见于老年体瘦妇女,肿瘤恶性程度高,分化差,预后不良。与雌激素有关的类型占子宫内膜癌的大多数,患者较年轻,常伴有肥胖、高血压、糖尿病、不孕或不育及绝经延迟,以上均为子宫内膜癌的危险因素,每个因素均使患子宫内膜癌的相对危险性提高 2～3 倍,其发生可能与子宫内膜在无孕激素拮抗的雌激素长期作用下发生增生甚至癌变有关,肿瘤分化较好,预后好。

20% 子宫内膜癌患者有家族史;患有无排卵性疾病、分泌雌激素的卵巢肿瘤、长期服用雌激素的绝经后妇女以及长期服用他莫昔芬的妇女,发生子宫内膜癌的机会也增多。

二、病理

(一)局部检查

依病变形态及范围分为局灶型和弥散型。

1.局灶型

多见于宫腔底部或宫角部,癌灶小,呈息肉或菜花状,易浸润肌层。

2.弥散型

子宫内膜大部或全部为癌组织侵犯,并突向宫腔,常伴有出血、坏死,较少有肌层浸润。晚期癌灶可侵及深肌层或宫颈,若阻塞宫颈管可引起宫腔积脓。

(二)镜检

显微镜下癌组织细胞类型可分为内膜样腺癌、腺癌伴鳞状上皮分化、浆液性腺癌和透明细胞癌。其中,内膜样腺癌最为常见,占子宫内膜癌的 $80\%\sim90\%$。

多数子宫内膜癌生长缓慢,局限于子宫内膜或在宫腔内时间较长。其主要转移途径为直接蔓延、淋巴转移,晚期可有血行转移。

三、临床分期

临床中广泛采用 1988 年国际妇产科联盟(FIGO)制定的手术-病理分期。

四、临床表现

(一)症状

极早期患者可无症状,一旦出现症状,常有以下表现:

1.阴道出血

这是子宫内膜癌最早出现、最主要的症状。80%患者出现的第 1 个症状为阴道异常流血。最常见的是绝经后异常阴道流血,可为少量血性排液或仅见内裤血染,呈持续性或间断性,偶有大量阴道流血者。未绝经患者可表现为月经周期紊乱,月经期延长或月经量增多。

2.阴道排液

早期约 1/3 患者出现阴道排液增多,呈浆液性或血水样。晚期合并宫腔感染时,可出现脓性或脓血性排液,伴有恶臭。

3.疼痛

晚期肿瘤侵犯周围组织或压迫神经可引起下腹及腰骶部疼痛,可向下肢和足部放射。宫腔有脓液时表现为下腹部坠胀痛。

4.全身症状

晚期患者出现贫血、消瘦、恶病质。远处转移患者出现相应部位的症状。

(二)体征

早期检查无明显异常,晚期妇科检查发现子宫增大、变软,有的可以触及转移性结节或肿块,合并宫腔积脓时可有明显触痛。

五、治疗原则

手术治疗是子宫内膜癌的首选治疗方法。早期患者以手术为主,按手术-病理分期的结果及存在的复发高危因素选择辅助治疗;晚期则采用手术、放疗、化疗和孕激素治疗等综合治疗。

(一)手术治疗

根据癌症的不同分期选择不同的手术方式。

1.Ⅰ期

筋膜外全子宫切除术及双侧附件切除术。

2.Ⅱ期

改良根治性子宫切除术及双侧附件切除术,同时行盆腔及腹主动脉旁淋巴结清扫术。

3.Ⅲ期,Ⅳ期

肿瘤细胞减灭手术。

(二)放疗

放疗是治疗子宫内膜癌的有效方法之一,有腔内照射及体外照射两种。多选择手术与放疗结合的综合治疗。

(三)化疗

晚期或复发子宫内膜癌的综合治疗措施之一。

(四)孕激素治疗

对不能手术或放射治疗的晚期或转移复发癌患者,可用孕激素治疗。也用于治疗子宫内膜不典型增生和极早期要求保留生育功能的子宫内膜癌患者。

六、护理评估

(一)病史

询问患者一般情况,评估高危因素,如老年、肥胖、高血压、糖尿病、不孕不育、绝经期推迟及用雌激素替代治疗等;了解有无家族肿瘤史;了解患者疾病诊疗过程及用药情况。

(二)身体评估

1.症状

评估阴道流血、排液、疼痛及有无肿瘤转移的临床表现等。

2.体征

了解妇科体格检查的结果,如有无子宫增大、变软,是否可以触及转移性结节或肿块,有无明显触痛等情况。

3.辅助检查

评估分段诊刮、B型超声等检查结果。

(1)分段诊刮:分段诊刮是最常用、最有价值的确诊方法。分段诊刮能鉴别子宫内膜癌和宫颈管腺癌,还可以明确子宫内膜癌是否累及宫颈管。

(2)B型超声检查:B型超声检查有助于术前了解肿瘤浸润子宫肌层的深度、宫颈管的受累程度。应用经阴道B型超声检查子宫内膜厚度,对绝经后子宫内膜癌的诊断有帮助。绝经后老年女性,因卵巢功能衰退,导致子宫内膜萎缩,厚度小于5mm,若B型超声检查子宫内膜厚度超过5mm,则需要进一步做诊刮确诊。

(3)宫腔镜检查:可直接观察宫腔及宫颈管内有无肿瘤存在、肿瘤大小及部位,直视下取材活检有助于减少早期子宫内膜癌的漏诊。

(4)其他:可进行细胞学检查,MRI、CT等检查及血清CA12s测定以协助明确诊断。

(三)心理-社会评估

评估患者对疾病的了解情况,对各项检查治疗的认知情况,了解患者家属及陪伴情况,以及家庭经济状况。

七、护理问题

(一)恐惧

与恶性肿瘤、住院和治疗有关。

（二）知识缺乏

与缺少子宫内膜疾病、围手术期护理相关知识有关。

八、护理措施

（一）一般护理

为患者提供安静、舒适的环境，减少夜间不必要的治疗，确保 7～8 小时睡眠，必要时可使用镇静剂；患者通常年龄较大，身体虚弱，鼓励进食高蛋白、高维生素、足够矿物质、易消化饮食，进食不足或全身状况差者，遵医嘱静脉补充营养；患者阴道排液多时，嘱其取半卧位，勤换会阴垫，每日冲洗会阴 2 次。

（二）心理护理

患者出现异常症状并需要入院接受相关检查和治疗时，对检查结果的担心以及各项检查过程带来的不适，使得患者充满焦虑和恐惧，医护人员在各项检查和护理过程中，进行适当的解释，可以缓解患者的不良情绪。当被告知子宫内膜癌时，患者及其家属会出现不同的心理反应。应向患者及家属说明子宫内膜癌的病程发展缓慢，就诊多在发病早期，若治疗及时，则预后较好，从而减轻患者及家属的焦虑情绪，增强治病信心。有关疾病实际情况是否告知患者本人，应与患者家属有很好的沟通，避免对患者造成不良的刺激。

指导患者配合各项检查和治疗协助完成各项辅助检查（如分段诊刮、B 型超声等），指导患者如何进行相应的配合。手术治疗的患者，做好围手术期的各项护理，术后 6～7 天，阴道残端缝合线吸收或感染可以导致出血，应注意严密观察并记录出血情况，尽量减少活动。采用放疗和化疗的患者，按照有关的内容进行护理。孕激素治疗的患者，注意观察药物不良反应，如水肿、烦躁、药物性肝炎等，停药后会逐步好转。

九、健康教育

（1）术后随访：嘱定期随访，一般术后 2～3 年内每 3 个月随访 1 次，3 年后每 6 个月随访 1 次，5 年后每年随访 1 次，随访过程中注意检查有无复发。

（2）术后性生活指导：恢复时间应根据复查情况而定，一般术后 3 个月禁止性生活和盆浴。对治疗后阴道分泌物少、性交困难、性交疼痛的患者，可指导患者使用局部润滑剂，协调性生活。

（3）积极开展有关子宫内膜癌早期症状的科普宣传，普及防癌知识，定期体检，及早发现，避免患者治疗的延误。①生育期、绝经过渡期的女性一般每年应做 1 次妇科检查。②绝经过渡期女性如果月经出现"少""稀"，属于生理现象，如果发生"多"和"频"，则为异常情况，应及时就诊。③绝经后再次出血为严重信号，不可忽视。④生育期女性，尤其是 40 岁左右，出现月经不规则、月经量增多，需及时就诊。⑤合并有肥胖、糖尿病等内科疾病者，应增加检查次数，密切随访或监测。⑥采用雌激素替代治疗的女性应在医生指导下用药，并加强监护及随访。

第八节　卵巢肿瘤

卵巢肿瘤是女性生殖器官常见的肿瘤,可以发生于任何年龄。由于卵巢位于盆腔的深部,至今也缺乏有效的早期诊断方法,病变不易被发现,恶性卵巢肿瘤一旦出现症状多属晚期,预后差,病死率居妇科恶性肿瘤的首位,5年生存率在30%左右,严重威胁妇女的生命和健康。其发病可能与家族史、高胆固醇饮食、内分泌等因素有关。

一、分类

卵巢虽小,组织成分非常复杂,是全身各脏器原发肿瘤类型最多的器官。不同类型卵巢肿瘤的组织学结构和生物学行为都存在很大的差异,对于肿瘤的治疗和预后也是至关重要的。世界卫生组织(WHO)1973年制定的卵巢肿瘤的组织学分类法是目前普遍采用的卵巢肿瘤分类法。主要组织学类型有卵巢上皮性肿瘤、性索间质肿瘤、生殖细胞肿瘤及转移性肿瘤,每种类型中又有良性、恶性和(或)交界性之分。交界性肿瘤是一种低度恶性肿瘤,临床表现为生长缓慢、转移率低、复发迟。

(一)卵巢上皮性肿瘤

卵巢上皮性肿瘤占原发性卵巢肿瘤的50%~70%,其恶性类型占卵巢恶性肿瘤的85%~90%,为最常见的卵巢肿瘤。来源于卵巢表面被覆的表面上皮,若向输卵管上皮分化则形成浆液性肿瘤,若向宫颈黏膜分化则形成黏液性肿瘤,若向子宫内膜分化则形成子宫内膜样肿瘤。卵巢上皮性肿瘤多见于中老年妇女,很少发生在青春期前女性和婴幼儿。未产、不孕、初潮早、绝经迟等是卵巢上皮性肿瘤的危险因素,多次妊娠、哺乳和口服避孕药是保护因素。

(二)性索间质肿瘤

性索间质肿瘤占卵巢肿瘤的4.3%~6%。性索间质来源于原始体腔的间叶组织,可向男女两性分化。性索向上皮分化形成颗粒细胞瘤或支持细胞瘤,向间质分化形成卵泡膜细胞瘤或间质细胞瘤。此类肿瘤常有内分泌功能,故又称为卵巢功能性肿瘤。

(三)生殖细胞肿瘤

生殖细胞肿瘤占卵巢肿瘤的20%~40%。生殖细胞在其发生、移行及发育过程中,均可发生变异而形成肿瘤。生殖细胞有分化为所有组织的功能。未分化者为无性细胞瘤,胚胎多能者为胚胎癌,向胚胎结构分化为畸胎瘤,向胚外结构分化为内胚窦瘤、绒毛膜癌。生殖细胞肿瘤可以发生于任何年龄,包括胎儿,但多发生于年轻女性及幼女,青春期前的患者占60%~90%,绝经后的患者仅占4%。

(四)转移性肿瘤

转移性肿瘤占卵巢肿瘤的5%~10%。由原发于卵巢外的恶性肿瘤播散至卵巢所致,其原发部位以胃肠道、乳腺和子宫最多见。治疗原则是缓解和控制症状。如果原发瘤已经切除且无其他转移和复发迹象,转移瘤仅局限于盆腔,可进行肿瘤细胞减灭术,术后配合化疗或放疗,预后很差。

卵巢恶性肿瘤的主要转移途径为直接蔓延及腹腔种植。淋巴转移也是重要的途径,横膈为常见转移部位。血行转移少见。

二、恶性肿瘤的分期

卵巢恶性肿瘤的临床分期采用国际妇产科联盟(FIGO)的手术－病理分期。

(一)Ⅰ期

肿瘤局限于卵巢。

1.Ⅰa

肿瘤局限于一侧卵巢,包膜完整,卵巢表面无肿瘤;腹腔积液或腹腔冲洗液未找到恶性细胞。

2.Ⅰb

肿瘤局限于双侧卵巢,包膜完整,卵巢表面无肿瘤;腹腔积液或腹腔冲洗液未找到恶性细胞。

3.Ⅰc

肿瘤局限于一侧或双侧卵巢并伴有如下任何 1 项:包膜破裂;卵巢表面有肿瘤;腹腔积液或腹腔冲洗液有恶性细胞。

(二)Ⅱ期

肿瘤累及一侧或双侧卵巢,伴有盆腔扩散。

1.Ⅱa

扩散和(或)种植至子宫和(或)输卵管,腹腔积液或腹腔冲洗液无恶性细胞。

2.Ⅱb

扩散至其他盆腔器官,腹腔积液或腹腔冲洗液无恶性细胞。

3.Ⅱc

Ⅱa 或Ⅱb,伴腹腔积液或腹腔冲洗液找到恶性细胞。

(三)Ⅲ期

肿瘤侵犯一侧或双侧卵巢,并有显微镜证实的盆腔外腹膜和(或)局部淋巴结转移。

1.Ⅲa

显微镜证实的盆腔外腹膜转移。

2.Ⅲb

肉眼盆腔外腹膜转移灶最大径线不超过 2cm。

3.Ⅲc

肉眼盆腔外腹膜转移灶最大径线超过 2cm,和(或)区域淋巴结转移。

(四)Ⅳ期

超出腹腔外的远处转移。

三、临床表现

(一)卵巢良性肿瘤

1.症状

肿瘤体积较小,多无症状,常在妇科检查时偶然发现。肿瘤增大时,可感到腹胀或腹部扪及肿块。肿瘤继续长大占满盆腔、腹腔时,可出现尿频、便秘、气急、心悸等压迫症状。

2.体征

检查见腹部膨隆,包块活动度良好,叩诊呈实音,无移动性浊音。一双合诊检查和三合诊检查可在子宫一侧或双侧触及圆形或类圆形肿块,多为囊性,表面光滑,活动,与子宫无粘连。

(二)卵巢恶性肿瘤

1.症状

早期常无症状。晚期主要症状为腹胀、腹部肿块及胃肠道症状。肿瘤向周围组织浸润或压迫,可引起腹痛、腰痛或下肢疼痛;压迫盆腔静脉可出现下肢水肿;具有内分泌功能的肿瘤可引起不规则阴道流血或绝经后阴道流血表现。可有消瘦、贫血等恶病质表现。

2.体征

三合诊检查可在直肠子宫陷凹处触及质硬结节或肿块,肿块多为双侧,实性或囊实性,表面凹凸不平,活动差,与子宫分界不清,常伴有腹腔积液。有时可在腹股沟、腋下或锁骨上触及肿大的淋巴结。

(三)卵巢肿瘤并发症

1.蒂扭转

约10%卵巢肿瘤可发生蒂扭转。表现为体位改变后突然发生一侧下腹剧痛,常伴恶心、呕吐甚至休克,为常见的妇科急腹症。好发于蒂较长、中等大、活动度良好、重心偏于一侧的肿瘤,常在体位突然改变或妊娠期及产褥期子宫大小、位置改变时发生。囊性畸胎瘤(又称皮样囊肿或良性囊性畸胎瘤)是最容易发生蒂扭转的一种卵巢生殖细胞肿瘤。

2.破裂

约3%卵巢肿瘤会发生破裂。有自发性破裂和外伤性破裂。自发性破裂常因肿瘤发生恶性变,肿瘤快速、浸润性生长穿破囊壁所致。外伤性破裂则在腹部受重击、分娩、性交、妇科检查及穿刺后引起。患者可出现轻微腹痛、剧烈腹痛伴恶心、呕吐,也可导致腹腔内出血、腹膜炎及休克。

3.感染

较少见。多继发于肿瘤扭转或破裂。患者可有发热、腹痛、腹部压痛及反跳痛、腹肌紧张、腹部肿块及血白细胞计数升高等表现。

4.恶变

肿瘤在短时间内迅速生长,特别是双侧性卵巢肿瘤,应考虑有恶变可能。

四、治疗原则

(一)卵巢良性肿瘤

一旦明确诊断,应进行手术治疗。根据患者年龄、生育要求及对侧卵巢情况决定手术范围。

(1)怀疑为卵巢瘤样病变且直径小于5cm者,可进行短期随访观察。

(2)双侧良性卵巢肿瘤者可行肿瘤剥除术。

(3)年轻卵巢肿瘤患者、单侧良性卵巢肿瘤者可行患侧卵巢剥除术或患侧卵巢切除术。

(4)老年卵巢肿瘤患者可行单侧附件切除术或子宫全切及双侧附件切除术。

手术中切下的卵巢肿瘤标本应剖开观察,判断其性质,怀疑恶性时需进一步做病理检查确诊。

(二)卵巢恶性肿瘤

治疗原则是手术为主、辅以化疗和放疗等综合治疗措施。疾病预后与分期、病理类型及分级、年龄等有关。手术－病理分期越早,预后越好;残存肿瘤越少,预后越好。

(三)卵巢肿瘤并发症

1.蒂扭转

一经确诊,应立即手术。

2.破裂

疑卵巢肿瘤破裂时应立即进行剖腹探查手术,彻底清洗盆腹腔,收集清洗液并行涂片细胞学检查,切除的标本送病理学检查。

3.感染

抗感染治疗后手术。

4.恶变

怀疑恶变时应尽早手术。

五、护理评估

(一)病史评估

患者一般状况、月经史、婚育史,有无家族史、高胆固醇饮食、内分泌异常等危险因素。卵巢良性肿瘤一般无自觉症状,患病时间稍长;卵巢恶性肿瘤短期内即可表现出严重的全身症状。

(二)身体评估

1.症状

卵巢肿瘤体积较小或发病初期常无症状。产生激素的卵巢肿瘤在发病初期可以引起月经紊乱。随着卵巢肿瘤体积增大,患者会有腹胀感,继续长大可出现尿频、便秘等压迫症状。晚期卵巢肿瘤患者出现消瘦、贫血、恶病质表现。

2.体征

评估患者妇科检查的结果,注意有无腹围增大、有无腹腔积液、卵巢肿瘤的性质、肿瘤的部位及其大小等情况。

3.辅助检查

对 B 型超声、CT、肿瘤标志物等检查结果进行评估,了解患者的疾病进展和治疗情况。

(1)超声波检查:B 型超声检查可以明确卵巢肿瘤的大小、位置、形态、内部结构、来源等,诊断符合率可达 90％,但不易测出直径小于 1cm 的实性卵巢肿瘤。

(2)肿瘤标志物:目前认为 CA_{125} 是对卵巢上皮肿瘤较为敏感的标记物,阳性率可达 80％～90％,但特异性不高。90％以上患者 CA_{125} 水平与病情缓解或恶化相关,故可用于病情监测。甲胎蛋白(AFP)是诊断生殖细胞内胚窦瘤的特异性肿瘤标记物。

(3)腹腔镜检查:可直接观察盆腔、腹腔脏器,明确有无卵巢肿瘤及卵巢肿瘤的具体情况。对肉眼不能识别诊断者,可以在可疑部位取组织进行活组织检查。

(4)细胞学检查:腹腔或后穹隆穿刺时及手术中,可抽取腹腔积液(或腹腔冲洗液)和胸腔积液,进行细胞学检查。一般囊性包块不宜进行穿刺检查,有引起囊液外漏及癌细胞扩散的可能。

(5)其他检查:腹部 X 线片、CT、MRI 等检查,可协助诊断和分期。

(三)心理-社会评估

评估患者及家属对疾病的心理反应,了解患者家庭经济状况,评估社会支持系统。

六、护理问题

(一)与确诊为恶性肿瘤有关。

(二)知识缺乏

缺乏手术前后医疗和护理相关知识。

(三)有感染的危险

与手术后腹部伤口、留置尿管或引流管有关。

(四)自我形象紊乱

与子宫、卵巢摘除,或放疗及化疗导致的患者形象改变有关。

七、护理措施

(一)一般护理

提供安静、舒适、整洁的环境,避免各种刺激。鼓励进食高蛋白、高热量、富含维生素、易消化的食物,必要时静脉补充营养,如输血、白蛋白、氨基酸等。若卵巢肿瘤过大或伴有大量腹腔积液时,指导采取舒适的体位(如侧卧位、半卧位),并提供优质生活护理。

(二)心理护理

在卵巢肿瘤性质未明确时,需要做各种检查以明确诊断,这些检查对于患者和家属将造成极大的心理压力。确诊后,有的患者可能生存时间极为短暂,有的患者可能因治疗导致女性生育状态和生活方式改变,使患者及其家属长时间处于焦虑、恐惧的状态。不同的家庭、个体表现出不同的反应。护理人员应注意评估患者及其家属的心理状态,提供相关的信息支持和专业指导,减缓焦虑和恐惧心理。安排患者及其家属与康复的病友见面,增强其信心。鼓励家属照顾患者,增强家庭的支持作用。

(三)医护配合

(1)在疾病诊断和治疗的过程中,协助完成各项辅助检查,指导患者如何进行相应的配合。需抽取腹腔积液治疗者,备好腹腔穿刺物品,协助医生完成操作。每次缓慢抽取腹腔积液3000mL 左右,一般 1000mL/小时,不宜过多、过快,以免腹压骤降而发生虚脱,抽取腹腔积液后用腹带包扎腹部。

(2)手术患者应做好围手术期护理。

(3)采用放疗及化疗作为辅助治疗方法的患者,应按照常规做好相应的护理。

八、健康教育

(一)随访指导

(1)怀疑卵巢瘤样病变且直径小于5cm 者,需每 3~6 个月定期随访,并详细记录。

(2)卵巢良性肿瘤手术后 1 个月常规复查。

(3)卵巢恶性肿瘤手术后易复发,应长期随访和监测。时间:手术后第 1 年每 3 个月复查1 次,第 2~5 年每 4~6 个月复查 1 次,5 年后每年随访 1 次。

(二)预防指导

(1)30 岁以上女性,每1~2 年进行 1 次妇科检查。

（2）年龄大于 65 岁、月经初潮早（小于 12 岁）、绝经晚、未孕或超过 30 岁生育、应用促排卵药物患者以及有家族癌症病史者，均为患卵巢恶性肿瘤的高危人群。针对高危人群，不论年龄大小，最好每半年检查 1 次。40 岁以上有卵巢恶性肿瘤家族史的患者，可预防性地切除卵巢。

（3）母乳喂养；口服避孕药；输卵管结扎或子宫切除；多食蔬菜、水果，少食高脂肪食物，尤其是动物性脂肪，可以降低患上皮性卵巢肿瘤的危险。

（4）卵巢肿瘤直径大于 5cm 患者，应及时进行手术切除。

（5）盆腔肿物诊断不明确或经治疗后无效者，应及早进行腹腔镜检查或剖腹探查术，明确诊断。

第十四章　产科常见疾病的护理

第一节　流　产

妊娠不足28周,胎儿体重小于1000g而终止者,称为流产。根据流产的时间分为早期流产和晚期流产。妊娠不足12周发生的流产属于早期流产;妊娠在12周至不足28周发生的流产属于晚期流产。流产又分为自然流产与人工流产。本节主要讲述自然流产,其发生率达10%~15%,多为早期流产,占80%以上。

一、病因

自然流产的发病原因很多,主要有以下6个方面:

(一)遗传基因缺陷

染色体异常是引起早期流产最常见的主要原因,包括染色体数目异常和结构异常。

(二)母体因素

1.全身性疾病

妊娠期母体发生各种急性或严重的疾病都可能引起流产。例如:高热、严重感染等刺激子宫强烈收缩引起流产;严重贫血、心脏病、高血压等可致胎儿缺氧甚至死亡导致流产等。

2.内分泌功能异常

黄体功能不全、甲状腺功能减退症或甲状腺功能亢进症、严重糖尿病等。

3.生殖器官异常

子宫畸形、子宫肌瘤等影响胚胎着床发育引发流产;宫颈内口松弛引起胎膜早破常导致晚期流产。

(三)环境因素

生活环境中有各种各样的有害物质,特别是在妊娠早期接触到有害物质时,引起胎儿发育畸形甚至死亡,导致流产。如过多接触放射线和铅、砷、甲醛、有机汞、苯等化学物质以及高温、噪声等,均可能导致流产。

(四)不良生活习惯

妊娠期间过度劳累、性生活过度、过度饮酒、吸烟、吸毒等。

(五)强烈应激或意外伤害

妊娠期间手术或发生外伤,如车祸、摔跤等,可引起流产。

(六)免疫功能异常

母体免疫功能异常也可引起流产,如母体抗精子抗体的存在导致妊娠期间对胎儿免疫耐受降低。

二、病理

早期流产时胚胎多数先死亡,随后底蜕膜出血、坏死,致胚胎与蜕膜层分离,刺激子宫收缩而被排出。晚期流产时,胎盘已完全形成。流产时往往先有腹痛,然后排出胎儿、胎盘,阴道流血较少。

三、临床类型及表现

无论何种类型的流产,其临床表现一般具有 3 个共同的症状,即停经、阴道流血及下腹痛,且阴道流血量及下腹痛的程度与病情轻重一致。流产是一个动态过程,在自然流产发展的不同阶段,患者的临床表现不同,采取的护理措施也有差异,故根据流产不同阶段的临床表现,将流产分为先兆流产、难免流产、不全流产、完全流产。各类流产的临床表现。

(一)先兆流产

1.症状

(1)阴道流血量:少。

(2)下腹痛:无或轻。

(3)组织排出:无。

2.体征

(1)子宫颈口:闭。

(2)子宫大小:与妊娠周数相符。

3.辅助检查

(1)妊娠试验:阳性。

(2)B 型超声检查:正常胎囊及胎心搏动。

(二)难免流产

1.症状

(1)阴道流血量:中→多。

(2)下腹痛:加剧。

(3)组织排出:无。

2.体征

(1)子宫颈口:扩张。

(2)子宫大小:相符或略小。

3.辅助检查

(1)妊娠试验:阴性或阳性。

(2)B 型超声检查:胎囊塌陷移位。

(三)不全流产

1.症状

(1)阴道流血量:少→多。

(2)下腹痛:减轻。

(3)组织排出:部分排出。

2.体征

(1)子宫颈口:扩张或有堵塞物。

(2)子宫大小:小于妊娠周数。

3.辅助检查

(1)妊娠试验:一般为阴性。

(2)B型超声检查:子宫腔内不定型块状物。

(四)完全流产

1.症状

(1)阴道流血量:少→无。

(2)下腹痛:无。

(3)组织排出:全部排出。

2.体征

(1)子宫颈口:闭。

(2)子宫大小:正常或略大。

3.辅助检查

(1)妊娠试验:阴性。

(2)B型超声检查:子宫腔空虚。

(五)特殊类型

1.稽留流产

稽留流产指胚胎或胎儿已死亡,但滞留在子宫腔内未及时自然排出。主要表现为妊娠早期早孕反应消失,子宫不再增大反而缩小,妊娠中期胎动、胎心音消失,孕妇腹部不见增大。如死胎稽留过久,坏死组织释放凝血活酶进入母体血液循环,可引发 DIC。

2.习惯性流产

习惯性流产指连续自然流产不少于3次。近年常用复发性流产取代习惯性流产,改为连续或自然流产不少于2次。

四、治疗原则

除先兆流产需保胎外,完全流产一般不需处理,其余类型流产均应尽快清除子宫腔内容物,即行清宫术,术后防感染与出血。

五、护理评估

(一)病史

详细了解有无停经史、流产史、既往史(心脏病、糖尿病等),了解早孕反应的情况,询问本次妊娠期间有无高热、严重感染,是否接触过有害物质等。

(二)身体状况

1.症状

主要评估阴道流血量、颜色及下腹痛的程度、部位、性质等。其次了解有无恶心、呕吐、头晕、乏力、妊娠物排出等症状。

2.体征评估

生命体征并记录,注意有无贫血及休克体征。妇科检查了解子宫颈口是否扩张、有无妊娠组织堵塞、子宫大小是否与孕周相符等。

3.辅助检查

通过妊娠试验了解流产的预后;B型超声确定胎儿是否存活,协助判断流产类型以指导治疗;稽留流产需测定出凝血时间、凝血酶原时间、血小板计数等排除凝血功能异常。

(三)心理-社会评估

主要评估患者对发生流产的心理感受及情绪反应。例如,患者出现阴道流血及下腹痛时,会出现焦虑不安,甚至因失去胎儿而感到悲伤、抑郁,对以后的治疗和护理可能表现出紧张、恐惧心理。

六、护理问题

(一)有感染的危险

与阴道流血时间长、子宫腔残留组织等有关。

(二)焦虑

与担心胎儿安危有关。

七、护理措施

(一)一般护理

注意休息,先兆流产患者应绝对卧床;加强营养,指导进食富含蛋白质、铁质的食物。保持外阴清洁卫生。

(二)心理护理

告诉患者其情绪波动会影响病情与保胎效果,同时患者心理可能也会受到医护人员的言行影响,护士应关心体贴患者,取得其信任,了解其内心感受,对不良情绪和心理问题进行安抚、疏导,告知患者流产的原因及治疗情况,使其正确认识疾病,保持心情平静,积极配合治疗和护理。同时宣传优生优育的重要意义,使患者理解保胎不成功时,不要强求,应顺其自然,鼓励面对现实。此外,还应及时与患者家属沟通,使之理解与配合。

(三)病情观察

严密观察阴道流血量有无增多、腹痛有无加重、阴道有无肉样组织排出。阴道长时间流血可能合并感染,应定时监测体温、脉搏、血压、呼吸,观察有无发热、贫血及休克征象,及时掌握患者的病情变化,以便及时处理。

(四)医护配合

1.保胎

绝对卧床休息,提供优质生活护理;避免身心刺激,少做检查,禁止性生活,遵医嘱给予维生素E、黄体酮治疗;治疗期间密切观察病情变化。若因子宫颈口松弛导致习惯性流产者可于妊娠前或孕12～18周行子宫颈内口修补术,并做好手术护理。

2.止血

难免流产、不全流产、稽留流产、习惯性流产,应及时清除子宫腔内容物以达到止血的目的。积极配合医生做好手术护理,术后常规给予缩宫素治疗促进子宫收缩达到止血效果。

3.抗感染

不全流产易合并感染,遵医嘱给予抗生素治疗,流血时间长或已实施清宫术者,应给予抗生素。

4.抗休克

当不全流产患者突然出现阴道大量流血或稽留流产引发 DIC 时,应协助患者取头低足高位,遵医嘱给予吸氧、输液、输血等抗休克治疗。

八、健康教育

(1)注意休息、加强营养、保持外阴清洁。

(2)术后禁止盆浴及性生活 1 个月,若阴道流血量增多、淋漓不尽超过 10 天或出现发热、腹痛等情况,应及时复诊。

(3)指导再孕时预防流产,如避免感染、接触有害物质等;习惯性流产患者,一旦确诊妊娠,应立即卧床保胎,保胎时间需超过以往发生流产的妊娠周数。

第二节　异位妊娠

正常妊娠时,受精卵在子宫体腔内着床。当受精卵在子宫体腔以外着床,称为异位妊娠,习称宫外孕。异位妊娠是妇产科常见急腹症之一,具有起病急、病情重的特点,若未及时诊断和处理,可危及孕妇的生命。异位妊娠可发生于输卵管、卵巢、腹腔及子宫颈等部位。其中,以输卵管妊娠最常见,约占 95%;输卵管妊娠中又以输卵管壶腹部妊娠最常见,其次为输卵管峡部妊娠,这与输卵管妊娠的发病原因有密切关系。本节主要讨论输卵管妊娠。

一、病因

(一)输卵管炎症

输卵管炎症是导致输卵管妊娠的主要原因。输卵管黏膜炎及输卵管周围炎均可导致输卵管管腔及其周围组织粘连、狭窄或输卵管扭曲等,影响输卵管正常输送受精卵的功能。

(二)输卵管手术

输卵管绝育手术或绝育后行输卵管吻合术,均可增加输卵管妊娠的可能性。

(三)输卵管发育不良或功能异常

输卵管过长、肌层发育差、黏膜纤毛缺损等发育不良现象,均可造成输卵管妊娠,临床上较为少见。输卵管功能异常可能是由于输卵管本身发生疾病,但也可因内分泌失调甚至精神因素引起,故对于一些不明原因的输卵管妊娠要考虑此种原因的可能性。

(四)辅助生殖技术

近年来,随着辅助生殖技术的应用,如不孕症接受输卵管粘连分离术等,使输卵管妊娠的发生率有所增加,其他类型的异位妊娠发生率也有所增加,这已经成为新的引发输卵管妊娠的原因。

（五）避孕失败

目前,我国育龄妇女多采取宫内节育器避孕。当带节育器妊娠时,发生输卵管妊娠的可能性也会增加。

（六）邻近生殖器官疾病

如子宫肌瘤可压迫输卵管,阻碍输卵管的输卵功能。

二、病理

由于输卵管管腔小、管壁薄,且缺乏黏膜下组织,当发生输卵管妊娠时,输卵管管壁无法形成完好的蜕膜组织,因此不利于早期胚胎的发育,发展到一定程度时,可能出现以下结局。

（一）输卵管妊娠流产

输卵管妊娠流产多见于输卵管壶腹部妊娠,一般发生在妊娠 8～12 周。受精卵着床于输卵管壶腹部的黏膜皱襞内,由于蜕膜形成不完整,胚胎继续发育时多向管腔突出,最终突破包膜而出血,多导致囊胚完全剥离形成完全流产,出血不多;如囊胚剥离不完全致不全流产时,常发生大量腹腔内出血。

（二）输卵管妊娠破裂

输卵管妊娠破裂多见于输卵管峡部妊娠,一般发生在妊娠 6～8 周,此时受精卵着床于输卵管峡部的黏膜皱襞间,胚胎继续发育时绒毛向管壁方向侵入,最终突破浆膜层引起输卵管妊娠破裂。输卵管间质部妊娠时几乎都发展为输卵管妊娠破裂,多发生于妊娠 12～16 周,一旦破裂,腹腔内出血极为严重,常危及生命,较少见。

（三）陈旧性宫外孕

输卵管妊娠流产或破裂后,如腹腔内长期反复出血,容易形成盆腔血肿甚至出现血肿机化、变硬,并与周围组织粘连,发展为陈旧性宫外孕。

（四）继发性腹腔妊娠

输卵管妊娠流产或破裂后,胚胎多数死亡,偶尔有存活胚胎的绒毛组织种植于腹腔脏器或大网膜上,可继续生长发育,形成继发性腹腔妊娠。

输卵管妊娠子宫变化与正常妊娠一样,内膜出现蜕膜反应,如胚胎死亡,蜕膜脱落而发生阴道流血及蜕膜管型排出,组织学检查无滋养细胞,子宫内膜形态学改变呈多样性。

三、临床表现

输卵管妊娠的临床表现与受精卵着床部位、病理结局,出血情况等有关。

（一）症状

输卵管妊娠主要临床表现为停经、腹痛及阴道流血。腹痛一般为一侧下腹痛,甚至出现全腹疼痛;阴道流血量少,多为腹腔内出血。

1.停经

多数患者停经 6～8 周,部分患者无明显停经史。

2.腹痛

腹痛为患者就诊的主要症状,腹痛的程度与病情轻重一致。输卵管妊娠流产或破裂之前,多表现为一侧下腹隐痛或有酸胀感。一旦发生流产或破裂,患者出现典型的一侧下腹部撕裂样疼痛,常伴有恶心、呕吐,随后疼痛遍及全腹,多出现肛门坠胀感,可引起肩胛部及胸部放射痛。

3.阴道流血

阴道流血常表现为阴道少量不规则流血,色暗红或深褐色,有时伴蜕膜管型排出。

4.昏厥与休克

当腹腔内大量出血及剧烈腹痛时,可出现昏厥甚至休克,症状的轻重与腹腔内出血量和速度成正比,与阴道流血量不成正比。

(二)体征

1.一般情况

当发生输卵管妊娠流产或破裂时,患者呈急性病容,出现贫血貌、脉搏快而细弱、血压下降等体征。

2.腹部检查

下腹部有明显的压痛、反跳痛,以患侧为重,肌紧张较轻微。腹腔内出血多时,叩诊有移动性浊音。

3.盆腔检查

阴道内有少量血液,子宫颈紫蓝色且软,阴道后穹隆饱满、触痛,子宫颈举痛明显,内出血多时,子宫有漂浮感,子宫一侧或后方触及一边界不清、压痛明显的包块。

四、治疗原则

输卵管妊娠未流产或破裂、病情轻,可行期待疗法或药物治疗。一旦发生输卵管妊娠流产或破裂,应抗休克同时尽快手术治疗,术中根据患者的病情及有无生育要求选择合适的手术方式。

五、护理评估

(一)病史

主要询问有无停经史、停经时间长短、有无宫外孕史,了解本次发病有无病因,如慢性输卵管炎、输卵管手术史、放置宫内节育器、不孕症等。

(二)身体评估

1.症状

首先评估下腹痛的部位、程度、性质及阴道流血量、颜色等,其次了解患者有无恶心、肛门坠胀感等症状。

2.体征

评估有无贫血貌,有无面色苍白、脉搏细速、低血压等休克体征,腹部有无压痛、反跳痛,叩诊有无移动性浊音。妇科检查阴道后穹隆是否饱满、有无触痛,宫颈有无举痛,子宫旁有无包块等。

3.辅助检查

(1)阴道后穹隆穿刺:这是一种快速而简单可靠的诊断方法,适用于疑有腹腔内出血者。如穿刺抽出暗红色不凝血液,说明腹腔内有积血,结合症状及体征可以确诊。

(2)血β-HCG测定:这是早期诊断异位妊娠的重要方法。异位妊娠患者β-HCG水平较正常妊娠低,早期通过测定血中的β-HCG有助于诊断及评价保守治疗效果。

(3)B型超声检查:子宫腔内未见妊娠物,宫旁可见轮廓不清的液性或实性包块,如包块内见胚囊或胎心搏动可确诊为早期异位妊娠。

（4）腹腔镜检查：近年来应用腹腔镜检查已成为异位妊娠诊断的金标准，尤其适用于异位妊娠早期尚未发生流产或破裂的患者。

（5）子宫内膜病理检查：这主要用于阴道流血多的患者，排除可能合并宫腔妊娠。

（三）心理－社会评估

评估患者对发生异位妊娠的心理感受及情绪反应。如患者对突然急性大量内出血与剧烈腹痛会产生的痛苦，当得知可能会危及自身生命以及失去胎儿后会感到恐惧、悲哀、自责、绝望等，会对治疗和护理表现出焦虑、紧张，康复后仍对将来受孕有所担忧。还应评估患者家属的态度。

六、护理问题

（一）潜在并发症

如失血性休克。

（二）恐惧

与担心生命安危及术后不能生育有关。

（三）疼痛

与腹腔内出血刺激腹膜有关。

七、护理措施

（一）一般护理

行期待疗法治疗的患者应嘱其绝对卧床。护士应经常巡视为其提供生活护理。患者应减少活动，宜摄入丰富营养、丰富维生素的半流质饮食，避免腹压增加与便秘，以免诱发活动性出血，密切注意有无出现腹痛、出血，保持外阴清洁。

（二）心理护理

与患者建立良好的护患关系，配合医生向患者讲清异位妊娠的病因、目前病情及治疗方案，说明手术的必要性，使其正确认识疾病，接受异位妊娠的事实，积极配合治疗和护理。关心、理解患者，缓解紧张与恐惧，多与家属沟通，使其能理解并给予患者相应的心理支持。

（三）病情观察

输卵管妊娠流产或破裂的患者病情发展迅速，应定时监测体温、脉搏、血压、呼吸并做好记录。注意观察腹痛的部位、性质及有无伴随症状，了解阴道流血的量、色等，及时掌握患者的病情变化，正确处理。

（四）医护配合

1.进行特殊检查

协助医生迅速完成阴道后穹隆穿刺术等，以明确诊断。

2.手术治疗

根据病情及患者的生育要求可行保守手术和根治手术，近年来腹腔镜手术已成为异位妊娠的主要治疗方式。术前患者多有休克表现，遵医嘱实施急救护理，如取头低足高位、保暖、给氧、迅速建立静脉通路、输血等。在抗休克治疗的同时尽快做好术前准备，如交叉配血、备皮、留置导尿管、术前用药等；术后按腹部手术常规进行护理。

3.药物治疗

遵医嘱给药时要密切注意药物不良反应及病情变化,随时做好手术的准备。

八、健康教育

(1)保持外阴清洁,积极治疗盆腔炎,减少再次异位妊娠的发生率。

(2)禁止盆浴及性生活1个月。采取有效的避孕措施,再次妊娠至少应在术后6个月,妊娠后及早检查。

(3)注意休息、加强营养与锻炼。

第三节　前置胎盘

前置胎盘是指妊娠28周后胎盘附着于子宫下段,甚至胎盘下缘达到或覆盖子宫颈内口,位置低于胎儿先露部。前置胎盘是妊娠晚期严重并发症,也是妊娠晚期引起阴道流血最常见的原因,可危及母儿生命。

一、病因

目前尚不清楚病因,高龄初产妇、经产妇及多产妇、吸烟或吸毒妇女为高危人群。病因可能与下列因素有关。

(一)子宫内膜病变或损伤

多次分娩、刮宫、子宫腔内手术时可能造成子宫内膜损伤及子宫内膜炎等病变,再次妊娠时常导致胎盘血供不足,刺激胎盘面积增大延伸到子宫下段。

(二)胎盘异常

双胎妊娠时胎盘面积过大,胎盘本身发育异常(如有副胎盘等),均使前置胎盘发生率增加。

(三)受精卵滋养层发育迟缓

正常情况下,受精卵到达子宫腔时已具备植入能力,滋养层发育迟缓而不能正常植入,则继续向下游走,最终可能植入子宫下段成为前置胎盘。

二、分类

根据胎盘下缘与子宫颈内口的关系,将前置胎盘分为以下3类:

(一)完全性前置胎盘

胎盘完全覆盖子宫颈内口,又称中央性前置胎盘。

(二)部分性前置胎盘

胎盘部分覆盖子宫颈内口。

(三)边缘性前置胎盘

胎盘附着于子宫下段,下缘达子宫颈内口边缘,但未覆盖子宫颈内口。

胎盘下缘与子宫颈内口的关系可因妊娠后期子宫颈管消失、子宫口扩张而发生改变,因此前置胎盘类型可因诊断时间不同而变化。目前,临床上均依据处理前最后一次检查结果来决定其分类。

三、临床表现

(一)症状

前置胎盘的典型症状是妊娠晚期或临产时发生无诱因、无痛性反复阴道流血。由于妊娠晚期或临产后,子宫下段肌纤维逐渐被动伸展,子宫颈内口受到牵拉,附着于子宫下段与子宫颈内口的胎盘组织未能相应随之扩展,两者发生错位、分离,血窦破裂出血,血液经阴道流出。初起出血不多,血液很快凝固,但随着子宫下段继续伸展,胎盘再剥离,出现反复流血,也有初次即突然发生大量出血,导致休克。阴道流血时间早晚、时间长短、出血次数及量的多少与前置胎盘的类型有关:完全性前置胎盘出血时间早,约在妊娠28周左右,出血时间早,出血量多;边缘性前置胎盘出血时间较晚,多在妊娠37周后或临产时,出血量较少;部分性前置胎盘介于这两者之间。

(二)体征

1.一般情况

这与出血量多少有关。前置胎盘时,出血主要经阴道流出,长期反复阴道流血或短时间大量阴道流血者,可出现贫血貌、脉搏细数、血压下降甚至休克等表现。贫血程度与阴道流血量成正比。

2.腹部检查

子宫大小与孕周相符、质软、无压痛,胎位、胎心音清,若出血量多,出现胎心音异常或消失。由于胎盘附着于子宫下段,先露不易入盆可出现胎先露高浮及胎位异常。

四、对母儿的影响

(一)产后出血

胎盘附着于子宫下段时,此处组织薄弱,收缩力差,分娩时胎盘不易完全剥离,不能使子宫有效收缩止血,因此容易发生产后出血,且较难控制。

(二)植入性胎盘

胎盘绒毛穿透底蜕膜侵入子宫肌层形成植入性胎盘,导致胎盘剥离不全,可引发致命性出血。

(三)产褥感染

因胎盘剥离位置低,增加了细菌入侵机会,加之产前多次反复阴道流血引发贫血,均增加了产褥感染的概率。

(四)羊水栓塞

破膜时,羊水经开放的血窦进入母体血液循环,羊水中的有形成分形成栓子,造成羊水栓塞。羊水栓塞罕见,但病情危急、凶险,能较快危及母儿生命。

(五)早产儿及围生儿发病率、病死率高

长时间或大量阴道流血可致胎儿窘迫,甚至缺氧死亡;当危及孕妇及胎儿生命时,常提前终止妊娠,使早产率、新生儿窒息发生率、新生儿病死率增加。

五、治疗原则

前置胎盘的处理以止血、纠正贫血、预防感染为原则。当妊娠不足34周,胎儿体重小于2000g,阴道流血量不多,胎儿存活,胎儿一般情况良好时,适于采取期待疗法。当反复大量阴

道流血甚至休克或胎儿窘迫甚至死亡时,需及时终止妊娠;如实施期待疗法过程中,病情稳定,胎龄达到 36 周,胎儿发育基本成熟,应考虑适时终止妊娠,以避免病情变化危及母儿生命。剖宫产术可以迅速结束分娩,对母儿比较安全,是目前处理前置胎盘的主要手段。

六、护理评估

(一)病史

了解个人健康史,详细询问孕妇的年龄、产次,有无子宫内膜炎、前置胎盘病史,有无剖宫产史、刮宫手术史、子宫腔内手术史等手术史。

(二)身体评估

1.症状

评估阴道流血的时间、次数、量及胎动变化,有无腹痛等,严重患者注意观察有无贫血、休克等症状,注意阴道流血量与病情一致。

2.体征

评估全身状况,有无面色苍白、脉搏细弱、四肢厥冷、血压下降等休克体征,腹部检查子宫大小是否与孕周相符、有无压痛,胎先露是否高浮等。注意监测胎心音与胎动。

3.辅助检查

(1)B 型超声检查:B 型超声检查是目前最安全、可靠的检查方法,能准确地进行胎盘定位,对前置胎盘的诊断及类型的界定有参考意义。

(2)产后检查胎盘及胎膜:当胎膜边缘附着有陈旧性血块,胎膜破裂口距胎盘边缘小于7cm,可诊断为前置胎盘。

(三)心理-社会评估

患者对突然出现的阴道流血会感到手足无措、紧张、焦虑,更担心危及自身生命以及失去胎儿,分娩时可能因为并发症最终丧失子宫甚至胎儿,从而出现悲哀、抑郁、绝望等情绪。评估患者的心理感受及情绪反应,了解其恐惧程度与处事能力。

七、护理问题

(一)组织灌注量不足

与反复阴道流血有关。

(二)恐惧

与大量出血危及母儿生命有关。

(三)潜在并发症

如失血性休克等。

(四)有胎儿受伤的危险

与胎儿窘迫、早产等有关。

(五)有感染的危险

与胎盘剥离面位置低、贫血等有关。

八、护理问题

(一)组织灌注量

不足与反复阴道流血有关。

(二)恐惧

与大量出血危及母儿生命有关。

(三)潜在并发症

如失血性休克等。

(四)有胎儿受伤的危险

与胎儿窘迫、早产等有关。

(五)有感染的危险

与胎盘剥离面位置低、贫血等有关。

九、护理措施

(一)一般护理

期待疗法患者,应取左侧卧位,绝对卧床休息,出血停止后方可轻微活动。减少刺激,禁止肛门检查、阴道检查及性生活,医务人员行腹部检查时动作应轻柔。进食富含蛋白质及铁质的食物,如动物肝脏、鸡蛋、绿叶蔬菜及豆类等。每天 3 次间断吸氧,每次 1 小时,以增加胎儿血氧供应。

(二)心理护理

对患者出现的不良情绪和心理问题进行安慰、疏导,告知引起前置胎盘可能的原因及治疗情况,使其正确认识疾病,保持心态平静,积极配合治疗和护理。与孕妇共同听胎心音、教会其数胎动有助于减轻焦虑,以稳定情绪。病情严重患者可能会失去胎儿,甚至丧失子宫,应多关心,多陪伴,避免出现精神症状。

(三)病情观察

严密监测生命体征,密切观察阴道流血时间、量、色,胎动有无异常,询问是否出现腹痛以及有无头晕等。按医嘱完成各项实验室检查,做好输液、输血准备。

(四)医护配合

1.期待疗法

除以上一般护理外,应定期测血常规了解有无贫血。遵医嘱给予硫酸镁或利托君、硫酸亚铁、抗生素等,以进行止血、纠正贫血、预防感染等对症治疗,必要时给予镇静剂以保持孕妇心态平静,同时给予地塞米松促进胎肺成熟,预防新生儿呼吸窘迫综合征。

2.终止妊娠

期待疗法达 36 周以上,反复阴道流血或大量出血危及母儿生命者需及时终止妊娠。多采取剖宫产术,边缘性前置胎盘患者一般情况良好,估计短时间内能结束分娩时可进行阴道试产。试产时应做好接产准备,接产时严格无菌操作,配合人工破膜及包扎腹部,压迫胎盘控制其剥离,分娩后检查有无发生胎盘残留及植入性胎盘。行剖宫产术者积极做好术前准备,如输血、输液等抗休克及新生儿抢救准备;术中配合医生进行新生儿处理;术后常规护理。

十、健康教育

(1)期待疗法孕妇出院后仍需注意阴道有无流血、胎动有无异常,如出现阴道再次流血、腹痛及胎动异常,应立即复诊。

(2)产褥期禁止盆浴及性生活,如恶露异常或出现腹痛、发热等应及时就医。

（3）再次妊娠宜在生产 6 个月后，在此期间应采取有效的避孕措施。

（4）避免多产、多次刮宫等，减少子宫内膜损伤而诱发前置胎盘。

第四节　胎盘早剥

胎盘早剥是指妊娠 20 周后或分娩期，正常位置的胎盘在胎儿娩出前，部分或全部从子宫壁剥离。胎盘早剥是引起妊娠晚期阴道流血的常见原因，病情较前置胎盘更为严重，具有起病急、发展快的特点。若处理不及时，常危及母儿生命。

一、病因

目前胎盘早剥的病因及发病机制不清，可能与下列因素有关。

（一）血管病变

如孕妇患有妊娠期高血压病、慢性高血压等，可引起底蜕膜血管病变、破裂形成胎盘后血肿，致使胎盘与子宫剥离。

（二）机械性因素

机械性因素包括：腹部外伤直接撞击或挤压腹部伤及胎盘；分娩时由于脐带过短，胎盘受到胎儿下降的牵拉，造成胎盘早剥。

（三）宫腔压力骤降

羊水过多行人工破膜时，羊水流出过快可使子宫腔内压力突然降低；双胎妊娠分娩时，第一个胎儿娩出过速，腹压骤降，子宫急剧收缩，从而使胎盘和子宫壁之间发生错位而剥离。

（四）子宫静脉压突然升高

妊娠晚期孕妇由于长时间仰卧，子宫压迫下腔静脉，回心血量减少，致使子宫静脉淤血、静脉压骤增，可致蜕膜静脉淤血或破裂，最终导致胎盘早剥。

（五）其他

高龄初孕妇、吸烟、子宫肌瘤等也是引发胎盘早剥的高危因素。

二、病理

胎盘早剥的主要病理变化是底蜕膜出血并形成胎盘后血肿。根据病理表现不同，胎盘早剥分为显性剥离、隐性剥离及混合性剥离三种。

（一）显性剥离

显性剥离又称外出血，当底蜕膜出血增多时，血液冲开胎盘边缘，沿胎膜与子宫壁之间经子宫颈管向外流出。

（二）隐性剥离

隐性剥离又称内出血，底蜕膜出血时血液未冲开胎盘边缘或因胎先露固定于骨盆入口，使胎盘后血液不能外流，而积聚在胎盘与子宫壁之间。

（三）混合性剥离

混合性剥离又称混合性出血，当内出血过多时，胎盘后血肿越积越大，最终血液仍可冲开胎盘边缘与胎膜,经子宫颈管流出,形成混合性出血。偶有血液渗入羊膜腔形成血性羊水。

隐性剥离时,不断增多的内出血使胎盘后血肿压力增加,最终血液浸入子宫肌层,引起肌纤维分离、断裂、变性等;血液进一步渗透至子宫浆膜层,子宫表面呈现紫蓝色瘀斑,称为子宫胎盘卒中。子宫胎盘卒中严重影响子宫收缩,可导致产后致命性出血。

患者严重的胎盘剥离处释放大量组织凝血活酶,进入母体血液循环,激活凝血系统,发弥散性血管内凝血(DIC),可致肾等重要脏器毛细血管内血栓形成,造成严重缺血与功能障碍,最终患者可因并发 DIC 或急性肾功能衰竭而死亡。

三、临床表现

胎盘早剥患者主要临床表现为妊娠晚期或临产时突然发生的持续性腹痛,常有诱因,可伴有阴道流血。胎盘早剥的病理类型不同,其临床表现也有所不同,根据病情轻重将其分为 3 度。

Ⅰ度:显性剥离多见,多发于分娩期,胎盘剥离面积小。患者腹痛轻或常无腹痛,阴道少量流血,贫血体征不明显。腹部检查子宫大小与妊娠周数相符,质软,胎位清楚,胎心音正常。

Ⅱ度:胎盘剥离面积约为胎盘面积的 1/3。主要症状为突发持续性腹痛、腰酸或腰背痛,无阴道流血或少量流血,贫血程度与阴道流血量不成正比。腹部检查示子宫大小大于妊娠周数、变硬,子宫底升高,压痛明显,胎位可扪及,胎心音异常,胎儿存活。

Ⅲ度:胎盘剥离面积超过胎盘面积的 2/3。患者腹痛加剧,阴道少量流血,可出现恶心、呕吐、面色苍白、四肢厥冷、脉搏细数、血压下降等休克症状,休克与阴道流血量不相符。腹部检查示子宫硬如板状,胎位扪不清,胎心音消失。

四、对母儿的影响

胎盘早剥对母儿的影响极大,产妇可出现产后出血、DIC、急性肾功能衰竭、羊水栓塞等多种严重并发症,其贫血、剖宫产等的发病率高于正常孕妇;此外,发生胎儿窘迫、早产、新生儿窒息甚至死亡的概率明显增加。近年来发现,胎盘早剥患者娩出的新生儿可出现严重后遗症,如神经系统发育缺陷等。

五、治疗原则

胎盘早剥的治疗以防治休克、及时终止妊娠、控制并发症为原则。胎盘早剥一旦发生,病情发展迅速,常出现休克,危及母儿生命,因此,应在防治休克的基础上尽快终止妊娠,目前多采取剖宫产术结束分娩;Ⅰ度胎盘早剥一般情况良好,短时间内能经阴道分娩者,可考虑试产。产后易发生产后出血、DIC、急性肾功能衰竭、新生儿窒息等并发症,应积极处理,避免对母儿造成严重的损害。

六、护理评估

(一)病史

主要询问有无诱因,如妊娠期高血压病、腹部外伤、长期仰卧等;其次了解既往史,特别是慢性高血压、慢性肾病史等。

(二)身体评估

1.症状

重点评估腹痛的部位、性质、持续时间及严重程度,是否伴随恶心、呕吐等症状,了解阴道流血量、色,注意阴道流血量的多少与病情严重程度并不一致。

2.体征

评估孕妇贫血程度、生命体征,尤其注意有无休克体征;腹部检查时注意子宫是否大于孕周、子宫质地是否硬如板状、子宫有无压痛;胎心音是否改变与消失、胎位是否扪清等,以评估胎儿宫内安危情况。

3.辅助检查

B型超声检查可见胎盘与子宫之间有液性暗区,较准确地进行胎盘早剥的诊断及病理类型的界定,是最可靠的检查方法,对于临床处理有重要意义。查血常规、血生化检查以了解有无凝血功能异常,进一步评估有无贫血与DIC。产后检查胎盘母体面有凝血块及压迹,甚至发现子宫表面出现紫蓝色瘀斑(子宫胎盘卒中),可明确诊断为胎盘早剥。

(三)心理-社会评估

胎盘早剥病情发展快,危险大,需积极抢救,患者及家属常措手不及且难以接受,其对突然出现的持续性腹痛及阴道流血感到焦虑或恐惧,很担心自身安全以及失去胎儿,非常希望通过抢救得到良好的结局。评估孕妇及家属的心理状态、

七、护理问题

(一)潜在并发症

如产后出血、DIC、急性肾功能衰竭等。

(二)恐惧

与担心自身及胎儿安危有关。

(三)有胎儿受伤的危险

与胎儿窘迫、死胎等有关。

八、护理措施

(一)一般护理

患者取左侧卧位,绝对卧床休息,可改善胎儿血供并避免活动刺激导致的出血;间断吸氧;加强会阴护理。

(二)心理护理

评估患者恐惧的程度,鼓励患者及家属说出内心的焦虑、恐惧和担心;对家属提出的问题耐心倾听、解释,鼓励其积极配合治疗及护理。对失去孩子或切除子宫的患者,护士尽量安排安静、周围没有婴儿的房间,以免触景生情,多关心陪伴患者,以尽快消除心理障碍。

(三)病情观察

(1)患者病情急重,应密切监测体温、脉搏、血压、呼吸并及时记录。

(2)密切观察阴道流血量的变化、腹痛的程度,有无头晕及早期休克表现。

(3)监测胎心音,必要时胎心监护,了解胎儿宫内安危情况。

(4)注意观察有无阴道流血不止、牙龈出血、皮下点状出血及注射部位淤血,有无少尿、无尿等,以及早发现DIC、急性肾功能衰竭等并发症。

(四)医护配合

1.纠正休克

立即取头低足高位、保暖、吸氧、建立静脉通道,遵医嘱迅速给予足量输液、新鲜血等。

2.及时终止妊娠

无论何种类型的胎盘早剥,一旦发生,都是不可逆的,需立即终止妊娠。多采取剖宫产术终止妊娠,护理人员应做好手术护理,术前尤其密切观察胎心音。Ⅰ度胎盘早剥一般情况良好,估计短时间内能结束分娩者可经阴道试产,分娩时行人工破膜后包扎腹部,可压迫胎盘,防止进一步剥离。

3.并发症的处理

密切观察并发症的症状与体征,遵医嘱输新鲜血、纤维蛋白原等以纠正凝血功能障碍,遵医嘱给予呋塞米等进行抗急性肾功能衰竭治疗。

4.防止产后出血与感染

遵医嘱予以缩宫素、抗生素。

九、健康教育

(1)产褥期禁止盆浴及性生活,如恶露异常或出现腹痛、发热等应及时就医。

(2)再次妊娠时应加强产前检查,预防和及时治疗妊娠期高血压病等,妊娠晚期避免腹部外伤等。

第五节　妊娠期高血压病

妊娠期高血压病是妊娠期特有的疾病,指妊娠 20 周以后出现高血压、蛋白尿及不同程度的水肿,严重时可出现抽搐、昏迷、心肾功能衰竭而危及母婴健康和生命。目前我国发病率 9.4%～10.4%,在我国孕产妇死亡原因中居第 2 位。

一、高危因素

妊娠期高血压病至今病因不明,流行病学调查发现初产妇、孕妇年龄过小或大于 35 岁、多胎妊娠、妊娠期有高血压病史及高血压家族史、慢性高血压、慢性肾炎、糖尿病、肥胖、营养不良、社会经济状况低下等是导致妊娠期高血压病的高危因素。

二、病理生理

妊娠期高血压病的基本病理生理变化是全身小血管痉挛。由于小血管痉挛,造成管腔狭窄,血管阻力增加,内皮细胞受损,体液和蛋白质外渗,导致血压上升、蛋白尿、水肿及血液浓缩。因全身小血管痉挛,全身各系统各脏器灌注减少,各组织器官因缺血、缺氧而受不同程度损伤,严重时出现脑出血、心力衰竭、肺水肿、肾功能衰竭、胎盘早剥、DIC、胎儿窘迫、胎儿生长受限(FGR)等严重并发症,对母儿造成危害,甚至死亡。

三、临床表现及分类

妊娠期高血压病主要表现为妊娠中期或晚期出现高血压、较为严重的水肿、蛋白尿,严重时发生头晕、眼花,甚至抽搐、昏迷等。

妊娠期高血压病中最严重的类型是子痫,根据发生的时间不同,子痫可分为产前子痫、产时子痫、产后子痫。产后子痫多发生在产后 24 小时直至 10 天内,应予以重视,产后应加强监护,避免发生产后子痫。子痫抽搐进展迅速,前驱症状短暂,表现为抽搐、面部充血、口吐白沫、深昏迷;随后深部肌肉僵硬,很快发展为典型的全身高张性阵挛惊厥和肌紧张,持续 1～1.5 分钟,其间患者无呼吸,此后抽搐停止,呼吸恢复,但患者仍昏迷,最后意识恢复,但易激惹、烦躁。

四、护理评估

(一)病史

仔细询问既往史,特别是慢性高血压病史及高血压家族史,是否存在妊娠期高血压病的高危因素,如低龄或高龄初产、多胎妊娠,糖尿病、肥胖、营养不良、社会经济状况低下等。了解此次妊娠经过,出现异常的时间、治疗经过及效果。

(二)身体评估

1.症状与体征

重点评估血压、水肿、蛋白尿,有无头痛、眼花、上腹不适、胸闷等自觉症状,是否出现抽搐、昏迷等严重的症状。同时评估胎动、胎心音,了解胎儿安危情况。护士在评估过程中应注意:初测血压升高,应让患者休息 1 小时后再测;取中段尿进行尿蛋白测定;自觉症状的出现提示病情发展至子痫前期,应高度重视;水肿程度不反映病情的程度,但水肿不明显者也可能迅速发展为子痫。若孕妇体重一周内增加 0.5kg,应警惕隐性水肿。

2.辅助检查

(1)眼底检查:观察眼底动静脉管径比例,评估小血管痉挛程度,可反映病情的严重程度。

(2)尿液检查:观察有无蛋白尿。必要时进行 24 小时尿蛋白定量、定性分析,尿蛋白的出现及量的多少反映肾功能受损的程度。

(3)血液检查:测定血红蛋白、红细胞比容、全血黏度,了解有无血液浓缩;电解质、二氧化碳结合力的测定有助于判断有无电解质紊乱或酸中毒。可疑凝血功能异常者,应查血小板计数、凝血时间、凝血酶原时间、纤维蛋白原及鱼精蛋白试验。

(4)肝肾功能检查:测血清丙氨酸氨基转移酶(ALT)、天门冬酸氨基转移酶(AST)、尿素氮、肌酐、尿酸等指标综合判断肝肾功能。

(5)其他检查:心电图、超声心动图、胎盘功能及胎儿成熟度检查。

(三)心理－社会评估

评估患者对发生妊娠期高血压病的心理感受及情绪反应,了解患者及家属对疾病的认识与应对,是否配合治疗。

五、护理问题

(一)组织灌注量改变

与全身小血管痉挛有关。

(二)体液过多

与增大的子宫压迫下腔静脉、低蛋白血症等有关。

(三)有母儿受伤的危险

与抽搐可能导致外伤、胎儿窘迫等有关。

(四)潜在并发症

如胎盘早剥等。

(五)焦虑

与害怕危及自身及胎儿生命有关。

(六)知识缺乏

缺乏妊娠期高血压病的相关知识。

六、护理措施

(一)一般护理

保持病房安静,保证充足的休息,每天睡眠不少于 10 小时,取左侧卧位,可改善子宫胎盘血供;指导摄入丰富蛋白质、热量、维生素、纤维素饮食,不限液体和盐,但全身水肿者应适当限盐。嘱增加产前检查次数,督促孕妇自测胎动、体重,及时发现病情变化。

(二)心理护理

提供信息支持,向患者及其家属解释病情,说明该病的病理变化是可逆的,产后很快恢复,使其增强治疗信心,主动配合治疗。告诉孕妇保持心情愉快,有助于病情稳定,指导平时多阅读优美、轻松的文学作品,多听轻音乐或做一些力所能及的手工艺活动,放松身心。

(三)病情观察

密切注意病情变化,每天监测血压、尿蛋白、体重、水肿情况,注意观察患者,一旦出现头晕、眼花、胸闷等自觉症状,提示病情发展至子痫前期,应警惕子痫的发生,严防抽搐、昏迷出现。同时密切监护胎心音,必要时进行胎心监护,发现异常及时通知医生,尽快处理。

(四)医护配合

1.妊娠期高血压

可在家或留院观察,取左侧卧位休息,每天不少于 10 小时睡眠。遵医嘱给予吸氧、镇静等对症处理,配合医生进行血、尿液等检查以了解病情的变化。

2.子痫前期

需住院治疗,治疗原则是休息、解痉、镇静、降压、合理扩容和必要时利尿,适时终止妊娠,防止子痫及并发症。

(1)解痉:解痉首选药物为硫酸镁。因血清镁的治疗有效浓度与中毒浓度非常接近,所以在使用硫酸镁的过程中应严格控制给药的量与速度,密切观察有无中毒反应。

1)用药方法:硫酸镁给药途径为静脉注射与肌内注射。静脉给药时首次剂量为 25% 硫酸镁 20mL 加入 10% 葡萄糖注射液 20mL 中缓慢静脉推注,5～10 分钟推完;随后 25% 硫酸镁 60mL 加入 5% 葡萄糖注射液 500mL 中静脉滴注,滴速控制在 1～2g/小时。根据病情可考虑加用肌内注射,用法为 25% 硫酸镁 20mL 加 2% 利多卡因 2mL,臀肌深部注射,每日 1～2 次,总量为 25～30g。同时应备好钙剂,做好硫酸镁中毒的抢救准备。

2)观察毒性反应:定时检查膝反射是否消失(最早出现的中毒反应);呼吸频率是否小于 16 次/分;尿量是否小于 25mL/小时或小于 600mL/24 小时。一旦出现中毒反应,立即静脉注射 10%葡萄糖酸钙 10mL。

（2）镇静：适当镇静可缓解患者的紧张情绪，达到降低血压、预防子痫发生的作用，遵医嘱可给予地西泮、冬眠合剂等进行治疗，但过强的镇静剂可能导致胎儿缺氧，应慎用；并监测胎心音的变化。用冬眠合剂时，嘱孕妇绝对卧床，以防止发生直立性低血压。

（3）降压：血压不低于 160/110mmHg 时应使用对胎儿无毒副反应的降压药，如肼屈嗪、硝苯地平等。用药时，应严密监测血压，控制滴速，以防血压大幅度升降导致脑出血、胎盘早剥。

（4）适时终止妊娠：终止妊娠是治疗妊娠期高血压病的有效措施。子痫前期患者经积极治疗 24～48 小时无明显好转或孕周超过 34 周等可终止妊娠。终止妊娠的方式有引产和剖宫产。引产者遵医嘱给予缩宫素静脉滴注，严格控制滴速并观察产程变化：第 1 产程应保持产妇安静和充分休息；第 2 产程行助产术缩短，避免产妇过度用力，胎肩娩出后立即静脉注射或肌内注射缩宫素，禁用麦角新碱；第 3 产程及时娩出胎盘，预防产后出血。剖宫产手术者，积极做好术前准备，按腹部手术护理常规做好手术护理。

3.子痫

子痫是妊娠期高血压病最严重的阶段，是导致母儿死亡的最主要原因。护理与治疗同等重要。

（1）控制抽搐：遵医嘱立即给予解痉、降压、镇静等药物治疗。

（2）减少刺激，以免诱发抽搐：立即送入单人暗房，保持环境安静，避免声光刺激；护理与治疗动作轻柔、集中；限制探视。

（3）专人看护，防止受伤：一旦发生子痫，取头低脚高、左侧卧位，保持呼吸道通畅；立即给氧，用开口器或纱布包裹的压舌板置于患者上、下臼齿之间，防止抽搐引起的舌咬伤；加用床栏防止坠地受伤；患者昏迷或未清醒前禁食或禁止服药，以防误入呼吸道致吸入性肺炎。

（4）严密监护：监测生命体征、神志情况、膝反射、尿量、胎心音等变化；做好皮肤、口腔及外阴护理，防止压疮和感染，及早发现并发症。

（5）终止妊娠：抽搐控制 2 小时后终止妊娠。做好剖宫产术及新生儿窒息的抢救准备。

七、健康教育

（1）加强孕期监护，定期产检，定期复查血压及尿蛋白，密切配合治疗。

（2）注意休息、营养、卫生。

第六节　羊水量异常

一、羊水过多

妊娠期间羊水量超过 2000mL，称羊水过多。根据羊水增多的速度不同将羊水过多分为急性羊水过多和慢性羊水过多。

（一）病因

约 1/3 孕妇发生羊水过多的原因不明，属于特发性羊水过多。2/3 羊水过多的病因可能与下列因素有关:胎儿畸形(约25%)、多胎妊娠、胎盘脐带病变、母儿血型不合、孕妇合并糖尿病或者严重贫血等。

(二)临床表现

临床上急性羊水过多较少见,症状较明显;慢性羊水过多较多见,多无明显不适。

1.急性羊水过多

多发生在妊娠20~24周,由于羊水急速增多,子宫急剧增大,患者出现腹部胀痛、行动不便、呼吸困难、不能平卧、下肢及外阴部水肿等压迫症状。检查可见腹壁皮肤紧绷发亮,子宫大于妊娠月份,胎位不清,胎心音遥远或听不清。

2.慢性羊水过多

多发生在妊娠晚期,仅感腹部增大较快,多无自觉不适或出现胸闷、气急等轻微压迫症状。体征与急性羊水过多基本相同。

(三)治疗原则

单纯的羊水过多可根据症状的轻重及胎龄决定处理方案;若胎龄小于37周,症状轻,可继续妊娠,加强监护;若压迫症状严重,应在B型超声监测下行羊膜腔穿刺术放羊水;若胎龄不小于37周,可考虑终止妊娠。羊水过多合并胎儿畸形者,一经确诊应及时终止妊娠。

(四)护理评估

1.病史

询问有无诱发羊水过多的因素,如有无妊娠合并糖尿病、妊娠期高血压病,是否为双胎妊娠等,了解有无先天性畸形家族史及生育史等。

2.身体评估

(1)症状评估有无腹部胀痛、行动不便、呼吸困难、不能平卧、下肢及外阴部水肿等压迫症状。特别注意评估羊水过多引发的多种并发症:妊娠期高血压病、早产、胎位异常、胎膜早破、胎盘早剥、脐带脱垂等。

(2)体征评估宫高、腹围的变化是否与妊娠周数相符,胎位、胎心音是否清楚。

(3)辅助检查通过B型超声测羊水指数大于18cm,提示羊水过多;血液、羊水中的甲胎蛋白明显增高提示胎儿神经管开放性畸形;血糖测定、胎儿染色体检查等特殊检查评估患者的病情。

3.心理—社会评估

羊水过多常合并胎儿畸形,患者表现为情绪低落,感到悲哀、恐惧或自责,担心下次妊娠可能再次出现胎儿畸形等。评估患者的情绪反应及对胎儿的期望度。

(五)护理问题

1.舒适的改变

与压迫症状有关。

2.焦虑

与担心胎儿畸形有关。

3.有胎儿受伤的危险

与破膜时易并发胎盘早剥、脐带脱垂、早产等有关。

(六)护理措施

1. 一般护理

注意休息,保持左侧卧位,抬高下肢,以孕妇感觉舒服为宜;呼吸困难者取半卧位。减少活动,以免重力作用引起胎膜早破;加强营养,低盐饮食。

2. 心理护理

通过护理操作与患者进行良好的沟通,应耐心倾听与解答。对于合并胎儿畸形者,解释胎儿畸形非孕妇原因,以缓解其焦虑与自责。多关心、陪伴患者,鼓励患者与家属共同面对,避免出现精神问题。

3. 病情观察

定期测量宫高、腹围、体重,观察腹部胀痛、呼吸困难、胸闷等压迫症状有无改善,以判断病情发展;观察并及时发现并发症,行人工破膜或羊膜腔穿刺术后,密切注意有无腹痛、胎心音异常,以及时发现胎盘早剥与脐带脱垂。

4. 医护配合

(1)羊水过多合并胎儿畸形一经确诊胎儿畸形,应及时终止妊娠,可实施人工破膜引产和经羊膜腔穿刺注入依沙吖啶引产。护理人员应做好引产准备,人工破膜时需注意:针刺高位破膜,使羊水缓慢流出,避免腹压骤降诱发胎盘早剥;放羊水后腹部加压沙袋,以防血压骤降,发生休克;严格无菌操作;术中监测生命体征,术后密切观察阴道有无流血、子宫底高的变化,及早发现胎盘早剥;术后 12 小时仍未临产,需静脉滴注缩宫素,遵医嘱给予缩宫素并控制滴速。

(2)羊水过多胎儿正常妊娠不少于 37 周者,可行人工破膜终止妊娠。妊娠少于 37 周者,应尽量延长孕周,自觉症状轻者可在家观察,压迫症状严重者应行羊膜腔穿刺放羊水。在 B 型超声监测下,避开胎盘部位穿刺,抽放羊水的速度不宜过快,每小时约 500mL,一次放羊水量不超过 1500mL。

七、健康教育

(1)自我监测胎动,注意低钠饮食,控制摄入过多的利尿食品,每周测量体重,发现异常及时来复诊。

(2)再次受孕前应进行遗传学检查,一旦受孕,加强孕期检查,进行高危监护。

二、羊水过少

妊娠晚期羊水量少于 300mL,称羊水过少。羊水过少可发生于妊娠各期,但以妊娠晚期多见。羊水过少严重影响围生儿的预后,应引起高度重视。

(一)病因

羊水过少主要与羊水产生减少或羊水吸收、外漏增加有关。常见原因可能与胎儿畸形(肾缺如、肾发育不全等)、胎盘功能减退(过期妊娠、妊娠期高血压病、胎儿生长受限)、羊膜病变、胎膜早破、母体因素等有关。

(二)临床表现

临床上症状多不明显,可在胎动时感觉腹痛,轻微刺激即可引起宫缩;临产时阵痛剧烈,多表现为不协调性宫缩。产科检查可见子宫底高度、腹围均小于妊娠周数,胎儿发育偏小,胎动减少等;临产后行阴道检查可见前羊水囊不明显,人工破膜时羊水量极少。

(三)治疗原则

羊水过少合并胎儿畸形者,应立即终止妊娠,多经腹行羊膜腔穿刺注入依沙吖啶引产。羊水过少胎儿正常者,妊娠足月应及时终止妊娠,多行剖宫产术;妊娠未足月,可行增加羊水量期待疗法。

(四)护理评估

1.病史

了解有无羊水过少的诱发因素(如过期妊娠、妊娠期高血压病、胎儿生长受限等);询问有无先天性畸形家族史及生育史等。

2.身体评估

(1)症状:评估胎动时有无腹痛等症状。

(2)体征:评估子宫底高度、腹围、体重的变化是否小于妊娠周数;监测胎心音及胎动,评估胎儿有无缺氧。

(3)辅助检查:通过 B 型超声测羊水指数不超过 5cm,可以诊断羊水过少,能较早发现胎儿畸形及胎儿生长受限;胎心电子监护仪可了解脐带是否受压,评估胎儿的安危。

3.心理—社会评估

主要评估患者对发生羊水过少的心理感受及情绪反应。

(五)护理问题

1.焦虑

与担心胎儿畸形有关。

2.有胎儿受伤的危险

与胎儿生长受限、胎儿窘迫等有关。

(六)护理措施

1.一般护理

嘱孕妇取左侧卧位休息,教会孕妇自测胎动及自我监护胎儿安全,嘱孕妇加强营养。

2.心理护理

与患者进行良好沟通,使其积极配合治疗,对于羊水过少且合并胎儿畸形者,应多关心、多陪伴,鼓励其接受现实与配合治疗。

3.医护配合

(1)羊水过少合并胎儿畸形:一经确诊胎儿畸形,应及时终止妊娠,多采取经腹羊膜腔穿刺注入依沙吖啶引产,遵医嘱做好术前准备,并做好手术护理。

(2)羊水过少合并正常胎儿:妊娠不少于 37 周者或病情严重者应行剖宫产术终止妊娠,遵医嘱做好手术与新生儿窒息的抢救准备;病情较轻者可行人工破膜引产,需密切观察产程进展及胎心音的变化。妊娠少于 37 周者,应增加羊水量期待治疗,可行经羊膜腔灌注液体,每次缓慢输入 37℃ 的 0.9% 氯化钠注射液 200~300mL,输入速度为 10~15mL/分钟。

(七)健康教育

(1)自我监测胎动,发现异常及时诊治。

(2)再次受孕前应积极治疗可能引发羊水过少的疾病,如发生胎儿畸形者应进行遗传学检查,一旦受孕,应加强孕期检查,进行高危监护。

第七节　早产

妊娠满 28 周至不足 37 周间分娩,称为早产。此时娩出的新生儿称早产儿,体重在1000~2499g 间,各器官功能发育不成熟。新生儿出生孕周越小,体重越轻,其预后越差,病死率越高。近年来,由于早产儿治疗学及监护手段的进步,其生存率明显提高,伤残率下降,国外学者建议将早产定义时间上限提前到妊娠 20 周。

一、病因

胎膜早破、绒毛膜羊膜炎是最常见的诱发早产的病因,其次为下生殖道及泌尿道感染、妊娠并发症与并发症、子宫及胎盘异常、不良嗜好等也可诱发早产。

二、临床表现

早产与足月临产的临床表现相似。开始为不规则子宫收缩,常伴阴道少许血性分泌物(见红)等临产先兆,继而出现阵发性腹痛(规律宫缩)。先兆早产的诊断依据:至少 10 分钟 1 次规则宫缩,伴子宫颈管缩短。早产的诊断依据:出现规则宫缩(20 分钟内不少于 4 次,持续时间不低于 30 秒),伴子宫颈管缩短 75%,子宫颈扩张 2cm 以上。

三、对母儿的影响

早产主要对新生儿会造成较大的危害,多因器官发育不健全出现各种并发症,如新生儿肺炎、新生儿呼吸窘迫综合征等。孕妇由于突然提前的分娩,常来不及准备入院待产;产后也多因为不能立即母乳喂养而影响乳汁的分泌及产后恢复等。

四、治疗原则

若胎膜未破,胎儿存活,母儿一般情况良好,应抑制宫缩,尽量保胎;若胎膜已破,早产不可避免,应适时终止妊娠,尽量提高早产儿存活率。

五、护理评估

(一)病史

询问本次妊娠过程中有无下生殖道感染、妊娠并发症等;还应仔细询问有无吸烟、酗酒等不良嗜好,既往有无晚期流产、早产史等。

(二)身体评估

1.症状

评估有无阴道大量排液、阴道少许流血、下腹阵发性疼痛等。

2.体征

评估宫缩频率、宫缩强度,子宫颈管的软硬及消退程度、子宫口有无扩张及程度。

(三)心理－社会评估

早产已不可避免,患者常会自责,因结果的不可预知担心胎儿不易存活,出现焦虑、悲哀等情绪。

六、护理问题

(一)有新生儿受伤的危险

与早产儿发育不成熟有关。

(二)焦虑

与担心早产儿预后有关。

七、护理措施

(一)一般护理

嘱左侧卧位休息,抬高床尾,减轻胎先露对子宫颈的刺激,可减少自发宫缩频率,慎做肛门检查与阴道检查;鼓励进食,增加营养;保持外阴清洁。

(二)心理护理

早产经常出乎意料,有时无原因可寻,让患者了解早产的原因、发展与处理,明白早产的发生多数与孕妇无关,减轻自责,并向患者及其家属介绍早产儿经过细心呵护可以转危为安、健康成长,让产妇以良好的心态承担母亲的角色。

(三)病情观察

密切观察有无阴道排液,观察阵发性腹痛的频率与强度、子宫口扩张程度等。

(四)医护配合

1.抑制子宫收缩

遵医嘱给予硫酸镁、沙丁胺醇等药物抑制宫缩,用药期间严密观察宫缩及药物不良反应。

2.适时终止妊娠

可采取剖宫产术与阴道分娩方式终止妊娠。阴道分娩需行会阴切开术以防早产儿颅内出血。产前做好手术及新生儿抢救准备;此外,因为早产儿存活率低,娩出前应遵医嘱肌内注射地塞米松以促进胎肺成熟,提高早产儿存活率;产时尽量避免使用镇静药;产后新生儿注意保暖,予以维生素 K_1,加强护理。

八、健康教育

(1)加强孕期保健,保持心情平静,勿举重物,多左侧卧位休息,妊娠晚期避免性生活。

(2)产褥期注意营养、休息与卫生。

(3)新生儿出院后应继续观察肤色、呼吸、吸吮力、大小便等是否正常,发现异常及时就医。

第八节　多胎妊娠

1次妊娠子宫腔内同时有2个或2个以上胎儿,称为多胎妊娠。多胎妊娠发生概率较低,以双胎妊娠最多见,但近年来,随着辅助生殖技术的广泛应用,多胎妊娠发生率有上升趋势。本节主要讨论双胎妊娠。

一、病因

双胎妊娠根据发生的机制不同分为双卵双胎和单卵双胎,其中双卵双胎的发生与遗传因素、应用促排卵药物、体外受精等因素有关;其次,随着孕妇的年龄、胎次的增加,也可能增加双胎妊娠的概率。单卵双胎的形成原因目前尚未明确。

二、临床表现

早孕反应较严重;妊娠中期腹部增大明显快于单胎妊娠,体重快速增加;妊娠晚期下肢水肿、呼吸困难等压迫症状明显。产科检查子宫底高度、腹围均明显大于妊娠周数;可触及多个胎儿肢体;胎位可以出现异常,以一头一臀多见;不同部位可听到2个胎心音。妊娠9周时B型超声检查可见两个原始心管搏动。

三、对母儿的影响

双胎妊娠并发症多,对孕妇及围生儿造成很大威胁。孕妇于妊娠期容易并发妊娠期高血压病、贫血、羊水过多、胎位异常、流产、胎膜早破等疾病,分娩时容易出现子宫收缩乏力、胎盘早剥、产后出血等并发症。围生儿容易并发早产、胎儿生长受限、胎儿畸形、脐带异常、新生儿产伤等,新生儿病死率较高。

四、治疗原则

妊娠期加强监护,避免并发症的发生,尤其注意防治贫血及早产。提前住院待产,选择合适的分娩方式,目前多采取剖宫产术。积极预防产后出血。

五、护理评估

(一)病史

询问有无多胎妊娠家族史,孕前是否使用过促排卵药等。

(二)身体评估

1.症状

评估孕早期有无明显的恶心、呕吐症状,孕晚期是否感觉腹部快速增大等。

2.体征

评估子宫是否大于孕周,是否可触及多个胎儿肢体,听到2个速率不一致的胎心音等。

3.辅助检查

B型超声检查是早期确诊双胎妊娠的首选方法,还可筛查畸形、判断胎位与双胎类型等。

(三)心理-社会评估

评估患者对发生双胎妊娠的心理感受及情绪反应。孕妇在妊娠早期常兴奋、喜悦,随着妊娠后期不适症状的出现,产生焦虑,对可能出现严重的并发症且可能危及新生儿而担忧等。

六、护理问题

(一)舒适改变

与双胎妊娠导致腹部明显增大所导致的压迫症状有关。

(二)焦虑

与担心孕期及分娩时母儿的安危有关。

(三)知识缺乏

缺乏双胎妊娠保健及分娩的相关知识。

(四)潜在并发症

如早产、脐带脱垂、胎盘早剥等。

(五)有围生儿受伤的危险

与早产、新生儿发育不良、畸形、产伤等有关。

七、护理措施

(一)一般护理

加强营养，摄取足够热量、蛋白质、维生素、必需脂肪酸及富含铁的食物，适当增加铁剂、钙剂、叶酸，一般以控制体重增加 16～18kg 为宜；嘱增加产检次数，密切注意血压、子宫底高度、腹围和体重的变化，检查有无贫血。注意休息，减少活动量，防止跌伤意外，每日增加卧床时间，取左侧卧位，抬高下肢，增加子宫胎盘血供，减少早产、胎膜早破的发生；腰背部不适可行局部按摩、热敷。

(二)心理护理

护士向患者及其家属讲解双胎妊娠的知识，加强孕期监护，介绍现代医疗及护理技术可以极大提高新生儿的存活率并能保障健康，消除孕妇担忧，提前做好产后心理辅导，指导准备双份新生儿用物，并协助孕妇及家属做好照顾双胞胎的心理及环境准备。

(三)产科护理

1.妊娠期监护

定期监测母儿安危，积极防治贫血、早产等并发症，重点监护胎儿的生长发育情况及胎位的变化。护理人员配合医生做好定期检查和并发症的处理。

2.分娩期护理

保证产妇良好体力，鼓励进食与适时睡眠；密切观察产程进展及胎心音；做好抢救新生儿的准备；第 2 产程协助行会阴后一侧切开术，第 1 胎儿娩出后，立即断脐，助手协助固定第 2 胎儿使其为纵产式，并严密观察胎心音、宫缩及阴道流血情况，及时排除脐带脱垂、胎盘早剥；通常 20 分钟后第 2 胎儿自然娩出，立即腹部加压沙袋，以防腹压骤降引发休克，遵医嘱注射缩宫素，防产后出血。

3.产后护理

观察阴道流血量和宫缩；若为早产，应加强早产儿的观察与护理。

八、健康教育

指导产妇注意休息、加强营养；观察阴道流血量及子宫复旧情况，防止产后出血；指导产妇正确母乳喂养；选择有效的避孕措施。

第九节　过期妊娠

平时月经周期规律，妊娠不少于 42 周未分娩，称过期妊娠，占妊娠总数的 3%～15%。过期妊娠使胎儿窘迫、胎粪吸入综合征、新生儿窒息等发病率增加，围生儿病死率也大大增加，危险性随着妊娠期延长而升高。

一、病因

病因尚不明确,可能与雌激素和孕激素比例失调、头盆不称、胎儿畸形、遗传等因素有关。

二、病理

(一)胎盘

胎盘可出现2种表现:一种是胎盘功能正常,除重量较妊娠足月胎盘略有增加外,胎盘外观及镜检无异常改变;另一种是胎盘功能减退,胎盘外观及镜检均明显异常。胎盘母体面钙化,胎儿面因胎粪污染呈黄绿色;镜检可见胎盘绒毛内血管床减少,间质纤维化增加,合体细胞部分断裂、脱落,胎盘绒毛表面有纤维蛋白沉积,绒毛上皮与血管基膜增厚等,这些病理变化均明显降低了胎盘功能。

(二)羊水

羊水迅速减少,可减至300mL以下;羊水粪染概率增加。

(三)胎儿

其变化与胎盘功能有关。当胎盘功能正常时,胎儿正常生长,巨大胎儿发生率明显增加;当胎盘功能减退时,胎儿出现成熟障碍,早期过度成熟形似"小老人",后期胎儿缺氧、粪染。此外,胎儿生长受限可与过期妊娠共存,从而增加了胎儿受伤的危险性。

三、对母儿的影响

(一)对围生儿的影响

除发生胎儿成熟障碍外,胎儿窘迫、新生儿窒息等围生儿发病率及病死率增加。

(二)对母体的影响

巨大胎儿、头盆不称、胎儿窘迫等使分娩时手术产率及母体发生产伤的概率明显增加。

四、治疗原则

加强产前检查,预防过期妊娠。一旦发生过期妊娠,应适时终止妊娠。严密监测胎盘功能及胎儿安危,如胎盘功能正常,胎儿无异常,则可行人工破膜引产;如胎盘功能异常或胎儿窘迫,需立即行剖宫产结束分娩。

五、护理评估

(一)病史

询问平时月经是否规律、早孕反应时间、胎动开始时间等,认真核对预产期。

(二)身体评估

1.症状与体征

评估早孕反应、首次自觉胎动的时间等。产科检查子宫底高度、估计胎儿大小,检查胎动、胎心、羊水量及子宫颈成熟度等。

2.辅助检查

通过B型超声确定孕周与判断胎盘功能;还可通过胎动计数、胎儿电子监护仪监护、检测尿中雌激素与肌酐比值等方法了解胎盘功能及胎儿安危情况;羊膜镜检观察羊水性状。

（三）心理－社会评估

评估患者及家属对过期妊娠的心理感受、情绪反应及焦虑程度。

六、护理问题

（一）知识缺乏

缺乏对过期妊娠会危害胎儿的认识。

（二）有围生儿受伤的危险

与胎儿窘迫、新生儿窒息等有关。

第十节　胎膜早破

胎膜早破（PROM）指临产前胎膜自然破裂，是常见的分娩期并发症，占分娩总数的 2.7%～17%，早产发生率为足月产的 2.5～3 倍。胎膜早破对妊娠、分娩均造成不利的影响，可致早产、脐带脱垂和感染。

一、病因

一般认为与以下因素有关：

（一）下生殖道感染

由细菌、病毒或弓形体引起胎膜炎，胎膜局部张力下降而破裂。

（二）机械性刺激

妊娠后期性交、创伤可引起胎膜炎，特别是精液内的前列腺素可诱发子宫收缩使胎膜受压而破裂。

（三）羊膜腔内压力升高

如多胎妊娠、羊水过多、巨大胎儿等。

（四）胎先露与骨盆入口衔接不良

如头盆不称、胎位异常、骨盆狭窄等，使胎膜各部受压不均导致破裂。

（五）子宫颈内口松弛

先天性松弛或创伤所致，因前羊水囊楔入，胎膜受压不均可导致胎膜早破。

（六）胎膜发育不良、营养素缺乏

胎膜发育不良导致胎膜菲薄、脆弱而易破裂；孕妇缺乏维生素 C 及微量元素锌、铜等，可干扰胶原纤维和弹性蛋白的成熟过程，导致胎膜早破。

二、临床表现

（一）症状

孕妇突然感到有较多的液体持续自阴道流出，继而少量间断性排液。当咳嗽、打喷嚏、负重等腹压增加时，阴道流出的液体量增多。

（二）体征

肛门检查或阴道检查时，触不到前羊水囊，上推胎先露可见阴道流液量增多。若胎心率异常、头盆不称或胎位异常,应仔细检查有无脐带脱垂,如果胎膜未破,肛门检查在胎先露前方触及有搏动感的条索状物,为脐带先露;若胎膜已破,行阴道检查能触及或看到部分脐带为脐带脱垂。羊膜腔感染时孕妇心率增快,子宫有压痛。

三、治疗原则

根据妊娠周数、胎儿成熟情况及孕妇有无并发症等情况综合处理。

(一)期待疗法

适用于妊娠 28～35 周、无产兆及感染征象、B 型超声测定羊水池深度不低于 3cm 者。绝对卧床;避免不必要的肛门检查和阴道检查;严密观察体温、脉搏、子宫收缩、胎心率、羊水、白细胞计数;预防感染;抑制子宫收缩;糖皮质激素促胎肺成熟。

(二)终止妊娠

妊娠 28 周以前,因胎儿小及围生儿存活率低,需尽快终止妊娠;妊娠 35 周以上,可等待自然临产。若观察 12～18 小时仍未临产,应引产或行剖宫产术。若有感染征象,无论胎龄大小,均应及时终止妊娠。

四、护理评估

(一)病史

详细询问孕期有无创伤、性生活、羊水过多等诱发胎膜破裂的原因;是否有子宫收缩及感染的表现;了解孕妇的生育史、本次妊娠情况及妊娠周数;确定胎膜破裂的时间。

(二)身体评估

1.症状与体征

评估孕妇阴道流液的时间、量、性状,是否在打喷嚏、咳嗽、负重等增加腹压的动作后有液体自阴道流出,上推胎先露有无液体从阴道流出,同时观察孕妇有无发热及阴道分泌物有无异味等症状。

2.辅助检查

(1)阴道液酸碱度检查:正常阴道液 pH 为 4.5～5.5,羊水 pH 为 7.0～7.5。用 pH 试纸检测阴道液的 pH,若 pH 不低于 7.0,提示胎膜早破。如混有血液、子宫颈黏液、滑石粉、细菌等时,可出现假阳性。

(2)阴道液涂片检查:将阴道液涂于玻片上,干燥后检查有羊齿状结晶。

(3)羊膜镜检查:直视胎先露,见不到前羊水囊,即可诊断为胎膜早破。

(三)心理－社会评估

评估产妇焦虑的程度。胎膜早破可加重孕妇的精神负担,担心羊水流尽影响胎儿安全及自身的健康,担心早产和产褥感染等。

五、护理问题

(一)有感染的危险

与胎膜早破后下生殖道内的病原体上行感染有关。

(二)有胎儿受伤的危险

与脐带脱垂致胎儿窘迫、胎儿吸入污染的羊水引起肺炎有关。

(三)焦虑

与担心胎儿、新生儿、自身的安全有关。

六、护理措施

(一)一般护理

嘱患者住院治疗,保持病房清洁安静;勤巡视,及时满足孕妇需要,提供优质生活护理;告知孕妇绝对卧床的重要性,指导孕妇抬高臀部、取左侧卧位休息。

(二)心理护理

鼓励孕妇及其家属讲出其担忧的问题及心理感受,说明所采取的治疗方案,以减轻孕妇的心理负担。对因胎膜早破造成的早产儿或剖宫产术的新生儿,其健康和生命可能受到威胁,应及时向孕妇详细解释,指导其做好心理准备,多给予关心和安慰。

(三)病情监测

(1)记录破膜的时间,定时观察羊水性状、颜色、气味等,及早发现感染和胎儿窘迫。

(2)严密观察胎心率的变化,一旦有胎心率异常改变(如胎心率过快、减慢或不规则),可能有脐带脱垂,嘱产妇改变体位或抬高臀部,缓解对脐带的压迫。必要时,行胎儿电子监护和阴道检查,确定有无脐带脱垂,尤其注意有无隐形脐带脱垂(即脐带先露)。

(3)如出现脐带脱垂,应立即吸氧、取头低臀高位。上推胎先露以缓解脐带受压,同时积极准备手术,尽快结束分娩。

(4)观察孕妇的生命体征、子宫收缩及羊水性质,配合检查白细胞计数,排除感染。

(四)医护配合

1.期待疗法的护理

绝对卧床,取左侧卧位;抬高臀部,防止脐带脱垂;必要时吸氧;避免不必要的肛门检查和阴道检查。保持外阴清洁,每日用1∶1000苯扎溴铵棉球擦洗会阴两次,勤换会阴垫;严密观察胎心率的变化及羊水性状、气味;定时测产妇体温、脉搏、血常规;检查产妇的子宫有无压痛;破膜12小时以上,遵医嘱预防性使用抗生素预防感染;按医嘱予硫酸镁抑制子宫收缩及地塞米松促胎儿成熟。

2.终止妊娠的护理

妊娠35周以上,无产科指征,子宫颈成熟,等待自然分娩或做好引产准备。若头盆不称、胎位异常、脐带脱垂、胎儿窘迫等,应做好剖宫产术准备,同时做好新生儿复苏准备。

七、健康教育

(1)向孕妇讲解胎膜早破的影响,积极参与产前保健;防治下生殖道感染、慢性病;避免腹部创伤,妊娠最后3个月禁止性生活。

(2)加强产前检查,及时矫正异常胎位,头盆不称、胎先露高浮的孕妇应指导其在预产期前2周住院待产。一旦发生胎膜破裂,产妇应立即平卧,并抬高臀部。

(3)子宫颈内口松弛者,不易久站、劳累,于妊娠12~18周行子宫颈内口环扎术。孕期补充足量的维生素,以及锌、钙、铜等微量元素。

第十一节　产后出血

胎儿娩出后 24 小时内,出血量超过 500mL 者称为产后出血。产后出血是产科常见的严重并发症,居我国孕产妇死亡原因的首位,其发生率占分娩总数的 2%～3%,且 80% 以上发生在产后 2 小时内;产后出血的预后因失血量、失血速度及孕产妇的体质等不同而异;若在短时间内大量失血可迅速发生失血性休克,休克时间过长可引起腺垂体缺血性坏死,继发腺垂体功能减退,发生希恩综合征。因此,应特别重视产后出血的防治与护理工作。

一、病因

产后出血的原因有子宫收缩乏力、胎盘因素、软产道损伤及凝血功能障碍。这些因素可共存并相互影响。

(一)子宫收缩乏力

子宫收缩乏力是产后出血最常见的原因,占产后出血总数的 70%～80%。正常情况下胎盘娩出后,因子宫肌纤维的收缩和缩复作用,胎盘剥离面开放的血窦闭合形成血栓而止血,凡影响子宫收缩和缩复功能的因素均可引起产后出血。

1.全身性因素

产妇精神过度紧张,产程延长和难产,产妇体力衰竭;临产后过多使用镇静剂、麻醉剂;合并急慢性全身性疾病,如重度贫血等。

2.局部因素

子宫肌壁过度膨胀、伸展(如多胎妊娠、巨大胎儿、羊水过多等),影响肌纤维的缩复功能;子宫肌纤维发育不良或退行变性(如子宫畸形、妊娠合并子宫肌瘤、多产、剖宫产术和子宫肌瘤剔除术等),影响子宫肌纤维的正常收缩;子宫本身病理改变(如妊娠期高血压病、严重贫血、子宫胎盘卒中等)以及前置胎盘等。

(二)胎盘因素

胎儿娩出后 30 分钟,胎盘尚未娩出,称为胎盘滞留,包括以下几种类型:

1.胎盘剥离不全

常见于子宫收缩乏力,胎盘未完全剥离便过早牵拉脐带、揉挤子宫,使部分胎盘、副胎盘自子宫壁剥离不全,影响子宫收缩使剥离面血窦不易关闭,引起大量出血。

2.胎盘剥离后滞留

因子宫收缩乏力、膀胱过度充盈等因素,使已经剥离的胎盘不能及时排出,潴留在子宫腔,影响子宫收缩而出血。

3.胎盘嵌顿

宫缩剂使用不当或粗暴按摩子宫等原因,引起子宫颈内口的平滑肌呈痉挛性收缩而形成狭窄环,使剥离的胎盘嵌顿在宫腔内引起出血。

4.胎盘粘连或植入

胎盘全部或部分与子宫壁粘连,不能自行剥离者,称为胎盘粘连。当胎盘全部粘连时可无出血;若部分粘连可因剥离部分的子宫内膜的血窦开放,以及胎盘滞留影响子宫收缩而导致大出血。引起胎盘粘连的原因有子宫内膜炎、多次人工流产而致的子宫内膜损伤等。

子宫蜕膜层发育不良时,胎盘绒毛深入到子宫肌层,称为胎盘植入,临床上较少见。

根据植入的面积分为完全性植入与部分性植入 2 类,完全性植入因胎盘未剥离不出血,部分性植入会发生致命的大出血。

5.胎盘、胎膜残留

胎盘小叶、副胎盘或部分胎膜残留于宫腔内,影响子宫收缩而出血,常因过早牵拉脐带或用力揉捏子宫所致。

(三)软产道损伤

子宫收缩过强、胎儿过大、产程过快、接产时保护会阴不当或阴道手术助产操作粗暴等,均可引起会阴、阴道、宫颈裂伤,严重裂伤者可达阴道穹隆、子宫下段甚至骨盆壁,形成腹膜后血肿和阔韧带内血肿;过早行会阴切开术也可引起失血过多。

(四)凝血功能障碍

临床上较少见,但后果严重,包括妊娠并发症(如血小板减少症、白血病、再生障碍性贫血、重症肝炎等)和妊娠并发症(如妊娠期高血压病的子痫前期、胎盘早剥、羊水栓塞、死胎滞留等),均可因凝血功能障碍发生难以控制的大量出血。

二、临床表现

产后出血的主要临床表现为阴道大量流血及休克等症状和体征。

(一)症状

短时间内大量出血,出现眩晕、口渴、烦躁不安等,随之有面色苍白、出冷汗、心慌;特别是子宫出血潴留于子宫腔及阴道内时,产妇出现怕冷、寒战、打哈欠、懒言或表情淡漠、呼吸急促、烦躁不安等表现,很快进入昏迷状态;软产道损伤致阴道壁血肿的产妇有尿频、肛门坠胀感,伴排尿疼痛。

(二)体征

面色苍白、血压下降、脉搏细弱等。不同原因所致产后出血有不同的出血特点及体征,据此能初步判断引起产后出血的原因。

子宫收缩乏力及胎盘因素所致的出血,常呈间歇性出血,色暗红,子宫软、轮廓不清、触不到子宫底,按摩后子宫收缩变硬,出血明显减少。若血液存积或胎盘已剥离而滞留于子宫腔,子宫底可升高,按摩子宫可促使淤血和胎盘排出。检查胎盘及胎膜有缺损或边缘有断裂血管。

软产道损伤所致的出血,胎儿娩出后,立即持续性流出自凝的鲜红血液,子宫收缩良好,子宫轮廓清晰。会阴、阴道、子宫颈可有不同部分、不同程度的裂伤。会阴、阴道按裂伤程度分为4 度:Ⅰ度裂伤指会阴皮肤及阴道黏膜撕裂,未达肌层,出血量不多;Ⅱ度裂伤指会阴裂伤已达会阴体肌层,累及阴道后壁黏膜,甚至沿阴道后壁两侧沟向上撕裂,出血较多;Ⅲ度裂伤指肛门外括约肌已断裂;Ⅳ度裂伤指直肠阴道隔及部分直肠前壁裂伤,直肠肠管暴露,情况严重,但出血量不一定多。

凝血功能障碍所致出血,产妇持续性阴道流血,止血困难,且血液不凝固或伴有全身黏膜及注射部位出血等,子宫收缩良好,胎盘能完整娩出。

三、治疗原则

针对病因迅速止血；补充血容量纠正休克；防治感染。子宫收缩乏力引起的出血，加强子宫收缩是最有效的止血方法；软产道损伤引起的出血，应及时修补、缝合裂伤；胎盘因素引起的出血应尽快清除胎盘；凝血功能障碍所致的出血，应迅速采取相应的措施纠正凝血功能障碍，控制出血。

四、护理评估

（一）病史

询问产妇既往生育史，了解孕妇有无多次人工流产及产后出血史；注意是否合并或存在诱发产后出血的疾病，如孕前患出血性疾病、重症肝炎、血液病、高血压、贫血、胎盘早剥、前置胎盘、羊水过多、多胎妊娠等；分娩期产妇有无精神过度紧张、过度疲劳、过多使用镇静剂和麻醉剂、产程延长、急产等。

（二）身体评估

1.症状

仔细评估阴道流血的时间、量、色及血液能否自凝；了解有无头晕、烦躁、怕冷、打哈欠或表情淡漠、出冷汗、心慌等表现。

2.体征

除评估休克体征外，主要检查以下体征：子宫收缩乏力时可出现子宫软、子宫轮廓不清、触不到宫底等体征；软产道损伤主要表现为会阴、阴道、子宫颈可见不同部位、不同程度的伤口；胎盘因素可有子宫下段痉挛性狭窄环，产后检查见胎盘胎膜不完整或有断裂血管；凝血功能障碍可见全身黏膜及注射部位出血、血液不凝固等体征。

3.辅助检查

血型、交叉配血试验，以备输血补充血容量；测纤维蛋白原、血小板计数、出血时间、凝血时间、凝血酶原时间等，了解有无凝血功能障碍；测定血常规，了解贫血程度及有无感染。

（三）心理-社会评估

产妇往往表现出恐惧、心慌、手足无措，担心自己的生命安危，把一切希望寄予医护人员。因出血过多及精神紧张，有些产妇很快进入休克、昏迷状态。

五、护理问题

（一）潜在并发症

如失血性休克等。

（二）有感染的危险

与失血过多、全身抵抗力低下及手术操作有关。

（三）恐惧

与阴道大出血威胁生命安全有关。

六、护理措施

（一）预防措施

1.加强孕期保健

注意营养，定期进行产前检查，及时发现妊娠并发症和并发症。对有产后出血史或出血倾向的疾病应及时治疗,提前入院后积极做好抢救准备。

2.正确处理产程

第1产程,防止产妇精神过度紧张、疲劳及产程延长;第2产程,正确保护会阴,适时进行会阴侧切,避免胎儿娩出速度过快;助产术严格按操作常规进行,避免粗暴用力;胎儿前肩娩出后立即用宫缩剂;第3产程,避免过早揉挤子宫及强拉脐带;胎盘娩出后仔细检查胎盘、胎膜是否完整;检查软产道有无损伤,并按摩子宫促其收缩。

3.产后密切观察

产后2小时内,产妇应留产房内严密观察,及时排空膀胱,必要时给予导尿;监测生命体征、神志、皮肤黏膜颜色、四肢温度、尿量,发现异常应及时报告医生;观察子宫收缩、阴道流血以及会阴伤口情况;做好产妇输血和急救的准备工作。

(二)一般护理

提供清洁、安静、舒适、通风的休息环境,保证足够的睡眠;加强营养,给予高热量、高蛋白、高维生素、富含铁的饮食,少食多餐;半卧位及侧卧位休息,严密观察生命体征及阴道流血情况;指导产妇母乳喂养,刺激子宫收缩,减少阴道流血;保持会阴清洁,用0.1%苯扎溴铵溶液擦洗会阴,每日2次;大小便后及时冲洗会阴。

(三)心理护理

耐心听取产妇叙述,给予同情、安慰和心理支持。认真做好产妇及其家属的关心、解释工作,保持环境安静,鼓励产妇放松心情。家属可陪伴产妇,以增加产妇安全感。

(四)止血的护理

1.子宫收缩乏力

按摩子宫、应用宫缩剂、子宫腔内填塞纱布条、结扎盆腔血管、髂内动脉或子宫动脉栓塞术及子宫切除术等方法可达到止血目的。

(1)按摩子宫:按摩子宫是最常采用、简单、有效的方法。手法有以下3种:①腹部单手按摩子宫法:助产者一手在产妇腹部触到子宫底部,拇指在子宫前壁,其余四指在子宫后壁,均匀而有节律地按摩子宫,促进子宫收缩,此种方法最常用。②腹部双手按摩子宫法:术者一手在耻骨联合上缘按压下腹部,将子宫向上推,另一手握住子宫体,在子宫底部有节律性的按摩子宫。③腹部-阴道双手按摩子宫法:以上方法效果不佳时选用。术者一手握拳手心向前置于阴道前穹隆,顶住子宫前壁,另一手自腹壁按压子宫后壁使子宫体前屈,双手相对紧压并同时节律性按摩子宫;按摩时间以子宫恢复正常收缩,并保持良好收缩状态为止。按摩时应严格执行无菌操作,切忌用力过大。

(2)应用宫缩剂:按摩子宫的同时,肌内注射或宫体注射缩宫素10U,并将缩宫素10~20U加入10%葡萄糖注射液500mL静脉滴注;也可用麦角新碱(心脏病、高血压患者禁用)、前列腺素类药物等促进子宫收缩。

(3)子宫腔内填塞纱布条,经按摩及宫缩剂等方法处理无效,子宫肌松弛无力,应用无菌纱布条填塞子宫腔,有明显的局部压迫止血作用。方法是严密消毒后,助手于腹部固定子宫底,术者持卵圆钳将无菌纱布条,自子宫底逐渐由内向外填紧、填实子宫腔;24小时后取出纱布条,取出前肌内注射宫缩剂。子宫腔填塞纱布条后,应密切观察生命体征及子宫底高度和大小,警惕因填塞不紧,子宫腔内继续出血、积血而阴道不流血的止血假象。此法有增加感染的机会,只有在缺乏输血、输液条件,病情危急时才考虑使用。

(4)结扎盆腔血管:用于子宫收缩乏力、前置胎盘及 DIC 等所致的严重产后出血,同时迫切希望保留生育功能者,可采用结扎子宫动脉止血。

(5)髂内动脉或子宫动脉栓塞术:近年来髂内动脉或子宫动脉栓塞术治疗难以控制的产后出血,愈来愈受到重视。

(6)子宫切除术:其主要用于难以控制并危及产妇生命的产后出血。在积极输血补充血容量的同时,施行子宫次全切除或子宫全切除术。

2.胎盘滞留

(1)胎盘剥离不全或粘连:无菌操作下行人工徒手剥离胎盘术。术中切忌强行剥离或用手抓挖子宫壁,以免损伤子宫;术后使用宫缩剂和抗生素。

(2)胎盘全部剥离后滞留:协助产妇排空膀胱,轻轻牵拉脐带,按压子宫底以娩出胎盘。

(3)胎盘嵌顿:遵医嘱予以解痉药或配合麻醉师麻醉,待松解狭窄环后协助胎盘娩出。

(4)胎盘植入:徒手剥离胎盘时,发现胎盘与子宫壁粘连紧密,界限不清,难以剥离,在牵拉脐带时子宫壁出现凹陷者,可能为植入性胎盘,应立即停止剥离胎盘术,准备切除子宫。

(5)胎盘、胎膜残留:徒手取出困难者,可行钳刮术或刮宫术。

3.软产道裂伤

按解剖层次及时、准确地缝合裂伤。阴道血肿所致的出血,首先切开血肿,清除血块,缝合止血,同时补充血容量。

4.凝血功能障碍

针对病因、疾病治疗。血小板减少症、再生障碍性贫血等患者,输新鲜血或成分输血;如发生弥散性血管内凝血应与内科医生共同抢救,按医嘱用药及护理。

(五)失血性休克的护理

除配合医生针对上述病因止血外,应立即平卧、保暖、吸氧;迅速建立静脉通道,对尚未有休克征象者及早补充血容量,有休克者应尽早输血;严密观察并记录产妇生命体征、子宫收缩、阴道流血等,发现异常应及时报告医生,并协助迅速止血。

(六)预防感染

遵医嘱给予抗生素预防感染;在产程处理与抢救过程中严格执行无菌操作;每日擦洗会阴2次,注意保持会阴清洁。

七、健康教育

(1)定期进行产前检查,对妊娠合并凝血功能障碍、重症肝炎等不宜妊娠的妇女,应尽早终止妊娠。临产后为产妇提供心理支持,避免精神紧张,鼓励产妇说出内心感受。

(2)指导母乳喂养,产褥期禁止盆浴及性生活,警惕晚期产后出血的发生。

(3)出院时,指导产妇加强营养和进行适量活动等自我保健方法,继续观察子宫复旧及恶露情况,发现异常及时就诊。

第十二节 子宫破裂

子宫破裂指子宫体部或子宫下段在妊娠期或分娩期发生破裂,是产科严重的并发症,如不及时诊治,可危及母儿的生命,多发生于经产妇和多产妇。近年来,因围生期保健的加强,产科技术水平的提高,子宫破裂发病率显著减少。子宫破裂根据发生的原因、时间、部位、程度可分为:自然破裂和损伤性破裂;妊娠期破裂和分娩期破裂;子宫体部破裂和子宫下段破裂;完全性破裂(子宫壁全层破裂,即子宫腔和腹腔相通)和不完全性破裂(子宫肌层部分或全部破裂,但浆膜层未破,子宫腔和腹腔未相通)。

一、病因

(一)梗阻性难产

梗阻性难产是引起子宫破裂最常见的原因,多见于骨盆狭窄、头盆不称、胎儿畸形、胎位异常、软产道阻塞等,均可使胎先露下降受阻,为克服阻力,子宫强烈收缩,子宫下段被动过分牵拉变长、变薄而发生子宫破裂。

(二)宫缩剂应用不当

分娩时使用宫缩剂不当或产妇对宫缩剂太敏感,使子宫强烈收缩造成子宫破裂。

(三)子宫因素

曾行剖宫产术、子宫修补术、子宫肌瘤挖除术的瘢痕子宫;子宫发育不良、畸形、多次分娩及过度刮宫损伤子宫肌层,在妊娠期或分娩期子宫腔压力升高易发生子宫破裂。

(四)手术损伤

不适当的阴道助产术可导致手术损伤。如子宫颈口未开全时行产钳或臀牵引术,造成子宫颈及子宫下段撕裂;无麻醉时行内倒转术或毁胎术;毁胎术时因器械、胎儿骨片、暴力等因素造成子宫破裂;强行胎盘剥离术;妊娠晚期腹部受严重撞击、分娩时在腹部暴力加压助产等,均可引起子宫破裂。

二、临床表现

子宫破裂多发生在分娩期,也可发生在妊娠晚期尚未临产时。梗阻性难产或宫缩剂应用不当引起的子宫破裂常有先兆破裂阶段,而损伤性破裂和瘢痕性破裂往往无先兆子宫破裂阶段。

(一)先兆子宫破裂

1.症状

多见于梗阻性难产。临产过程中子宫收缩强烈,产妇腹痛难忍,烦躁不安,甚至大喊大叫;产妇因膀胱受压而出现排尿困难或血尿。

2.体征

产妇表情痛苦,呼吸急促,脉搏加快,胎心加快、减慢或消失,胎动频繁,于脐水平或以上出现病理缩复环,腹部外形呈葫芦状。子宫下段压痛明显。如处理不及时,子宫将在病理缩复环处或其下方破裂。

(二)子宫破裂

1.完全性子宫破裂

(1)症状:先兆子宫破裂症状出现后未及时处理,产妇突然感到下腹部一阵撕裂样的剧痛,随后腹痛缓解,子宫收缩停止,顿感轻松。此时自觉胎动消失,不久又出现腹部持续性疼痛,阴道有少量鲜红色血液流出。

(2)体征:产妇出现面色苍白、呼吸急促、脉搏细弱而快、血压下降等休克征象。腹部检查可见明显急腹症表现;腹壁可清楚触及胎儿肢体,子宫缩小位于一侧,胎动及胎心音消失。阴道检查可见子宫颈口回缩,胎先露,上升或消失,子宫下段可触及裂口。

2.不完全性子宫破裂

症状及体征均不明显,多见于子宫下段或子宫体部剖宫产切口瘢痕破裂。产妇腹痛明显,子宫轮廓清楚,但裂口处明显压痛,子宫体一侧可触及逐渐增大并压痛的包块。胎心音多不规则。

三、治疗原则

(一)先兆子宫破裂

立即采取有效的措施抑制子宫收缩,如静脉全身麻醉或肌内注射哌替啶,尽快行剖宫产术结束分娩,防止进一步发展成子宫破裂。

(二)子宫破裂

无论胎儿是否存活,均应积极抢救,尽早手术治疗。手术方式根据产妇的生育要求、全身情况、子宫破裂的程度、子宫破裂的部位、子宫破裂的时间以及有无严重感染而选择子宫修补术或子宫次全切除术或子宫全切除术,术中及术后应用大量抗生素预防感染。

四、护理评估

(一)病史

询问产妇有无剖宫产、子宫肌瘤挖除史,产程中使用子宫收缩剂的方法和剂量,是否有胎位异常、子宫收缩过强、阴道助产术等诱发子宫破裂的因素。

(二)身体评估

1.症状

评估腹部疼痛的程度、性质,子宫收缩的强度、间歇时间,有无休克前期或休克征象。

2.体征

有无病理缩复环,有无胎心、胎动异常及休克体征等。

3.辅助检查

血常规检查血红蛋白值下降,白细胞计数增加;尿常规检查见红细胞或肉眼血尿;腹腔穿刺可证实血腹。超声检查确定子宫破裂的部位及胎儿与子宫的关系,用于疑似子宫破裂的诊断。

(三)心理-社会评估

先兆子宫破裂时,评估产妇及其家属的情绪变化;产妇得知胎儿已死亡,常感到悲伤、恐惧、痛苦、愤怒等。

五、护理问题

(一)疼痛

与强烈子宫收缩、子宫破裂后血液刺激腹膜有关。

(二)潜在并发症

如休克等。

(三)有感染的危险

与大出血、多次阴道检查等有关。

(四)预感性悲哀

与子宫破裂后胎儿死亡或子宫切除术有关。

六、护理措施

(一)一般护理

宣传孕期保健知识,加强产前检查;指导产妇定时排尿,防止膀胱充盈影响伤口愈合。保持外阴清洁,防止感染。指导产妇有效回奶。

(二)心理护理

对产妇及其家属的心理反应表示理解,做好解释工作,争取其配合治疗。若胎儿死亡,护理人员应给予心理支持,倾听其内心感受,帮助其度过悲伤阶段。为产妇及家属提供舒适的环境,更多地陪伴产妇,鼓励产妇合理饮食,尽快恢复体力。

(三)观察病情

严密观察子宫收缩、胎心率、腹痛程度及生命体征,注意有无病理缩复环出现,及时发现先兆子宫破裂,并立即报告医生,配合医生做好剖宫产术的术前准备。

(四)医护配合

1.先兆子宫破裂的护理

若出现持续性疼痛、病理缩复环、子宫下段压痛、胎心音异常、排尿困难或血尿等异常情况,应立即报告医生,停止使用宫缩剂及一切操作,测量产妇的生命体征,遵医嘱使用药物抑制子宫收缩,吸氧并迅速做好剖宫产术的准备。

2.子宫破裂的护理

迅速建立静脉输液通道,给予输血、输液以尽快补足血容量;做好术前各项准备工作;补充电解质及碱性药物,纠正酸中毒;术中、术后严密观察并记录生命体征及液体出入量;急查血红蛋白,评估失血量以指导护理方案;遵医嘱应用大剂量的抗生素防止感染。

七、健康教育

定期产检,及早发现异常胎位、骨盆狭窄等。指导避孕;行子宫修补术的产妇,有子女者,在术前征得产妇及其家属的同意,可术中同时进行输卵管结扎术;对无子女者,应避孕 2 年后再怀孕,可选用避孕套或避孕药等方法避孕。产妇再怀孕时及时定期产检。

第十三节　羊水栓塞

羊水栓塞指在分娩过程中羊水进入母体血液循环,引起肺栓塞、休克、弥散性血管内凝血(DIC)、肾功能衰竭等一系列严重症状的综合征。羊水栓塞是产科严重、危急、凶险的并发症,产妇病死率达 80% 以上,也可发生于中期引产或钳刮术时,病情较缓和,极少造成孕妇死亡。多见于高龄产妇、多产妇、子宫收缩过强、急产等。

一、病因

羊水栓塞是由于羊水中的有形物质(胎儿毳毛、角化上皮细胞、胎脂、胎粪等)进入母体血液循环引起。引起羊水栓塞的因素有以下几个方面:

(一)子宫收缩过强或强直性收缩

宫缩剂应用不当、难产时子宫强烈收缩等。

(二)子宫壁损伤

子宫颈裂伤、子宫破裂、剖宫产术、钳刮术、前置胎盘、胎盘早剥等子宫体或子宫颈有开放的静脉或血窦。

(三)其他

死胎、滞产、过期妊娠、巨大胎儿、胎膜早破、多产妇等均可诱发羊水栓塞。

羊水进入母体血液循环有 3 条途径:①经子宫颈黏膜静脉,分娩时子宫颈黏膜静脉因胎膜与宫壁分离而发生断裂;②经胎盘附着处的静脉血窦,破膜后羊水由胎盘边缘血窦进入;③病理情况下经开放的静脉血窦进入母体血液循环。

二、病理生理

羊水进入母体血液循环后,有形成分直接阻塞肺内小血管,引起肺动脉高压、过敏性休克、弥散性血管内凝血、急性肾功能衰竭而发生一系列的病理生理变化。

(一)肺动脉高压

羊水中的有形成分形成的栓子进入肺循环,在肺部小血管内造成机械性栓塞,同时栓塞心、脑和其他脏器小血管。另外羊水中大量促凝物质,使血液凝固而形成纤维蛋白栓子,阻塞肺毛细血管,并反射性地兴奋迷走神经,产生血管活性物质,使肺血管痉挛,导致肺淤血;造成肺动脉高压、右心衰竭。

(二)过敏性休克

羊水中的有形物质成为致敏原,进入母体血液循环引起 I 型变态反应。多数患者首先表现为血压急剧下降,呈急性休克状态,此种病理变化可致产妇突然死亡。

(三)弥散性血管内凝血(DIC)

羊水中的促凝物质(组织凝血活酶、凝血因子 X 激活物质、胎粪中胰蛋白酶等)进入母体血液循环,可激活内源性凝血系统,使血管内产生广泛性微血栓,消耗大量的凝血因子及纤维蛋白原。同时羊水中又含活化因子激活纤溶系统,使母体血中的纤维蛋白代谢物增多,血液由高凝状态转变为低凝状态,严重者血液不凝,导致全身有广泛性出血倾向。

(四)急性肾功能衰竭

由于休克和 DIC 的发生,导致肾脏急性缺血缺氧,引起急性肾功能衰竭。

三、临床表现

羊水栓塞 90% 以上的病例发生于分娩过程,尤其是胎儿娩出的前后或滥用宫缩剂后,子宫收缩过强,子宫腔内压增高而致。也可发生于剖宫产术时、术后,或人工流产术、钳刮术、中期引产术及羊膜腔穿刺术时。典型的临床经过可分为休克期、出血期和急性肾功能衰竭期 3 个阶段。

(一)休克期

出现呼吸、循环衰竭及过敏性休克的表现。胎膜破裂后,产妇突然出现烦躁不安、寒战、呛咳、恶心、呕吐、气急等前驱症状,随之出现呼吸困难、发绀、抽搐、昏迷;产妇面色苍白,脉搏细速,四肢厥冷,血压下降,肺底部湿啰音等;严重者发病急骤,甚至没有前驱症状,仅惊叫一声或打一个哈欠,血压迅速下降,于数分钟内迅速死亡。

(二)出血期

DIC 引起的出血。第 1 阶段过后,继之发生难以控制的全身广泛性出血,大量阴道流血、切口渗血、全身皮肤黏膜出血,甚至消化道大出血等。产妇可因出血性休克而死亡。

(三)急性肾功能衰竭期

羊水栓塞后期,患者出现少尿、无尿和尿毒症的表现。

以上 3 个阶段又称羊水栓塞的 3 大症候群,临床表现基本按顺序出现。暴发型也可 3 大症候同时出现,有的缓发病例仅表现为某一主要症状,如仅有阴道流血和休克,无明显心肺功能衰竭,给诊断带来困难。钳刮术中出现羊水栓塞可仅表现为一过性呼吸急促、胸闷后出现阴道大量流血。

四、治疗原则

关键在于早期发现,一旦出现羊水栓塞的临床表现,应迅速抢救。原则是及时纠正缺氧、解除肺动脉高压、抗过敏、抗休克、防止 DIC 与肾功能衰竭。

五、护理评估

(一)病史

了解有无发生羊水栓塞的各种诱因,如胎膜早破、人工破膜、前置胎盘、胎盘早剥、子宫收缩过强或强直性子宫收缩、中期引产或钳刮术、羊膜腔穿刺术、急产、子宫颈裂伤、子宫破裂及剖宫产术等。

(二)身体评估

1.症状

评估有无出现呛咳、气急、烦躁不安等前驱症状,随即是否出现呼吸困难、发绀、抽搐、昏迷,甚至尖叫一声后呼吸、心搏骤停。

2.体征

检查有无肺底部湿啰音,心率加快,出血量与休克程度是否成正比,出血是否凝固,有无少尿或无尿等症状。

3.辅助检查

(1)下腔静脉血涂片检查:镜检出现羊水中的有形物质,如胎儿鳞状上皮细胞、毳毛等,是确诊羊水栓塞的依据。

(2)床边胸部 X 线片:见弥散性点片状浸润阴影,沿肺门周围呈扇形分布,伴右心扩大。

(3)床边心电图检查:示右心房、右心室扩大以及 ST 段下降。

(4)凝血功能检查:DIC 各项检查指标异常。

(三)心理-社会评估

羊水栓塞发病急骤,病情凶险,产妇感到恐惧和痛苦;因担心胎儿安危而焦虑不安;当产妇及胎儿的生命受到威胁时,家属会感到焦虑,一旦抢救无效,家属无法接受,对医护人员不满、抱怨,甚至愤怒。

六、护理问题

(一)气体交换受损

与肺动脉高压、肺水肿有关。

(二)组织灌注量不足

与失血及 DIC 有关。

(三)潜在并发症

如休克、DIC、急性肾功能衰竭。

(四)恐惧

与病情危重有关。

七、护理措施

(一)预防措施

(1)加强计划生育,警惕前置胎盘、胎盘早剥等诱发因素。

(2)加强产前检查,有胎儿异常、胎位异常及产道异常的孕妇提前住院待产。

(3)严格掌握缩宫素引产的指征、使用方法,防止子宫收缩过强;人工破膜宜在子宫收缩间歇期进行,破口应小、位置低,同时抑制羊水流出的速度;中期引产者,羊膜腔穿刺针宜细,刺入与拔出穿刺针时应放好针芯,防止将羊水带入破裂的血管中,穿刺的次数不应超过 3 次;钳刮时先刺破胎膜,待羊水流出后再钳夹胎块。

(4)避免损伤性较大的阴道助产及操作手术,子宫口未开全时避免阴道助产术;忽略性横位禁忌内倒转术;人工剥离胎盘困难时,禁用手指强行挖取。

(二)心理护理

医护人员应沉着冷静,陪伴、鼓励、支持产妇,使其增强信心;理解和安慰产妇家属,向家属介绍患者病情的严重性,以取得配合。产妇因病情严重抢救无效死亡时,医护人员应尽量给予解释、安慰,帮助产妇家属度过悲伤阶段。

(三)急救护理

产妇取半卧位,加压给氧,必要时气管切开;立即停用缩宫素。

(四)积极配合治疗

1.抗过敏

遵医嘱立即静脉注射地塞米松 20～40mg,根据病情继续输液维持。

2.解除肺动脉高压

(1)罂粟碱:解除肺动脉高压首选药物,30～90mg 加入 10％葡萄糖注射液 20mL 缓慢静脉注射。

(2)阿托品:心率慢时用阿托品 1mg 加入 5％葡萄糖注射液 10mL 中静脉注射,直至患者面色潮红缓解为止。

(3)氨茶碱:氨茶碱 50mg 加入 25％葡萄糖注射液 20mL 缓慢静脉注射,松弛支气管及冠状动脉血管平滑肌。

3.抗休克

(1)补充血容量:首选右旋糖酐静脉滴注,24 小时内输入 500～1000mL;或输入平衡液、新鲜血液。

(2)纠正酸中毒:5％碳酸氢钠溶液 250mL 静脉滴注。

(3)抗心力衰竭:去乙酰毛花苷 0.2～0.4mg 加入 10％葡萄糖注射液 20mL 缓慢静脉注射,必要时 1～2 小时后重复应用。

(4)升压药物:多巴胺或间羟胺。

4.防治 DIC

遵医嘱给予肝素、凝血因子、抗纤溶药物等。一旦确诊,尽早使用肝素,抑制 DIC,发病 10 分钟内使用效果更佳。

5.防治肾功能衰竭

在血容量补足出现少尿时,用 20％甘露醇 250mL 快速静脉滴注。

6.预防感染

应用对肾脏毒性小的广谱抗生素,剂量要足,以控制感染。

7.产科处理

原则上待病情好转后,去除病因,迅速结束分娩,以阻断羊水继续进入母体血液循环。第 1 产程发病者,考虑剖宫产术。第 2 产程发病者,抢救产妇的同时行阴道助产术,产后出现无法控制的大出血,在抢救休克的同时进行子宫全切术。钳刮术时发生羊水栓塞,应立即停止手术并积极进行抢救。

八、健康教育

(1)患者病情稳定后共同制订康复计划,讲授保健知识。

(2)增强营养,加强锻炼,嘱产后 42 天按时检查。查尿常规,了解肾功能恢复情况。

(3)有生育要求的患者,应指导其选择合适的避孕方法,1 年后方可受孕。

第十四节 胎儿窘迫

胎儿在子宫内有缺氧征象危及其健康和生命者称胎儿窘迫。多发生在临产过程中,少数发生在妊娠晚期。若发生在临产过程中,可能是妊娠后期发病的延续或加重。胎儿窘迫是一种综合症状,根据症状出现的时期、原因及程度,分为急性胎儿窘迫和慢性胎儿窘迫两种。

一、病因

(一)母体因素

1.微小动脉供血不足

孕妇患高血压、慢性肾炎、妊娠期高血压病等。

2.红细胞携氧量不足

孕妇患重度贫血、一氧化碳中毒等。

3.急性失血

孕妇患前置胎盘、胎盘早剥等。

4.子宫胎盘血运受阻

急产、不协调性子宫收缩、子宫收缩剂使用不当等引起过强的子宫收缩;产程延长;子宫过度膨胀等。

5.其他

各种原因引起的休克、急性感染,镇痛与麻醉剂使用不当等。

(二)胎盘、脐带因素

胎盘是母体与胎儿间进行气体和物质交换的重要器官,脐带是运输血液的唯一通道,胎盘和脐带的功能障碍会影响到胎儿的供氧、发育。

1.胎盘功能低下

过期妊娠胎盘功能老化、胎盘发育异常(过小或过大)、胎盘形状异常(膜状胎盘、轮廓胎盘等)、胎盘感染等。

2.脐带血运受阻

脐带脱垂、缠绕、过短、打结、扭转等。

(三)胎儿因素

胎儿心血管系统功能障碍(如严重的先天性心血管疾病)、胎儿颅内出血、胎儿畸形、母儿血型不合、胎儿宫内感染等。

二、临床表现

胎儿窘迫一般指急性胎儿窘迫,多见于分娩期。

(一)胎心率异常

胎心率是了解胎儿宫内安危的一项重要指标,胎心率的改变是急性胎儿窘迫的主要征象。胎心率的正常范围是 120～160 次/分钟。缺氧初期,胎心率大于 160 次/分钟;缺氧时间长、缺氧严重时,胎心率小于 120 次/分钟,为胎儿危险的征象,如缺氧继续加重则出现胎心率不规则、胎心音低弱,最后胎心音消失而死亡。

(二)胎动异常

胎动是胎儿安危的又一指标,是孕妇自我监护简便而可靠的方法。急性胎儿窘迫的初期表现为胎动频繁躁动,继而胎动减弱、次数减少甚至消失。

(三)胎粪污染羊水

胎儿长时间缺氧引起迷走神经兴奋,出现肠蠕动亢进及肛门括约肌松弛,使胎粪排入羊水中,羊水呈浅绿色、黄绿色、棕黄色,即为羊水Ⅰ度污染、羊水Ⅱ度污染、羊水Ⅲ度污染。破膜后羊水流出可直接目测羊水的性状。若胎膜未破可通过羊膜镜观察羊水的性状,如臀先露,羊水Ⅰ度污染甚至羊水Ⅱ度污染,而胎心率正常,应继续监护,不一定是胎儿窘迫。

(四)酸中毒

破膜后取胎儿头皮血进行血气分析。血 pH 小于 7.20(正常值为 7.25~7.35),提示胎儿窘迫。

三、治疗原则

急性胎儿窘迫应立即纠正缺氧,尽快终止妊娠;慢性胎儿窘迫应针对病因,根据孕龄、胎儿成熟度及缺氧程度综合考虑。

(一)一般处理

产妇应立即左侧卧位,疑脐带受压时应嘱产妇向受压的对侧卧位休息;产妇面罩间歇性吸入高浓度氧 10L/分钟。纠正脱水,酸中毒,水、电解质紊乱。

(二)病因处理

停用缩宫素;出现不协调性子宫收缩过强时,使用镇静剂;积极治疗各种妊娠并发症或并发症。

(三)产科处理

尽快终止妊娠。子宫口开全、胎儿胎头双顶径在坐骨棘平面以下的产妇,应尽快行助产术;子宫口未开全的产妇,应立即行剖宫产术。

四、护理评估

(一)病史

了解孕妇孕前有无内科疾病史(如高血压、严重贫血、心脏病等)。评估:本次妊娠有无妊娠期高血压病、胎膜早破、子宫过度膨胀(羊水过多或多胎妊娠)等;分娩经过有无产程延长(特别是第 2 产程延长)、缩宫素使用不当等;有无胎盘功能不全、胎儿畸形等。

(二)身体评估

1.主要评估是否出现以下症状和体征

(1)胎心率异常:胎儿缺氧早期,胎心率加快,常大于 160 次/分钟,甚至大于 180 次/分钟;缺氧加重,则胎心率减慢而不规则,常小于 120 次/分钟,甚至小于 100 次/分钟。

(2)胎动异常:缺氧初期,表现为胎动频繁。若缺氧未纠正或加重,则出现胎动减弱及胎动次数减少,进而胎动消失。

(3)羊水胎粪污染:头先露、胎儿缺氧严重时,胎粪排入羊水中,羊水呈现浅绿色、黄绿色、棕黄色改变。

2.辅助检查

(1)胎儿电子监护:可协助诊断胎儿窘迫,若无激惹试验无反应型或缩宫素激惹试验阳性,提示胎儿缺氧。

(2)羊膜镜检:头先露时见羊水呈浅绿色、黄绿色、棕黄色,提示胎儿宫内缺氧。

(3)胎盘功能检查:胎盘功能低下提示胎儿缺氧。

(4)胎儿头皮血行血气分析:胎儿头皮血 pH 小于 7.20,提示胎儿缺氧严重。

(三)心理—社会评估

评估患者是否因胎儿有生命危险而出现焦虑情绪及焦虑程度,评估其情感需要。了解胎儿死亡后的产妇及其家属感情上的创伤程度。

五、护理问题

(一)气体交换受损

与子宫胎盘的血液改变、血流中断、血流减慢有关。

(二)焦虑

与担心胎儿宫内安危有关。

(三)预感性悲哀

与胎儿死亡或新生儿预后不良有关。

六、护理措施

(一)一般护理

孕妇左侧卧位,间断吸氧。严密观察胎儿生命体征及胎心率变化。

(二)心理护理

向孕妇提供相关信息,包括医疗措施的目的、操作过程、配合措施及预期结果,将真实情况告知孕妇,以减轻其焦虑情绪。

(三)术前准备

做好阴道助产、剖宫产术以及新生儿复苏的准备。

(四)治疗配合

遵医嘱予以 50% 葡萄糖注射液 80～100mL 加入维生素 C0.5～1.0g 静脉滴注,以增强胎儿对缺氧的耐受力;5% 碳酸氢钠溶液 100～200mL,以纠正酸中毒。

七、健康教育

(1)指导孕妇定期进行产前检查,发现异常时应增加产前检查的次数,必要时可提前住院待产。

(2)指导孕妇左侧卧位休息,以改善胎盘血供;教会孕妇从孕 28 周开始进行胎动监测,发现异常应及时就诊。

(3)指导产妇及其家属做好产褥期母婴保健工作。

第六篇　眼科护理

第六篇　妇科疾患

第十五章　眼睑疾病的护理

眼睑有保护眼球的作用。眼睑的主要疾病包括皮肤和分泌腺体的炎症,睑和睫毛的位置异常等。

第一节　眼睑皮肤病

一、眼部带状疱疹

(一)病因

眼部带状疱疹是一种性质较为严重的睑皮肤病,由三叉神经的半月神经节或某一分支受水痘—带状疱疹病毒感染所致。正在接受放射治疗或免疫抑制剂治疗的患者,容易发生本病。发病后终身免疫,很少复发。

(二)临床表现

1.发病部位

常发生于三叉神经之第一支(眼支),分布在有发的头皮、前额与上睑的皮肤;有时也侵犯第二支,病变分布在下眼睑、颊部及上唇。其特点为仅侵犯单侧,止于眼前额的中线,形成明显的分界。

2.自觉症状

发病初期,三叉神经的分布区有剧烈神经痛、怕光、流泪等。

3.体征

发病数日后出现皮肤潮红、肿胀,簇生无数透明、大小不一的疱疹,呈带状排列,水泡初为无色透明,继则混浊化脓,数周内结痂脱落。因侵犯真皮,遗留永久性瘢痕。常并发角膜炎和虹膜睫状体炎,影响视力,偶尔也发生眼肌麻痹。此外严重者可伴有发热、畏寒、不适等全身症状,或局部淋巴结肿大及压痛。

(三)治疗

(1)卧床休息,吃易消化的食物。

(2)局部涂 1‰龙胆紫,也可撒滑石粉。

(3)疼痛剧烈时可给予镇静剂和镇痛剂。

(4)病情重者可给予肌内注射胎盘球蛋白、丙种球蛋白和维生素 B_{12},以提高机体抵抗力。

(5)恢复期应用全血或血清行肌肉注射,每次 10mL,可有显效。

(6)若并发角膜炎或虹膜睫状体炎,局部应点 0.1%～0.2%碘苷(I、D、U)、散瞳及热敷等。

(7)必要时,可适当加用抗生素及皮质类固醇。

(四)护理

1.护理评估

(1)患者的年龄、职业、文化程度;患者的现病史、既往病史、过敏史。

(2)眼部情况。眼睑有无红、肿、热、痛、脓肿形成,眼睑位置形态,结膜有无充血、分泌物、溢泪等。

(3)患者的心理状态,对治疗的配合程度。

(4)患者的视力、屈光状态;患者的营养状态,有无糖尿病及维生素 A 缺乏等。

2.护理措施

(1)皮肤护理:为患者提供清洁舒适的环境。做好疱疹护理,减少摩擦,疱壁一般不刺破,保持局部干燥,避免搔抓、热水及皂类刺激。在发生疱疹处用 3% 硼酸溶液湿敷,以防继发感染。为促进疱液吸收及伤口愈合,用红外线灯照射每日 2 次,每次 30 分钟,注意调整灯距,防止烫伤。照射时用无菌生理盐水湿纱布遮盖双眼并嘱患者闭眼。

(2)眼睛护理:对眼部带状疱疹患者视力的保护,是护理的重中之重。在提高免疫力和使用有效的抗病毒药的前提下,应及早短期使用中、小剂量的糖皮质激素,以控制眼损害。遵医嘱交替使用抗病毒、类固醇类等滴眼液,每 2 小时 1 次,每次 1～2 滴,每种滴眼液应相隔 15 分钟。滴眼前先用棉签将分泌物拭去,不可将药物直接滴在角膜上,以免刺激角膜。滴眼药动作要轻柔,以免眼球受压引起角膜疱疹破溃。嘱患者注意卫生,不要用手揉眼睛和用不干净的手帕、纸等擦眼睛,勿让眼睑的疱疹液及清洁液流入眼内。注意观察患者的病情变化及视力情况,防止葡萄膜、视网膜炎的发生。

(3)疼痛护理:发生在三叉神经部位的疼痛相当剧烈,因此,医护人员要想尽办法解除患者的痛苦。对疼痛耐受力差的患者,给予适当的止痛剂并注意用药后的效果。多与患者沟通,多交流,多倾听,要同情和安慰患者,建立相互信任的护患关系,给患者以安全感,充分发挥心理镇痛效应。对某些神经痛剧烈持久、难以忍受、情绪难以控制的患者,要尤为耐心细致,进行特别护理。

(4)心理护理:带状疱疹的发展有一个过程,皮疹范围在有一定时间内有逐渐扩大的趋势,患者在不了解病情发展的情况下,对医师的诊治产生怀疑,对治疗失去信心,护理人员要向患者耐心说明医师诊治的准确性以及疾病本身的发展经过,帮助患者解除疑虑,增强战胜疾病的信心。另外,因病灶累及眼部,患者畏光、流泪、眼睑水肿难以睁开,再加上难以忍受的疼痛,而此产生烦躁、恐惧情绪,担心疾病影响视力甚至致盲,更产生消极悲观心理,对治疗产生抵触。护理人员应耐心细致地讲解有关疾病知识,使其对本病有正确的认识,从而消除患者恐慌情绪,使之主动配合治疗和护理。

(5)全身症状的观察及护理:加强眼部护理的同时,应强调整体护理,护士应准确记录疼痛的性质、范围、持续时间缓解方式以及生命体征的变化。出现头痛、恶心、呕吐、颈强直的症状,可能是病毒侵犯中枢神经系统,发生脑炎及脑脊髓膜炎,及时报告医师,给予脱水疗法。当发现发热等全身炎症反应时,应立即报告医师,给予相应抗感染治疗。

(6)饮食护理:饮食以清淡、易消化、营养丰富为宜,多食富含维生素 A 及维生素 B 的食物,如动物肝脏、胡萝卜、南瓜、柑橘等,以加强角膜呼吸作用,改善局部代谢,促进上皮细胞修复。可适当配合予以清热解毒除湿、清肝胆的食物,如绿豆汤、冬瓜汤、薏仁粥等。忌甜品、辛辣、煎炸食物,忌烟酒,不饮浓茶和咖啡。口服激素期间应低盐饮食。

(7)健康教育:疾病知识的缺乏是引起患者焦虑和抑郁的主要因素,通过疾病知识的宣教,向患者讲解眼部带状疱疹病的有关知识,让患者了解眼部带状疱疹发病诱因、发病原因、临床症状、治疗的注意事项、护理配合方法等,使患者积极配合治疗,促进疾病的康复。

二、接触性皮炎

接触性皮炎是眼睑皮肤对某些致敏原所产生的过敏反应。可单独发生,也可合并头面部发生。

(一)病因

1.药物过敏

尤以药物性皮炎最为典型。常见的致敏物有抗生素溶液、磺胺类药物、表面麻醉剂、阿托品、汞制剂等。

2.化妆品过敏

也为常见的过敏原,如清洁液、染发剂、眼影粉、气雾剂等。

3.塑料制品

如眼镜架等。

(二)临床表现

(1)自觉症状病变部位有痒及烧灼感。

(2)急性期眼睑红肿,皮肤起泡,伴有渗液,色微黄,质黏稠。

(3)慢性期,渗液减少,红肿减轻,皮肤表面变得粗糙,有痂皮及脱屑。

(4)有时伴有睑黏膜肥厚、充血、水肿。

(三)治疗

(1)除去病因,立即中断对致病原的接触和使用。

(2)急性期用生理盐水或 3% 硼酸溶液冷湿敷。

(3)局部应用皮质激素药物如 0.025% 地塞米松及泼尼松眼膏,但不宜包扎。

(4)全身服用维生素类药物及抗组织胺药物如氯苯那敏等。重者可口服激素类药物。

(5)戴用深色平光镜,减少光线刺激和症状。

(四)护理

(1)寻找过敏原及可疑致敏病因,避免再刺激。女性化妆时要避开睑缘处,不用劣质化妆品。

(2)进食清淡食物,给高蛋白、高维生素饮食。忌食海味、辛辣食品及特殊蛋白质食物。

(3)皮肤损害部位禁用肥皂水、碘酊、酒精等刺激和搔抓。做好眼部护理,每日 2 次用 3% 硼酸溶液清洗,清除分泌物,后涂 1% 金霉素眼膏,防止眼睑粘连。

(4)保持室内适宜的温湿度,以免着凉。注意室内空气消毒,更换无菌床单、被褥和纱布垫。注意全身状况。

(5)注意观察有无细菌感染或真菌继发感染。

第二节 睑缘炎

为睑缘皮肤、睫毛、毛囊及其腺体的亚急性或慢性炎症。临床上,分为鳞屑性、溃疡性及眦角性三种类型。

一、病因

由于睑皮脂腺及睑板腺分泌旺盛,皮脂溢出多,合并轻度感染所致。其中鳞屑性睑缘炎多为酵母样霉菌或糠疹癣菌;溃疡性睑缘炎以葡萄球菌为主;眦性睑缘炎则是摩—阿双杆菌感染引起。其他如风沙、烟尘、热和化学因素等刺激,屈光不正、眼疲劳、睡眠不足、全身抵抗力降低、营养不良、如维生素 B_2 的缺乏等都是引起三种类型睑缘炎的共同诱因。

二、临床表现

(一)鳞屑性睑缘炎

自觉刺痒,睑缘潮红,睫毛根部及睑缘表面附有头皮样鳞屑。睫毛易脱落,但可再生,少数病例皮脂集中于睫毛根部呈蜡黄色干痂,除去后,局部只见充血,并无溃疡面。病程缓慢,有时能引起睑缘肥厚。

(二)溃疡性睑缘炎

症状较前者重,为三型中最严重者,睫毛根部有黄痂和小脓疱,将睫毛粘成束,剥去痂皮,暴露睫毛根部有出血的溃疡面和小脓疱。因毛囊被破坏,睫毛脱落后,不能再生而造成秃睫。溃疡愈合后形成瘢痕,瘢痕收缩时牵引邻近未脱落的睫毛而使其乱生,刺激眼球。如病程日久,睑缘肥厚外翻,泪小点闭塞,可造成溢泪。

(三)眦角性睑缘炎

自觉刺痒,多为双侧,外眦部常见。其特点为内、外眦部皮肤发红、糜烂、湿润,有黏稠性分泌物。重者出现皲裂,常合并眦部结膜炎。

三、治疗

(一)去除病因

避免一切刺激因素,矫正屈光不正,加强营养。

(二)鳞屑性者

用肥皂水或 2% 碳酸氢钠溶液清洗后除去痂皮,以 1%~2% 黄降汞或抗生素皮质激素眼膏涂擦睑缘,每日 2~3 次,愈后继续用药 2 周,以防复发。

(三)溃疡性者

同上清除痂皮后,挑开脓疱,拔去患处睫毛,然后涂以抗生素或磺胺眼膏。此病较顽固,治疗应力求彻底,不可中断。病情好转后要持续用药 3 周,以防复发。屡犯和长期不愈的病例应做细菌培养和药物敏感试验,以选择有效药物,并可采取自家疫苗或葡萄球菌类毒素疗法。

(四)眦角性者

用 0.5% 的硫酸锌液点眼,此药能阻止摩—阿双杆菌所产生的蛋白溶解酶侵蚀组织,故有效。局部再涂以抗生素或黄降汞眼膏。

四、护理措施

(一)心理护理

注意沟通的语言、方式,告知患者一般预后较好,使其积极配合治疗,消除焦虑情绪。满足患者的心理需求,教会患者正确处理眼周分泌物的方法。教会患者正确点眼药水的方法。

(二)饮食护理

进食清淡、高营养、多维生素的食物。不吃辛辣刺激性食品,保持大便通畅,戒烟酒。

(三)改变不良作息时间及生活习惯

不用脏手揉眼,远离不洁环境。睑缘炎患者外出时可戴防护眼镜,避免风、沙、尘、强烈光线等刺激。

(四)保持眼部清洁

用生理盐水湿棉签拭去睑缘鳞屑,再用棉签蘸黄降汞眼膏(对汞过敏者禁用)或用抗生素糖皮质激素眼膏涂抹睑缘皮肤,每日 2～3 次。症状严重者按医嘱全身使用抗生素。

第三节　睑腺病

一、睑腺炎

(一)病因

由于葡萄球菌侵入睫毛根部皮脂腺(Zeis 腺)或睑板腺而致的急性化脓性炎症,通称为睑腺炎。前者为外睑腺炎,后者为内睑腺炎。当身体抵抗力降低、营养不良、屈光不正时容易发生。

(二)临床表现

1.外睑腺炎

亦称外麦粒肿,又名睑缘疖。本病开始时睑局部水肿,轻度充血,自觉胀痛,近睑缘处可触及硬结,触痛明显,以后逐渐加重,形成脓肿,且在睫毛根部附近出现黄色脓头,破溃排脓后疼痛迅速消退。重者引起眼睑高度红肿,邻近球结膜水肿,耳前淋巴结肿痛,甚至全身畏寒、发热等症状。

2.内睑腺炎

亦称内麦粒肿。因睑板腺位于致密的睑板纤维组织内,故疼痛较剧。早期发炎的睑板腺开口处充血隆起,数日后睑结膜面隐约可见黄色脓点,最后穿破睑结膜,排脓于结膜囊内。

(三)治疗

1.早期

局部理疗或热敷,点抗生素眼药水及眼药膏,促使炎症消退,重病者全身应用抗生素和磺胺类药以控制炎症,防止扩散。切忌过早切开或挤压,否则炎症扩散,轻者可引起眶蜂窝组织炎,重者能导致海绵窦血栓或败血症,甚至危及生命。

2.脓点已出现

局部有波动感时,切开排脓,外睑腺炎在皮肤面沿睑缘作横形切口,一定要将脓栓摘出。内睑腺炎,在睑结膜面作与睑缘垂直的切口,排净脓液。

3.多次复发的顽固病例

首先去除病因,并取脓液做细菌培养及药物敏感试验,亦可做自家疫苗注射。

(四)护理

(1)心理护理:告知患者睑腺炎治愈后一般不影响外观,消除焦虑情绪。眼睑肿胀明显,影响外观时,嘱患者在家多休息,在不压迫眼睛的情况下,外出时可佩戴墨镜。

(2)养成良好的卫生习惯,不用脏手或不洁手帕揉眼。

(3)有烟酒嗜好者,应劝其改掉不良习惯。

(4)指导患者热敷:炎症早期使用湿热敷以促进血液循环和炎症吸收。常用方法:①气热敷法:将装满开水的保温瓶瓶口覆盖上一层消毒纱布,嘱患者眼部靠近瓶口,并将干净的双手围成筒状,使热气集中于眼部。温度以患者接受为宜,每次 15~20 分钟,每日 3 次。②湿性热敷法:嘱患者闭上眼睛,先在患眼部涂上凡士林或红霉素眼膏,再将消毒的湿热纱布拧干盖上,温度以患者接受为宜,避免烫伤,每次 15 分钟,每日 3 次。

(5)当睑缘炎脓肿形成后按睑缘炎切开排脓处理。切开排脓后每日换药,保持眼部清洁,每日点抗生素眼水 4~6 次至炎症完全消退。

(6)合并糖尿病者,应积极控制血糖,按糖尿病常规护理。

二、睑板腺囊肿(霰粒肿)

(一)病因

因睑板腺排出管道阻塞,分泌物潴留,刺激周围组织而形成的睑板慢性肉芽肿。多见于青少年或中壮年。可能与该年龄阶段睑板腺分泌功能旺盛有关。发生在上睑者居多。

(二)临床表现

本病进程缓慢,多无自觉症状,在眼睑皮下能扪到一硬结,表面光滑,皮肤无粘连,无压痛,大者可见皮肤隆起,但无红肿,患者感觉眼睑沉重,可出现轻度假性上睑下垂。翻转眼睑,见病变所在部位睑结膜面呈紫红色或灰红色,有时自结膜面穿破,排出粘胶样内容物,肿块消退。但可有肉芽组织增生而产生摩擦感。肉芽组织如出现在睑板腺排出口处,睑缘有乳头状增殖,称为睑缘部睑板腺囊肿。

(三)鉴别诊断

本病诊断容易,但对老年患者或反复出现硬结的患者,要考虑到是否有睑板腺癌,术后应将标本送病理科检查。

(四)治疗

(1)小的睑板腺囊肿无须治疗,有时可自行消散,亦可涂黄降汞眼膏加按摩和热敷,促进其吸收消散。

(2)大者可行手术摘除,仔细将肥厚的囊壁摘净,以防复发。

(3)近年来,有人尝试将 0.25mL 甲泼尼龙注射在近肿块处结膜下或用曲安西龙一A 直接注射在肿块内,对部分病例有效。

（五）护理

（1）心理护理。

告知患者睑板腺囊肿治愈后一般不影响外观，消除焦虑情绪。对老年患者或反复出现硬结的患者，将标本送病理科检查的同时，向患者做好解释，并注意与患者沟通的技巧，避免医源性伤害。

（2）告知患者睑板腺囊肿有复发的可能，除自身睑板腺分泌旺盛外，还与卫生、饮食、休息、情绪有关，进食清淡食物，高维生素饮食。忌食辛辣、油腻食物，保持心情舒畅，避免熬夜。

（3）养成良好的卫生习惯，不用脏手或不洁手帕揉眼。

（4）局部热敷，见"睑腺炎护理"。

（5）按医嘱进行眼部或全身用药护理，先控制炎症，再行手术刮除囊肿。

（6）手术后每日换药，保持眼部清洁，每日滴抗生素眼药水 4～6 次至炎症完全消退。

第四节　睑与睫毛位置异常

眼睑的正常位置是：①眼睑与眼球表面紧密接触，形成一个毛细间隙，使泪液能吸附在这一毛细间隙中，随着瞬目动作向内眦流动，同时润滑眼球表面。②上下睑的睫毛分别向前上、下方整齐排列，可阻挡尘埃、汗水等侵入眼内，但绝不与角膜相接触。③在内眦部睑缘前唇的上、下泪点，依靠在泪阜基部，以保证泪液能顺利导入。一旦发生异常，会对眼球带来危害。

一、倒睫

睫毛倒向眼球，刺激眼球，称为倒睫。

（一）病因

因毛囊周围瘢痕收缩所致。凡能引起睑内翻的各种原因均能造成，其中以沙眼常见，特别是瘢痕期沙眼。此外，睑缘炎、睑腺炎、烧伤、外伤、手术等均可通过瘢痕的形成，改变睫毛方向，使睫毛倒长。

（二）临床表现

（1）自觉症状为持续性异物感、流泪、畏光、眼睑痉挛等。

（2）体征为被倒睫摩擦引起的结膜充血、角膜混浊，甚至形成角膜溃疡。

（三）治疗

（1）拔睫毛法对于少数倒睫毛可用拔睫毛镊子拔除，但拔除后不久又可再生。

（2）电解法为避免倒睫再生，可用电解法破坏毛囊，以减少睫毛再生的机会。

（3）手术为数多或密集的倒睫，乃由瘢痕性睑内翻引起，可行睑内翻矫正术。

二、睑内翻

（一）定义

睑内翻为一种睑缘内卷、部分和全部睫毛倒向眼球刺激角膜的反常状态。

（二）病因与类型

1.瘢痕性睑内翻

由睑结膜和睑板瘢痕性收缩弯曲所引起，常见于沙眼瘢痕期，也可发生于结膜烧伤、结膜天疱疮及白喉性结膜炎等病之后。

2.痉挛性内翻

主要发生在下睑,由于眼轮匝肌痉挛收缩所致,多见于老年人。因老年人皮肤松弛,以致失去牵制眼轮匝肌纤维的收缩作用,加上眶脂肪减少,使眼睑后面缺乏足够的支撑。此外结膜炎、角膜炎的刺激,长期将眼包扎过紧,小眼球、无眼球等均可诱发本病。

3.先天性睑内翻

主要见于婴幼儿下睑内翻,大多由于内眦赘皮牵拉,体质肥胖及鼻根部发育不够饱满所致。也有些是由于睑缘部眼轮匝肌发育过度或睑板发育不全引起。

(三)临床表现

同倒睫,但更严重,睑缘内卷,倒睫刺激角膜,可造成角膜溃疡和角膜混浊。

(四)治疗

针对不同原因分别进行治疗。

(1)瘢痕性者手术矫正。

(2)痉挛性者去除病因,老年者手术治疗。

(3)先天性者,轻度内翻可随年龄的增长而减轻或消失,较重者可行手术矫正。

(五)护理

(1)注意眼部清洁,积极防治沙眼。

(2)做好心理护理,告诉患者疼痛原因,缓解患者焦虑心理。

(3)如睑内翻症状明显,可用胶布法或缝线法在眼睑皮肤面牵引,使睑缘向外复位。

(4)少量倒睫可用睫毛镊拔出或行电解倒睫术。

(5)大量倒睫和睑内翻需要手术矫正,遵医嘱做好手术准备,常用术式:结膜下睑板切除术和结膜睑板切除法、部分睑板切除法,按外眼手术常规护理,术前1～2天点抗生素滴眼液,每日4次。

(6)术后第一天换药,换药时用生理盐水湿棉签擦去眼部分泌物,清洁用75%酒精棉签消毒缝线部位,结膜囊内涂抗生素眼膏,用眼垫包眼,术后第五天拆线。

(7)遵医嘱给予抗生素眼药水滴眼,预防感染。

三、睑外翻

(一)定义

睑外翻是睑缘离开眼球、向外翻转的反常状态。轻者睑缘与眼球离开,重者暴露睑结膜,甚至眼睑全部外翻。

(二)病因与分类

1.瘢痕性

由于眼睑外伤、烧伤、眼睑溃疡、眶骨骨髓炎或睑部手术不当等所造成的皮肤瘢痕牵引所致。

2.痉挛性

由于眼睑皮肤紧张,眶内容充盈眼轮匝肌痉挛压迫睑板上缘(下睑的睑板下缘)所致。常见于患泡性结角膜炎的小儿,或高度眼球突出的患者。

3.麻痹性

仅见于下睑,由于面神经麻痹,眼轮匝肌收缩功能丧失,下睑依其本身的重量下垂而形成外翻。

4.老年性

仅见于下睑,由于老年人的眼轮匝肌功能减弱,眼睑皮肤及外眦韧带也较松弛,使睑缘不能紧贴眼球,终因下睑本身重量下坠而外翻。加上外翻引起的溢泪、慢性结膜炎,使患者频频向下擦泪,加剧了外翻的程度。

(三)临床表现

(1)因泪小点外翻,发生溢泪。

(2)暴露部分的结膜充血、肥厚、干燥、粗糙,甚至呈表皮样改变。

(3)严重者可导致睑闭合不全及暴露性角膜炎。

(四)治疗

去除病因,涂抗生素眼膏,夜间包盖,防止干燥,保护角膜。

1.瘢痕性

彻底切除瘢痕,作植皮术。

2.麻痹性

轻者涂眼膏及眼垫包扎,重者应行眼睑缝合术以保护角膜。

3.老年性

轻者,应嘱其向上擦泪,以减少或防止外翻加剧。重者手术矫正,以缩短睑缘为原则,最简易的方法是在结膜睑板层及皮肤肌肉层各做一个三角形切除,然后缝合之。

(五)护理

1.保护角膜

防止暴露性角膜炎,可点抗生素滴眼液,晚上涂润滑性眼膏及眼垫包眼。

2.手术护理

(1)术前护理。

1)按外眼手术常规,并应协助患者做好术前的各项检查工作。

2)对眼部的护理:加强眼部的护理,用温生理盐水冲洗结膜囊,每日 2～3 次,如分泌物过多,可用消毒棉签轻轻拭去,再行冲洗。按医嘱给予抗生素眼药水滴眼,每晚睡前涂抗生素眼膏,严重者用凡士林油纱布遮盖或戴眼罩,以防灰尘及异物落入眼中,还可保持结膜及角膜湿润。睑结膜肥厚者,手术前 3 天起,用 2％生理盐水湿敷以促进水肿消退。

3)心理护理:术前详细介绍手术方法、手术所需时间、手术中可能出现的问题,以便取得患者在手术中的配合。还要详细说明手术后必然出现的反应,包括疼痛、肿胀等,以及手术切口的自然恢复过程、敷料包扎的时间等,以使其能理解和接受。告之患者无论治疗单侧或双侧睑外翻矫正术,术后均需要包扎双眼,目的是为防止因健侧眼睑的活动而影响对侧的固定,同时还要了解患者的生活习惯,以便在包扎期间的护理工作顺利进行,使患者满意。

4)术晨准备:术晨再次用生理盐水冲洗结膜囊,按医嘱滴眼药水,嘱患者用肥皂水洗脸,禁止涂抹化妆品。协助长发者盘好长发。充分暴露手术部位。便于皮肤消毒。

（2）术后护理。

1）局部观察：因术中止血不彻底或因术中使用肾上腺素后反应性出血，术后皮片下可能发生水肿，应密切观察，如出现敷料上有进行性渗血，浸透或肿痛逐渐加重，应立即通知医师妥善检查处理。

2）注意角膜刺激症状：如患者主诉眼内有异物感时，就立即通知医师检查处理，以免由于倒睫或纱布等损伤角膜。

3）术后按常规协助医师更换外层敷料，用热生理盐水棉球拭净睑裂处分泌物，并涂以抗生素眼药膏。

4）生活护理和心理护理：由于术后患者双睑包扎，生活不能自理，故应协助患者进行床上洗漱、进食、排便，切忌让患者自行下床活动，以免发生损伤。为患者做治疗，应先通知，切忌突然擦触患者使之受到惊吓。经常巡视患者，询问有无不适，及时给予必要的协助。患者由于寂寞，常感到心情郁闷或焦躁不安，应尽量为他们排忧解难，如与患者进行谈心，让患者听音乐等。

5）植皮后的理疗：一般采用紫外线照射，术后3天植皮区以2～3个生物剂量紫外线照射，尤其是创面愈合缓慢或出现感染迹象时，应每隔2～3天照射1次，可改善局部血循环，防止感染，促进创面愈合。

6）拆线：术后7～10天拆除植皮区缝线，睑粘连缝线应酌情推迟拆线，一般在术后3～6个月才剪开粘连部缝线。

（3）出院前的健康指导。

移植皮片愈合稳定后，可行局部按摩，以促进软化。植皮区与供皮区可适当涂以抗疤痕药，预防疤痕增生。皮片移植术后多有颜色加深表现，日光照射会加重这一变化，应告诉患者注意避免日光直接照射植皮区。

第五节　眼睑闭合不全

一、定义
眼睑闭合不全，指上、下睑不能闭合或闭合不全，使眼球暴露在外的一种体征，俗称"兔眼"。

二、病因
（1）引起严重睑外翻的各种因素。

（2）面神经麻痹，眼轮匝肌失去功能。

（3）先天性眼睑缺损。

（4）眼球增大或眶内容增加，如先天性青光眼、角膜葡萄肿、眶内炎症、眶内肿瘤及甲状腺功能亢进等。

（5）全身麻醉、昏迷或衰竭的患者，角膜失去知觉，瞬目反射消失，也可出现功能性睑闭合不全。

三、症状

轻者用力闭眼尚能闭合,睡眠时因眼球上转(Bell 现象),仅下部球结膜外露,故不会造成严重损害;较重者,结角膜长期暴露,结膜充血肥厚,角膜干燥混浊,上皮脱落,出现角膜溃疡。称暴露性角膜炎,重者可失明。另外因泪点不能与泪湖接触而溢泪。

四、治疗

去除病因,保护角膜,轻者点人工泪液或涂抗生素眼药膏包扎,或戴亲水软性角膜接触镜,严重者可做眦部睑缘缝合术,缩短睑裂;或行睑缘缝合术,保护角膜。

五、护理

同"睑外翻"。

第六节 上睑下垂

一、定义

由于提上睑肌功能不全或丧失,或其他原因导致的上睑部分或全部不能提起,遮挡部分或全部瞳孔者称上睑下垂。

二、病因与类型

(一)先天性

为先天发育畸形,多为双侧,可为常染色体显性或隐性遗传。主要由于动眼神经核或提上睑肌发育不全所引起,有时伴有上直肌功能不全或其他先天性异常,如内眦赘皮、小睑裂、小眼球、斜视、眼球震颤等。

(二)后天性

1.麻痹性上睑下垂

动眼神经麻痹所致。多为单眼,常合并有动眼神经支配其他眼外肌或眼内肌麻痹。

2.交感神经性上睑下垂

为 Miller 肌的功能障碍或因颈交感神经受损所致,如为后者,则同时出现同侧瞳孔缩小、眼球内陷、颜面潮红及无汗等,称为 Horner 综合征。

3.肌源性上睑下垂

多见于重症肌无力症,常伴有全身随意肌容易疲劳的现象。但亦有单纯出现于眼外肌而长期不向其他肌肉发展的病例。这种睑下垂的特点是休息后好转,连续瞬目时立即加重,早晨轻而下午重,皮下或肌肉注射新斯的明 0.3~1.5mg,15~30 分钟后,症状暂时缓解。

4.其他

(1)外伤损伤了动眼神经或提上睑肌、Miller 肌,可引起外伤性上睑下垂。

(2)眼睑本身的疾病,如重症沙眼、睑部肿瘤等,使眼睑重量增加而引起机械性上睑下垂。

(3)无眼球、小眼球、眼球萎缩及各种原因导致眶脂肪或眶内容物减少,可引起假性上睑下垂。

(三)癔症性上睑下垂

为癔症引起,双上睑突然下垂或伴有癔症性瞳孔散大,有时压迫眶上神经可使下垂突然消失。

三、临床表现

主要的症状是上睑不能上提,患者常紧缩额肌—皱额、耸肩以助提睑,重者需仰头视物。如为儿童,并且下垂超过瞳孔时,常可造成患眼弱视。正常人上睑缘覆盖角膜上缘的 2mm,睑裂平均宽度约为 7.5mm。为了估测提上睑肌的功能,可在抵消了额肌收缩力量的前提下,分别测定眼球极度向上、向下注视时的上睑缘位置。正常人应相差 8mm 以上。如前后相差不足 4mm 者,表示提上睑肌功能严重不全。

四、治疗

主要是防止视力减退和改善外貌,应针对原因治疗。先天性上睑下垂应早期手术矫正,尤其单侧下垂遮挡瞳孔者更应争取早期手术,以防形成弱视。肌源性或麻痹性上睑下垂可用三磷酸腺苷、维生素 Br 或新斯的明,提高肌肉的活动功能。久治无效时再慎重考虑手术。

上睑下垂的手术方式有:①增强上睑提肌的力量,如缩短或徙前肌肉。②借助额肌或上直肌的牵引力量,开大睑裂。可根据病情及各肌肉力量的情况选择手术方式。

五、护理

(一)心理护理

患者因容貌缺陷、视力障碍,存在着极强的自卑心理,内心又有强烈的求医欲望。针对患者的心理特点,主动与患者沟通,进行心理疏导,使其正确对待自己的疾病。向患者介绍以往上睑下垂手术患者的资料以及现有住院患者术后情况,让患者亲眼看见术后效果,使其放心、安心,消除紧张顾虑、消极悲观心理,使其以轻松愉快的心态配合手术。

(二)术前护理

按外眼手术常规,并应协助患者做好术前的各项检查工作。

(三)术后伤口不适的处理

眼睑是人体最薄弱的皮肤,表皮内含丰富的血管和神经,皮下组织由疏松的结缔组织构成,手术后易引起疼痛、渗血、肿胀,术后早期局部伤口部位需行冷敷以减轻肿胀及疼痛。嘱患者保护术眼,不要碰撞及揉压术眼。

(四)预防术后并发症的发生

上睑下垂术后有时会伴有眼睑闭合不全,造成泪液蒸发,睡眠时泪液的分泌量减少致角膜干燥,致病微生物损伤角膜而发生暴露性角膜炎等并发症,故术后应注意眼部清洁,局部应用抗生素滴眼液、贝复舒角膜保护剂及夜间涂用大量金霉素眼膏等,以润滑角膜防止感染。

(五)安全管理

患者由于视野遮挡影响对周围环境的观察,特别是儿童缺乏自我保护意识,因此,应注意安全管理,防止发生切口裂开、碰伤、跌伤等意外事故。

(六)出院指导

(1)嘱咐患者保护术眼。

(2)教会患者正确的点眼药方法,嘱其按时用药,并注意眼部卫生。

(3)定期门诊复查。

第七节　眼睑先天异常

眼睑先天异常可以单独发生，也可以与面部其他部位的先天异常同时存在。

一、内眦赘皮

为鼻根至眉内端竖立的半月状皮肤皱褶，遮盖内眦及泪阜。多数由上睑向下延伸，少数由下睑向上伸展，后者称倒向性内眦赘皮。本病属常染色体显性遗传，通常为双侧性，多见于儿童时期，特别是鼻梁扁平者。赘皮遮盖泪点、泪阜及部分内侧球结膜，且常可合并下列情况：

（一）上睑下垂

比较多见，部分病例可伴有眼球上转受限。

（二）睑缘赘皮

为一种下睑水平方向的皮肤皱褶，形成假性睑缘，并能使睫毛倒向眼球。

（三）小睑裂

睑裂的纵横直径均较正常为小。

如若倒置性内眦赘皮、小睑裂、上睑下垂、内眦间距增宽同时存在，则又称先天性眼睑四联征（Komoto综合征）。

治疗：轻者一般不需治疗，常随患儿面部发育鼻梁长高而皱褶渐渐消失。但超过发育年龄而症状重者可采用手术治疗，如内眦成形术、上睑下垂矫正术、眶部鼻部整形术等。

二、眼睑缺损

此病主要与羊膜条索形成引起的睑部发育障碍有关。于睑缘部多呈三角形缺损凹陷，多在上睑内侧，下睑缺损较少见。有时合并眼部或全身其他部位的缺损和先天异常，如睑球粘连、小眼球、虹膜和脉络膜缺损、唇裂腭裂、并趾、腹疝等。

治疗：可行眼睑成形术。

三、护理

参见"睑外翻及上睑下垂的护理"。

第十六章　结膜病的护理

第一节　结膜炎概述

一、病因

结膜炎是常见的眼病,其病因可归纳为两大类。

(一)传染性

由细菌、病毒、真菌、寄生虫、立克次体等所引起的结膜炎。可经空气、灰尘、水或污染的手、毛巾、用具等途径传染而来,也可由邻近组织的病变波及,如眼睑、泪器、角膜、眼眶等的炎症。

(二)非传染性

由机械性、物理性(热、辐射、电)、化学性(酸、碱)等物质的刺激而来,也可因过敏反应而引起,如泡性结膜炎、春季结膜炎、药物过敏性结膜炎等。

二、分类

按病情及病程的不同,可分为急性、亚急性及慢性;按病因可分为细菌性、衣原体性、病毒性、真菌性及变态反应性等。

三、临床表现

(1)自觉痒、烧灼、异物感。除非侵犯角膜,一般无剧痛。

(2)充血睑、球结膜均充血,为结膜炎的主要体征,但必须与睫状充血鉴别,以免误诊。

(3)分泌物急性炎症时,分泌物多为黏液、黏液脓性或膜性;慢性炎症时,则多呈丝状或泡沫状,附着在睑缘及眦部。

(4)水肿炎症急剧者,可以出现球结膜水肿、出血,甚至眼睑红肿。

(5)乳头增生及滤泡形成为长期慢性炎症的结果,睑结膜上皮组织增生,出现乳头肥大,如果结膜上皮下尚有淋巴细胞局限性聚集,呈半球形隆起,即为滤泡形成。

(6)耳前淋巴结肿大,病毒性者常引起此症,有压痛。

四、预防

(一)个人卫生

勤洗手,勤剪指甲,不用手揉眼,不用别人的手帕、毛巾。

(二)集体卫生

提倡流水洗脸,当发现"红眼"患者时,应进行隔离,对患者用的面盆、毛巾可用开水烫及煮沸消毒。加强理发店、游泳池的卫生管理,公用毛巾要做到用一次消毒一次。如有"红眼"暴发性流行,游泳池应暂停开放。

(三)环境卫生

消灭苍蝇,改进防尘设备。

(四)加强卫生宣传

利用电视、广播进行卫生宣传,教育群众自觉讲究卫生。

五、治疗原则

(1)治疗原则在于控制炎症,阻止其蔓延扩散,以局部用药为主。

(2)禁止包扎患眼,因包扎可使分泌物滞留,结膜囊内温度升高,有利于致病菌的繁殖。

(3)冲洗结膜囊。结膜囊内分泌物多者应清洁冲洗,常用的冲洗液为生理盐水或3%～4%硼酸溶液。

(4)防止健眼感染,两眼同时用药,先点健眼,头偏向患侧,勿使患眼分泌物流入健眼。

六、护理

(1)向患者及家属解释病情,消除思想顾虑。

(2)做好健康指导。详细介绍疾病传播途径及消毒隔离知识,强调传染性流行性结膜炎患者注意个人卫生的重要性,提倡勤洗手。发病期间避免到公共场所、游泳池等,减少传播机会。

(3)嘱患者不用手和衣袖擦眼,接触眼部后要洗手,不使用公共毛巾、脸盆,患者用过的物品须清洁消毒。滴眼液、眼膏要专用。

(4)医务人员检查患者后要洗手及消毒,防止交叉感染,必要时应戴防护眼镜。

(5)眼部护理。

1)眼部分泌物多时,可用生理盐水或3%硼酸溶液冲洗结膜囊。冲洗时要翻转眼睑,把穹隆部分泌物冲洗干净。睑结膜有假膜时应翻转眼睑去除假膜。

2)指导患者点眼方法,一眼患病时应预防另眼感染。

3)急性卡他性结膜炎,禁用热敷,不能包眼。

4)淋菌性结膜炎要尽早治疗,抢救视力。如单眼患病,要保护健眼,被污染的物品彻底消毒,敷料按感染性医疗垃圾处理。

(6)急性期患者需隔离,以避免传染,防止流行。

(7)严格消毒患者用过的洗面用具、手帕及接触的治疗器皿。

(8)沙眼患者要坚持用药,养成良好卫生习惯,避免接触传染。改善环境卫生,洗脸用具专用。

第二节 细菌性结膜炎

一、急性卡他性结膜炎

(一)病因

本病是由细菌感染引起,是一种常见的传染性眼病,俗称"红眼"或"火眼"。常见的细菌有科—韦(Koch—Weeks)杆菌、肺炎双球菌、流行性感冒杆菌、金黄色葡萄球菌等。一般多在春夏暖和季节流行,但由肺炎双球菌引起者多见于冬季。

(二)临床表现

(1)潜伏期 1～3 天,急性发病,两眼同时或先后相隔 1～2 天发病。患者自觉刺痒及异物感,进而烧灼、畏光,眼睑因肿胀难以睁开。有时因分泌过多感到视力模糊,出现虹视,除去分泌物后,视力立即恢复。

(2)分泌物为黏液或黏液脓性,可黏着睑缘及睫毛,晨起封闭睑裂。重者分泌物中的纤维蛋白凝成乳白色假膜,附着在睑结膜的表面,很易用镊子剥离,留下有轻微的出血面,但无组织缺损。检查时,应与真膜区别,后者呈灰黄色,由白喉杆菌引起,为大量的纤维蛋白与坏死的结膜凝结而成,不易剥离,如强行除去,其下露出溃疡面,引起出血及组织损伤,临床上叫作膜性结膜炎。

(3)睑球结膜充血,以睑结膜及穹隆结膜最明显,有时尚可合并球结膜水肿、眼睑红肿。由科-韦杆菌、肺炎球菌及流感杆菌引起者,结膜下常有出血点,球结膜水肿。

(4)发病 3～4 天病情达到高潮,以后逐渐减轻,约 2 周痊愈,可并发边缘性角膜浸润或溃疡。

(三)治疗

(1)点抗生素眼药水,0.25％氯霉素、0.5％金霉素、0.4％庆大霉素、1％～2.5％链霉素、0.5％卡那霉素,每 1～2 小时 1 次,晚间涂以抗生素眼膏,也可用 15％磺胺醋酰钠及 5％磺胺嘧啶眼液或眼膏。必要时早期作分泌物涂片或结膜刮片或检查致病菌并做药敏试验。

(2)分泌物过多,可用生理盐水或 3％的硼酸水冲洗,每日 2～3 次。

(3)禁忌包扎及热敷。

(4)治疗必须及时、彻底,在症状基本消退后,尚应继续点药 1～2 周,以防转成慢性或复发。

(四)护理

(1)心理护理:向患者及家属讲解治疗方法及预后,消除思想顾虑。

(2)做好健康指导:详细介绍疾病传播途径及消毒隔离知识,强调传染性流行性结膜炎患者注意个人卫生的重要性,提倡勤洗手。实施接触性隔离,避免交叉感染。发病期间避免到公共场所、游泳池等,减少传播机会。

(3)嘱患者不用手和衣袖擦眼,接触眼部后要洗手,不使用公共毛巾、脸盆,患者用过的物品须清洁消毒。滴眼液、眼膏要专用。

(4)眼部护理:眼部分泌物多时,可用生理盐水或 3％硼酸溶液冲洗结膜囊。冲洗时要翻转眼睑,把穹隆部分泌物冲洗干净。睑结膜有假膜时应翻转眼睑去除假膜。

(5)指导患者点眼方法,一眼患病时应预防另眼感染。

(6)急性卡他性结膜炎,禁用热敷,不能包眼,以免分泌物流出不畅,加剧炎症。

(7)淋菌性结膜炎要尽早治疗,抢救视力,如单眼患病,要保护健眼,被污染的物品彻底消毒,敷料按感染性医疗垃圾处理。

(8)急性期患者需隔离,以避免传染,防止流行。

(9)严格消毒患者用过的洗面用具、手帕及接触的治疗器皿。

二、慢性卡他性结膜炎

(一)病因

1.感染因素

急性卡他性结膜炎未完全治愈而转为慢性;可开始时感染的细菌数量不大,病菌毒力不强,或患者抵抗力强,在发病之初症状轻微,患者不予注意,迁延为慢性。Morax－Axenfeld 双杆菌、卡他球菌、大肠杆菌、链球菌等均可引起此病。

2.非感染因素

不良环境的刺激,如异物、风沙、烟尘、强光等;其他眼病的影响,如倒睫、泪道堵塞、睑板腺分泌旺盛、睑缘炎、屈光不正、隐斜等;另外不良的生活习惯如睡眠不足、烟酒过度或长期应用某些刺激性眼药或化妆品,均可成为慢性结膜炎的病因。

(二)临床表现

1.症状

患眼刺痒、灼热感,刺痛、异物感。晚间或阅读时较显著,且有眼疲劳感。分泌物不多,常为黏液性,晨起时易将眼睑黏着。也有感觉眼部干燥者。患者自觉症状往往较客观检查所见严重,但也有无任何不适者。

2.体征

轻者仅有结膜稍充血,但持续日久者,泪阜部及睑结膜略显肥厚,睑缘轻度充血,白天眦部有白色泡沫状分泌物。

(三)治疗

首先是去除致病因。其次是滴 0.25%～0.5%硫酸锌眼药水,每日 3 次。如为葡萄球菌感染,则可滴用氯霉素或磺胺醋酰钠眼药水。久治不愈者,应做屈光及眼底检查,并给予适当矫正。

(四)护理

(1)做好健康指导:详细介绍疾病传播途径及消毒隔离知识,提倡勤洗手。发病期间避免到公共场所、游泳池等,减少传播机会。

(2)嘱患者不用手和衣袖擦眼,接触眼部后要洗手,不使用公共毛巾、脸盆,患者用过的物品须清洁消毒。滴眼液、眼膏要专用。

(3)医务人员检查患者后要洗手及消毒,防止交叉感染。

(4)眼部护理。

1)指导患者点眼方法,一眼患病时应预防另眼感染。

2)严格消毒患者用过的洗面用具、手帕及接触的治疗器皿。

3)慢性结膜炎患者要坚持用药,养成良好卫生习惯,避免接触传染。改善环境卫生,洗脸用具专用。

三、淋菌性结膜炎

(一)病因

由淋球菌引起。成年人主要为淋菌性急性尿道炎的自身感染,单眼多于双眼。新生儿则为产道感染,常双眼同时发病。

(二)临床表现

潜伏期 2～4 天,表现为急性化脓性结膜炎,因分泌物特多且为脓性故又称脓漏眼。眼睑肿胀,结膜水肿,病情发展急速,4～5 天达高潮,3～6 周才渐消退,可并发角膜溃疡和穿孔。一般新生儿的病情较成年人为轻。

(三)治疗

(1)应全身及时使用足量的抗生素,肌内注射或静脉给药。角膜未波及者:①成人:大剂量肌内注射青霉素或头孢曲松钠(菌必治)每日 1g 即可,如果角膜也被感染,加大剂量为每日 1～2g,连续 5 天。青霉素过敏者可用壮观霉素(淋必治),每日 2g,肌内注射。此外,还可联合口服 1g 阿奇霉素,或 100mg 多西环素,每日 2 次,持续 7 天;或奎诺酮类药物(环丙沙星 0.5g 或氧氟沙星 0.4g,每日 2 次,连续 5 天);②新生儿:用青霉素 G100000 万 U/(kg·d),静脉滴注,或分 4 次肌内注射,共 7 天。或用头孢曲松钠(0.125g,肌内注射),每 8 小时或 12 小时 1 次,连续 7 天。

(2)结膜囊冲洗脓性分泌物多时,用生理盐水或 3%硼酸溶液冲洗结膜囊,冲洗时患者头歪向患眼侧以防健眼被传染。

(3)青霉素制剂局部可点 1%的硫苄青素液,3～5 分钟 1 次,待症状消失后继续点药数日。

(四)预防

(1)患者严格隔离,一眼患病,健眼戴透明眼罩,眼鼻侧要封严,颞侧开放透气。

(2)被污染的医疗器械要严格消毒并专用,用过的敷料要烧掉。

(3)患者不能到公共场所,小便或接触眼后手要消毒以防传染给他人及健眼。

(4)患有淋菌性尿道炎的孕妇,产前应治愈,婴儿出生后应立即用抗生素眼液或 1%硫酸锌点眼,以预防新生儿淋菌性结膜炎的发生。

(5)医护人员在诊治患者时应戴保护眼镜。接诊后应及时用消毒液洗手。

(五)护理

1.一般护理

患儿应进行消毒隔离,专设房间,室内清洁、安静、空气流畅,避免强光刺激,室内空气每天早晚用紫外线照射消毒 30 分钟,定时通风,保持空气新鲜。室内地面、床头柜用 1000mg/L 的含氯制剂湿拖、湿擦。医护人员严格执行无菌操作规程,减少探视,防止交叉感染的发生,使用一次性的输液器、注射器及针头。涂擦分泌物的卫生纸单独包装后焚烧处理。新生儿的用物如毛巾等,每日高压灭菌 1 次,母亲与患儿的毛巾、脸盆、便器应分开使用,患儿母亲每次接触患儿前后用流水洗手,避免揉碰自己的眼睛,以防止交叉感染。

2.脐部及皮肤护理

脐部断端保持无菌,每天用过氧化氢冲洗后并涂擦碘附,脐带脱落前用干擦法,脐带脱落,胎脂吸收后可进行沐浴,沐浴时室温应在 24～28℃,水温在 40～43℃为宜,应使用无刺激性肥皂,浴后用软毛巾将水吸干而不宜揩擦,臀部及皮褶处可撒少许滑石粉,勤换尿布,大便后需用温水洗会阴及臀部,避免臀红的发生,新生儿衣服应柔软、宽松,外加包裹时不宜捆绑过紧,所用衣服、尿布、被服须用 1000mg/L 的含氯消毒液浸泡、清洗,太阳下曝晒 6 小时后方可再用。

３.眼部护理

护理人员戴手套,持无菌纱布在生理盐水中浸湿(以不往下滴水为宜),轻轻擦洗眼部分泌物,如果睫毛上黏着较多分泌物时,可用消毒棉球浸上生理眼水湿敷,再换湿棉球从眼内侧自眼外侧轻轻擦拭,一次用一个棉球,用过的棉球不能再重复使用,直到擦干为止。利巴韦林和诺氟沙星滴眼液交替滴眼每２小时１次。滴眼时,右手持眼药瓶,左手分开上、下眼睑,将药水滴入患儿的双侧结膜囊内,不要滴在角膜上或药瓶口碰触眼睫毛,瓶口离眼要保持２cm,每次滴２～３滴即可,滴后松开手指,用拇指和示指轻轻挤压上、下眼睑,以防药水流出。切不可压迫眼球,以防造成角膜穿孔。

４.休息、饮食指导

保证患儿充足的休息和睡眠时间,各种治疗及护理操作应集中进行,以减少各种不良刺激,避免哭闹,及时清洗患眼分泌物,保证患儿舒适,减少消耗,按需给予充足的母乳喂养以增强抵抗力。指导母亲正确的母乳喂养,少食多餐,每次喂哺前母亲应先洗净双手,然后用消毒湿毛巾擦洗乳头,每次喂养后用０.５％碘附液擦洗乳头。

５.病情观察

加强巡视病房,密切观察病情变化,除注意观察生命体征外,还应注意观察眼部分泌物有无减少及脐部红肿情况,睁眼困难程度是否减轻,精神状态以及食欲情况,有无腹胀及大小便的颜色变化等,发现异常及时通知医师并协助处置。

第三节　病毒性结膜炎

病毒性结膜炎是一种常见感染,病变程度因个体免疫状况、病毒毒力大小不同而存在差异,通常有自限性。临床上按照病程分为急性和慢性两组,以前者多见,包括流行性角结膜炎、流行性出血性结膜炎、咽结膜热、单疱病毒性结膜炎和新城鸡瘟结膜炎等。慢性者包括传染性软疣性睑结膜炎、水痘－带状疱疹性睑结膜炎、麻疹性角结膜炎等。

一、流行性角结膜炎(EKC)

(一)病因

为腺病毒８型、１９型及３７型所引起。其中８型多见,传染性强,曾引起世界性流行。

(二)临床表现

初为急性滤泡性结膜炎,继则出现角膜炎。

１.急性结膜炎期

潜伏期５～１２天,多为双侧,一眼先起,常伴有头痛、疲劳、低热等全身症状。自觉有异物感、刺痒,但分泌物少,且为水样。１/３的患者结膜上可见伪膜,结膜高度充血、水肿,在下睑结膜及穹隆部有多的圆形滤泡,有时结膜下可出现点状出血,耳前淋巴结肿大,且有压痛。５～７天后,结膜炎症状逐渐消退。

2.浅层点状角膜炎期

结膜炎症消退后,有时患者仍感怕光、流泪、异物感及视力模糊。检查时,以 1％荧光素染色后,在裂隙灯下可见角膜中心区有很多散在点状着色,上皮下有圆形浸润点,将上皮微微抬起,但不形成溃疡。病程可达数月或数年,浸润逐渐吸收后,常可留下不同程度的薄翳,一般对视力无大影响。

(三)治疗

以局部用药为主。0.1％碘苷、0.5％安西他滨、0.05％~0.2％阿糖胞苷或 4~5％吗啉胍(ABOB)等眼药水,白天可每小时点眼 1 次。在角膜炎期加点 0.5％醋酸可的松液或 0.1％地塞米松液每日 4 次,或用氢化可的松、泼尼松的混悬液做结膜下注射,每次 0.2~0.3mL,可以帮助抑制炎症,促进浸润吸收。抗生素(如氯霉素、金霉素等)点眼每日 4 次,它们虽然对病毒无效,但可预防继发细菌感染,在角膜不染色后,加点乙基吗啡液促进混浊吸收。

许多小流行是起源于医院、诊所被污染的器械或药水,为了预防起见,应注意消毒,防止交叉感染。

二、流行性出血性结膜炎

为一种新型结膜角膜炎,1969 年开始流行于东南亚,1971 年传到我国,为暴发流行,传染性极强,儿童比成人为轻,婴幼儿很少患本病。常发生于夏秋季节。

(一)病因

由微小核糖病毒组中的肠道病毒 70 型引起。

(二)临床表现

与一般急性卡他性结膜炎相同,但较为严重。

(1)潜伏期短,为 8~48 小时,多数在接触后 24 小时内双眼同时或先后发病。有较重的怕光、流泪、异物感,甚至眼部有磨痒、刺痛或眼球触痛。

(2)分泌物少,为水样或浆液性。

(3)眼睑高度水肿。

(4)球结膜下出血发病后 2~3 天内即见球结膜下有点状、片状出血,重者波及整个球结膜,7~14 天后消失,尤以青年人多见。

(5)角膜上皮点状剥脱起病时即发生,用荧光素染色,在裂隙灯下可见角膜有弥漫细小的点状着色,约 1 周后,随结膜炎的痊愈而消失。愈后不留痕迹,不影响视力。

(6)耳前淋巴结肿大。

极少数患者在结膜炎症消退后 1 周发生下肢运动麻痹。

(三)治疗

(1)4％~5％吗啉胍(ABOB)点眼,每 1~2 小时 1 次。抗生素点眼可帮助抑制细菌感染。

(2)结膜炎症状消退后,角膜上皮剥脱未愈者,可加点 0.5％醋酸可的松眼液或 0.05％地塞米松液,每日 3~4 次。

(四)预防

此病常在医院内流行,患者所用的物品要严格消毒。

三、咽结膜炎(咽结膜热)

本病以发热(38.5～40℃)、咽炎和单眼或双眼的急性滤泡性结膜炎三联症为其特点。1953 年首次在美国流行,1956 年陆续传播至欧洲、亚洲,多见于 4～9 岁的儿童及青少年,常于夏冬季在幼儿园、学校中流行。

(一)病因

由腺病毒Ⅲ型引起,潜伏期 5～6 天。通过呼吸道或接触感染,也可通过游泳池传播。

(二)临床表现

1.前驱症状

全身无力,体温升高,头痛、咽痛、肌肉痛及胃肠系统症状,咽部充血,淋巴组织增生,颌下及颈部淋巴结肿大。

2.眼部表现

急性滤泡性结膜炎,单眼发病,2～5 日后累及另眼。通常无角膜并发症,少数病例伴有角膜上皮下浸润。

3.病程

2 天至 3 周,平均 7～10 天,预后尚佳。

(三)治疗

同流行性角膜炎。

四、病毒性结膜炎的护理

(1)心理护理告知患者及家属此病治疗的方法、预后及实施接触性隔离的必要性,消除患者焦虑情绪。

(2)嘱患者注意休息,加强营养,食用清淡易消化饮食。

(3)做好健康指导详细介绍疾病传播途径及消毒隔离知识,强调患者注意个人卫生的重要性,提倡勤洗手。嘱患者不用手和衣袖擦眼,接触眼部后要洗手,患者用物,专人专用,使用过的物品严格消毒,患者用过的物品须清洁消毒。

(4)医务人员检查患者后要洗手及消毒,防止交叉感染,必要时应戴防护眼镜。

(5)眼部分泌物多时,可用生理盐水或 3％硼酸溶液冲洗结膜囊。冲洗时要翻转眼睑,把穹隆部分泌物冲洗干净。

(6)对患者进行隔离治疗,实行一人、一眼、一瓶眼药水点眼。

第四节　衣原体性结膜炎

一、沙眼

(一)定义

沙眼是由沙眼衣原体所引起的一种慢性传染性角膜结膜炎,偶有急性发作,然后进入慢性过程。因其在睑结膜表面形成粗糙不平的外观,形似沙粒,故名沙眼。

(二)病因

早在 1907 年在沙眼患者的结膜上皮内即已发现了包涵体,但直到 1995 年才由我国科学工作者首次利用鸡胚分离出沙眼病原体,为沙眼病原的研究做出了贡献。

近年来国内外的研究证明沙眼病原体为衣原体的一种,界于细菌与病毒之间,简称沙眼衣原体,其抗原性有 14 种之多,其中 A、B、C 为沙眼。在卫生条件差的流行区,常有重复感染。原发感染使结膜组织对沙眼衣原体致敏,再遇沙眼衣原体时,可引起迟发超敏反应。这可能是沙眼急性发作的原因,是重复感染的表现。随着生活水平的提高,沙眼的发病率已大大降低。

(三)传播

含有沙眼衣原体的分泌物是通过手指、洗脸用水、毛巾、面盆、玩具及公共场所用具等媒介传播给健康人。不良的卫生习惯及拥挤的居住条件都是沙眼的传播因素。

(四)临床表现

潜伏期 5~14 天,双眼患病,多发生于儿童或少年期。轻的沙眼可以完全无自觉症状或仅有轻微的刺痒、异物感和少量分泌物,重者因后遗症和并发症累及角膜,有怕光、流泪、疼痛等刺激症状,自觉视力减退。

沙眼衣原体主要侵犯睑结膜,首先侵犯上睑的睑板部上缘与穹隆部,以后蔓延至全部睑结膜与穹隆部,最后以瘢痕形成而告终。检查时其特征如下:

1.充血及血管模糊

由于血管扩张,结膜上皮下有弥漫性的淋巴细胞及浆细胞等慢性炎细胞浸润,使透明的结膜变得混浊肥厚,血管轮廓不清,呈一片模糊充血状。

2.乳头肥大

睑结膜面粗糙不平,呈现无数的线绒状小点,是由扩张的毛细血管网和上皮增殖而成。

3.滤泡增生

是结膜上皮下组织在弥漫性浸润的基础上,由局限的淋巴细胞聚集而成。初发时,上睑结膜出现散在细致的黄白色小点,不突出于结膜表面,夹杂在肥大的乳头之间,为沙眼早期诊断依据之一。以后滤泡逐渐增大,变成灰黄色半透明胶状扁球形隆起,大小不等,排列不整齐,易被压破,挤出胶样内容。如滤泡过度增殖,可互相融合成条状,滤泡多出现在上睑和上穹隆部结膜,而下睑和下穹隆部则比较少见。

4.角膜血管翳

在结膜发生病变的同时,首先角膜上缘的半月形灰白区血管网充血,发生新生血管,伸入透明的角膜上皮与前弹力层之间,各新生血管之间伴有灰白色点状浸润,是角膜上皮对沙眼衣原体的一种组织反应,称为角膜血管翳。它是沙眼早期诊断的依据之一。由于血管细小,必须在放大镜或裂隙灯下方可看见。随病情进展,血管翳成排向瞳孔区悬垂下来,形似垂帘,血管翳的末端及周围有灰白色点状浸润或小溃疡,血管翳侵及的角膜表面呈灰白色混浊。当上方血管翳向下越过瞳孔区时,角膜其他方向亦都长出血管翳向中央进行,布满整个角膜。细胞浸润严重时,可形成肥厚的肉样血管翳(pannuscraSjogren 综合征),严重影响视力。

5.瘢痕形成

当沙眼进行数年甚至数十年,所有炎性病变如滤泡、乳头,将发生破溃或坏死,而逐渐被结缔组织所代替,形成瘢痕,这标志着病变已进入退行期。瘢痕最初呈水平的白色线条,以后交织成网状,将残余的乳头及滤泡包绕起来,形成红色岛屿状,最后病变完全变成白色瘢痕,此时不再具有传染性,但严重的并发症和后遗症常使视力减退,甚至失明。

沙眼的病程,因感染轻重和是否反复感染有所不同。轻者或无反复感染者,数月可愈,结膜遗留薄瘢或无明显瘢痕。反复感染者,病程可缠绵数年至数十年之久。

分期:为防治沙眼和调查研究的需要,对沙眼有很多的临床分期方法。我国 1979 年全国第二届眼科学术会议时,重新制定了以下分期。

Ⅰ期——进行期:即活动期,乳头和滤泡同时并存,上穹隆部和上睑结膜组织模糊不清,有角膜血管翳。

Ⅱ期——退行期:自瘢痕开始出现至大部变为瘢痕。仅残留少许活动性病变。

Ⅲ期——完全结瘢期:活动性病变完全消失,代之以瘢痕,无传染性。

还制定了分级的标准:根据活动性病变(乳头和滤泡)占上睑结膜总面积的多少,分为轻(＋)、中(＋＋)、重(＋＋＋)三级。占 1/3～2/3 者为(＋＋),占 2/3 以上者为(＋＋＋)。

同时确定了角膜血管翳的分级方法。将角膜分为四等份,血管翳侵入上 1/4 以内者为(＋),达到 1/4～1/2 者为(＋＋),达到 1/2～3/4 者为(＋＋＋),超过 3/4 者为(＋＋＋＋)。

国际上较为通用者为 Mac－Callan 分期法:

Ⅰ期——浸润初期:睑结膜与穹隆结膜充血肥厚,上方尤甚,可有初期滤泡与早期角膜血管翳。

Ⅱ期——活动期:有明显的活动性病变,即乳头、滤泡与角膜血管翳。

Ⅲ期——瘢痕前期:同我国第Ⅱ期。

Ⅳ期——完全结瘢期,同我国第Ⅲ期。

(五)诊断

典型的沙眼诊断并不困难,但是要确诊早期沙眼,必须具备下面条件:

(1)上睑结膜血管模糊,乳头肥大及滤泡形成等,主要是出现在睑板部上缘,或上穹隆部及内、外眦部。

(2)角膜上缘有血管翳。

(3)必要时做睑结膜刮片,在结膜上皮细胞中可找到包涵体或培养分离出沙眼衣原体。

(六)并发症与后遗症

1.睑内翻及倒睫

在沙眼的后期,病变可侵及睑板,因瘢痕组织收缩而变短,加之睑结膜特别是睑板上沟部位因瘢痕而收缩,遂使睑板向内弯曲如舟状,形成典型的睑内翻倒睫。倒睫亦可单独发生,乃由于毛囊附近受病变侵犯后产生的瘢痕所致。倒睫的长期刺激,可使角膜浅层呈现弥漫性点状浸润,继而上皮剥脱,形成溃疡,称沙眼性角膜炎或沙眼性角膜溃疡,此时患者有异物感、怕光、流泪、疼痛及视力模糊等症状。应及时做内翻矫正及电解倒睫术,以免造成严重的损伤。

2.沙眼性角膜溃疡

在血管翳的末端有灰白色点状浸润,一旦破溃,即形成浅层溃疡,这些溃疡可以互相融合,形成小沟状溃疡。这种由沙眼血管翳所引起的溃疡,与倒睫所引起者,均称为沙眼性角膜溃疡。前者以用药物治疗为主,后者应做手术矫正睑内翻倒睫。

3.上睑下垂

由于上睑结膜及睑板组织增生肥厚,使上睑重量增加;同时病变侵及苗勒肌和提上睑肌,使提睑功能减弱,因而发生上睑下垂,治疗仍以沙眼为主。

4.沙眼性眼干燥症

由于结膜表面瘢痕化,将结膜的副泪腺及杯状细胞完全破坏,泪腺排泄管在上穹隆部的开口也被封闭,黏液和泪液完全消失,结膜及角膜变干燥,严重时结膜角膜呈弥漫性实质性混浊、上皮角化、肥厚,形似皮肤,视力极度降低,此时应点鱼肝油或人工泪液(含有甲基纤维素)以减轻结膜、角膜干燥;或行泪小点封闭术,以减少泪液的流出。

5.泪道阻塞及慢性泪囊炎

沙眼衣原体侵犯黏膜,可引起泪小管阻塞或鼻泪管阻塞,进而形成慢性泪囊炎。

(七)治疗

1.局部治疗

10%~30%磺胺醋酰钠、0.5%金霉素或新霉素、0.1%利福平酚酞丁安液点眼,每日3~6次,每次1~2滴,晚间涂以0.5%金霉素或四环素、1%红霉素眼膏。

2.口服药物

对炎症广泛,刺激症状明显者,除以上治疗外,可口服磺胺药及抗生素,如磺胺嘧啶、螺旋霉素、新霉素、四环素及多西环素等。7岁以下儿童及孕妇禁用四环素。

3.手术

(1)内翻倒睫术。

(2)血管翳手术。沿角膜缘行球结膜环切电烙(或冷冻)术。也有人用氩激光灼烙较大的新生血管。对严重的血管翳可考虑行板层角膜移植术。

二、包涵体性结膜炎

(一)病因

本病是沙眼衣原体中DK抗原型衣原体所致的结膜炎。此型衣原体能引起子宫颈炎及尿道炎。眼部感染来自生殖泌尿系统。常侵及双眼,为急性发病。

(二)临床表现

临床上分为两类。

1.新生儿包涵体结膜炎

又称新生儿包涵体性脓漏眼。新生儿出生时,在患衣原体性宫颈炎的产道中受感染,潜伏期5~12天。眼睑红肿,睑结膜充血、肥厚,乳头肥大,主要见于下穹隆及下睑结膜。新生儿结膜的腺样层尚未发育,故2~3个月内无滤泡形成。分泌物为脓性,量多,故应与新生儿淋菌性结膜炎鉴别,可做涂片检查,如系新生儿包涵体炎,基本不见细菌,并有包涵体。2~3周后转入慢性期。晚期有显著的滤泡形成,3个月至1年内自行消退,不留瘢痕,亦无角膜血管翳。

2.成人包涵体性结膜炎

又名游泳结膜炎,因为许多患者都有在污染的游泳池游泳史,实际上此病是由沙眼衣原体D-K型泌尿系统感染后污染的手、毛巾或水等传染到眼,是一种接触感染。潜伏期5~12

天。开始时结膜充血,很快眼睑红肿,耳前淋巴结肿大,穹隆部结膜有很多滤泡,下方最著。结膜因细胞浸润而肥厚。结膜囊有很多脓性分泌物,内含大量多形核白细胞。结膜刮片可见包涵体。急性期消退后,结膜仍肥厚、充血、有滤泡,持续 3 个月至 1 年,不出现血管翳,不留瘢痕,自然消退。

(三)治疗

磺胺、四环素族或红霉素,口服或滴用均有显著疗效。

三、护理

(1)注意卫生,加强营养,进行适当的体育锻炼,增强机体抵抗力。

(2)心理护理告知患者此病的病因、传播途径及危害性,使患者重视此病的防治,同时告知患者及家属此病的预后、治疗的必要性,帮助患者引起重视,按时用药,症状消失后未经医师认定,不可随便停药。

(3)定时开窗通风,保持房间清洁卫生。患者使用过的生活用具,如毛巾、脸盆、枕头、被套等要经常煮沸消毒或阳光下曝晒;点过眼药后,宜用酒精棉球擦手。

(4)禁用可的松眼药水治疗慢性沙眼,会加重病情;沙眼严重,有大量滤泡者应到医院行手术治疗,并同时配合药物治疗。

(5)养成良好的卫生习惯,勤洗手,勤剪指甲;不用手或不洁物品擦、揉眼部;最好用流水洗手、洗脸。

(6)沙眼患者在医师指导下积极治疗沙眼的同时,更要注意眼睛保健。多喝水,眼干时可以使用人工泪液滋润眼睛;使用电脑时勤眨眼睛,把显示器屏幕调低,减少眼睛泪液蒸发;饮食上多吃蔬菜和水果,多吃富含维生素 B_2 和维生素 C 的食物,也可以适当服用以上两种维生素制剂。

第五节　变态反应性结膜炎

一、泡性眼炎

(一)病因

泡性眼炎是结膜上皮组织对某种内生性毒素所引起的迟发性变态反应,一般认为是对结核杆菌蛋白过敏。常发生在营养失调和有腺病体质的女性儿童和青少年,也可能是对葡萄球菌、肠道寄生虫病等过敏所致。

(二)临床表现与类型

1.自觉症状

若仅累及结膜,只有轻度怕光、流泪、异物感;若累及角膜,则有高度怕光、流泪、眼睑痉挛,患儿常以手掩面,躲在暗处,拒绝检查。

2.根据结节所在部位

分为泡性结膜炎、泡性角结膜炎、泡性角膜炎,如三个部位同时或先后出现,则总称为泡性眼炎。

(1)泡性结膜炎:球结膜出现一个或数个灰白色结节,直径1～3mm,是由浆液性渗出及淋巴细胞、单核细胞和巨噬细胞所组成,结节周围呈局限性结膜充血,数日后结节顶端破溃下陷,1～2周后痊愈。

(2)泡性角结膜炎:上述结节出现在结膜角膜交界处,稍高于角膜,充血的球结膜血管呈扇形散开,愈后角膜缘参差不齐。

(3)泡性角膜炎:疱疹位于角膜上,呈灰白色、圆形,边界清楚,一个或数个,大小不等,破溃后形成溃疡,伴有新生血管长入,愈后可留瘢痕,位于边缘的疱疹常形成浅溃疡,反复发作,渐向中央移行,并有束状血管跟随,状如彗星,称束状角膜炎。痊愈后留有束状薄翳,但血管可萎缩。

(三)治疗

(1)局部点0.5%醋酸可的松眼液或0.1%地塞米松眼液,每日4次,或结膜下注射醋酸氢化可的松0.2～0.3mL。晚间涂四环素可的松眼膏或醋酸氢化可的松眼膏,必要时局部和全身联合应用抗生素治疗。

(2)注意营养,锻炼身体,增强体质,可服核黄素、鱼肝油及钙剂等。

二、春季性结膜炎

本病为季节性过敏性结膜炎,每逢春夏暖和季节发病,秋凉后自行缓解,翌年春夏季又发,故又称春季卡他。多见于儿童或青少年(3～25岁),男性多于女性(男女之比为3∶1)。病因不明,一般认为是对灰尘、花粉、阳光等的过敏反应。可能为变态反应Ⅰ型。轻症者3～4年后自愈,重者可连续复发10余年。

(一)临床表现与类型

为双侧性,自觉奇痒、烧灼感,轻度怕光流泪,有粘丝状分泌物。

按病变部位可分为睑结膜型、角膜缘型,或二者同时存在的混合型。现分述如下。

1.睑结膜型

主要侵犯上睑结膜,由于结膜上皮和结缔组织增生,引起玻璃样变,有浆细胞、淋巴细胞和嗜酸性细胞浸润。临床所见:开始为睑结膜充血,继则发生许多坚硬、扁平、排列整齐的肥大乳头,乳头间有淡黄色沟,如卵石铺成的路面,结膜面呈淡红或灰色,睑板肥厚变硬,结膜刮片可找到嗜酸性细胞。

2.角膜缘型(球结膜型)

围绕整个或部分角膜缘及其附近的球结膜上,发生灰黄色胶状隆起,时间久者,表面粗糙呈污秽色,严重时可围绕角膜缘呈堤状。

3.混合型

上述两型病变同时存在。

(二)诊断与鉴别诊断

根据本病的特点,发病季节性强,多为青少年,男多于女,病程长,能自愈以及典型的体征,诊断并不困难。但应与一般过敏性结膜炎相鉴别。后者多为化学或物理性原因、药物、化妆品及紫外线刺激等引起,常伴有眼睑、睑缘或全身皮肤湿疹改变,与季节无关,在避开病原接触后好转。实验室检查本病患者的结膜分泌物涂片或结膜刮片上可见嗜酸性细胞,血清和泪液中IgE升高。

（三）治疗

由于过敏原不易找到，故目前尚无特效疗法。

（1）局部点 0.5％可的松液、2％～4％色甘酸钠液，每日 4 次有显效，但不能防止复发。1∶5000肾上腺素点眼亦可减轻症状，抗组织胺药物也有帮助。

（2）对顽固病例可用 β 射线放射治疗，或用冷冻疗法。

三、护理

（一）心理护理

大部分属于自限性疾病，但往往反复发作，迁延多年，严重影响身心健康。护理人员应耐心细致地讲解有关疾病知识，使其对本病有正确的认识，增强战胜疾病的信心，从而消除患者恐慌情绪，使之主动配合治疗和护理。

（二）眼睛护理

切断过敏原，避免接触过敏原，停止过敏物的刺激；过敏性结膜炎患者在发病季节戴用有色保护镜以遮阳光，防止阳光及空气中灰尘及花粉刺激，脱离变应原是最为理想有效的治疗手段，但有时很难办到，应尽量避免与可能的变应原接触，如清除房间的破布及毛毯，注意床上卫生，使用杀虫剂消灭房间的虫螨，在花粉传播季节避免到农村，尽量避免接触草地，停戴或更换优质的接触镜与护理液等。

（三）眼部冷敷

热敷使局部温度升高，血管扩张，促进血液循环，致使分泌物增多，症状加重，所以不能做热敷，可用凉毛巾或冷水袋做眼部冷敷。

（四）合理适当的用药

长期使用糖皮质激素类患者，在治疗过程中出现一些严重的不良反应，如十二指肠溃疡、胃肠穿孔糖尿病、高血压、低血钾、神经兴奋性升高、失眠、精神分裂症、儿童生长发育迟缓、肌肉萎缩、骨质疏松、股骨头坏死以及细菌、病毒和真菌感染；还可以引起激素性青光眼、白内障，在使用过程中需要注意补钾，给予胃黏膜保护药。检测血压、血糖、体重、眼压，观察患者精神状态、睡眠、胃纳、大便情况，注意有无腹痛、黑便出现，防止胃溃疡出血。对失眠者可适当口服镇静催眠药。

（五）嘱患者注意卫生

不要用手揉眼睛尽管过敏性结膜炎不传染，但也应避免揉眼，以防发展为细菌、病毒性结膜炎。

（六）起居有常，生活有规律

按时作息，保证足够的睡眠，不整日连续工作，更不要经常加班加点，中午小憩片刻，工作中宜放下工作，喝杯茶，放松休息一会儿，以舒心畅怀，怡性乐神。

（七）加强体育锻炼

以增强体质春天是进行体育锻炼的大好时机。要多多沐浴阳光，进行一些户外活动，以运动肢体关节，促进机体新陈代谢。增强体质的简单易行运动项目如散步、慢跑、郊游、踏青、登高等。

第六节　结膜变性

一、翼状胬肉

(一)病因

原因不明。可能与风沙、烟尘、阳光、紫外线等长期刺激有关。多发生于室外工作者。

(二)临床表现

初起时睑裂部球结膜充血肥厚,逐渐向角膜表面伸展,形成一三角形带有血管组织的胬肉,状似昆虫的翅膀,故名翼状胬肉。多发生于鼻侧,颞侧者较少。伸向角膜时,可侵及前弹力层及浅层基质。胬肉本身可分为三部分,在角膜的尖端为头部,跨越角膜缘的为颈部,伸展在巩膜表面的宽大部分为体部。

胬肉可长期稳定,无明显充血,组织肥厚,头部稍显隆起,其前方角膜呈灰白色浸润,胬肉不断向角膜中央推进,称为进行期。

多无自觉症状,但当胬肉向角膜中央扩展时,可引起散光;若遮盖瞳孔,则将严重影响视力;肥厚挛缩的胬肉可限制眼球运动。

角膜有溃疡或烧伤后球结膜与角膜发生粘连称为假性翼状胬肉,它可发生在角膜缘的任何方向,是静止性,仅头部与角膜粘连。

(三)治疗

1.静止期

无症状不必治疗。当有炎症刺激时可点含激素的眼药水,夜晚可涂四环素可的松眼膏。

2.进行期

一般先采用以上药物治疗,如进展较晚,应做手术治疗,但手术后有 $5\% \sim 20\%$ 的复发率,因此术后可点 $1:2000$ 噻替哌液、0.5% 可的松液,或用丝裂霉素液($0.2mg/mL$),每日 3 次,共 1 周,或 β 射线(^{90}锶)照射,以防止复发。

二、睑裂斑

是由睑裂部球结膜长期暴露及老年性变性所致。位于角膜两侧,为黄色三角形隆起,基底朝向角膜缘,一般内侧较为明显,稍隆起,球结膜充血时,因睑裂斑内无血管,故更明显。其病理改变为结膜实质的玻璃样变性和弹力纤维增生,病变为静止性,不影响视力,无须治疗。

三、翼状胬肉的护理

(一)术前护理

1.做好心理护理

对待患者热情,态度和蔼,有问必答,言谈举止稳重,消除患者的恐惧、焦虑心情,取得其信任。翼状胬肉使患者眼部产生不适感,且影响美观,进展到瞳孔区则影响视力,加之点眼药效果不佳,单纯翼状胬肉切除术后复发率高达 $5\% \sim 20\%$。因此患者对局部注射存在顾虑,尤其是术后复发者更加忧心忡忡,针对这些情况,要耐心解释治疗方法、注意事项,介绍成功的病例,告知患者此方法痛苦小,但一定要密切配合,以免发生意外,使患者满怀信心积极配合治疗。

2.术前准备及用药指导

做好各项检查,如血糖、乙肝表面抗原、心电图、HIV 等。术前 3 天用抗生素滴眼液滴眼,并教会患者和家属点眼药水的正确方法和注意事项。术前 1 天剪去术眼睫毛,并用 2000U/mL 庆大霉素平衡盐溶液冲洗泪道和结膜囊,如果泪道不通或冲洗时有脓性分泌物时应及时告知主管医师,以便采取相应的措施。训练患者按指令熟练向各个方向转动眼球,每个方向坚持至少 1 分钟,便于术中配合医师的动作。告知患者术中及术后可能出现的不适及应对方法,使其以正确心态积极配合治疗与护理。

(二)术后护理

1.一般护理

加强生活护理,满足生活中的各种需求。应多卧床休息,不要挤眼或频繁转动眼球,以免影响植片上皮修复和植片生长;避免碰撞术眼导致切口裂开、出血或植片移位。再次叮嘱患者,勿将植片当成眼部分泌物擦掉。

2.结膜植片观察

密切观察结膜植片的生长情况及透明度,植片良好时呈透明状。应注意植片的颜色、光泽、有无脱落、移位、溶解、感染和排斥现象。若植片下方积血,量少可自行吸收,量多时放出积血或取出血块,查找原因,控制血压,改善凝血功能。

3.角膜观察

每日裂隙灯显微镜下观察角膜情况。角膜表面应光滑透明,胬肉头部附着处角膜变透明或较原来透明,无新生血管向角膜生长。

4.眼部护理

术后局部加压包扎,注意观察局部有无渗血及疼痛性质的变化,严防压迫过度而致组织血液循环不良。术后第二天打开眼敷料,局部用泰利比妥眼药水＋地塞米松 5mg 点眼,点药时使患者面部处于水平稍偏健眼位置,有利于药液聚集在泪眦部,促进局部炎症的消退。多数患者眼睑肿胀,在分开上下眼睑时手法要轻,不可单独牵拉下眼睑或上眼睑,以免引起疼痛和羊膜植片移位。对眼角的分泌物用湿棉签轻轻拭去。因结膜植片尚未上皮化,患者会感到疼痛、畏光、流泪,应调节好病房的光线,可戴墨镜避免光线刺激。每日观察眼球运动情况,为防眼睑球粘连,每日应分离眼睑球 1 次。因结膜植片易移位,点药时避免对眼球施加压力。

(三)出院指导

(1)注意休息,避免过度劳累和剧烈运动,保持充足睡眠。注意眼部卫生,勿用手擦眼,防止感染;外出带防护眼镜,避免烟尘、风沙及强光如阳光等刺激,如出现眼部不适症状(如眼痛、眼痒、眼部分泌物增多)时应及时来院复查。

(2)避免用力揉搓及碰撞术眼,以防植片脱落。

(3)适当增加营养,禁食辣椒、大葱等刺激性食物,并应禁烟酒。翼状胬肉的发病,与环境因素有重要的关系。预防翼状胬肉应注意避免眼睛受风沙、烟尘、有害气体、过度阳光及寒冷等因素的刺激,注意眼部卫生,患沙眼或慢性结膜炎应及时治疗,同时应注意睡眠充足,生活规律,避免大便干燥。

(4)指导患者按医嘱用药,教会患者正确的滴眼方式及如何妥善保管眼药:首先家属或患者本人将手洗干净,然后患者本人取仰卧位,眼睛向上看,家属或本人左手拇指、示指分开上下睑,拇指向下轻拉下睑,右手持眼药瓶将眼药点于下穹隆部,轻转眼球后闭目休息1～2分钟,用棉签或者吸水纸拭去流出的药液。点眼药时瓶口距离眼睑1cm,勿触及睫毛,同时点2种以上眼药水者,相互间隔3～5分钟,每次点1～2滴,混悬药液如典必殊用前要摇匀。告知患者及家属滴眼液开启后常温下保存期限夏天7～14天,冬天不超过30天。

(5)定期复查。术后1个月内每周复查1次,若出现眼球运动障碍、复视等不适要提早复诊。

第七节　结膜干燥症

结膜干燥症主要由于结膜组织本身的病变而引起的结膜干燥现象。在正常情况下,泪腺和结膜杯状细胞分泌的泪液使结膜经常保持湿润,一旦上述的滋润机能遭到破坏,即出现结膜干燥症。

根据结膜病变的性质,该症可分为上皮性、实质性和斯耶格兰综合征三种类型。

一、上皮性结膜干燥症

(一)病因

上皮性结膜干燥症是由维生素A缺乏所致,多见于痢疾及热性疾患消耗维生素A较多的婴幼儿。也可因维生素A摄取不足(成年人每日最低摄取量为3000IU),如不合理的人工喂养及偏食或胃肠道吸收功能不良所引起。

(二)临床表现

两眼结膜失去光泽,弹性减退,眼球运动时出现结膜皱襞,与睑裂相应的球结膜部位近角膜缘处可见一三角形白色泡沫样斑块,称为Bitot斑,颞侧多见。同时出现夜盲症状,进一步发展,终于导致角膜软化症。

(三)治疗

全身给予大量维生素A、B、C,吃含有维生素多的肝、胡萝卜、牛奶等食物。局部滴抗生素眼药水以防感染并湿润眼球。

二、实质性结膜干燥症

(一)病因

(1)结膜广泛性的酸、碱腐蚀伤及烧伤形成了大量瘢痕。

(2)因沙眼、结膜天疱疮、白喉杆菌性结膜炎导致的副泪腺、杯状细胞萎缩,泪腺开口闭锁,结膜得不到泪腺的湿润而干燥。

(3)长期睑外翻或睑闭合不全,结膜暴露所致,称之为暴露性结膜干燥症。

(二)临床表现

患者有干燥感、眼痛,结膜失去光泽,球结膜形成皱襞,角膜干燥甚至上皮角化,视力减退,重者可以失明。

（三）治疗

对症处理,局部点人工泪液或0.5％甲基纤维素溶液以减轻症状。可行腮腺管移植术,但术后吃饭时流泪过多也很痛苦。对睑闭合不全者应治疗原发病,必要时行部分睑缘缝合术以保护角膜。

三、斯耶格兰(Sjogren)综合征

临床上常见有干燥性结膜角膜炎、口腔干燥及类风湿性关节炎等三种症状,以中老年女性多见。

四、干眼症的治疗

(一)人工泪液

干眼症的基本治疗方法是使用人工泪液,这些滴眼液中通常含有纤维素及衍生物、玻璃酸盐或是能增加水分和润湿眼表的人工聚合物。研究表明某些细胞因子对维持眼部正常泪液代谢起重要作用。许多含有细胞因子的人工泪液逐渐应用于临床,如贝复舒滴眼液治疗干眼效果明显。人工泪液经济、便利,从轻度干眼症治疗逐渐向中重度干眼症治疗方向发展,已成为主要治疗药物之一。

(二)糖皮质激素

随着对干眼症病理机制研究的深入,许多对因治疗开始应用,比如局部使用抗感染药物。该类激素长期使用可能引起眼压升高、白内障,仅适用于重度干眼症的短期治疗。

(三)免疫抑制剂

免疫抑制剂治疗结膜干燥引起的干眼症有较好的效果。美国食品与药品管理局(FDA)Ⅲ期临床试验结果显示,0.1％环孢素眼用乳浊液能减少结膜中T淋巴细胞的数目和白介素-6(IL-6)的水平,增加杯状细胞的数目,明显改善泪液产生和角膜荧光素染色评分。0.1％环孢素眼用乳浊液治疗慢性干眼症1～3年是安全的,具有良好耐受性,无全身性不良反应。

(四)二十烷基类化合物

二十烷基类化合物能刺激眼表面上皮细胞生成黏蛋白,而黏蛋白是泪膜的重要组成成分之一,它将疏水性角膜表面转化为亲水性,使泪液扩散在角膜表面形成光滑的化学平面,对保持角膜的湿润和维持泪膜的稳定起重要作用。

(五)自体血清

自体血清中含有许多抗菌因子,如IgG、溶菌酶和补体,有抑菌作用,同时含有维生素A和多种细胞因子,可改善眼组织营养,刺激细胞再生,加速组织修复。

(六)性激素

大量动物实验研究表明,性激素水平的降低可引起眼泪液分泌量和性质的改变,导致泪膜的结构和功能的异常,引发一系列眼表组织的病理性改变,产生干眼症。雌激素在一定程度上能影响泪腺的功能,其机制尚不清楚。性激素适用于绝经、衰老、抗性激素药物等引起的干眼症,但性激素的全身应用可导致较严重的不良反应。

五、干眼症的一般护理

(一)生活起居护理

1.保持良好的生活环境

通过使用室内加湿器、湿房镜来减少泪液的蒸发。在没有中央空调或暖气的房间,嘱患者

定时开窗通风,保持房间湿度在 40%～60%。若环境干燥或长期使用空调,都会使眼睛里的水分蒸发得更快,加重泪液流失,这样角膜就得不到湿润,整个眼球干燥无光,角膜上皮角化。外出戴防护眼镜或太阳镜。

2.保持良好的生活习惯

睡眠充足,保证睡眠质量,不熬夜。注意劳逸结合,工作 1～2 小时休息 15 分钟,将目光望向远方的物体并做眼保健操。经常眨眼,可以减少眼球暴露于空气中的时间,避免泪液蒸发。

3.饮食指导

注意饮食调理,摄入易消化、清淡、富含维生素 C 的食物,多吃豆制品、鱼、牛奶、核桃、青菜、大白菜、空心菜、西红柿及新鲜水果等。嘱患者早餐应吃好,以保证旺盛的精力;中餐应多食入蛋白质含量较高的食物,如精猪肉、牛奶、羊肉、动物内脏、鱼及豆类等;晚餐宜清淡,多食入富含维生素的食物,如各种新鲜蔬菜及水果,特别是柑橘类水果。

(二)用药指导

1.慎用药物

许多药物可引起干眼症,如镇静剂、安眠药、镇咳药、胃药、降压药物、避孕药等。如需要服药则必须告知医师病史。

2.正确使用眼药水

如果戴隐形眼镜,可用隐形眼镜专用的润湿液。滴眼药水时,取坐位或仰卧位,头略后仰,眼向上看。用手指或棉签拉开下睑,暴露下结膜囊,持眼药瓶滴入结膜囊内,将上睑轻提,使药液充盈整个结膜囊。在眉头部位接近眼球的地方用指头轻轻按摩 1～2 分钟,这样既可加快眼睛吸收药水的速度,也可避免药水堆积后流向鼻泪器官。勿将眼药水直接滴在角膜上,以避免角膜敏感所引起的闭眼反射,把眼药水挤出来。使用眼药水时,最好采取少量多次的方法,每次 1 滴或 2 滴。

(三)心理护理

初次就诊的患者因出现眼睛干涩、异物感及眼痛等症状,加之对该病缺乏认识,往往产生恐惧感,因此应耐心向患者解释本病的发病机制,帮助患者消除恐惧感。治疗时间较长的患者可出现焦虑心理,因此应多关心、体贴并安慰患者,引导患者在良好的心理状态下接受治疗。

(四)健康指导

在临床护理工作中,应将干眼症的相关因素、治疗及预防的知识作为重要的健康宣教内容,及时对患者进行讲解、指导,使其眼部不适症状减轻,避免病情加重,降低视力损害。

六、Sjogren 综合征的护理

(一)一般护理

1.保持病室适宜的温度及湿度

温度保持在 18～20℃,湿度保持在 50%～60%,光线宜暗。

2.卧床休息

待病情好转后逐渐增加活动量,角膜炎者出门宜戴有色眼镜。

3.饮食

宜进食富有营养的清淡软食,忌食辛辣及过热、过冷、过酸等刺激性食物,忌烟酒,多吃水果和蔬菜,多饮水,保持大便通畅。

4.消毒隔离

治疗室及病室每日用消毒液消毒 2 次,被褥每 2 周曝晒 1 次,以防重复感染。

(二)心理护理

因患者对疾病不了解,当得知诊断时往往表现为猜疑、悲观、恐惧等不同的心理反应。护士应耐心向患者介绍有关疾病的治疗,以消除其不良心理,积极配合治疗与护理。

(三)眼睛干燥的护理

眼睛干燥是本病最常见的一种临床表现,患者常常出现眼睛异物感、烧灼感,或眼前幕状遮蔽感觉,针对这些症状让患者避免强光刺激,外出戴遮阳镜、遮阳伞。坚持每日用生理盐水冲洗眼部,以保持其湿润,必要时给患者滴入眼药水或人工泪液,但不使用可的松眼膏,防止角膜溃疡穿孔。在患者闲余时,嘱其尽量减少看书、看报、时间,注意眼睛的休息。少数患者由于眼部的干燥发生霉菌与细菌感染,这时应给患者应用抗生素治疗。

(四)用药的护理

Sjogren 综合征目前尚无有效的根治方法,仍以对症治疗和替代治疗或将要发生的问题给予护理。如用免疫抑制剂药物,需要观察是否有中性粒细胞减少,服用糖皮质激素时注意患者的血压是否升高,有无血尿、腹痛、腹胀及细菌、霉菌感染。由于长期服用激素,有骨质疏松现象,因此,避免患者跌倒出现骨折,适量给患者补充钙剂,在日常生活饮食中,也可多食用含钙多的食物。如服用非甾体抗感染药物应注意其胃黏膜的保护。

(五)出院指导

Sjogren 综合征病程长,易复发,出院后还需要继续用药。患者存在心理负担重,情绪低落,不愿理睬别人,我们及时把握住患者的心理状态,并对其进行心理疏导,同情、关心体贴患者,消除患者的不良心理因素,同时,在患者出院前进行详细的指导,给患者讲解疾病的有关知识、用药目的及注意事项。让患者遵医嘱服用泼尼松时,不要随意停药,教会其滴眼、滴鼻的方法,注意口腔清洁,保持愉快心情,适当锻炼身体,增强机体抵抗力,定期复查,如有不适随时就诊。

第十七章　角膜病的护理

第一节　角膜软化症

角膜软化症又称维生素 A 缺乏性眼病,是维生素 A 严重缺乏的眼部表现。结膜和角膜上皮出现干燥性变性,进一步引起角膜基质崩溃和坏死。多双眼受累,但程度不一,常见于虚弱多病、营养不良的婴儿。目前此病已少见。

一、病因

平时多见于婴幼儿时期,人工喂养不当或食物中维生素 A 含量过少,或由于长期腹泻而造成摄入量不足;也可发生在急性热性传染病后,特别是麻疹、肺炎等热病时,维生素 A 消耗量增多,加之食欲不振、忌口等,摄取量减少时。战时,在激烈的战斗中,如出现含维生素食物供应困难,也有发生本病的可能。

二、临床表现

(一)全身症状

表现为严重营养不良,身体虚弱消瘦,声音嘶哑、皮肤干燥,毛发干而脆,呼吸道、消化道等黏膜上皮变性,结果可出现支气管炎、肺炎及腹泻等。

(二)眼部表现

除双眼畏光不愿睁眼以外,眼部病变经过可分为四个阶段。

1.夜盲期

夜盲是维生素 A 缺乏的早期症状。此期外眼正常,仅自觉在光线暗或黑夜之中行动困难,是暗适应功能下降的结果。婴幼儿年龄太小,很难自述被发觉;而成年人夜盲,则应与其他原因所致夜盲如视网膜色素变性等相鉴别。

2.干燥前期

球结膜表面失去光泽,角膜表面也变得暗淡无光。继而球结膜失去原有的弹性,当眼球转动时围绕角膜缘的球结膜呈同心环形皱襞,角膜感觉减退。

3.干燥期

此期球结膜呈显著的干燥状态,在睑裂区角膜两侧的球结膜上,出现肥皂泡沫状的银白色三角形斑,叫结膜干燥斑或毕托(Bitot)斑;此斑不为泪液湿润,且冲洗不掉,但易被擦去,稍等片刻后又再度出现。角膜完全失去光泽,并呈灰白色雾状混浊。角膜感觉几乎完全消失,怕光。此期如不及时治疗,病情将急剧恶化而进入角膜软化期。

4.角膜软化期

是病变发展的最严重阶段。球结膜增厚而且粗糙,如同皮肤。角膜感觉消失;基质呈弥漫性灰白色混浊。继之角膜上皮脱落,基质坏死,形成溃疡,前房积脓。角膜可迅速穿孔,虹膜脱出。轻者愈合形成粘连性角膜白斑;重者可演变成眼球萎缩或角膜葡萄肿而失明。

三、治疗

(一)全身治疗

轻者口服浓缩鱼肝油或鱼肝油丸。同时给予含维生素 A 丰富的食物,如猪肝、羊肝、蛋、奶类、胡萝卜、红辣椒、南瓜、番茄、波菜等。重者或有消化系统疾病,口服不能吸收时,可肌内注射维生素 D 0.5～1.0mL(每 0.5mL 含维生素 A2500U、维生素 D2500U)每日或隔日 1 次。

(二)眼局部治疗

在干燥期以前,应用鱼肝油点眼可湿润干燥的结、角膜。抗生素及磺胺类眼药水及眼膏点眼,以防止角膜继发感染。在角膜软化期,应按角膜溃疡及并发虹膜睫状体炎的治疗原则进行处理。

四、预防

本病完全可以预防。对婴幼儿应提倡人乳喂养,对高热、腹泻的患儿,应注意维生素 A 食品的补充。在部队,军医应关心战士的食谱和维生素的供应情况,特别是高原、边防和特殊地区执行任务的部队。

五、护理

(1)家长树立战胜其孩子疾病的信心,积极配合医师治疗。

(2)遵医嘱全身及眼部使用维生素 A,如深部肌肉注射,每次 1mL,每日 1 次,持续 1 周以上。眼部可使用抗生素眼药水预防感染。在补充维生素 A 时要在医师的指导下使用,因为维生素 A 摄入过量易导致中毒,当患儿出现头痛、恶心、嗜睡等症状时应及时与医师联系。

(3)滴眼时,动作要轻柔,切勿用手挤压眼球,避免因人为因素造成眼压增高,导致角膜穿孔和眼内容物脱出。注意眼部卫生,不用不洁的手及手巾揩擦眼部,以免眼部感染加重病情。

(4)同时向家长宣讲合理的喂养,让家长注意及时添加辅食,添加辅食应从小量、易消化开始,逐渐增加,一次添加一种,待适应后再加另一种,不可操之过急。可多吃含维生素 A 丰富的食物,如动物肝脏、胡萝卜等,并应注意合理烹饪,尽量减少营养成分的丢失。同时应适当逐渐添加鸡蛋、鱼类、豆制品、肉类、菜泥、果汁等。如添加不当,可出现食欲不振、消化不良、腹泻等,所以添加辅食应交替进行。

(5)小儿生性好动、顽皮,护理人员及家长应严密监护此类儿童,防止小儿跑跳、跌跤、揉眼等。由于患儿年龄不同,对能够语言沟通的患儿应尽量多陪患儿说说话,使其对医护人员产生信任感、依赖感,鼓励患儿战胜疾病的信心,对年龄偏小的婴幼儿应常抚摸他们的额头,与他们逗笑、玩耍,用肢体语言的方式与患儿交流,促使其早日康复。

第二节　角膜变性

角膜变性,一般是指角膜营养不良性退行性变引起的角膜混浊。病情进展缓慢,病变形态各异。常为双侧性,多不伴有充血、疼痛等炎症刺激症状。仅部分患者可发生在炎症之后。病理组织切片检查,无炎性细胞浸润,仅在角膜组织内,出现各种类型的退行性变性。如脂肪变性、钙质沉着玻璃样变性等。确切的原因不明,有的表现为家族遗传性。

一、老年环

老年环是最常见的一种双侧性角膜周边变性。其表现是在角膜周边前弹力层及基质层内,呈灰白色环状混浊,宽 1.5～2.0mm,与角膜缘之间相隔着一透明带。常发生于 50 岁以上的正常人。有时也可发生在青壮年时期,称青年环。病理学上表现为角膜基质层内有浓密的类脂质点状沉积。年轻患者往往伴有血液中胆固醇增高现象。此病不影响视力,无自觉症状。

二、角膜边缘变性

角膜边缘变性又称 Terrien 病,病因不明,比较少见,通常为双侧性,常见于中年或老年人。初期,在角膜上方边缘处先出现点状混浊,后渐形成半月形沟状凹陷,基质变薄,表面有新生血管和完整的上皮层覆盖。近中央侧边缘锐利,呈白线状。由于沟部组织变薄,在眼内压影响下,可逐渐发生膨隆,常因角膜高度散光而影响视力。当不能承受眼内压力或受到轻微外伤时,可发生穿孔或角膜破裂,并伴有虹膜脱出。病理学上表现为角膜胶原纤维变性和脂肪浸润。

治疗:首先告诉患者不能用力揉眼,更要预防意外碰伤。重者可行板层角膜移植术,修补和加固角膜变性区。

三、角膜带状变性

角膜带状变性又名角膜带状病变,是发生于睑裂部位的角膜暴露区,表现在角膜上皮层下前弹力层处呈灰色带状混浊。混浊首先发生在 3 点和 9 点处角膜缘,与角膜缘周边相隔一狭窄透明区。然后混浊由两侧向中央扩展,最终连接,形成中部狭窄、两端较宽、横贯睑裂的带状混浊区。病变部位常伴有钙质沉着的白色钙化斑。最后病变可侵犯到角膜基质层和出现新生血管。晚期可出现刺激症状。本病常为绝对期青光眼、葡萄膜炎和角膜炎后的并发症,也可发生在已萎缩的眼球上。亦可见伴有高血钙症的全身病(如维生素 D 中毒、副甲状腺功能亢进等);与遗传有关的原发性带状角膜病变较为少见。

治疗:早期可在刮除角膜上皮后,试点用 0.2%～0.5% 依地酸钙钠(EDTA－Na)眼药水。晚期如有视功能存在或为了美容目的,混浊限于基质浅层者,可行板层角膜移植术。

四、家族性角膜营养不良

是一组侵犯角膜基质的遗传性角膜病变或角膜变性。

(一)颗粒状营养不良

是 GroenouwⅠ型,常染色体显性遗传,双眼对称。表现在角膜中央区浅层基质内,呈现白色点状混浊、形态各异的变性改变;混浊病变间的角膜基质透明。本病多开始于 20 岁以前,青春期明显加重,呈进行性,偶尔病变可侵犯到基质深层。

(二)斑状营养不良

是 GroenouwⅠ型,常染色体隐性遗传,双眼发病。表现在全厚基质层内出现各种各样的混浊斑点。混浊区角膜轻度隆起,斑点间基质呈现轻微的弥漫性混浊,病变可扩展到角膜周边,混浊点可逐年增多。有间歇性刺激症状。晚期角膜上皮和前弹力层可受侵犯。青春期发病,进行缓慢,但中年后视力可明显减退。

(三)格子状变性

又称 Haab—climmer Biber 病。常染色体显性遗传。双眼受累。病变限于角膜基质浅层,除斑点状混浊外,还存在微丝状混浊线,错综交叉成格子状或蜘蛛网状。多在幼年发病、病程缓慢。病变可侵犯上皮层,破溃后形成慢性溃疡,晚期可伴有新生血管。多在中年后视力显著减退。

治疗:无特殊药物治疗办法,可根据病变和视力损害程度,选择板层或穿透角膜移植手术,以增进视力。

五、Fuchs 内皮营养不良

又称角膜滴状变性。有家族倾向,为常染色体显性遗传病。常见于 50 岁以上妇女,多侵犯双眼。病程进展缓慢,可长达 10～20 年。主要由于内皮功能自发性代偿失调,或角膜外伤,不适当的角膜放射状切开,白内障、青光眼等内眼手术后所造成的角膜内皮损伤、功能失调所致。开始表现为角膜滴状变性,最后导致角膜基质层及上皮层水肿、混浊。上皮下出现水泡,形成所谓大泡性角膜病变。当水泡破裂后,出现眼痛、怕光、流泪、异物感等症状,视力明显减退或丧失。组织学检查,可发现后弹力层变肥厚,内皮细胞变薄,并伴有色素沉着。

治疗:早期可点用高渗剂眼药水,能缓解症状,改善视力。晚期需行角膜移植术。

六、护理

此病为遗传性疾病,患者对自己疾病的愈后持悲观态度,在做好患者基础护理的前提下,我们着重做好患者的心理护理。

(1)对新入院的患者热情接待,详细介绍入院须知,让患者尽快熟悉环境,以积极的心态适应角色的转换。帮助患者建立良好的人际关系,包括医患关系、护患关系、患者与患者之间的关系等。

(2)对焦虑、烦躁的患者我们主动与他们交朋友,促膝谈心,从工作、家庭、生活等方面入手聊天,让患者对我们确立基本的信任。对自己病情提出疑问的患者,做好科学的解释工作,缓解他们的身心压力。

(3)角膜变性属于遗传性疾病,患者对自身病情易产生悲观情绪,我们在协助医师做好治疗的前提下,一方面加强与患者的心理沟通,以严谨、热情的工作态度,耐心细致的工作作风,最大限度地取得患者的信任,使他们视护士为亲人,有什么心里话愿意对护士说;另一方面我们积极与患者的单位、家属、朋友取得联系,让他们时常探望、细心照顾患者,给予患者更多的关爱,让患者有归属感,以利于患者病情的稳定与恢复。

(4)对于出现躁狂等精神症状的患者,密切观察,一旦有初期表现立刻报告医师,及时应用镇静剂,杜绝精神症状而致伤害或影响治疗的情况发生。

第三节　角膜先天异常

一、大角膜

先天性大角膜是指角膜直径超过 12mm 以上,但眼压不高,角膜透明,弯曲度正常,角膜缘变宽,虹膜后移,前房较深,瞳孔略大,晶体无混浊。常伴有屈光不正,亦可有正常视力。病情为非进行性,常为双眼,男性多见,系家族遗传性疾病。因常与大眼球相伴随,故应与先天性青光眼的"牛眼"或"水眼"状态相鉴别。

二、小角膜

先天性小角膜是指角膜直径在 10mm 以下,角膜弯曲度增大,前房浅。常伴有高度屈光不正或弱视,亦有保持正常视力者。小角膜常是眼球的组成部分,眼球发育一般是完全的,但亦可伴有虹膜、脉络膜缺损,眼球震顿和继发性青光眼。

三、圆锥角膜

是一种先天性的发育异常,为常染色体隐性遗传疾病。发病始于青春期,首先表现为近视性散光;角膜中央区逐渐变薄、膨隆,呈圆锥状突出,发展缓慢,常双眼受累,一眼可先发病。晚期后弹力层可随时破裂,房水进入角膜基质,因而可突然发生急性角膜水肿、混浊。由于愈合后会遗留线纹状瘢痕,使视力更趋下降。早期戴接触镜矫正视力当视力不能矫正或中央区角膜混浊、圆锥进行性发展时,行角膜移植术。

四、角膜皮样囊肿

角膜皮样囊肿是一种先天性的肿瘤,可累及来源于中胚叶或外胚叶的组织,通常出现于角、巩膜缘处,特别常见于颞下侧。侵犯角膜和巩膜。肿物表面光滑,呈黄红色圆形状。一般视力不受影响。可行手术切除,同时进行板层角膜移植术。

第十八章　青光眼的护理

第一节　概述

一、定义

青光眼是一组以视神经凹陷性萎缩和视野缺损为共同特征的疾病,病理性眼压增高是其主要危险因素。青光眼视神经萎缩和视野缺损的发生和发展与眼压升高程度和视神经对压力损害的耐受性有关。青光眼是主要致盲眼病之一,其有一定遗传趋向。在患者的直系亲属中,10%～15%的个体可能发生青光眼。

二、正常眼压及影响眼压的因素

眼球内容物对眼球壁所施加的压力称为眼内压(简称眼压)。维持正常视功能的眼压称正常眼压。在正常情况下,房水生成率、房水排出率及眼内容物的体积处于动态平衡,这是保持正常眼压的重要因素。如果这三者的动态平衡失调,将出现病理性眼压。我国人正常眼压平均值为 16mmHg(1mmHg=0.133kPa),标准差 3mmHg。从统计学概念也就将正常眼压定义在 1.33～2.79kPa(10～20mmHg)之间(均数±2 倍标准差),但实际上正常人群眼压并非呈正态分布,因此,不能机械地将眼压高于 21mmHg 认为是病理值。

三、病理性眼压的范围

如果房水通道的任何部位受阻,将导致眼压升高。正常人在一天 24 小时内眼压有轻微的波动,一般傍晚最低,夜间休息后眼压逐渐上升,至清晨醒前最高,起床活动后又慢慢下降,眼压波动范围不超过 0.665kPa(5mmHg),双眼眼压也基本相等,或差别不大。如 24 小时眼压差超过 1.064kPa(8mmHg),最高眼压超过 2.793kPa(21mmHg)或双眼眼压差大于 0.665kPa(5mmHg)时,应视为异常,需要进一步检查。

高眼压、视盘微循环障碍是引起青光眼性视盘凹陷症、视野损害的主要原因。高眼压虽然是青光眼损害的重要因素,但不是绝对的。在临床上,有些患者眼压虽已超越统计学的正常高限,但经长期观察,并不出现视盘和视野损害,称为高眼压症。部分患者眼压在正常范围,却发生了青光眼典型的视神经萎缩和视野缺损,称为正常眼压青光眼(NTG),说明高眼压并非都是青光眼,而正常眼压也不能排除青光眼。

四、眼压之外的青光眼危险因素

有部分患者在眼压得到控制后,视神经萎缩和视野缺损仍然进行性发展,提示除眼压外,还有其他因素参与青光眼的发病。种族、年龄、近视眼及家族史,以及任何可引起视神经供血不足的情况,如心血管疾病、糖尿病、血液流变学异常,也可能是青光眼的危险因素。

五、青光眼的诊断

尤其是早期诊断取决于全面的检查。包括病史、屈光状态、眼压、眼压描记、前房角、眼底、视野检查等。目前原发性开角型青光眼的早期诊断更多地依赖于眼底视盘及视网膜神经纤维层的检查、动态和静态视野检查以及电生理辅助检查,如光栅对比敏感度、图形视网膜电流图、图形视觉诱发电位和色调试验等。另外,原发性闭角型青光眼早期阶段,眼压、视盘和视野检查可以是正常的,这就需要临床观察及反复检查,可侧重于周边前房深度及前房角镜检查。

六、青光眼的分类

根据前房角形态(开角或闭角)、病因机制(明确或不明确),以及发病年龄三个主要因素,一般分为三大类。

(一)原发性青光眼

1.闭角型青光眼

(1)急性闭角型青光眼(虹膜膨隆型)。

(2)慢性闭角型青光眼(虹膜膨隆型、虹膜高褶型)。

2.开角型青光眼

(1)慢性单纯性青光眼。

(2)正常眼压性青光眼。

(二)继发性青光眼

(三)先天性青光眼

(1)婴幼儿性青光眼。

(2)青少年性青光眼。

(3)先天性青光眼伴有其他先天异常。

第二节　原发性青光眼

原发性青光眼是指病因机制尚未完全阐明的一类青光眼。是一种常见致盲眼病,其发病率约为1%,40岁以上的发病率约为2.5%。我国目前的青光眼致盲人数占全体盲人的5.3%~21%,平均为10%,国外为15%。

一、急性闭角型青光眼

急性闭角型青光眼以往称为急性充血性青光眼,是老年人常见眼病之一。多见于女性和50岁以上老年人,男女之比约为1∶2。常两眼先后(多数在5年以内)或同时发病。

(一)病因与发病机制

急性闭角型青光眼的发病机制主要与虹膜膨隆、瞳孔阻滞、房角狭窄、闭锁等因素有关。

1.解剖因素

闭角型青光眼多发于远视眼、小眼球、小角膜,晶状体相对较大,晶状体与虹膜间的间隙较窄,虹膜膨隆,止端靠前,睫状体厚而短,因而房角窄,前房浅。随着年龄增长,晶状体增大,进一步引起晶状体—虹膜隔向前移位,前房则更浅,房角更窄。正常情况下晶状体与虹膜有接触面,形成生理性瞳孔阻滞,当后房压力增加时,此接触面开放房水间歇性地进入前房。当接触面增大时,房水从后房流经晶状体与虹膜之间的阻力就会增大,产生病理性瞳孔阻滞,导致后房房水的压力升高,特别是当瞳孔轻度散大(4~5mm)时存在瞳孔阻滞,周边虹膜又比较松弛,因此周边虹膜被推向前,与小梁网相贴,以致房水排出受阻,引起眼压升高。这就是虹膜膨隆型青光眼眼压升高的机制。

2.诱发因素

一般认为与血管神经的稳定性有关。闭角型青光眼的发作,往往出现在情绪波动如悲伤、愤怒、精神刺激、用脑过度、极度疲劳、气候突变,以及暴饮暴食等情况下。引起血管神经调节中枢发生故障致使血管舒缩功能失调,睫状体毛细血管扩张,血管渗透性增加,房水增多,后房压力升高,并在有解剖因素的基础上,睫状体充血水肿使房角阻塞加重,眼压急剧升高,导致青光眼的急性发作。

(二)分期与临床表现

1.临床前期

一眼已发生急性闭角型青光眼,另一眼前房浅,房角窄,但眼压正常,无自觉症状,属临床前期。

2.前驱期

在急性发作之前,患者往往在情绪波动、脑力或体力过度疲劳,阅读过久或看电视、电影之后,感觉有轻度头痛、眼胀、恶心、视朦、一时性虹视,休息后自行缓解,称为前驱期。以后这种小发作越来越频繁,最后终于急性大发作。

3.急性发作期

(1)症状由于眼压突然上升,患者突然感到剧烈的眼胀痛、头痛。视力显著下降,仅眼前指数、光感或无光感。由于迷走神经反射,可伴有恶心、呕吐,易误诊为急性胃肠炎或颅内疾患。应详细询问病史及检查,加以鉴别。

(2)混合充血明显伴有结膜表层血管充血怒张,有时有轻度眼睑和结膜水肿。

(3)角膜水肿呈雾状混浊,有时上皮发生水泡,知觉减退或消失,角膜后可有色素沉着。

(4)前房甚浅前房角闭塞,房水中可见细胞色素颗粒飘浮,甚至有纤维蛋白性渗出物。

(5)瞳孔散大呈竖椭圆形,对光反应消失,是由于支配瞳孔括约肌的神经麻痹所致。因屈光间质水肿,瞳孔呈青绿色反应,故名青光眼或绿内障。

(6)眼压急剧升高多在 6.65kPa(50mmHg)以上,最高可达 9.31~10.64kPa(70~80mmHg)以上,触诊眼球坚硬如石。

(7)虹膜瘀血肿胀纹理不清、病程较久者,虹膜大环的分支被压,血流受阻,虹膜色素脱落,呈扇形萎缩,或称节段性虹膜萎缩。

(8)眼底因角膜水肿不能窥见,滴甘油2~3滴后,角膜水肿暂消退,可见视盘充血,静脉充盈,视盘附近视网膜偶尔有小片状出血,有时可见动脉搏动。

(9)滴甘油后做前房角镜检查,可见前房角全部关闭,虹膜与小梁网紧贴。

(10)晶体的改变由于眼压急剧上升,晶体前囊下可出现灰白色斑点状、棒状或地图状的混浊,称为青光眼斑。眼压下降也不会消失,作为急性发作的特有标志而遗留。青光眼斑、虹膜扇形萎缩和角膜后色素沉着,称为青光眼急性发作后的三联征。

4.间歇期

急性发作的病例,大多数经过治疗或者极少数未经治疗,症状消失,关闭的房角重新开放,眼压降至正常,病情可以得到暂时缓解,局部充血消失,角膜恢复透明,视力部分或完全恢复。个别短期无光感的病例,若及时降低眼压,尚可恢复一些有用视力。但这些情况只是暂时的,如不及时进行手术治疗,随时仍有急性发作的可能。此期称为急性闭角型青光眼缓解期,若及时施行周边虹膜切除术,可防止急性发作。

5.慢性期

是由没有缓解的急性发作期迁延而来。眼局部无明显充血,角膜透明,瞳孔中等度散大,常有程度不同的周边虹膜前粘连(通常＞180°),眼压中度升高,4.66～6.65kPa(35～50mmHg)。晚期病例可见视盘呈病理性凹陷及萎缩,部分病例可见动脉搏动、视力下降及青光眼性视野缺损。

6.绝对期

一切持久高眼压的病例最终均可导致失明。

(三)诊断与鉴别诊断

急性发作期的诊断主要根据以下几点:

(1)自觉症状伴有剧烈的眼胀痛、头痛、恶心、呕吐等。一些病例尚有便秘和腹泻症状。

(2)视力急剧下降。

(3)眼压突然升高,眼球坚硬如石。

(4)混合性充血明显。

(5)角膜呈雾样水肿,瞳孔呈卵圆形散大,且呈绿色外观。

(6)前房浅,前房角闭塞。

鉴别诊断:急性闭角型青光眼急性发作时,伴有剧烈头痛、恶心、呕吐等,有时忽略了眼部症状而误诊为急性胃肠炎或神经系统疾病。急性发作期又易与急性虹膜睫状体炎或急性结膜炎相混淆,三者的特点如下以资鉴别。

1.急性结膜炎

(1)症状:异物感。

(2)视力:正常。

(3)分泌物:有。

(4)充血:结膜充血。

(5)角膜:透明。

(6)前房深浅:正常。

(7)房水:正常。

(8)瞳孔:正常。

(9)眼压:正常。

2.急性虹膜炎

(1)症状:眼痛及睫状体压痛。

(2)视力:减退。

(3)分泌物:五。

(4)充血:睫状充血。

(5)角膜:有 KP。

(6)前房深浅:正常。

(7)房水:浑浊。

(8)瞳孔:小。

(9)眼压:正常或偏高。

3.急性闭角型青光眼

(1)症状:剧烈偏头痛,眼胀痛伴有恶心、呕吐。

(2)视力:显著减退。

(3)分泌物:无。

(4)充血:混合充血。

(5)角膜:水肿,雾状混浊。

(6)前房深浅:甚浅。

(7)房水:轻度混浊。

(8)瞳孔:大。

(9)眼压:明显增高。

(四)治疗

急性闭角型青光眼是容易致盲的眼病,必须紧急处理。其治疗原则是:①应先用缩瞳剂、β肾上腺能受体阻滞剂及碳酸酐酶抑制剂或高渗剂等迅速降低眼压,使已闭塞的房角开放;②眼压下降后及时选择适当手术以防止再发。

1.药物治疗

(1)局部治疗。

缩瞳剂:缩瞳药使瞳孔括约肌收缩,瞳孔缩小,将周边虹膜拉平,与小梁网分开,房角得以重新开放,房水能顺利排出。常用缩瞳药物有:①1%～2%毛果芸香碱(匹罗卡品),对发病不久的病例,常用1%～2%毛果芸香碱每15分钟滴眼1次,连续2～3小时,至瞳孔缩小接近正常时,可改为1～2小时1次,或每日4次。②0.25%～0.5%毒扁豆碱(依色林),缩瞳作用比较强,有人主张在发作期开始半小时内先滴毒扁豆碱4～5次,然后再滴毛果芸香碱,治疗效果较好。也可与毛果芸香碱交替使用。但由于此药有刺激性,不宜长期使用。如频繁点眼易引起局部充血,并有招致眼压升高的危险,故应慎用。此药宜放置有色瓶中避光保存,若已变色不可再用。

β—肾上腺素能受体阻滞剂:常用 0.25%～0.5%噻吗心胺溶液。

(2)全身治疗。

碳酸酐酶抑制剂:能抑制睫状突中碳酸酐酶的产生,从而减少房水的生成,使眼压下降。常用的有:①乙酰唑胺,首次剂量 500mg,以后每 6 小时 1 次,每次 250mg,服用 1 小时眼压开始下降,可持续 6～8 小时。此药系磺胺类衍生物,故应服等量的碳酸氢钠,服此药后钾离子排出增加,有产生手足麻木的不良反应,应服 10%氯化钾 10mL,每日 3 次。此药虽可暂时降低眼压,却无开放已闭塞房角的作用,容易造成治愈错觉,失去早期手术治疗的时机,以致造成房角永久粘连。因此对急性闭角型青光眼不宜长期使用,且应与缩瞳剂合并使用。②双氯磺胺或称二氯苯磺胺,又称眼压平,首剂 100mg,以后每次 25～50mg,每 6～8 小时 1 次,不良反应较乙酰唑胺轻。

高渗疗法:高渗溶液可增加血浆渗透压,将眼球内的水分排出,眼压随之下降。高渗药物降压的作用迅速,但不能阻止房角粘连,故必须与缩瞳药同时应用。①甘油:为一种简便安全的高渗降压药,每千克体重 1～1.5g,加等量生理盐水,一次服下,一般剂量为 50%溶液 100～150mL,服后半小时开始降压,可维持 4～6 小时,部分患者服后发生口渴、恶心、上呼吸道烧灼和头昏症状,但为时短暂,且可耐受。严重呕吐及糖尿病患者不宜应用。②甘露醇:每千克体重 1～2g,静脉点滴,一般为 250～500mL,在 30～60 分钟滴完,滴注后半小时眼压开始下降,可维持 3～4 小时。静脉输入甘露醇后可出现多尿、口渴或颅内压降低所引起的恶心、头痛、头昏等症状,这些症状在输液停止后迅速消失。③尿素:按每千克体重 1～1.5g 计算,用 10%转化糖配成 30%溶液,以每分钟 45～60 滴作静脉滴注,滴注后半小时眼压开始下降,可维持 5 小时,作静脉注射时,切不可漏出血管之外,否则易致组织坏死。尿素是所有高渗药物中作用最强者,但不良反应较大如头痛、血压突然升高等,对有严重心、肝、肾疾病及高血压患者禁用。④50%高渗葡萄糖 100mL 静脉推注,有心、肾疾病及糖尿病者禁用。

其他药物:①吲哚美辛:有抑制前列腺素合成的作用,具有消炎、解热、止痛作用。因此术前用吲哚美辛 25mg,每日 3 次,对减轻术后反应及降低眼压均有一定作用。②呕吐剧烈者可肌内注射氯丙嗪 25mg。烦躁不安者可用苯巴比安 0.03～0.1g 口服或肌内注射,疼痛剧烈者可用吗啡皮下注射。

2.手术治疗

急性闭角型青光眼虽可用药物治疗使急性发作缓解,达到短期降压的目的,但不能防止再发。因此眼压下降后应根据病情,特别是前房角情况,尽快选择周边虹膜切除术或滤过性手术。

若停药 48 小时眼压不回升,房角功能性小梁网 1/2 以上开放以及青光眼临床前期,可施行周边虹膜切除术。对于眼压控制不到正常范围,房角已发生广泛前粘连者,应考虑做滤过性手术或小梁切除术。

二、慢性闭角型青光眼

(一)病因与发病机制

慢性闭角型青光眼,可发生于成年人的各年龄组,无明显性别差异。眼局部解剖特点与急性闭角型青光眼相似。情绪紊乱、过度疲劳,可为眼压升高的诱因。

(二)临床表现

1.症状

多数患者有反复发作的病史。其特点是有不同程度的眼部不适,发作性视朦与虹视。冬秋发作比夏季多见,多数在傍晚或午后出现症状,经过睡眠或充分休息后,眼压可恢复正常,症状消失。少数人无任何症状。

2.前房

通常眼局部不充血,前房常较浅,如系虹膜高褶则前房轴心部稍深或正常,而周边部则明显变浅。

3.前房角

病眼均为窄角,在高眼压状态时,前房角部分发生闭塞,部分仍然开放。早期病例,当眼压恢复正常后,房角可以完全开放,但是反复发作后,则出现程度不同的周边虹膜前粘连。至晚期房角可以完全闭塞。

4.眼压

患者眼压升高为突然发生。开始一段时间的发作具有明显的时间间隔,晚上仅持续 $1\sim2$ 小时或数小时,翌日清晨,眼压完全正常,随着病情发展,这种发作性高眼压间隔时间愈来愈短,高眼压持续时间愈来愈长。一般眼压为 $5.32\sim7.98$ kPa($40\sim60$ mmHg),不像急性闭角型青光眼那样突然升得很高。但是在多次发作后,眼压就逐渐升高。

5.眼底改变

早期病例眼底完全正常,到了发展期或晚期,则显示程度不等的视网膜神经纤维层缺损,视盘凹陷扩大及萎缩。

6.视野

早期正常,当眼压持续升高,视神经受损,此时就会出现视野缺损。晚期出现典型的青光眼视野缺损。

(三)诊断与鉴别

诊断具有典型表现病例的诊断并不困难。症状不典型时,关键在于观察高眼压下的前房角状态。当眼压升高时房角变窄,周边虹膜前粘连在各象限程度不一致,甚至在部分房角依然开放,而眼压下降至正常时,房角就变宽了。因此观察高眼压和正常眼压下的前房角状态,将有助于与开角型青光眼的鉴别。只有在具有正常眼压、视盘与视野,而房角窄但完全开放的可疑开角型青光眼,需要选择暗室试验、俯卧试验、散瞳试验等激发试验以助诊断。

4.治疗

(1)药物治疗药物可使高眼压暂时缓解,但不能阻止病变的继续发展,有些患者甚至在坚持用缩瞳剂治疗情况下,仍会出现眼压急性升高。

(2)手术治疗早期,周边虹膜后粘连出现之前,采用周边虹膜切除术。晚期,当房角大部分闭塞时,应做小梁切除术或滤过性手术。

三、开角型青光眼

也称慢性单纯性青光眼。此类青光眼较常见,多见于中年人以上,青年人亦可发生,常为双侧性,起病慢,眼压逐渐升高,房角始终保持开放,多无明显自觉症状,往往到晚期视力、视野有显著损害时,方被发现,因此早期诊断甚为重要。

(一)病因与发病机制

开角型青光眼的病因及病理改变迄今尚未完全了解。这类青光眼的前房角是开放的,大都是宽角,其发病原因可能是由于小梁网、Schlemm 管或房水静脉出现变性或硬化,导致房水排出系统阻力增加。阻碍的部位大多在小梁网,少部分在房水排出通道的远端。近年来对青光眼标本进行光镜和电镜观察,发现在 Schlemm 管壁内皮下及内皮网间隙中沉淀大量斑状物—酸性黏多糖蛋白复合物,这些斑状物的量与房水流畅系数有明显的负相关关系。

研究还表明,开角型青光眼房水排出阻力主要在于 Schlemm 管本身,管腔变窄、进行性萎缩闭塞,使房水流出阻力增加,是导致眼压升高的主要原因。

(二)临床表现

发病初期无明显不适,当发展到一定程度后,方感觉有轻微头痛、眼痛、视物模糊及虹视等,经休息后自行消失,故易误认为视力疲劳所致。中心视力可维持相当长时间不变,但视野可以很早出现缺损,最后由于长期高眼压的压迫,视神经逐渐萎缩。视野随之缩小、消失而失明。整个病程中外眼无明显体征,仅在晚期瞳孔有轻度扩大,虹膜萎缩。

(三)诊断

慢性单纯性青光眼早期诊断对保护视功能极为重要。

1.病史

详细询问家庭成员有无青光眼病史,对主诉头痛、眼胀、视力疲劳特别是老视出现比较早的患者,老年人频换老视眼镜等,应详细检查及随访。

2.眼压

在早期眼压不稳定,1天之内仅有数小时眼压升高。因此,测量 24 小时眼压曲线有助于诊断。随着病情的发展,基压逐渐增高。当基压与高峰压之间的差值甚小或接近于零时,就意味着本病发展到最后阶段。

眼压描记:开角型青光眼患者的房水排出流畅系数降低,因而眼压描记时房水流畅系数 C 常低于正常值。C 值正常范围为 0.19～0.65,病理范围<0.13。压畅比 Po/C,正常范围<100,病理范围>120。

3.眼底改变

视盘凹陷增大是常见的体征之一。早期视盘无明显变化,随着病情的发展,视盘的生理凹陷逐渐扩大加深,最后可直达边缘,形成典型的青光眼杯状凹陷。视盘因神经纤维萎缩及缺血呈苍白色,正常人视盘杯/盘比常在 0.3 以下,若超过 0.6 或两眼杯/盘比之差超过 0.2,应进一步做排除青光眼检查。亦要注意与先天异常鉴别。视盘邻近部视网膜神经纤维层损害是视野缺损的基础,它出现在视盘或视野改变之前,因此,可作为开角型青光眼早期诊断指标之一。检查时,要充分散瞳和使用足够亮度的无赤光道直接检眼镜。早期青光眼,上、下颞侧弓状走行的神经纤维层中,可发现呈暗黑色的细隙状或楔状局限性小缺损。晚期则呈普遍弥漫性萎缩,视网膜呈黄色、颗粒状及血管裸露。

4.视野

开角型青光眼在视盘出现病理性改变时,就会出现视野缺损。

(1)中心视野缺损:早期视野缺损主要有旁中心暗点及鼻侧阶梯状暗点(Ronne 鼻侧阶梯),前者位于 Bjerrum 区或在固视点之旁;后者表现为与生理盲点不相连的暗点,并向中心弯曲而形成弓形暗点(Bjerrum 暗点),最后直达鼻侧的中央水平线,形成鼻侧阶梯(Ronne 鼻侧阶梯)。

(2)周边视野改变:首先是鼻侧周边视野缩小,常在鼻上方开始,以后是鼻下方,最后是颞侧,鼻侧变化进展较快,有时鼻侧已形成象限性缺损或完全缺损,而颞侧视野尚无明显变化,如果颞侧视野亦开始进行性缩小,则最后仅剩中央部分 5～10°一小块视野,称为管状视野,也可在颞侧留下一小块岛屿状视野,这些残留视野进一步缩小消失,就导致完全失明。

5.前房角

开角型青光眼多为宽角,即使眼压升高仍然开放。

6.激发试验

开角型青光眼早期诊断有困难时可做以下试验。

(1)饮水试验:检查前晚 10 点以后停止饮食,第二天清晨空腹 5 分钟内饮水 1000mL,饮水前先测眼压,饮水后每 15 分钟测眼压 1 次,共 4 次,如饮水后眼压高于饮水前 8mmHg 以上为阳性,检查前应停止抗青光眼药物至少 48 小时,患有心血管疾病、肾病及严重溃疡病者忌用。

(2)妥拉苏林试验:测量眼压后,在结膜下注射安拉苏林 10mg,然后每隔 15 分钟测眼压 1 次,共测 4～6 次,注射后眼压升高 1.197kPa(9mmHg)以上者为阳性,妥拉苏林能使眼压升高,是因为它有扩张血管的作用,可增加房水的产生。

(3)眼球压迫试验:为诊断开角型青光眼较可靠的试验之一,检查时将视网膜动脉压计置外直肌止端,指向眼球中心,加压 65g(压力波动在±2.5g 范围内)共 4 分钟,去除压力后立即再测眼压,计算眼压下降率 $R=P_0-P_1/P_0×100\%$,R 正常值≥91%,可疑范围为 45～50%,病理范围是≤44%,P_0 是开始眼压,P_1 是终末眼压。

7.特殊检查

(1)Farnsworth Panel D15 和 Farnsworth 100－Hue 色觉检查:早期患者常有蓝－黄色觉障碍。

(2)对比敏感度检查:开角型青光眼患者对此敏感度阈值升高,敏感度降低。

(3)图形视网膜电流图:早期患者即出现波幅降低。

(4)图形视觉诱发电位:开角型青光眼患者的图形视觉诱发电位波幅降低,潜伏期延长。

上述检查的阳性结果必须与眼压、视盘和视野改变结合起来考虑。

(四)治疗

本病治疗原则是:①先用药物治疗,若各种药物在最大药量下仍不能控制眼压,可考虑手术治疗;②先用低浓度的药液后用高浓度的药液滴眼,根据不同药物的有效降压作用时间,决定每天点药的次数,最重要的是要保证在 24 小时内能维持有效药量,睡前可改用眼膏涂眼;③长期应用抗青光眼药物,若出现药效降低时,可改用其他降压药,或联合应用。

1.药物治疗

(1)缩瞳药:常用 0.5%～2% 毛果芸香碱点眼,必要时可用 4%,不良反应少,每日 2～4 次,滴眼后 10～15 分钟开始缩瞳,30～50 分钟达到最大作用,点药时间根据 24 小时眼压曲线情况,以在眼压开始上升时为宜,一般清晨起床及晚间睡前各 1 次甚为重要,药物的浓度及点眼次数是依眼压高低而定,原则上是最低的浓度,最少的次数,维持眼压在 20mmHg 以下最为理想,现在有用一种软性亲水接触镜,浸泡在 1% 毛果芸香碱中 2 分钟后戴入眼内,30 分钟后眼压开始下降,可持续 24 小时,20 世纪 70 年代开始,有人将药物制成药膜,放入结膜囊内,它就能用恒定的速度逐渐释放出来,在眼部长时间保持恒定的浓度,常用的是毛果芸香碱药膜,将它放在下睑穹隆部,可维持降压作用 1 周。

(2)拟肾上腺素类药物:此药既能减少房水的产生,又能增加房水流畅系数,不缩小瞳孔,不麻痹睫状肌,常用 1%～2%左旋肾上腺素,降眼压作用可持续 12～24 小时,可每日点眼 1～2 次,常与毛果芸香碱配合使用,效果良好,常见的局部不良反应是反应性结膜充血及滤泡性结膜炎,少数可见结膜及角膜色素沉着。

(3)乙酰唑胺:如用上述药物后眼压仍高,可加服乙酰唑胺,剂量和次数可根据眼压高低而定,一般为 250mg 每日 2～4 次,如眼压下降至正常即可停服。

(4)β－肾上腺素能受体阻滞剂其目的是抑制房水生成,现用的有 α 或 β－肾上腺素的受体阻滞剂。

普萘洛尔:能减少房水生成及增加房水排出量,口服 40mg,每日 2 次,服后 1 小时眼压开始下降,3 小时后降至最低,作用可持续 6 小时,亦可配成 1%～2%溶液点眼,每日 2～4 次,冠心病及支气管哮喘病者禁用。

噻吗洛尔:0.5%～2%溶液点眼每日 2 次,点后 1～2 小时眼压降至最低,可持续 7 小时。

(5)对视神经萎缩的患者,可给予复方丹参,维生素 B_1、B_{12}、C、E 及三磷酸腺苷等药以维持视功能。

2.手术治疗

如经用多种药物治疗,仍不能将眼压控制在 2.66kPa(20mmHg)以下,或视盘凹陷继续加深、视力或视野继续下降或缩小时,应考虑手术治疗,如激光小梁成形术、小梁切除术或其他球外引流手术,手术后,仍可能有 10%～15%的患者眼压得不到控制。

5.随访

开角型青光眼经治疗后,即使眼压已经控制,仍应每 3～6 个月复查 1 次,包括眼压、眼底和视力,每年检查 1 次视野。

第三节　继发性青光眼

继发性青光眼是一些眼部疾病和某些全身病在眼部出现的并发症,这类青光眼种类繁多,临床表现又各有其特点,治疗原则亦不尽相同,预后也有很大差异。

一、伴有虹膜睫状体炎的继发性青光眼

(1)由慢性虹膜睫状体炎引起可见于三种情况:①虹膜后粘连导致瞳孔膜闭,瞳孔闭锁,虹膜膨隆,前房角关闭。治疗方法是虹膜切除术,预防广泛的房角前粘连及永久性小梁损伤。②各种炎症细胞、渗出物、色素颗粒等潴留在前房角时,可以产生房角周边前粘连,阻碍房水外流。③炎症可以导致虹膜红变,周边全粘连及新生血管性青光眼。

(2)由急性虹膜睫状体炎引起的继发性开角型青光眼,通常情况下,有急性虹膜炎时,房水形成减少,但流出量未变,因而眼内压下降,但有时则出现相反的情况,由于炎症产物阻塞小梁网,或者房水黏度增加,导致房水外流减少,眼压增高,带状疱疹及单纯疱疹性虹膜睫状体炎均可产生高眼压,就是这个缘故。前房角检查可将它与原发性闭角型青光眼区别,裂隙灯下,角膜有 KP,表示虹膜睫状体炎是引起高眼压的原因。

(3)青光眼睫状体炎综合征,多发生于青壮年,单侧居多,病因不明,可能与前列腺素分泌增多有关,在急性发作时,房水中前列腺素 E 增多,前列腺素可破坏血-房水屏障,使血管的渗透性改变,房水增多。

临床表现:起病甚急,有典型的雾视、虹视、头痛,甚至恶心、呕吐等青光眼症状,症状消失后,视力、视野大多无损害。检查时,可见轻度混合充血,角膜水肿,有少许较粗大的灰白色角膜后沉降物,前房不浅,房角开放,房水有轻度混浊,瞳孔稍大,对光反应存在,眼压可高达 $5.32\sim7.98kPa(40\sim60mmHg)$,眼底无明显改变,视盘正常,在眼压高时可见有动脉搏动。

本病特点是反复发作,发作持续时间多为 3～7 天,多能自行缓解,发作间隙由数月至 1～2 年。

鉴别诊断:本病常与急性闭角型青光眼相混,可根据年龄较轻,前房不浅,有典型的灰白色 KP,房角开放,缓解后视功能一般无损害等特点进行鉴别。

治疗:主要用乙酰唑胺抑制房水产生,首剂 500mg,6 小时 1 次,并用皮质激素点眼,缩瞳药不起作用,亦无须散瞳,用药后多能在 1 周内缓解,无后遗症,预后良好。

二、晶状体异常引起的青光眼

(一)晶状体变形引起的青光眼

当晶状体膨胀时,阻塞瞳孔,导致眼压升高,治疗方法是及时摘除晶状体。

(二)晶状体溶解性青光眼

变性的晶状体蛋白从晶状体囊膜漏出后,在前房角激惹巨噬细胞反应,这些巨噬细胞可以阻塞小梁网,导致眼内压升高,发病时呈现急性青光眼症状,治疗方法是摘除白内障。

三、新生血管性青光眼

是虹膜红变的一个并发症,虹膜红变可见于任何导致虹膜及视网膜缺血的疾病,但最常见的是糖尿病性视网膜病变及视网膜中央静脉阻塞,由于视网膜或眼前节缺氧,引起虹膜及前房角新生血管膜形成,膜收缩时可以关闭房角,导致周边虹膜粘连,阻碍房水流通,用一般抗青光眼药物治疗及滤过手术均无效,在前房角尚未完全关闭之前,可试用前房角光凝术,有糖尿病视网膜病变者可试用广泛视网膜光凝术,可阻止虹膜红变,甚至可使异常血管退化,如果前房角已完全闭塞,采用活瓣植入管装置和睫状体冷凝术有时有效。

第四节　先天性青光眼

一、病因

由于胚胎期前房角发育异常,阻碍了房水排出所致的疾病,1/3 出现于胎儿期,出生后即有典型体征,2/3 出现于出生后,其发生率为 1∶5000～10000;60%～70%为男性;64%～85%

为双眼,常见者有两类:一类不伴有其他疾病,一类伴有其他疾病,如风疹、无虹膜症、Marfan综合征等,其发病机制如下:

(1)房角组织被一层中胚叶残膜所覆盖,使房水不能进入小梁网,Schlemm 管多为正常,这种情况占多数。

(2)前房角结构不发育或发育不全,Schlemm 管与小梁网组织闭塞或缺如,睫状肌的前端超过巩膜突之前。

二、分类

(一)婴幼儿性青光眼

是先天性青光眼中最常见的一种,可能属于原发性或继发于其他眼部或全身先天异常的疾病。

(二)青少年性青光眼

发病隐蔽,进展缓慢,因此常被忽略。多见于 30 岁以下青少年,房角的特点是:①虹膜附着在巩膜突或后部小梁处;②房角隐窝埋没;③小梁网增宽,透明度降低;④前界线增粗,明显突入前房,小梁网被残余的中胚叶组织覆盖,虹膜突较正常人多。

三、临床表现

(1)患儿常哭闹,有较重的怕光、流泪及眼睑痉挛。

(2)角膜呈雾状混浊,直径扩大一般超过 11mm,重者后弹力层有条状混浊及裂纹。

(3)前房甚深。

(4)瞳孔轻度扩大。

(5)眼底:晚期者视盘苍白并呈环状凹陷。

(6)眼压甚高。

(7)眼球扩大。

四、治疗

药物治疗无效,一经确诊应立即手术治疗,尽量争取早日挽救视功能,病程越短,效果越好,在 1 岁以内手术者,80%~85%均能收到良好疗效,手术方式有前房角切开术、小梁切开术球外房角分离术及小梁切除术等。手术前应详细查体,因为这类患儿常合并有全身及眼部其他发育异常。

青少年性青光眼,可先用药物治疗(同开角型青光眼),如药物治疗无效时,可考虑小梁切除术、小梁切开术等球外引流手术。

第五节　青光眼的护理

一、护理评估

(1)患者性别、年龄、文化程度、性格特征,生活自理能力,对治疗护理的要求。

(2)现病史、过去史及家族史、过敏史。有无合并全身病,如高血压、冠心病、糖尿病、呼吸道系统疾病,高血压,糖尿病患者血压、血糖控制情况。

（3）眼部评估。视力、视野、眼压、瞳孔大小及对光反射,前房深浅、有无眼胀及眼痛、视朦及虹视,畏光、流泪等。

（4）患者心理状态、家庭及社会支持情况。

（5）患者及家属是否得到有关青光眼疾病知识的指导。

（6）术后持续评估视力、眼压、前房深度,有无眼胀、眼痛等。

二、护理措施

（一）一般护理

（1）心理护理:青光眼,尤其是原发性急性闭角型青光眼被认为是眼科中最重要的身心性疾病。心理社会因素、生活事件,如工作环境变动、家庭问题、季节变化、寒流入侵情绪激动、愤怒、悲伤、忧郁、过度兴奋等常可促使眼压急剧升高与波动。这些因素均可成为原发性闭角型青光眼急性发作的诱因。详细介绍青光眼急性发作的特点,了解患者心理动态,有针对性地给予心理支持,帮助患者树立信心,积极配合检查和治疗。

（2）饮食护理:多吃蔬菜、水果,保持大便通畅。禁食刺激性食物,如浓茶、咖啡、酒、辛辣食物。不暴饮:一次饮水量最好不要超过300mL。

（3）养成良好生活习惯,不吸烟,生活有规律,劳逸结合,保证充足的睡眠。

（4）不宜在暗室或黑暗环境中久留,避免长时间看电视、电影,以免瞳孔散大、眼压升高。衣着不宜过紧,特别是衣领口、乳罩,以免影响颈部血液循环引起眼压升高。睡眠时枕头高度适中,避免长时间低头、弯腰,以免眼压升高。

（5）青光眼患者禁用散瞳剂和口服或注射颠茄类药物(恶性青光眼除外),青光眼患者如误用散瞳剂应立即报告医师,采取积极措施进行相应的紧急处理。

（6）急性闭角型青光眼急性发作期患者入院后应立即通知医师,争分夺秒采取有效措施迅速降低眼压。青光眼急性发作对视神经的损害和预后与高眼压的水平及持续时间密切相关,如经足量的药物治疗数小时内仍不能有效控制眼压,即应进行手术以挽救和保护视功能。常用手术方式:前房穿刺术降低眼压。12～24小时后再施行滤过性手术。密切观察眼压及全身情况变化。

（7）做好用药护理:密切观察药物不良反应。

1）急性闭角型青光眼急性发作时,持续频繁滴用缩瞳剂,这对于年老体弱、恶心、呕吐、进食量少的患者容易出现眩晕、脉快、气喘、流涎、多汗等中毒症状,此时应及时擦汗更衣,保暖,防止受凉,并报告医师。为减少药物吸收引起毒性反应,滴用缩瞳药后要压迫泪囊区2～3分钟。

2）使用碳酸酐酶抑制剂如乙酰唑胺要与等量的碳酸氢钠同服,避免尿道结石形成。少量多次饮水,密切观察药物不良反应,如知觉异常、四肢颜面口唇麻木、有针刺感、血尿、小便困难、腹痛、肾区疼痛,一旦发现结石症状要立即停药,肾功能不全者慎用。

3）快速静脉滴注20%甘露醇250mL,30～40分钟内滴完,每分钟120滴左右,对年老体弱或有心血管系统疾病的人要注意观察呼吸、脉搏的变化以防发生意外。糖尿病患者,心肾功能不全者慎用。甘露醇点滴完要平卧,防止用药后突然起立引起直立性低血压。

4)冬天口服甘油盐水溶液应加温,易于口服或减少恶心、喉部及胃部不适。服药后尽量少饮水以免药液被稀释,可用温水漱口减少不适,糖尿病患者慎用。

5)使用β-受体阻断剂(如噻吗洛尔),要观察患者心率、脉率、呼吸。对于心率小于55次/分者要报告医师停药。因为β-受体阻断剂可引起支气管平滑肌和心肌的兴奋性增高,对慢性支气管哮喘、窦性心动过慢、右心衰竭继发肺性高血压、充血性心力衰竭及有心脏病史者禁用。

(二)抗青光眼手术的护理

1.常用的抗青光眼手术方式

有周边虹膜切除术、小梁切除术、复合小梁切除术、引流盘或调节阀的前房人工引流植入物手术小梁切开手术、睫状体冷凝术、睫状体光凝术等。

(1)周边虹膜切除术:手术方法是在虹膜的周边部通过手术或激光切除一个小口,使后房水直接通过这个切口流入前房,从而达到解除因瞳孔阻滞导致的周边虹膜向前隆起阻塞前房角,使前房角的房水排除恢复通畅。

(2)小梁切除术:手术目的是在前房和球结膜之间建立新的房水眼外引流通道,形成滤过泡而使眼压下降。滤过性手术包括:小梁切除术、巩膜瓣下灼滤术和全层巩膜灼滤术,引流盘或调节阀的前房人工引流植入物手术。

(3)复合式小梁切除术:有2～3种技术联合组成,即在小梁切除术中联合巩膜瓣缝线的松解或拆除方法和影响伤口愈合的抗代谢药物。

(4)外路小梁切开术、前房角切开术和睫状体分离术:手术目的是使房水通过切开Schlemm管沿原有的排出途径或经脉络膜上腔引流吸收。

(5)睫状体冷凝术、睫状体光凝术:手术目的是通过各种物理治疗手段破坏部分睫状体上皮细胞,使房水生成减少而降低眼压。

(6)现代房水引流装置:房水引流装置是由引流管和引流盘组成。引流管将前房水引流到远端的引流盘处。引流盘达到一定面积(不少于$135mm^2$),通过引流盘植入后在盘周围形成一个和引流盘表面积相同的纤维性储液间隙。房水通过引流管被引流到这个储液间隙再经该间隙的纤维壁渗透到周围组织内被吸收。

2.术前护理

(1)按内眼手术护理常规。

(2)向患者及家属解释手术治疗目的及配合知识。

(3)原发性急性闭角型青光眼患眼往往伴随眼前段葡萄膜炎,术前按时点糖皮质激素滴眼剂,炎症严重者全身应用糖皮质激素或吲哚美辛,观察药物不良反应。

(4)密切监测眼压。按时使用降眼压药物,一般要求术前眼压控制在20mmHg以下,因为高眼压下手术危险性大,且术中术后并发症多,致手术效果不理想。

3.术后护理

(1)按内眼手术后护理常规。

(2)活动与休息术后当天多卧床休息,可坐起进食和自行上厕。术后第一天即可下床步行,不许过分限制患者的活动和强调卧床休息。对前房积血者应采取半坐卧位休息或高枕体位。小梁切除术后当日采取半卧位或侧卧位。对于术后早期眼压＜5mmHg的患者,应限制活动并避免咳嗽和擤鼻等动作。因患者在已有前房积血或眼压过低时,这些增加头部静脉压的动作,有增加或引起前房积血的危险。

(3)术眼观察:术后主要观察眼压、前房的变化,滤过泡的形态和功能,观察有无眼痛,如明显眼痛,要注意葡萄膜炎、高眼压、感染的发生。

(4)对侧眼的观察及治疗:青光眼术后不应只注意术眼而忽视对侧眼的观察,非手术眼应继续使用抗青光眼药物治疗。如对侧眼的眼压可以局部用药控制,则应按医嘱停用口服碳酸酐酶抑制剂,这将有助于滤过性手术眼前房和滤泡的形成。

(5)滴眼药:术眼按时点抗生素和糖皮质激素滴眼液及睡前涂眼膏,炎症严重者全身用药,并观察药物不良反应。

(6)散瞳:严格执行"三查七对",准确应用散瞳药,除了前房角切开术、小梁切开术和睫状体分离术术后早期应该使用缩瞳剂外,其他抗青光眼术后均应常规散瞳。

(7)滤过泡的观察:小梁切除术后早期最理想的情况是:①滤过泡结膜呈相对贫血状态,无明显局限边界,稍呈轻中度隆起。②前房恢复到术前深度或稍浅。③眼压在6～12mmHg之间。

(8)并发症观察:小梁切除术后如发生术眼剧烈疼痛,应注意是否眼压急性升高,常见原因是滤过口阻塞、恶性青光眼、脉络膜渗漏、出血或感染。

(9)前房植入管引流手术的护理:接受这类手术的青光眼患者,如新生血管性青光眼,可能同时患有糖尿病、高血压、肾病等,要密切观察血糖、血压、肾功能情况。

(三)健康指导

1.用药指导

(1)遵医嘱用药:两种以上滴眼液要交替使用,每次间隔15～20分钟以上,滴眼每次1滴即够,不宜点多,以免药液外溢造成浪费。

(2)压迫泪囊点:用阿托品、毛果芸香碱、噻吗心胺滴眼液后应压迫泪囊区2～3分钟。使用噻吗心胺滴眼液要注意脉搏变化,心率60次/分以下要就诊,必要时停用。

(3)注意全身表现:如多次滴缩瞳药后出现眩晕、气喘、脉快、流涎、多汗等中毒症状,要注意保暖,及时擦汗、更衣,防止受凉,可饮适量热开水,症状未能缓解应及时就诊。

(4)眼药保存:滴眼液、眼药膏应放于阴凉避光处。

2.饮食指导

宜进食富含维生素、低脂食物,避免进食太多的动物脂肪,多吃鱼、蔬菜、水果,忌暴饮暴食,保持大便通畅。忌吃刺激性食物,如辛辣、油炸、浓茶、咖啡、酒,避免吸烟。避免在短期内喝大量的液体,一次饮水量不宜超过300mL,以免眼压升高。但青光眼患者应喝适量的水,应在1天内分散饮用。

3.运动与休息

生活要有规律,劳逸结合,避免过度疲劳,足够的睡眠,适当的体育锻炼。已有视野缺损的患者在运动前要考虑自己的视力情况,如在打球时,视野缺损的患者可能看不到正击向自己的球。在骑自行车时,可能正一步步靠近危险,但由于视野缺损却察觉不到,所以视野缺损的人不宜骑自行车和开车。

4.心理卫生

学会自我控制情绪,保持心情舒畅,避免在压力较大的工作环境中工作,因为严重的心理压力会增加眼压。

5.娱乐

避免长时间看电视、电影,避免长时间低头,不要在暗室逗留,以免眼压升高。

6.衣物

衣领勿过紧、过高,睡眠时枕头宜垫高,以防因头部充血后,导致眼压升高。

7.虹视

当发现有虹视现象,视力模糊,休息后虽有好转,也应到医院早日就诊,不宜拖延,如有头痛、眼痛、恶心、呕吐、可能为眼压升高,应及时到医院检查治疗。

8.定期随访

所有青光眼术后患者一定要进行随访,目的是定期检测眼压、视盘损害和视功能损害(主要是视野缺损)的变化,以便做相应处理。滤过性手术后早期(3个月内)应严密观察滤过泡和眼压的变化,如果术后眼压升高或滤过泡有瘢痕化趋势,即应加强滤过泡的按摩和(或)球结膜下注射抗代谢药物以防止滤过泡瘢痕化。

(五)先天性青光眼护理措施

1.心理护理

小儿患病对患儿家属来说是一种负性生活事件,是一种较强的心理应激。孩子一旦患病,对家庭、工作、生活造成极大的影响,甚至有些家属失去对生活的信心。特别是先天性青光眼疾病,如果不及时治疗会导致患儿失明,这对家属来说是更大的精神负担。科学地测定患儿家属的心理状况,给予针对性的心理护理,营造温馨良好的住院环境,与患者家属进行交流,了解家属的困难和需要,给予精神上、生活上支持帮助,减轻患儿家属的负性情绪。

2.取得患儿的信任与合作,减轻患儿的不良心理刺激

从患儿入院开始对他们主动亲近、关心和体贴,在进行各项护理技术操作时,动作要轻柔准确,使患儿家属心灵与精神得到安慰,从而减轻由于患儿不合作给家属带来的不良心理刺激。

3.耐心细致的健康教育

患儿多数是独生子女,先天性青光眼又是一种终身性疾病,患儿家属会产生一种紧张、焦虑、恐惧心理。信心的满足可减轻患儿家属的紧张、焦虑心理。护士一定要耐心做好解释工作,根据患儿家属的心理特征、文化程度、家庭成员的态度以及家庭经济状况等因人施护。

4.争取社会支持

由于患儿所患的是一种先天性疾病,患儿家属总感到自责与愧疚。护士向他们讲述发病的原因,使他们能正确认识先天性青光眼这种疾病。家属是最好的社会支持系统之一。对那些经济上困难的患者,适当减免费用,减轻他们的后顾之忧。护理人员要多与患儿家属沟通,站在亲人的角度给予他们更多的理解、同情与帮助。已有研究表明,社会支持越多,心理障碍的症状就越少。

5.手术护理

同"青光眼手术前后护理"。

第十九章　泪器病的护理

泪器分为分泌系统和导流系统两大部分。分泌系统主要由泪腺和副泪腺组成；导流系统包括泪腺、泪点和泪小管、泪囊和鼻泪管。在泪器疾病中，较常见的为导流系统的病变。

第一节　溢泪症

一、定义

凡因眼部炎症、异物刺激、感情冲动等使泪液分泌物过多者叫流泪。凡泪道任何部分发生功能障碍，导致泪液外溢者为溢泪。

二、病因

(一)泪小点异常

泪小点外翻、狭窄、闭塞或无泪小点时，泪液不能流入泪道。

(二)泪道异常

发育异常(先天性闭锁)、外伤、异物、炎症、肿瘤、瘢痕收缩或鼻腔疾患等使泪道狭窄或阻塞，均能发生溢泪。

三、临床表现

长期溢泪，内眦附近皮肤潮红、粗糙，发生湿疹，因患者不断向下揩拭，可促使下睑外翻。

四、治疗

矫正睑外翻，使泪小点位置恢复正常，同时治疗睑缘炎。泪小点狭窄或闭塞者行泪小点扩张术、泪点切开或咬切术。泪小管或总管阻塞者，轻者可用探针强行扩张后进行穿线插管术，严重者可做结膜泪囊吻合术或插管术。

五、护理

(1)心理护理加强与患者的沟通，做好心理疏导，减轻患者焦虑、紧张情绪，积极配合治疗、护理工作。

(2)帮助患者查找溢泪的原因，检查阻塞部位和阻塞原因，说明治疗原发病的重要性，积极治疗原发病。

(3)指导患者多注意保持眼部清洁卫生，不用脏手揉眼或脏手帕擦眼睛。

(4)遵医嘱滴抗生素眼药水，每日4～6次，每天用生理盐水或抗生素进行泪道冲洗。

(5)完善术前常规检查，包括血常规、出凝血时间、心电图及血压检查；对精神紧张的患者，术前可适当使用镇静剂。

(6)术后眼垫包眼，应观察术后敷料渗血渗液情况。

(7)如有引流管，术后3～4天拆除，并做泪道冲洗，记录冲洗情况，以防积血造成堵塞，以后每隔 1～2 天冲洗 1 次,共冲洗 3～4 次,术后 5～7 天拆除皮肤缝线。

(8)术后出血观察及护理术后出血多见于 48 小时内,观察患者鼻部和咽喉部的情况,泪囊鼻腔吻合术后患者吐出唾液含有少量血丝,少量渗血一般不作处理,需安静休息,嘱半卧位,以利于伤口积血的引流,减少出血量。渗血多者可用 0.1%肾上腺素药液棉签填塞术侧鼻腔。向患者介绍术后鼻腔引流管渗血的原因,安慰患者,避免紧张。如出血量增加应及时报告医师,可用 0.1%肾上腺素液和 1%丁卡因纱布条作鼻内填充止血,全身应用止血药。手术当天勿进食过热饮食;出血量多时,可进行颊部冰敷及喝冰冷饮料以减少出血量。鼻腔填塞物是用来压迫伤口止血的,嘱患者勿扯鼻腔填塞物及用力擤鼻。术后第二天可用生理盐水湿润后缓缓拔出纱布。

第二节　慢性泪囊炎

一、病因

由于鼻泪管的阻塞或狭窄而引起。常见于沙眼、泪道外伤、鼻炎、鼻中隔偏曲、鼻息肉、下鼻甲肥大等阻塞鼻泪道,泪液不能排出,长期滞留在泪囊内。泪液中的细菌,如肺炎球菌、葡萄球菌等在此滋生,刺激泪囊壁,引起泪囊黏膜慢性炎症,产生黏液性或脓性分泌物。这是一种比较常见的眼病,好发于中老年女性,农村和边远地区多见。

二、临床表现

(1)溢泪,内眦部结膜充血,皮肤常有湿疹。

(2)以手指挤压泪囊部,有黏液或粘脓性分泌物自泪小点流出。

(3)可由于分泌物大量聚积,泪囊逐渐扩张,内眦韧带下方呈囊状隆起。

(4)除溢泪外,无其他症状,仅在冲洗泪囊时,可以见到分泌物倒流出来。由于黏液脓性分泌物长期反流结膜囊内,角膜上皮有损伤时,分泌物内的细菌即可引起感染,造成角膜溃疡。如有眼球穿孔伤或做内眼手术时,也会引起眼球内感染。

三、治疗

(1)对患病不久鼻泪管未完全堵塞的病例,点抗生素眼药水,每日 4～6 次,点药之前,挤净分泌物,做泪道冲洗,同时应治疗鼻腔疾病。

(2)如鼻泪管仅部分狭窄,可试做泪道探通术或鼻泪管插管术。

(3)泪点和泪小管正常者,可做泪囊鼻腔吻合术。

(4)如泪囊过分狭小,或患者年老体弱,或伤后合并有严重瘢痕者,可行泪囊摘除术。

四、护理

(一)慢性泪囊炎护理

(1)保持患者眼部卫生,嘱患者勿用脏手及不洁之物擦拭眼部分泌物。指导患者用手指挤压泪囊区,使泪囊内黏液或脓液排尽后再滴抗生素眼药水,每日 4～6 次。每天用生理盐水或抗生素进行泪道冲洗。

（2）嘱患者眼部瘙痒及有其他不适时，勿用力揉擦眼球，以免擦伤角膜、结膜造成眼部感染。

（3）向患者讲解该病对眼球威胁的严重性及手术是消除病灶的根本方法，使其能积极配合治疗。

（二）泪囊摘除术的护理

（1）按眼科手术护理常规。

（2）术前应用抗生素溶液冲洗泪道1～2天。

（3）术后切口处放一棉垫绷带包扎，观察敷料有无渗血渗液，绷带有无松脱，患者有无疼痛不适。

（4）术后24～48小时常规换药，以后隔日1次。

（5）术后第5～7天拆除皮肤缝线。

（6）结膜囊内点抗生素滴眼液及口服抗生素。

（三）泪囊鼻腔吻合术的护理

泪囊鼻腔吻合术是在泪囊内侧与相邻的中鼻道间建立一个新的通道，代替原已闭塞的鼻泪管。

1.手术适应证

（1）泪点与泪小管均正常，冲洗时针头可触及泪囊窝骨壁。

（2）泪囊无明显缩小。

（3）鼻内无息肉，无严重鼻中隔偏曲，无严重化脓性鼻窦炎，无重萎缩性鼻窦炎。

（4）年龄在65岁以下，无明显高血压、心脏病及出血性疾病。

2.术前护理

（1）按外眼术前常规护理，主要检查血压、出血与凝血时间、血小板、心电图等。

（2）术前冲洗泪道，了解泪点、泪小管、泪总管是否通畅，针头是否碰到骨壁，有无分泌物；分泌物为脓性，可用抗生素溶液冲洗泪道后再手术，术前1天必须用抗生素溶液再冲洗1次。

（3）协助检查鼻部是否正常。如无异常，术前1～3天给予麻黄素滴鼻。

（4）术前10分钟用浸有1‰丁卡因和1：1000肾上腺素（1‰的麻黄素）的长棉签，从患侧前鼻孔进入，经中鼻甲前端，填满于中鼻道准备手术处。

3.术后护理

（1）术后眼垫包眼，应观察术后敷料渗血渗液情况。

（2）如有引流管术后3～4天拆除，并做泪道冲洗，记录冲洗情况，以防积血造成堵塞，以后每隔1～2天冲洗1次，共冲洗3～4次，术后5～7天拆除皮肤缝线。

（3）术后出血观察及护理术后出血多见于48小时内，观察患者鼻部和咽喉部的情况，泪囊鼻腔吻合术后患者吐出唾液含有少量血丝，少量渗血一般不作处理，需安静休息，嘱半卧位，以利于伤口积血的引流，减少出血量。渗血多者可用0.1‰肾上腺素药液棉签填塞术侧鼻腔。向患者介绍术后鼻腔引流管渗血的原因，安慰患者，避免紧张。如出血量增加应及时报告医师，可用0.1‰肾上腺素液和1‰丁卡因纱布条作鼻内填充止血，全身应用止血药。

（4）手术当天勿进食过热饮食；出血量多时，可进行颊部冰敷及喝冰冷饮料以减少出血量。

鼻腔填塞物是用来压迫伤口止血的,嘱患者勿扯鼻腔填塞物及用力擤鼻。术后第二天可用生理盐水湿润后缓缓拔出纱布。

(四)高频泪道浚通术患者的护理

高频泪道浚通术是一种简单、有效的微创性泪道手术,治疗仪器是 WZO－3 泪道高频治疗仪,其主要工作原理是用高频电碳化鼻泪管内的阻塞组织。

1.术前护理

(1)请鼻科医师协助会诊,以排除手术禁忌证。

(2)完善术前常规检查,包括血常规、出凝血时间、心电图及血压检查。

(3)做好患者的心理护理,详细解释患者相关疾病知识、手术目的、配合方法。

(4)术前用抗生素滴眼液点眼,每日 4～6 次。

(5)对精神紧张的患者,术前可适当使用镇静剂。

(6)术前按外眼手术常规护理及术前冲洗泪道,并记录冲洗情况。

2.术后护理

(1)术后嘱患者安静休息,协助生活护理。

(2)观察患者眼部有无疼痛及眼部有无分泌物。眼痛时可适当使用止痛药。保持眼部及周围皮肤清洁。

(3)按医嘱使用抗生素滴眼液点眼。

(4)为防止泪道分泌物及鼻黏膜水肿阻塞泪道,常规滴 1％麻黄素滴鼻液滴鼻,每日 3～4 次。

(5)一般术后第四天开始冲洗泪道,每周用 5mL 含激素的抗生素冲洗液冲洗泪道 1 次,共 4 次。若术前泪囊分泌物较多且黏稠,自术后第 3 天起隔日冲洗泪道 1 次,至无分泌物反流改为每周冲洗泪道 1 次。

(6)嘱患者注意眼部卫生。

(7)出院后继续按医嘱用抗生素滴眼液滴眼。

(8)嘱患者定期门诊复查。

第三节　急性泪囊炎

一、病因

急性泪囊炎多由慢性泪囊炎转变而来,原发者少见。泪囊炎症突然加剧,使泪囊及其周围的蜂窝组织发生急性化脓性炎症。

二、临床表现

(1)泪囊部高度红肿、发热、剧痛和压痛,并可扩延至上下睑、鼻根部及颊部,耳前及颌下淋巴结肿大,常合并有全身不适、发热、白细胞增多等症状。

(2)如脓肿破溃,排脓后症状减轻,但有时可形成泪囊瘘,长期不愈,或时愈时发。

三、治疗

(1)早期局部热敷,每日 3～4 次,点抗生素眼药水及眼膏,全身应用抗生素。炎症消退 3 个月后,可行激光泪道探通术或泪囊鼻腔吻合术。

(2)脓肿形成后,应切开引流,炎症反复发作或瘘管久不愈合者,应在炎症控制后行泪囊摘除术,同时摘除瘘管。

四、护理

(1)急性泪囊炎早期应用抗生素治疗和局部热敷,热敷前后在泪囊区皮肤涂抗生素眼膏,可增加热敷的效力。

(2)脓肿形成时应切开排脓,放置橡胶条引流。

(3)眼部点抗生素眼液。

(4)切开排脓术后次日换药,炎症完全消退后按泪道阻塞处理。

第二十章　葡萄膜疾病的护理

第一节　葡萄膜炎总论

葡萄膜又名色素膜,含有丰富的血管和色素,由虹膜、睫状体和脉络膜三部分组成,解剖上和生理上密切相连,其特点为:①虹膜、睫状体、脉络膜都含有丰富的色素组织,能遮隔外界弥散光,保证视物成像的清晰性。但色素组织具有特异性,容易产生自身免疫反应而发病。②虹膜、睫状体、脉络膜在解剖上从前向后顺序相连,亦为同一血源。两支睫状后长动脉到睫状体时形成虹膜动脉大环,再分支形成虹膜动脉小环,营养虹膜,因此虹膜与睫状体常同时发炎。睫状后短动脉主要供应脉络膜,与虹膜、睫状体间互有交通支相连,故炎症亦能向后蔓延,产生全葡萄膜炎。由于脉络膜与视网膜相邻,故脉络膜炎症常影响视网膜形成脉络膜视网膜炎。③葡萄膜具有丰富的血管,对全身性疾病的影响极易产生反应,如通过血流播散来的转移性栓子,易在葡萄膜的血管内停滞下来,引起病变。④葡萄膜发生炎症后,炎性产物通过房水干扰晶体和玻璃体的代谢,导致混浊,虹膜睫状体炎时,积聚在虹膜与晶状体面的渗出物,可形成粘连和机化,阻碍房水循环时则继发青光眼。晚期睫状体严重破坏时,则房水分泌减少,眼球萎缩。⑤脉络膜血管的特征为终末支,由外向内呈大、中、小三层分布,各级分支呈区域状,称毛细血管小叶。通过荧光眼底血管造影可见,任何分支阻塞都出现相应区域的脉络膜缺血。

一、葡萄膜炎的病因

(一)感染因素

1.外源性感染

眼球穿孔伤、手术创伤、角膜溃疡后,病原微生物有机会进入眼内,引起葡萄膜炎性反应。

2.继发性感染

由角膜、巩膜和视神经视网膜炎症的影响,均可引起葡萄膜炎。

3.内源性感染

身体其他部位病变经血行转移而来,如败血症、口腔或鼻旁窦炎症;病原微生物直接侵犯,如结核、病毒和寄生虫等亦可致葡萄膜炎。

(二)自身免疫因素

正常眼组织中含有多种致葡萄膜炎的抗原,如视网膜S抗原、光感受器的维生素A类结合蛋白、黑素相关抗原等,由于外源性或内源性抗原对全身免疫系统的刺激,引起眼部抗原-抗体反应,表现出免疫源性葡萄膜炎。在发生特异性免疫应答后,出现继发性非特异性免疫反应,由此产生组织损伤和机能障碍。与病灶感染或结缔组织病(类风湿性关节炎、全身性红斑狼疮、血清病等)有关。

近年来,葡萄膜炎自身免疫学说及其有关研究已成为眼科免疫学领域中最活跃的课题。

有关的抗原有三种：①葡萄膜组织抗原：主要是色素细胞内的一种成分，而不是色素本身；②晶状体抗原：主要为α、β、γ三种晶体蛋白，此外囊膜成分、上皮物质、细胞内及细胞膜的酶等，因各种原因大量进入房水而致病；③视网膜可溶性抗原（即S-抗原）：它可能是视网膜黏合蛋白的一个亚单位，可诱发出与人类中间葡萄膜炎相似的实验性自身免疫性葡萄膜炎；④免疫复合物（IC）和人类白细胞抗原（HLA）；在不同类型的患者血清、房水中可测出IC，很多葡萄膜炎伴有不同的特异性HLA抗原，与免疫调节紊乱有关。

(三)氧化损伤机制

氧自由基代谢产物包括过氧化氢（H_2O_2）、羟自由基（OH^-）、单线态氧、一氧化氮等，任何原因所导致氧自由基代谢产物大量增加，都可以导致组织损伤和炎症，还可以诱导其他炎症介质的释放，从而加重炎症反应。氧化损伤一般作为辅助机制参与葡萄膜炎的发生。

(四)花生四烯酸代谢产物的作用

花生四烯酸在环氧酶的作用下形成前列腺素和血栓烷A_2，在脂氧酶的作用下形成白三烯等炎症介质。手术或外伤以及理化刺激和药物等所，引起的早期炎症反应，主要与花生四烯酸代谢产物有关。在其他因素引起的葡萄膜炎中，花生四烯酸代谢产物也可能起着辅助作用。

(五)免疫遗传机制

已发现多种类型的葡萄膜炎与特定的HLA抗原相关，如强制性脊椎炎伴发的葡萄膜炎与HLA-B27抗原密切相关，Vogt-小柳原田病与HLA-DR4、HLA-DRw53抗原密切相关，与HLA-DQA1 * 301、DR4 * 0101、DRB1 * 0405和DQB1 * 0401等亚型密切相关；Bechcet病与HLA-B5、HLA-B51抗原密切相关。

二、葡萄膜炎的分类

(一)按病变部位分类

(1)前部葡萄膜炎。

包括虹膜炎、前部睫状体炎，虹膜睫状体炎三种。

(2)中间葡萄膜炎。

炎症累及睫状体平坦部、周边部视网膜、玻璃体基部。

(3)后部葡萄膜炎。

炎症累及玻璃体膜以后的脉络膜、视网膜组织。

(4)全葡萄膜炎。

指前部、中间、后部葡萄膜炎的混合型。

此种分类还对病程进行了规定，小于3个月为急性，大于3个月为慢性。

(二)病因分类

按病因可将其分为感染性和非感染性两大类。前者包括细菌真菌、螺旋体、病毒、寄生虫等所引起的感染；后者包括特发性、自身免疫性、风湿性疾病伴发的葡萄膜炎，创伤性、伪装综合征等类型。

(三)临床和病理分类

根据炎症的临床和组织学改变，可将其分为肉芽肿性葡萄膜炎和非肉芽肿性葡萄膜炎。以往认为肉芽肿性葡萄膜炎常系病原体直接感染，如结核、病毒、钩端螺旋体及真菌等；而非肉芽肿性葡萄膜炎常系葡萄膜组织对某种抗原的一种局部过敏反应。实际上,感染和非感染因素均可引起两种类型的炎症,并且一些类型的葡萄膜炎在疾病的不同阶段和在不同个体,既可表现为肉芽肿性炎症,又可表现为非肉芽肿性炎症。

在临床诊断中,上述三种分类方法往往联合应用,如"特发性急性非肉芽肿性前葡萄膜炎""炎症性肠道疾病伴发的肉芽肿性前葡萄膜炎"等。

第二节　葡萄膜炎的临床表现与治疗

一、急性虹膜睫状体炎

(一)临床表现

1.症状

(1)自觉怕光、流泪、眼痛、视物模糊、头痛。其原因是虹膜睫状体的感觉神经末梢受炎症刺激,有时可反射地引起三叉神经分布区的疼痛。

(2)视力减退多因角膜内皮水肿、沉降物、房水混浊或渗出物遮挡瞳孔,影响光线透入。

2.体征

(1)睫状充血:在角膜缘周围呈现一周黑紫色充血区,系虹膜、睫状体血管组织受炎性刺激反应的结果。

(2)房水混浊:炎症使局部血管扩张,通透性增加,血浆中蛋白、纤维蛋白和炎症细胞进入房水。使房水呈混悬液样混浊。在裂隙灯显微镜细光束带照射下,呈现乳白色光带,称Tyndall现象。房水中有细胞及色素颗粒。如果纤维蛋白成分大量增加,可凝成团块状和絮状,浸在虹膜与晶状体之间。房水中的白细胞等有形成分因重量的关系沉积在前房底部,呈黄白色液面,称前房积脓;若有大量红细胞则可形成前房积血。

(3)角膜后沉降物:简称 KP,房水中的细胞和色素,受温差的影响沉淀于角膜内皮后表面,在下半部构成三角形排列,即 KP。由于炎症的性质不同,KP 的形态各异,由嗜中性白细胞形成时呈白色尘埃状;由淋巴和浆细胞组成时呈白色小点状;由上皮样细胞构成时,呈灰白色油腻状,称为羊脂状 KP。前两种多见于急性虹膜睫状体炎,后者多见于晶体皮质过敏性葡萄膜炎或交感性眼炎。新鲜时常为灰白色,陈旧时因附有色素呈棕色。

(4)虹膜纹理不清:炎症时虹膜组织充血、水肿和细胞浸润,正常虹膜纹理变得模糊,色亦灰暗。

(5)瞳孔缩小:虹膜水肿及毒素刺激造成瞳孔括约肌痉挛,使瞳孔缩小,由于渗出物的黏着,使瞳孔的对光反应更显迟钝。这是急性虹膜睫状体炎的主要特征之一

(6)虹膜后粘连:渗出物聚积于虹膜与晶状体间的缝隙中,极易形成粘连。急性期粘连范围小,程度轻,经用强力散瞳剂可以拉开,渗出物吸收后,瞳孔可复原,但在晶体表面常遗留环形色素斑。如渗出物机化,仅部分被拉开,则瞳孔参差不齐呈花瓣状。

(7)眼压:病程早期炎症影响睫状突的分泌可有短暂低眼压。有时因房水黏稠,排出速率

下降,眼压可呈短期增高。一旦房水排出完全受阻则表现继发性青光眼。此期鉴别诊断尤为重要。

(二)治疗

1.散瞳

散瞳为治疗虹膜睫状体炎的首要措施,对预后至关重要。瞳孔散大可使痉挛的瞳孔括约肌、睫状肌麻痹,改善循环,减轻疼痛,防止虹膜后粘连,利于病情恢复。常用1%阿托品点眼,每日3次;1%阿托品眼膏涂眼,每晚1次,治疗1~3天后,改用2%后马托品眼膏点眼,滴眼药后须压迫泪囊区5分钟,防止药液流入鼻腔吸收中毒(小儿尤应注意)。若瞳孔散大不充分,可于球结膜下注射散瞳合剂(含1%阿托品、1%可卡因、0.1%肾上腺素等量)0.1~0.2mL,双眼同时注药,总量不超过0.5mL。对炎症恢复期可给予0.5%~1%托吡卡胺点眼,每日1次。遇老年人、浅前房者须排除青光眼。

2.糖皮质激素滴眼液

具有较强的抗感染作用,轻症者多局部用药。用0.5%醋酸可的松、醋酸氟美松、泼尼松或0.1%地塞米松眼液点眼,每日4~6次。对严重的急性前葡萄膜炎,可给予0.1%地塞米松磷酸盐溶液每15分钟点眼1次,连续4次后改为每小时1次,连续应用数天后,根据炎症消退情况逐渐减少点眼次数。

一般不宜反复给予糖皮质激素结膜下注射,因为滴眼液点眼可以在房水中达到足够的浓度,达到与结膜下注射相同的效果,并能避免结膜下注射给患者带来的痛苦和并发症。

3.非甾体抗感染药物

常用吲哚美辛、双氯芬酸钠等滴眼液点眼治疗,每日3~8次。一般不需要口服治疗。

4.糖皮质激素眼周和全身治疗

对于出现反应性视盘水肿或黄斑囊样水肿的患者,可给予地塞米松2.5mg后Tenon囊下注射。方法是,选用25号针头,从颞上或颞下方穹隆部结膜和球结膜移行处进针,在进针过程中注意左右摆动,以免针头误刺入眼球内。对于不宜后Tenon囊下注射或双侧急性前葡萄膜炎出现反应性黄斑水肿、视盘水肿,可给予泼尼松口服,开始剂量为30~40mg,早晨顿服,使用1周后减量,一般治疗时间为2~4周。

5.病因治疗

由感染因素所引起的,应给予相应的抗感染治疗。抗生素:常用0.25%氯霉素、0.4%庆大霉素、复方新霉素点眼,每日4~6次,针对致病菌选药,亦可口服或肌内注射。

6.并发症治疗

(1)继发性青光眼:可给予降眼压药物点眼治疗,必要时联合口服或静脉滴注降眼压药物(参见"青光眼"章节),对有瞳孔阻滞者应在积极抗感染治疗下,尽早行激光虹膜切开或行虹膜周边切除术,如房角粘连广泛者可行过滤性手术。

(2)并发性白内障:应在炎症得到很好控制的情况下,行白内障摘除及人工晶体植入术,术前、术后应局部或全身使用糖皮质激素,必要时给予其他免疫抑制剂治疗,以预防术后葡萄膜炎的复发。

7.遮光

戴有色眼镜,避免强光刺激瞳孔,减少疼痛。

二、脉络膜炎(后部葡萄膜炎)

脉络膜与视网膜相互紧贴,脉络膜发炎时累及视网膜,故常诊为脉络膜视网膜炎。

(一)分类按病变范围分

1.弥漫性脉络膜炎

为多个渗出性病灶融合成片,晚期显示大块萎缩斑,病灶间组织正常。

2.播散性脉络膜炎

病灶区分散,大小不一。

3.局限性脉络膜炎

病变局限于眼底某部分,黄斑区较常见。

(二)症状

脉络膜因无感觉神经,患者无痛感。炎症初期因视网膜的光感觉器细胞受刺激,可有眼前闪光感。炎性产物进入玻璃体时,表现为玻璃体混浊,诉眼前有黑点飘动,视力呈不同程度下降,玻璃体混浊程度随炎症发展而加重。

当黄斑部受累水肿时,光感受器细胞排列改变,主觉视物变形,视物显大、显小征,视力锐减。当周边视网膜广泛受损时可表现夜盲症。视野检查有实性或虚性暗点。

(三)体征

外眼正常,检眼镜下可查见玻璃体内点状、絮状物悬浮,逆眼球转动方向运动。急性期有黄白色、斑片状渗出,部分融合。病灶微隆起,这是由于脉络膜血管扩张、渗透性增强,引起局限性水肿和细胞浸润所致。病变相应处视网膜亦可受累,病变吸收后,轻症者不显痕迹,重症者因色素上皮病变产生色素脱失或繁殖;脉络膜中、小血管层萎缩,大血管裸露;若全层萎缩则巩膜暴露,形成黑白相间的典型萎缩斑。

(四)治疗

1.查找病因

对原发病治疗,去除病因。

2.皮质类固醇

地塞米松 0.75~1.5mg,口服,每 6~8 小时 1 次;ACTH25~50mg 或地塞米松 10mg 加入 5%葡萄糖液 500~1000mL 中,每日 1 次,静脉滴注。7~9 天后减半量,后用口服药维持。若要加强局部药物浓度可并用地塞米松 2.0mg 和妥拉苏林 12.5mg 球后注射,每周 1 次。

3.免疫抑制剂和非激素类抗感染药物及抗生素

免疫抑制剂:用环磷酰胺能较强地抑制抗体产生,每次口服 50~100mg,每日 2~3 次;胸腺嘧啶、氮芥口服或静脉注射均可,每日 1~2mg;乙双吗啉为我国近年来自行研制的免疫抑制剂,不良反应小,对交感性眼炎疗效较好,每次 0.4g,每日 3 次口服,连服 2~3 周停服1周;重复此法 1~2 次后,若病情稳定减量口服,每日 1 次 0.4g,服 1 个月后停药。用药期注意不良反应及血常规变化,白细胞$<4\times10^9$/L 者停药。转移因子、干扰素、左旋咪唑、环孢霉素 A 亦较常用。

4.全身用药

血管扩张剂、能量合剂、维生素类药物等酌情应用。

三、中间葡萄膜炎

中间葡萄膜炎是相对局限于睫状体平部、周边部视网膜和玻璃体基部的炎症性和增殖性疾病,多双眼发病,且有自愈倾向。多发生于 40 岁以下,男女相似,常累及双眼,可同时或先后发病。通常表现为一种慢性炎症。

(一)症状

发病隐匿,多不能确定确切发病时间,轻者可无任何症状或仅出现飞蚊症,重者可有视物模糊、暂时性近视,黄斑受累或出现白内障时,可有视力下降,多以眼前有黑影飘动来诊,少数可有眼红、眼痛等。

(二)体征

玻璃体内查见丝状或尘埃状混浊;玻璃体雪球状混浊最为常见,雪堤样改变是特征性改变,三面镜检查视网膜周边部有出血、渗出或纤维增生等病灶;末梢血管有白鞘;陈旧时有游离色素斑。早期晶体无明显异常,中晚期常并发晶体后囊混浊,甚至乳白色完全性白内障。视网膜后极部多正常。

(三)治疗

口服血管扩张剂、维生素类药物,必要时口服地塞米松;半球后注射泼尼松和妥拉苏林,增强局部药物作用;晶体混浊时行白内障摘除与人工晶体植入术。

四、全葡萄膜炎

当虹膜、睫状体及脉络膜同时或先后发生炎症时,称为全葡萄膜炎。

治疗方法:参照虹膜睫状体炎和脉络膜炎的治疗方法。

第三节　葡萄膜炎的并发症与治疗

一、并发症

由于前部葡萄膜炎及全葡萄膜炎的反复发作,瞳孔与晶状体之间的纤维蛋白性渗出物机化,使虹膜发生部分或全部后粘连,并将发生一系列的破坏作用,导致一些并发症,常见的并发症如下。

(一)瞳孔闭锁

指虹膜瞳孔缘全部与晶体粘连,不能用任何扩瞳药物散开。

(二)瞳孔膜闭

瞳孔闭锁时,堆积于瞳孔区的纤维蛋白性渗出物机化,形成白色不透明膜状物,封闭瞳孔,称作瞳孔膜闭。严重影响视力。

(三)虹膜膨隆

与瞳孔闭锁和瞳孔膜闭同时发生。当后房水不能循环至前房时,房水滞留,后房压力增高,向前推挤虹膜,使呈驼背样隆起称虹膜膨隆。可见瞳孔区凹陷、周边虹膜前突、前房变浅。

(四)继发性青光眼

其原因有三:①炎症初期房水黏稠度增加,渗出物阻塞房角,造成暂时性眼压升高;②晚期瞳孔闭锁和膜闭,使房水回流障碍,造成眼压升高;③长期炎症和高眼压,致膨隆的虹膜根部与周边部角膜相粘连,称虹膜周边前粘连。小梁网封闭,房水不能引流,眼压严重升高即为继发性青光眼。不及时治疗则影响视力,甚至失明。

(五)并发性白内障

如虹膜睫状体炎反复发作,可使睫状体萎缩、房水质量发生改变,影响晶体的营养及正常生理代谢,晶体混浊,即并发性白内障。

(六)眼球萎缩

炎症反复发作,最终睫状体萎缩,房水生成减少,眼球变软;再者,睫状体与前玻璃体处的纤维蛋白样渗出物机化后呈膜状,即睫状膜,该膜收缩与牵拉,导致视网膜脱离,眼球萎缩,视力丧失。

二、治疗

对于急慢性期的葡萄膜炎应及时有效地用药治疗,一旦产生并发症,采取适宜的手术措施,对改善症状、恢复视力具有重要的临床意义。常用治疗措施有:

(一)激光治疗

红宝石激光器、Q 开关的 Nd-YAG 激光器均可使用,主要是利用其光裂作用,产生切割组织的作用。继发性青光眼治疗不佳时,应及时行激光周边虹膜切除术。瞳孔闭锁一经确诊应行激光瞳孔成形术,部分或全部分离瞳孔缘部虹膜后粘连,恢复房水正常循环,降低眼内压。激光治疗后出现虹膜刺激症状,系前列腺素分泌增加所致,点激素、散瞳药为宜。

(二)手术治疗

对粘连广泛,激光穿透不满意者,可行周边虹膜切除术。对小梁广泛粘连或已形成假房角者,在行周边虹膜切除同时行小梁切除术或滤过手术,尽早降低眼压,挽救视力,如有并发性白内障,电生理检查属正常范围时,应施行周边虹膜切除、小梁切除和白内障囊外摘除术,条件允许时植入后房型人工晶体。

第四节　几种常见的特殊类型葡萄膜炎

一、特发性葡萄膜大脑炎

本病特征是患葡萄膜炎同时伴有脑炎、听力障碍、脱发、毛发变白及皮肤白癜风等全身症状。以前部葡萄膜炎为主者称 Vogt 小柳病,以后部葡萄膜炎为主者称原田病,因两病无截然界线且常同时发生,故统称为葡萄膜大脑炎或小柳-原田综合征。

(一)病因

近年来有人发现葡萄膜色素抗体,有人将患者的淋巴细胞在试管中培养,可转化为淋巴母细胞。因而,多认为属自身免疫性疾病。

(二)临床表现

开始时表现中枢神经系统症状,头昏、头痛、耳鸣、听力下降;皮肤表现为脱色素征象如眉毛、睫毛、头发变白及白癜风。脑脊液生化检查显示蛋白含量增加,脑电图呈病理性曲线改变。

以小柳病为主时,突出表现视力下降、眼痛、怕光等严重虹膜睫状体炎征象。炎症反复发作,病程甚长,常导致一系列的葡萄膜炎并发症。以原田病为主时,主诉眼前闪光、飞蚊症或视物变形等,眼底检查表现为渗出性脉络膜炎、视神经视网膜炎征象,晚期脉络膜色素脱失及增殖,呈弥漫粉红色"晚霞样"眼底改变,严重时继发视网膜脱离。

(三)治疗

前部炎症剧烈时按急性虹膜睫状体炎治疗,全身大剂量应用激素,急性期控制后维持用药,适当时机停用或改为免疫抑制剂与非激素类抗感染药物。物理疗法可能辅助炎症消退。

二、Behcet 病

(一)病因

原因不明,但遗传、病毒和过敏因素均曾被涉及。从患者血清中检得对黏膜上皮有亲和性循环抗体,故亦认为系自身免疫性疾病。

(二)临床表现

多为青壮年男性患者,双眼发病。复发性前房积脓性虹膜睫状体炎、口腔黏膜及外生殖器溃疡构成本病典型的三联征。严重时可能出现前房或玻璃体积血,继发性视网膜脱离等。波及眼后节时常有视网膜脉络膜炎、视神经炎或眼底血管周围炎。反复发作可丧失视力。皮肤主要改变为结节性红斑、丘疹和毛囊炎,注射针眼次日出现潮红和化脓小点。

(三)治疗

早期大量应用皮质类固醇、免疫抑制剂及非激素类抗感染药物;急性期控制后可调整用药方法和途径;可参照虹膜睫状体炎的局部和全身用药。

三、弓形体性葡萄膜炎

(一)病因

是一种人畜共患的球虫性传染病,弓形虫在多种动物中寄生,常见猫、狗等。在我国感染率高,发病率低,多于抵抗力下降或食入大量包囊或卵囊后才患病。调查天津地区居民感染率为 8.4%～28.5%,调查山东肉联厂工人则为 33.9%。

(二)临床表现

病变主要发生在葡萄膜,同时波及视网膜,眼底后极部呈局限性灰白色病灶,陈旧后遗留萎缩斑。先天性者多并有发育异常,如小头、小眼球畸形或白内障、双侧脉络膜视网膜炎等。

(三)实验室检查

血清学检查抗弓形体抗体阳性。

(四)治疗

磺胺类药物,复方新诺明每次 1.0g,每日 2 次,共服 1 个月;乙酰螺旋霉素每次 0.25g,每日 4 次,共 1 个月。定期行血清学检查,直至弓形体抗体转阴。

第五节 葡萄膜炎的护理

一、护理评估

(1)患者的年龄、职业、文化程度、对治疗及护理的需要。

(2)患者的现病史、既往史、过敏史。

(3)患者的心理状态、家庭及社会支持情况。

(4)眼部情况评估:有无眼红、眼痛、畏光、流泪、闪光、视力减退、眼部充血及瞳孔大小、眼压等。

二、护理措施

(一)心理护理

葡萄膜病是一类非常复杂的疾病,病因繁多,发病机制极为复杂,治疗棘手。不少葡萄膜炎伴有全身性疾病,这些全身性疾病多为自身免疫性疾病,如 Behcet 病、Vogt－小柳－原田病,病情反复发作,多数患者情绪低落,甚至悲观,在护理上多关心体贴患者,耐心细致地做好安慰解释工作,多给鼓励,使患者树立信心,积极配合治疗。

(二)用药护理

1.散瞳治疗及护理

滴散瞳药前向患者解释散瞳的目的及散瞳药不良反应,点散瞳药后要压迫泪囊区 3～5 分钟,防止药物吸收中毒。

2.抗感染药和免疫抑制剂的应用及护理

抗感染药物主要有糖皮质激素和非甾体抗感染药两种,免疫抑制剂主要有环磷酰胺。用药前应向患者及家属解释药物的不良反应,特别是环磷酰胺影响生育问题,对年轻患者,要均衡利弊,让患者参与治疗计划的制定。

(1)糖皮质激素:糖皮质激素在治疗葡萄膜炎中的给药途径主要有点眼、眼周注射、全身应用、眼内应用。糖皮质激素全身应用可引起多种不良反应,特别是大剂量长期应用可引起一些严重的不良反应,如十二指肠溃疡、胃肠穿孔、糖尿病、高血压、低血钾、神经兴奋性升高失眠、精神分裂症;儿童生长发育迟缓、肌肉萎缩、骨质疏松、股骨头坏死以及细菌、病毒和真菌感染;还可以引起激素性青光眼、白内障、在使用过程中需要注意补钾、给予胃黏膜保护药。检测血压、血糖、体重、眼压,观察患者精神状态、睡眠、胃纳、大便情况,注意有无腹痛、黑便出现,防止胃溃疡出血。对失眠者可适当口服镇静催眠药。

(2)非甾体消炎药:主要有双氯酚酸钠滴眼剂及吲哚美辛口服,非甾体类消炎滴眼剂的不良反应较少。

(3)环磷酰胺:环磷酰胺治疗葡萄炎的剂量一般为 $1～2mg/(kg \cdot d)$,口服或静脉注射,宜空腹服用,用后应大量饮水(青光眼除外),以减少不良反应的发生。此药可引起多种不良反应,常见的有厌食、恶心、呕吐、脱发,长期应用可引起骨髓抑制、继发性感染、出血性膀胱炎、继发性肿瘤、不育、月经紊乱、闭经、肝功能损害等。用药期间应密切观察药物的不良反应,定期进行肝、肾功能,血常规、尿常规的检查。

(4)生物制剂的应用:生物制剂能减轻葡萄膜的炎症反应,其不良反应主要有继发性感染、过敏反应。用药期间要预防感冒及观察有无过敏反应的发生。

(三)对症护理

有眼部疼痛、畏光、流泪者,避免强光刺激,按时点 0.1% 双氯酚钠滴眼液及全身应用消炎药。

(四)并发症观察

常见并发症有继发性青光眼和并发性白内障。继发性青光眼者要密切观察眼压变化。严重病例并发玻璃体增生、牵拉性视网膜脱离,行玻璃体手术者按玻璃体手术前后护理。

三、健康教育

(1)注意劳逸结合、生活有规律,积极参加体育锻炼,增强体质、预防感冒,减少葡萄膜炎复发。

(2)保持情绪稳定、心情舒畅。树立战胜疾病的信心,积极配合治疗,促使疾病的康复。

(3)饮食宜营养丰富、低脂、低胆固醇,多吃新鲜水果、蔬菜等丰富维生素食物,少吃海鲜等高蛋白食物。少吃煎、炸、辛辣等食物,不吸烟、不喝酒。宜低盐、高钾食物,适当限制水的摄入量。

(4)出院后按医嘱坚持用药,应用糖皮质激素治疗,不能自行突然停药,应按医嘱逐渐减量以防病情"反跳"。服药期间自我观察及护理内容:

1)注意胃肠道的反应,如胃痛、黑便要立即到医院复诊。

2)自我监测血压、体重、精神意识变化,如出现感觉障碍、情绪不稳定应及时向医师反映。

第六节　葡萄膜的先天异常

一、葡萄膜缺损

(一)虹膜缺损

在胚胎发育过程中,视杯下侧及视茎下方胚裂闭合不全时形成。多为双侧,位于下方或偏颞侧,使瞳孔呈梨形,伴有色素缘外翻。因常与小眼球、小角膜并存,故视力较差。

(二)无虹膜

前房内看不见虹膜,前房角处常能查到残留的虹膜根部。双侧发病,视力较差。可伴发白内障、青光眼。

(三)脉络膜缺损

多位于视盘下方,缺损大时可包括视盘在内,脉络膜与色素上皮层同时缺损,透过菲薄的视网膜可见白色巩膜,境界清楚,边缘有少许色素,表面可见视网膜血管。常与先天性虹膜缺损同时发生。

二、永存瞳孔膜

系胚胎时供应晶体的血管膜于出生后未完全消失所致。其特点是棕色丝条状组织,一端源于虹膜缩轮,跨过瞳孔缘,另一端止于晶体表面或达对侧虹膜表面;粗细不一,多少不等。不影响瞳孔运动。有时残膜交织成蜘蛛网状,浓密时可影响视力,必要时可行激光治疗切除之。

参考文献

[1]耿学莉,王敏,金敏,等.临床常用护理技术与实践[M].长春:吉林科学技术出版社,2021.

[2]李梅,等.临床常用护理技术与常见病护理规程[M].长春:吉林科学技术出版社,2020.

[3]樊霞,等.实用护理技术操作与临床应用[M].上海:上海交通大学出版社,2021.

[4]韩蕾,等.精编护理学操作技术与规范[M].哈尔滨:黑龙江科学技术出版社,2021.

[5]陈红梅,等.现代外科护理与管理[M].沈阳:辽宁科学技术出版社,2021.

[6]吴鹏.内科护理操作与规范[M].北京:科学技术文献出版社,2021.

[7]高春敏,关祥敏,张红卫,等.护理理论指导与临床实践[M].长春:吉林大学大学出版社,2021.

[8]王丽等.实用眼科护理技术[M].北京:科学技术文献出版社,2020.

[9]李沭岩.实用眼科学理论基础与实践[M].上海:上海交通大学出版社,2021.

[10]秦芳,卜秀丽,陈红,等.实用临床护理操作[M].北京:科学技术文献出版社,2021.

[11]司辉,苏林娜,宁丽霞,等.临床常见儿科疾病护理[M].北京:科学技术文献出版社,2020.

[12]江春霞,等.临床妇产与儿科护理技术[M].长春:吉林科学技术出版社,2020.

[13]张俊花,等.临床护理常规及专科护理技术[M].北京:科学技术文献出版社,2020.

[14]孔兰玉,翟萍,肖丹,等.临床常见病护理规范[M].长春:吉林科学技术出版社,2021.

[15]贺桂秀,王忠英,薛媛媛,等.现代妇产科疾病护理规范[M].北京:科学技术文献出版社,2021.

[16]宋晓燕,李红,李丹,等.临床妇产科疾病护理要点[M].北京:科学技术文献出版社,2021.